Wolfgang Künzel und Michael Kirschbaum (Hrsg.)

Gießener Gynäkologische Fortbildung 2001

Springer

Berlin
Heidelberg
New York
Barcelona
Hongkong
London
Mailand
Paris
Tokio

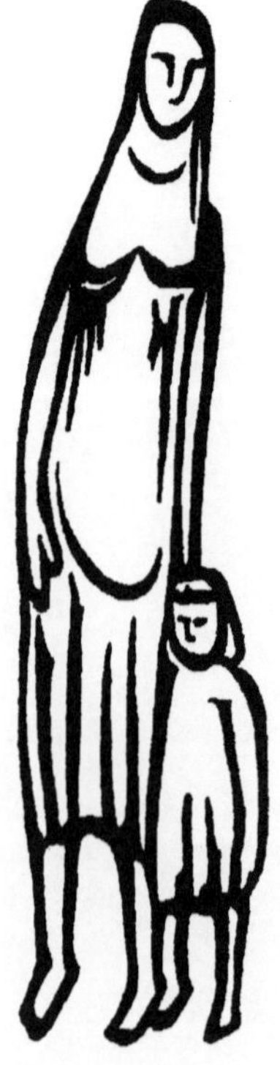

Gießener Gynäkologische Fortbildung 2001

22. Fortbildungskurs für Ärzte
der Frauenheilkunde und Geburtshilfe

Herausgegeben von
Wolfgang Künzel und Michael Kirschbaum

Mit 83 Abbildungen und 51 Tabellen

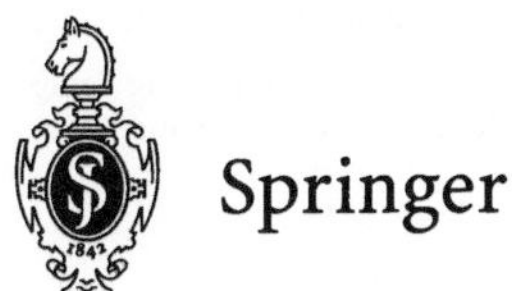

Springer

Professor Dr. med. Wolfgang Künzel
Gf. Direktor der Frauenklinik und Hebammenschule
der Justus-Liebig-Universität
Klinikstraße 32, 35392 Gießen

Prof. Dr. Dr. med. Michael Kirschbaum
Ltd. Oberarzt der Frauenklinik der Justus-Liebig-Universität
Klinikstraße 32, 35392 Gießen

ISSN 1433-8556

ISBN 978-3-540-41699-9 Springer-Verlag Berlin Heidelberg New York

Die Deutsche Bibliothek - CIP-Einheitsaufnahme
Gießener Gynäkologische Fortbildung <22, 2001, Gießen>: Gießener Gynäkologische Fortbildung/22. Fortbildungskurs für Ärzte der Frauenheilkunde und Geburtshilfe. Hrsg.: Wolfgang Künzel; Michael Kirschbaum. - Berlin ; Heidelberg ; New York ; Barcelona ; Hongkong ; London ; Mailand ; Paris ; Tokio : Springer, 2002
ISBN 978-3-540-41699-9 e-ISBN-13: 978-3-642-59375-8
DOI: 10.1007/978-3-642-59375-8

Springer-Verlag Berlin Heidelberg New York
ein Unternehmen der BertelsmannSpringer Science+Business Media GmbH

http://www.springer.de/medizin

Satz: Fotosatz-Service Köhler GmbH, Würzburg

Gedruckt auf säurefreiem Papier SPIN: 10793281 22/3130 op-5 4 3 2 1 0

Vorwort

W. Künzel

Liebe Kolleginnen und Kollegen,

es ist mir eine Freude, Sie wieder anlässlich der Gießener Gynäkologischen Fortbildung in der „Metropole Mittelhessens" begrüßen zu können. Ganz besonders freue ich mich natürlich über die Anerkennung, die uns durch die Teilnahme der Kollegen aus Österreich, der Schweiz und Luxemburg zuteil wird. Herzlich willkommen. Mit Ihnen begrüße ich ebenfalls ganz herzlich den Ärztlichen Direktor des Klinikums der JLU Gießen, Herrn Prof. Dr. Knorpp. Die Ämtertrennung ist Ausdruck der neuen Rechtsform des Klinikums seit dem 1. Januar 2001. Ich danke Ihnen, lieber Herr Knorpp, dass Sie auch in diesem Jahr, wie in den Jahren zuvor, wieder die Grußworte an die Teilnehmer dieser Fortbildungsveranstaltung richten. Weiterbildung und Fortbildung sind in Europa im Rahmen der Qualitätssicherung zu einem Thema hoher Priorität geworden. Sie sind zwangsläufig eng mit den klinischen Einrichtungen, d.h. mit der täglichen Praxis assoziiert.

Ganz herzlich möchte ich auch die Referenten der Veranstaltung begrüßen. Ich danke Ihnen, liebe Kolleginnen und Kollegen, für Ihre Mühe, die Sie in die Vorbereitung für diesen Kongress investiert haben. Ich weiß das sehr zu schätzen.

Ich habe 6 Themenbereiche ausgewählt, die sowohl für die tägliche Praxis wie auch für die Klinik von großer Bedeutung sind:

1. Am Beginn der Veranstaltung steht der Alterungsprozess der Frau. Dies ist ein Thema, das uns zukünftig immer mehr beschäftigen wird.
2. Schwangerschaft und Geburt ist das 2. wichtige Thema. Ich sehe in der nur emotionalen Betrachtung der Geburtshilfe gegenwärtig eine Gefahr. Wir dürfen nicht vergessen, welcher Anstrengungen es bedurfte, die mütterliche und kindliche Mortalität auf die niedrigen Werte von heute zu senken.
3. Der chronische Unterbauchschmerz, das „Pelvic-pain-Syndrom", wie es im englischen Sprachraum genannt wird, frustriert so manchen Gynäkologen in der Praxis. Sie kennen das.
4. Sterilitätsberatung und Sterilitätstherapie in der gynäkologischen Praxis sind nach wie vor eine therapeutische Herausforderung. Der Erfolg freut nicht nur das behandelte Paar, sondern stärkt auch das Renommee des Gynäkologen. Hier kommt es mir darauf an, Grenzen für die Praxis zu definieren: Was ist machbar in der Praxis, wann sollte die Weiterbehandlung durch einen Spezialisten erfolgen?
5. Gutartige Erkrankungen der Brust – neue diagnostische Methoden und Therapieformen sind Gegenstand des 5. Themas für die Praxis: Wie oft wird ohne

Notwendigkeit operiert oder unterlassen, wenn es notwendig ist? Die Qualitätssicherung in der operativen Gynäkologie liefert hierzu eindrucksvolle Analysen.

6. Das letzte Thema konzentriert sich auf eine sinnvolle und mögliche Pharmakotherapie.

Die Abende der Gießener Gynäkologischen Fortbildung sind ausgefüllt mit amüsanten Veranstaltungen zum Nachdenken und mit nützlichen Diskussionen. Die Gießener Gynäkologische Fortbildung schließt mit Seminarveranstaltungen zu verschiedenen Themen, die vielen von Ihnen bekannt sind.

Neu im Programm sind die Expertenmeinungen aus den Schwerpunktgebieten unseres Fachs. Meine Vorstellung dazu war folgende: Analysieren Sie einmal, wie Sie einen wissenschaftlichen Beitrag lesen. Die erste Näherung an ein Thema ist die Überschrift - interessant, provokativ oder nichtssagend. Nach dieser Information treffen Sie bereits eine Entscheidung, nämlich die, ob es sich lohnt, die Kondensation oder die Zusammenfassung zu lesen. Sollte diese Entscheidung positiv ausfallen und der Titel Ihr Interesse geweckt haben, dann erst steigen Sie in das Studium des Artikels ein. Mit den Expertenmeinungen verfahren wir ähnlich: Die Überschrift finden Sie im Programm, die Kondensation bzw. Zusammenfassung wird von einem Experten vorgetragen. Sie werden innerhalb einer Stunde ein Feuerwerk von Informationen erhalten. Nur eine Frage ist zu jeder Aussage zugelassen. Ich hoffe, es macht Ihnen Spaß.

Bei der Durchsicht des Programms der Gießener Gynäkologischen Fortbildung sind Ihnen halbe oder ganze „Dominosteine" mit Punkten aufgefallen, die mit den Zeichen CME unterlegt sind. Das ist eine Bewertung einer Veranstaltung nach Punkten im Sinne einer „Continuing Medical Education", einer ständigen berufsbegleitenden Fortbildung. Der im internationalen Sprachgebrauch zukünftig verwendete Begriff ist „Continuing Professional Development", abgekürzt CPD, also auch die Vermittlung von praktischen Kenntnissen durch Seminare oder Praktika an Fortbildungszentren. Die Delegierten der Landesärztekammer Hessen haben am 11. November 2000 der Einführung der „Einheitlichen Bewertungskriterien" für die freiwillige Zertifizierung der ärztlichen Fortbildung und Weiterbildung zugestimmt. Damit ist die Zertifizierung der Fortbildungsveranstaltung seit dem 1.1.2001 in Kraft.

Zum Erwerb des Fortbildungszertifikates werden 150 Punkte in 3 Jahren benötigt. Hören Sie alle Vorträge dieser Veranstaltung und besuchen Sie 3-4 Seminare, dann sind 50% der notwendigen Punktzahl für das Zertifikat bereits erreicht. Und bedenken Sie noch ein Weiteres: Der Beitrag von DM 350 umfasst die gesamte Gießener Gynäkologische Fortbildung inklusive des Kongressbandes, d.h. etwa DM 150 für den Besuch der Veranstaltungen oder DM 2 pro Fortbildungspunkt. Meine Damen und Herren, Sie sehen, es lohnt sich, nach Gießen zu kommen.

Noch eine Bemerkung zum Schluss: Diese Veranstaltung wird die letzte unter meiner Leitung und wahrscheinlich auch der von Prof. Kirschbaum sein. Auch das Team um Frau Hedrich wird zukünftig nicht mehr beteiligt sein. Ich möchte Ihnen sagen, dass es uns immer Freude gemacht hat, diesen Zuspruch von Ihnen zu erfahren. Sie haben uns gelobt, aber auch mit Kritik nicht gespart. Das hat uns beflügelt. Ich möchte Herrn Prof. Kirschbaum schon an dieser Stelle für die engagierte Organisation über all die Jahre ganz herzlich danken. Er war mir immer eine außerordentlich große Hilfe. Und auch Frau Hedrich und ihrem Team möchte ich für die aufopferungsvolle Arbeit danken: dem Team des Kongressbüros, dem Team an den Projektoren, der Saalordnung, und den Teams bei den Seminaren in der Frauenklinik. Frau Hedrich denkt an so viele Details, die den organisatorischen Ablauf erleichtern und Ihnen, meine sehr verehrten Damen und Herren, auch wieder Freude bereiten werden.

Ich wünsche mir, dass Sie in Gießen wieder Ihr Wissen bereichern, um das Erfahrene in Ihrer täglichen Arbeit umsetzen zu können. Viel Erfolg.

Begrüßung

K. Knorpp

Lieber Herr Künzel,
verehrte Kolleginnen und Kollegen,
meine sehr verehrten Damen und Herren,

die Gießener Gynäkologische Fortbildung 2001 nimmt unter der langen traditionsreichen Reihe vorangegangener Fortbildungsveranstaltungen - eine Reihe, die Sie, Herr Künzel, ins Leben gerufen und zusammen mit einer wie auch jetzt wieder großen Zahl sachkundigster, kompetentester Referentinnen und Referenten gestaltet haben - doch eine besondere Stellung ein. Ich werde gleich auf diesen Punkt zurückkommen.

Zuerst aber möchte ich Ihnen, den Teilnehmerinnen und Teilnehmern an dieser Fortbildung, auch in diesem Jahr sehr herzlich für Ihre Mitwirkung danken.

Überzeugender als durch alle Erklärungen oder Beteuerungen der Vertreter unserer Standesorganisationen bringen Sie dadurch glaubwürdig den Nachweis, dass unsere Verpflichtung zum lebenslangen Lernen, zu ständiger Fortbildung, kein leeres Versprechen, sondern von jedem, der heute hier ist oder in den nächsten Tagen noch dazu kommt, ernst genommen wird.

Niemandem werden diese Tage der eigenen Fortbildung geschenkt oder gar vergütet.

Lassen Sie mich ebenso unseren Referentinnen und Referenten danken: Denn der Bereitschaft zur Fortbildung auf der einen Seite steht auf der anderen Seite die Fähigkeit und Bereitschaft des Fortbildens, des Weitergebens und Bereitstellens des neuesten Wissens gegenüber. Beides, das Lehren und Lernen, sind konstituierende Elemente unseres Berufs.

Ich danke den vielen unsichtbaren Helferinnen und Helfern, die in Ihrer Klinik, Herr Künzel, neben all den Tagesaufgaben die Organisation dieser Fortbildung, auch der Abende, der Seminare und Diskussionsrunden, mit großer Professionalität gestalten.

Und ich gestatte mir, zu etwas ganz Wichtigem und im Zentrum auch der diesjährigen Fortbildungsveranstaltung stehenden zu kommen, nämlich zu Ihnen, Herr Künzel.

Man sieht es Ihnen nicht an, deshalb wird man es mir kaum glauben, und doch trifft es zu, dass Sie im Herbst dieses Jahres emeritiert werden. Diese Veranstaltung ist daher die letzte in Ihrer aktiven Zeit des herausragenden Fachvertreters der Gynäkologie und Geburtshilfe an unserer Fakultät und unserem Universitätsklinikum.

Als Sie vor vielen Jahren die 1. Gießener Fortbildung unter Ihrer Leitung zunächst angedacht, dann durchgeführt haben, konnten Sie sich sicher 2 Dinge nicht vorstellen:

Erstens, zu welch großem Erfolg, zu welch wichtigem Ereignis diese Veranstaltungen in der gesamten hessischen Region und weit darüber hinaus werden würde und gewiss nicht, dass es irgendwann ein in dieser Form „letztes Mal" geben würde.

Ich denke, dass man solche Dinge nicht zu genau voraussehen kann, ist hilfreich, denn gerade dieses nicht so genau voraussehen können, beflügelt uns, das Neue, das Besondere zu tun.

Diese Gießener Fortbildungen, auch die diesjährige, tragen wieder eindrucksvoll Ihre Prägung:

Mit klug gewählten Schwerpunktsetzungen ein breites Themenfeld des allgemeinen wie auch des besonderen Handelns in der Praxis der Gynäkologie auf hervorragend theoretischer Fundierung anwendungsorientiert darzustellen, dieses von Ihnen entwickelte Konzept war immer ein charakteristisches Element und das Erfolgsgeheimnis Ihrer Tagungen, auch jetzt wieder.

Mit einem zusätzlichen besonderen Gefühl für das Außergewöhnliche, darin durchaus auch Ihrer Neigung zur Lust am Außergewöhnlichen folgend, haben Sie in den begleitenden Abendveranstaltungen immer wieder glanzvolle, überraschende Akzente zu setzen gewusst – wichtige Elemente des Sich-daran-Erinnerns, bleibende Eindrücke und dadurch ein wertvolles Konzeptelement im Verankern des in den Fortbildungsreferaten dargestellten Fachwissens.

Ich bin sicher, dass ich in Ihrer aller Namen spreche, dem der Teilnehmerinnen und Teilnehmer, aber ebenso dem der Referentinnen und Referenten, der Mitarbeiterinnen und Mitarbeiter Ihrer Klinik, gerade auch den Ehemaligen, wenn ich Ihnen, Herr Künzel, sehr herzlich danke. Ich tue dies auch im Namen des Fachbereichs Humanmedizin der Justus-Liebig-Universität Gießen, ein Fachbereich, der jetzt von dem neu gewählten Dekan Herrn Prof. Schulz vertreten wird. Und ich danke Ihnen ebenso im Namen des Universitätsklinikums Gießen, das ich z. Z. kommissarisch, neuerdings als rechtlich selbstständige Anstalt des öffentlichen Rechts, vertrete.

Ich danke Ihnen ganz persönlich für eine lange Zeit kollegialer Zusammenarbeit. Gemessen an den vielen Erschwernissen, die unserem Fachbereich, unserem Klinikum in all den Jahren auferlegt waren, haben wir unsere Sache gut gemacht und sind nicht zu Opfern solch widriger Umstände geworden, eine, wie ich meine, bemerkenswerte Leistung.

Wie geht es weiter?

Universität ist ein durch und durch vorwärts drängendes System, und so betrachtet von beeindruckender Rücksichtslosigkeit gegenüber denen, die eben zuvor noch die Leistungs- und Verantwortungsträger waren.

Wir wissen noch nicht, wer Ihre Nachfolge antreten wird. Die Kommission arbeitet, die Entscheidungen stehen noch an.

Wer immer Ihnen aber nachfolgt, sie oder er kann auf 2 überragenden Leistungen weiterbauen:

- der hessischen Perinatalstudie und
- dieser Gießener Gynäkologischen Fortbildungsreihe.

Ich bin mir sicher, dass, wer immer Ihnen nachfolgen wird, er oder sie dies tun werden.

Sie selbst werden - und historisch gesehen eröffnet Ihre Emeritierung außergewöhnliche und wichtige Perspektiven - sich sicher mehr noch als bisher Europa zuwenden können. Sie nehmen im Aufbau einer europäischen Ebene des Fachs Gynäkologie und Geburtshilfe schon jetzt eine herausragende Position ein.

Die anstehende Osterweiterung der Europäischen Gemeinschaft wird die Fülle der neu zu ordnenden und neu zu gestaltenden Sachverhalte vervielfachen.

Ich kann mir vorstellen, dass Sie in diesen wichtigen zukunftsweisenden Prozessen eine zentrale Rolle einnehmen werden.

Es könnte also sein, dass anlässlich einer nächsten Gießener Fortbildung einer der Referenten ein Prof. Künzel ist, der über die aufregende Entwicklung der Integration der osteuropäischen gynäkologisch-geburtshilflichen Fachgesellschaften in unser westeuropäisches System berichten wird.

Denn die Integration der osteuropäischen Systeme in unsere westeuropäischen Gesundheitssysteme stellt eine Aufgabe größter Komplexität dar, befindet sich doch auch unsere Medizin, unser Gesundheitssystem unter den Zwängen neuer Finanzierungsregeln in einer einschneidenden Phase des Umbruchs.

Und so möchte ich abschließend Ihnen, Herr Künzel, für diesen neuen Abschnitt, einen Schritt in eine Zukunft voll neuer interessanter Arbeiten und Verantwortungen - ich bitte Frau Dr. Künzel, etwas wegzuhören - nicht weniger Arbeit, aber andere, interessantere, neuere Dinge wünschen. Gute Herausforderungen, in denen Sie die Summe Ihrer Erfahrungen und Erkenntnisse zum Nutzen anderer einbringen werden.

Dass jedes Ende immer auch ein Anfang ist, mir scheint, dass die Richtigkeit dieser uralten Weisheit in Ihnen, Herr Künzel, und dem, was jetzt ansteht, eine vollkommene Bestätigung findet.

Inhaltsverzeichnis

Der Alterungsprozess der Frau – Schicksal oder steuerbar? 1

Biologie des Alterns
M. Schweiger, C. Adelfalk, M. Kontou, M. Hirsch-Kauffmann 3

Osteoporosegefahr – reichen Östrogene in der Therapie?
H. P. G. Schneider 11

Die Alopezie des Alterns – Der Damenbart
H. Gips 21

Beratung bei Inkontinenz
H. Kölbl 25

Therapie des Zervixkarzinoms bei der älteren Frau
A. Schneider, C. Köhler, U. Endisch, K. Plaul 29

Prävention von Karzinomen durch frühe Diagnostik,
Ernährung und Hormontherapie
K. Münstedt, S. Lange, R. von Georgi 43

Expertenmeinungen Geburtshilfe 61

Eine Spontangeburt nach Kaiserschnitt
kann in 40% der Fälle erreicht werden
M. Kirschbaum, R. Stillger 63

Ein Glas Wein pro Tag ist zuviel während der Schwangerschaft
G. A. Braems 65

Eine vorzeitige Verkürzung der Zervix führt zur Frühgeburt
K. Vetter 66

Die Gravidinkonzentration ist bei vorzeitiger Wehentätigkeit erniedrigt
G. A. Braems 67

Außer Magnesium (Mg) sind auch die Spurenelemente Selen (Se),
Eisen (Fe), Zink (Zn) und Jod (J) während der Schwangerschaft essentiell
G. Link 68

Mirena hat keinen Einfluss auf das Stillen
H. Gips 70

Schwangerschaft und Geburt zwischen Emotion und Rationalität 71

Geburtshilfe im Wandel - kulturhistorische Sicht
M. Metz-Becker 73

Die Medikalisierung der Geburtshilfe - Gibt es Alternativen?
K. Vetter 82

Komplementäre Entbindungsformen - Vorteile und Probleme
J. W. Dudenhausen 88

Schwangerenvorsorge: Der antepartuale CTG-Score oder das Computer-CTG
C. Deisting 92

Die Einleitung der Geburt - Übertragungsdiagnostik
G. A. Braems 98

Kardiotokographie oder Dopplersonographie bei fetaler Gefährdung
S. Schmidt 108

Lactatmessung als Ersatz für die pH-Metrie während der Geburt?
F. Oehmke, W. Künzel 115

Hexenwahn und Hebammen
E. Petri 121

Pelvic-pain-Syndrom - der Unterbauchschmerz 127

Akuter und chronischer Unterbauchschmerz
D. Weisner 129

Labordiagnostik bei akutem und chronischem Unterbauchschmerz
U. B. Hoyme 137

Therapie der Extrauteringravidität
K. J. Neis, C. Zwank 144

Therapie der Pelveoperitonitis
E. Siebzehnrübl 149

Diagnostik und Therapie der Endometriose
F. Husmann 154

Psychosomatik des Unterbauchschmerzes
W. E. Milch 160

Expertenmeinungen Endokrinologie 161

Wirkt die Einnahme von DHEA und Melatonin als „Anti-aging-Therapie"?
H. Gips 163

Lebenslange Hormonsubstitution erhöht nicht das Krebsrisiko?
J. Kleinstein 165

Beeinflussen Gestagene die Psyche?
J. Kleinstein 166

Hormontherapie macht nicht dick
H. Gips 167

Die Osteoporoseprophylaxe soll nicht nur hormonell erfolgen
E. Siebzehnrübl 168

Sterilitätsberatung und -therapie in der Praxis 171

Fertilitätsstörung des Mannes
F.-M. Köhn, W.-B. Schill 173

Stufendiagnostik der weiblichen Sterilität
J. Kleinstein 184

Sterilitätstherapie in der Praxis
M. Ludwig, J. M. Weiss, K. Diedrich 189

Das IVF-Register der Bundesrepublik Deutschland
R. Felberbaum 196

Seminarkabarett als neue Therapieform 211

Anleitung zur sexuellen Unzufriedenheit
B. Ludwig 213

Gutartige Erkrankungen der Brust – Diagnose und Therapie 217

Entzündliche Erkrankungen der Brust –
Differenzialdiagnose zum inflammatorischen Mammakarzinom
C. Pedain 219

Mastopathie und Mastodynie
F. Peters 228

Digitale Mammographie
R. Schulz-Wendtland, U. Aichinger, M. Säbel, W. Bautz 238

Mammasonographie – Zur Diffenzialdiagnose gutartiger
und bösartiger Erkrankungen der Brust
I. Schreer 244

Erkrankungen der Brust – MRT wann?
H. Gufler, W. S. Rau 247

Biopsietechniken zur Abklärung unklarer Läsionen der weiblichen Brust
M. Bauer, K. Weingard, P. Tontsch, M. Voigt, N. Freudenberg,
H. Botsch 253

Expertenmeinungen Gynäkologie und Gynäkologische Onkologie 267

Die Herceptintherapie ist keine Wunderwaffe gegen Brustkrebs
K. Münstedt 269

Die Mammasonographie ersetzt nicht die Mammographie
B. J. Hackelöer 274

Pharmakotherapie 275

Aktuelle Diagnostik und Therapie der Migräne
H. Göbel, A. Heinze, K. Heinze-Kuhn 277

Retinoide und Minozyklin in der Therapie der Akne – Gefahr einer Therapie
W. Kuhn 283

Seminare 289

Klinische Mammographie –
Sonographie, qualitätsgesicherte reproduzierbare Erfassung,
Einschätzung und Abklärung
von Mammatumoren
V. F. Duda 291

Fallbeispiele aus forensischer Sicht, Gutachterkommission
L. Beck 295

Die Dopplersonographie in der Fehlbildungsdiagnostik des Herzens
M. Hermsteiner, M. Kirschbaum, D. Schranz, B. J. Hackelöer,
M. Zygmunt 298

Schmerztherapie
P. Dall, P. A. Fasching 304

CTG-Seminar an zwei Fallbeispielen
W. Künzel 312

Urodynamik
E. Petri 321

Knochendichtemessung
N. Athanassiou, H. Stracke 332

Sachverzeichnis 337

Mitarbeiterverzeichnis

ATHANASSIOU, NIKOLETA, Dr.
Universitätsfrauenklinik, Klinikstr. 32, 35392 Gießen
BAUER, MICHAEL, Prof. Dr.
Interdisziplinäres Zentrum für Brusterkrankungen, Münsterplatz 4, 79098 Freiburg
BECK, LUTWIN, Prof. Dr.
Himmelgeister Landstr. 67, 40589 Düsseldorf
BRAEMS, GEERT A., PD Dr.
Universitätsfrauenklinik, Klinikstr. 32, 35392 Gießen
DALL, PETER, PD Dr.
Universitätsfrauenklinik, Heinrich-Heine-Universität Düsseldorf, Moorenstr. 5, 40225 Düsseldorf
DEISTING, CHRISTINA, Dr.
Universitätsfrauenklinik, Klinikstr. 32, 35392 Gießen
DUDA, VOLKER F., Dr.
Universitätsfrauenklinik, Pilgrimstein 3, 35033 Marburg
DUDENHAUSEN, J. W., Prof. Dr.
Virchow-Klinikum, Abt. für Geburtsmedizin, Augustenburger Platz 1, 13353 Berlin
FELBERBAUM, RICARDO, Prof. Dr. med.
Klinik für Frauenheilkunde und Geburtshilfe der Medizinischen Universität zu Lübeck, Ratzeburger Allee 160, 23538 Lübeck
GIPS, HOLGER, Prof. Dr.
Gesellschaft zur Förderung der Reproduktionsmedizin und IVF, Frankfurter Str. 52, 35392 Gießen
GÖBEL, HARTMUT, Prof. Dr. med., Dipl.-Psych.
Neurologisch-verhaltensmedizinische Schmerzklinik Kiel in Kooperation mit dem Klinikum der Christian-Albrechts-Universität zu Kiel, Heikendorfer Weg 9–27, 24149 Kiel
GUFLER, HUBERT, Dr.
Abt. Diagnostische Radiologie der Justus-Liebig-Universität Gießen, Klinikstr. 36, 35385 Gießen
HACKELÖER, BERND J., Prof. Dr.
Allgemeines Krankenhaus Barmbeck, Rübenkamp 148, 22291 Hamburg
HERMSTEINER, MARKUS, Dr. med.
Universitätsfrauenklinik, Klinikstr. 32, 35392 Gießen
HOYME, UDO B., Prof. Dr.
Klinik für Frauenheilkunde und Geburtshilfe, Gorkistr. 6, 99084 Erfurt
HUSMANN, FRIEDRICH, Prof. Dr.
Zur Hepper Höhe 2e, 59505 Bad Sassendorf
KIRSCHBAUM, MICHAEL, Prof. Dr. Dr. med.
Universitätsfrauenklinik, Klinikstr. 32, 35392 Gießen
KLEINSTEIN, JÜRGEN, Prof. Dr.
Klinik für Reproduktionsmedizin und Gynäkologische Endokrinologie, Medizinische Fakultät der Otto-von-Guericke-Universität, Gerhard-Hauptmann-Str. 35, 39108 Magdeburg

KÖHN, FRANK-MICHAEL, PD Dr.
Klinik und Poliklinik für Dermatologie und Allergologie am Biederstein, Technische Universität München, Biedersteiner Str. 29, 80802 München
KÖLBL, HEINZ, Prof. Dr.
Zentrum für Frauenheilkunde und Geburtshilfe, Martin-Luther-Universität, Magdeburger Str. 24, 06097 Halle
KÜNZEL, WOLFGANG, Prof. Dr. med.
Universitätsfrauenklinik, Klinikstr. 28, 35392 Gießen
KUHN, WALTHER, Prof. Dr.
Primelweg 1, 37077 Göttingen
LINK, GEROLD, PD Dr.
Krankenhaus Düren, Roonstr. 30, 52351 Düren
LUDWIG, BERNHARD,
Schottenfeldgasse 76/18, 1070 Wien/Österreich
LUDWIG, MICHAEL, PD Dr.
Klinik für Frauenheilkunde und Geburtshilfe der Medizinischen Universität zu Lübeck, Ratzeburger Allee 160, 23538 Lübeck
METZ-BECKER, MARITA, PD Dr.
Institut für Europäische Ethnologie, Gisonenweg 9, 35037 Marburg
MILCH, WOLFGANG E., PD Dr.
Zentrum für Psychosomatische Medizin, Ludwigstr. 76, 35392 Gießen
MÜNSTEDT, KARSTEN, PD Dr.
Zentrum für Frauenheilkunde und Geburtshilfe, Universität Marburg, Pilgrimstein 3, 35037 Marburg
NEIS, KLAUS J., Prof. Dr.
Frauenklinik, Caritasklinik St. Theresia Saarbrücken, Rheinstr. 2, 66113 Saarbrücken
OEHMKE, FRANK, Dr.
Universitätsfrauenklinik, Klinikstr. 32, 35392 Gießen
PEDAIN, CLAUDIA, Dr.
Universitätsfrauenklinik, Klinikstr. 32, 35392 Gießen
PETERS, FRIEDOLF, Prof. Dr.
St. Hildegardis-Krankenhaus, Frauenklinik, Akademisches Lehrkrankenhaus der Johannes-Gutenberg-Universität Mainz, Hildegardstr. 2, 55131 Mainz
PETRI, ECKEHARD, Prof. Dr.
Frauenklinik, Klinikum Schwerin, Wismarsche Str. 397, 19049 Schwerin
SCHMIDT, STEFAN, Prof. Dr.
Zentrum für Frauenheilkunde und Geburtshilfe, Universität Marburg, Pilgrimstein 3, 35037 Marburg
SCHNEIDER, ACHIM, Prof. Dr.
Universitätsfrauenklinik, Bachstr. 18, 07743 Jena
SCHNEIDER, HERMANN P. G., Prof. Dr.
Klinik für Geburtshilfe und Frauenheilkunde, Albert-Schweitzer-Str. 33, 49149 Münster
SCHREER, INGRID, PD Dr.
Klinik für Gynäkologie und Geburtshilfe, Michaelisstr. 16, 24105 Kiel
SCHULZ-WENDTLAND, RÜDIGER, Prof. Dr.
Institut für Diagnostische Radiologie, Universität Erlangen-Nürnberg, Universitätsstr. 21 – 23, 91056 Erlangen
SCHWEIGER, MANFRED, Prof. Dr. Dr.
Institut für Biochemie, FU Berlin, Thielallee 63, 14195 Berlin
SIEBZEHNRÜBL, ERNST, PD Dr.
Universitäts-Frauenklinik Erlangen, Abt. für Gynäkologische Endokrinologie und Reproduktionsmedizin, Universitätsstr. 21 – 23, 91054 Erlangen
VETTER, KLAUS, Prof. Dr.
Abt. für Geburtsmedizin, Krankenhaus Neukölln, Mariendorfer Weg 28–38, 12051 Berlin
WEISNER, DIETRICH, PD Dr.
Klinik für Gynäkologie und Geburtshilfe, Michaelisstr. 16, 24105 Kiel

Der Alterungsprozess der Frau – Schicksal oder steuerbar?

Biologie des Alterns

M. SCHWEIGER, C. ADELFALK, M. KONTOU, M. HIRSCH-KAUFFMANN

MERKE:

1. Das Altern eines Individuums spiegelt sich wider im Altern seiner Zellen. Diese Erkenntnis Hayflicks (1965) führte dazu, dass nach den molekularen Ursachen für Alterung in menschlichen Zellkulturen in vitro gesucht werden konnte. Es wurde eine Korrelation zwischen verminderter Reparatur exogener und endogener Schäden (hierbei handelt es sich besonders um Sauerstoffradikale z.B. aus der Atmung), steigender Anzahl von Chromosomenbrüchen und daraus resultierender Verlangsamung des Zellzyklus und der Geschwindigkeit des Alterns gefunden.
2. Eine Beschleunigung der normalen Alterung findet sich in sog. Präsenilitätssyndromen (Down-Syndrom, Werner-Syndrom, Ataxia teleangiectasia etc.). Hier ist der normale DNA-Reparaturprozess durch Genmutation gestört.
3. Ein zelluläres Charakteristikum der Zellalterung ist die sukzessive Verkürzung der Telomeren somatischer Zellen. Telomere sind die Enden von Chromosomen, deren DNA aus repetitiven Sequenzen bestehen (beim Menschen über 1000 Wiederholungen des Hexanukleotids TTAGGG), die die Individualität der Chromosomen wahren und für einen geordneten Mitose- bzw. Meiosevorgang sorgen. Bei jeder Replikationsrunde werden diese Enden verkürzt, bedingt durch die Unfähigkeit der DNA-Polymerase, die 3′-Enden linearer DNA-Moleküle zu replizieren. Schäden, die sich in diesen Telomerbereichen manifestieren, sollten zu beschleunigter Telomerverkürzung, damit zu gesteigerter Instabilität des Genoms, und daraus resultierender vorzeitiger Alterung führen.
4. Fanconi-Anämie ist eine autosomal rezessive Erbkrankheit mit einer Häufigkeit von ca. 1/40000 und tödlichem Ausgang in jugendlichem Alter meist durch Panmyelohthise. Sieben verschiedene Gene sind bisher bekannt, die zu diesem Krankheitsbild führen können. Die meisten Gene wurden kloniert. Die Funktion der Proteine ist bisher unbekannt. Die Zellen der Patienten zeichnen sich durch einen besonders hohen Gehalt an Sauerstoffradikal-Intermediate (ROI) aus. Die Instabilität des Genoms ist hoch. Als Zeichen von Präsenilität ist der Zellzyklus verlangsamt. Die Frage stellte sich, ob der erhöhte Radikalgehalt der Zellen die Telomerlänge beeinflusst.
5. In der Tat verkürzen sich die Telomere der PA-Zellen signifikant schneller als die vergleichbarer Kontrollpersonen, nicht nur in Lymphozyten, sondern auch in Fibrioblasten. Diese schnelle Verkürzung wird nicht durch einen höheren Turn-over der Zellen bewirkt, sondern vermutlich durch eine gesteigerte Menge an Einzelstrangbrüchen im Telomerbereich, die nicht ausreichend vor der nächsten Replikationsrunde repariert werden und deshalb nach der Zellteilung zur Telomerverkürzung führen.

6. Am Modell der Fanconi-Anämie konnte gezeigt werden, dass Sauerstoffradikale zur Telomerverkürzung und damit zur Chromosomeninstabilität und schnelleren Zellalterung beitragen. Diese Vorgänge, die zur Beschleunigung der Alterung führen, spielen sich auch in Zellen gesunder Individuen ab, sobald sich Radikalschäden in der DNA häufen. Will man diesem Prozess entgegenwirken, muss man die Entstehung überschüssiger Sauerstoffradikale verhindern.

Altern ist ein generelles Phänomen, das praktisch alle entwickelten Organismen betrifft. Durch seine Unumkehrbarkeit und Termination im Tod zieht sich das Altern als roter Faden durch die gesamte Kulturgeschichte des Abendlandes. Als Beispiele seien nur erwähnt der „Jungbrunnen" und die „Lebenspyramide".

Das Problem des Alterns spielt auch soziologisch und damit auch direkt politisch eine wachsende Rolle. Als in Bismarckscher Zeit Altersruhegeld eingeführt wurde, war die mittlere Lebenserwartung gering, so dass nur relativ wenige Menschen das Rentenalter von 65 Jahren erreichten. Seither haben sich die maximalen Lebenserwartungen wesentlich verlängert, so dass viele Menschen das Rentenalter erreichen und von der Gesellschaft versorgt werden wollen. Daraus resultiert, dass immer mehr Ruheständler von weniger arbeitenden Individuen unterhalten werden. Eine notwendige Konsequenz aus der ständig wachsenden Lebenserwartung wäre die entsprechende Erhöhung des Ruhestandalters. Eine sinnvolle Lösung läge bei 90% der maximalen Lebenserwartung. (Bei einer max. Lebenserwartung von 74,3 für Männer in Deutschland wäre das ein Ruhestandsalter von 66,9 Jahren, Tendenz steigend).

Die Erhöhung der Lebenserwartung und die längere Lebenszeit der Bevölkerung werden am besten reflektiert durch die Anzahl von Individuen über 100 Jahre in Deutschland. War vor Jahren ein 100-Jähriger noch fast eine Sensation, erleben wir immer häufiger 100. Geburtstage von Mitmenschen – und fast jeder von uns kennt in seiner Umgebung einen 100-Jährigen. Die Zahl der über 100-Jährigen hat sich innerhalb der letzten 30 Jahre in Deutschland vervielfältigt und steigt weiter exponentiell an (Abb. 1). Während des Alterns durchläuft der Mensch spezifische Veränderungen, deren Gesamtzahl pauschal als „Altern" bezeichnet werden. Die profunden Veränderungen und deren Unausweichlichkeit für jeden langlebigen Menschen rechtfertigen das starke Interesse an der biologischen Grundlage des Alterns. Demgegenüber stehen die großen Schwierigkeiten, den Altersprozess zu studieren. Es ist trivial zu erwähnen, dass parallel zum Beobachtungsobjekt der

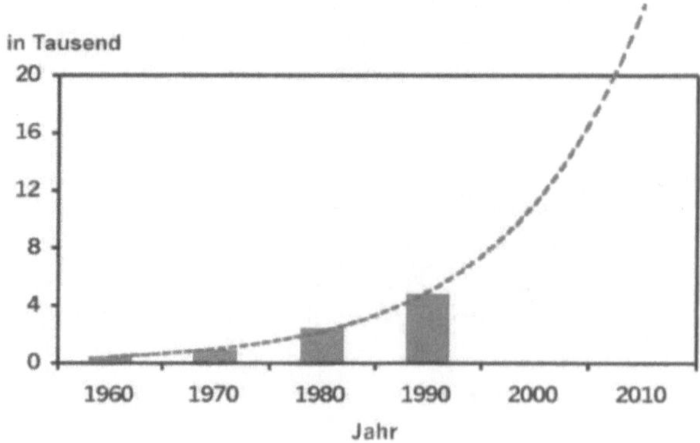

Abb. 1. Logarithmische Zunahme der über Hundertjährigen in Deutschland seit 1960 und Projektion bis 2010

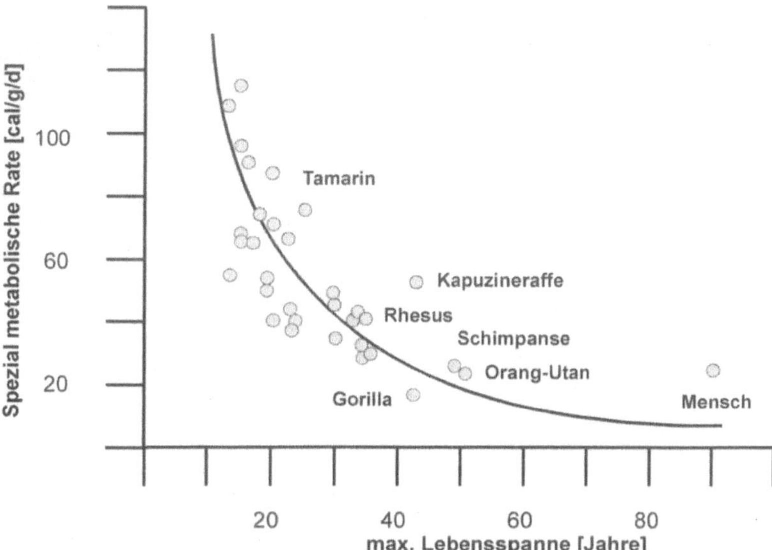

Abb. 2. Zunahme der maximalen Lebenserwartung mit Abnahme des Kalorienverbrauches/g Körpergewicht/Tag

Untersucher ebenfalls altert. Diese Hauptschwierigkeit führt dazu, dass geeignete Untersuchungsobjekte gesucht wurden. Aber es ist ein entscheidender Unterschied, ob die Pilze Pondospora anserina oder Drosophila melanogaster studiert werden, wenn das Altern des Menschen im Zentrum des Interesses steht. Um die biologischen Grundlagen des Alterns studieren zu können, musste ein zum Menschen in enger Relation stehendes System gewählt werden, an dem Zusammenhänge zwischen generellen Lebensvorgängen und „maximaler Lebensspanne" untersucht wurden. Zwei derartige Korrelationen dürften von besonderer Relevanz sein:

1. Die spezifische Stoffwechselrate eines Organismus steht in indirekter Relation zur maximalen Lebensspanne (Abb. 2). Je höher die spezifische Stoffwechselrate (verstoffwechselte Kalorien/g KG und Zeiteinheit, z. B. Tag), desto kürzer die maximale Lebensspanne. Entsprechend haben Tiere mit geringen spezifischen Stoffwechselraten eine relativ lange maximale Lebensspanne. Wenn man diese generelle Beobachtung akzeptiert, kann man einige wichtige Schlüsse genereller Art ziehen, die nicht durchweg bequem sind, und die weiter unten noch diskutiert werden sollen (s. Abb. 2).
2. Zwischen DNA-Reparaturaktivitäten von Zellen diverser Tierspezies und deren maximalen Lebensspannen gibt es gut belegte lineare, direkte Beziehungen (Abb. 3). Eichhörnchen mit relativ schwachem Reparaturvermögen haben kurze maximale Lebensspannen (M.L.S.). Ähnliches gilt für Maus und Ratte. Deren Überlebenschancen basieren hauptsächlich auf optimierter Vermehrung. M.L.S. und Reparaturvermögen sind relativ gering. Das andere Extrem repräsentiert der Mensch mit einem komplizierten Fortpflanzungsweg, der dazu noch Gynäkologen und Geburtshelfer braucht, mit über 100 Jahren und somit einer langen M.L.S. Diese direkte Relation zwischen DNA-Reparatur und maximaler Lebensspanne zeigt, dass DNA-Reparatur an dem Prozess des Alterns beteiligt ist. Diese ursprüngliche Vermutung wird weiter belegt durch die Tatsache, dass es eine Reihe von Krankheitsbildern gibt, bei denen die maximale Lebensspanne herabgesetzt und auch die DNA-Reparatur von Zellen reduziert ist. Bei diesen Präsenilitätssyndromen ist nicht nur die M.L.S. verkürzt, sondern der biologische Prozess des Alterns ist akzeleriert. Be-

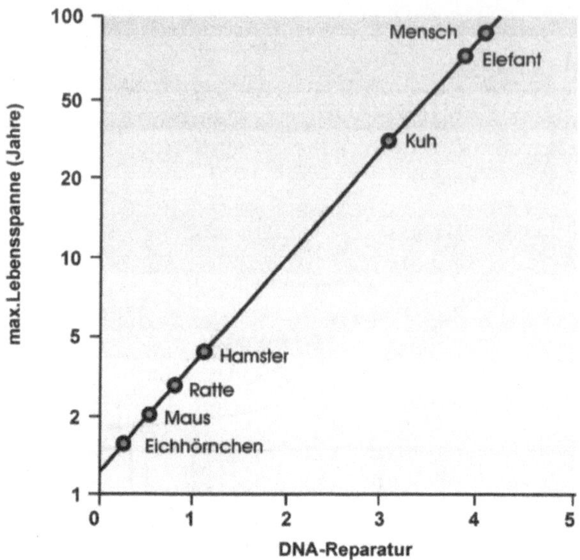

Abb. 3. Anstieg der maximalen Lebensspanne mit Größe der DNA-Reparaturkapazität bei Primaten

sonders ausgeprägt ist dies bei den klassischen Präsenilitätssyndromen wie z. B. dem Werner-Syndrom und der besonders bösartigen Progerie. Bei Patienten mit Werner-Syndrom, das autosomal rezessiv vererbt wird, wird der Alterungsprozess vorzeitig und beschleunigt durchlaufen. Die M.L.S. beträgt ca. 40–45 Jahre. Die Patienten entwickeln sehr früh die Symptome des Alterns, wie Katarakte, Haarausfall, neurologische Degenerationen, senile Demenz, Osteoporose und die charakteristische Umverteilungen des Fettgewebes. Wie beim normalen Altern steigt – allerdings stark verfrüht – die Chromosomeninstabilität. Die Progerie kann als besonders schwere Form eines Präsenilitätssyndroms angesehen werden. Die Patienten beenden ihren Alterungsprozess bereits im Kindesalter mit dem Tode.

Nachdem bereits gezeigt wurde, dass die DNA-Reparaturkapazität von Organismen mit deren maximaler Lebensspanne korreliert, war es ein logischer Schritt, zu fragen, ob die DNA-Reparaturkapazität von Zellen mit deren maximaler Lebensspanne korreliert. Seit den Urzeiten der Kultivierung menschlicher Zellen ist von den Hayflick-Experimenten bekannt, dass Zellen bis ca. 50 Passagen (je nach Qualität der Zellkultur) wachsen, dann zelluläre Veränderungen durchlaufen und das Wachstum einstellen. Während des Lebenszyklus durchläuft die Zelle in Kultur charakteristische Veränderungen, die man als zellulären Alterungsprozess ansehen kann. Die Reparaturfähigkeit nimmt mit zunehmender Passagenzahl ab. Die Reparatur kann bestimmt werden durch die Bildung von Mikronuklei, die ein Maß für die Anzahl von Chromosomenbrüchen ist. Bei abnehmender Reparatur steigt die Chromosomeninstabilität. Ebenfalls mit dem Altern der Zelle verlängert sich der Zellzyklus. Daraus ergibt sich: Junge Zellen (niedrige Passagezahl) von jungen Individuen bilden sehr wenige Mikronuklei, alte Zellen von alten Menschen, relativ viele Mikronuklei. Entsprechendes gilt für die Zellzyklen: Junge Zellen – kurzer Zyklus, alte Zellen – langer Zyklus (Abb. 4). Das heißt, man kann auf der Basis der Mikronuklei und des Zellzyklus das relative Alter von Zellen sehen. Zellen von jungen Menschen brauchen in Kultur 50–60 Passagen, bevor die Kriterien des Alterns zum Tragen kommen (Abb. 5). Zellen von 60-jährigen Individuen haben bereits in frühen Passagen „Alterserscheinungen", und nach 30 Passagen sind die Zell-

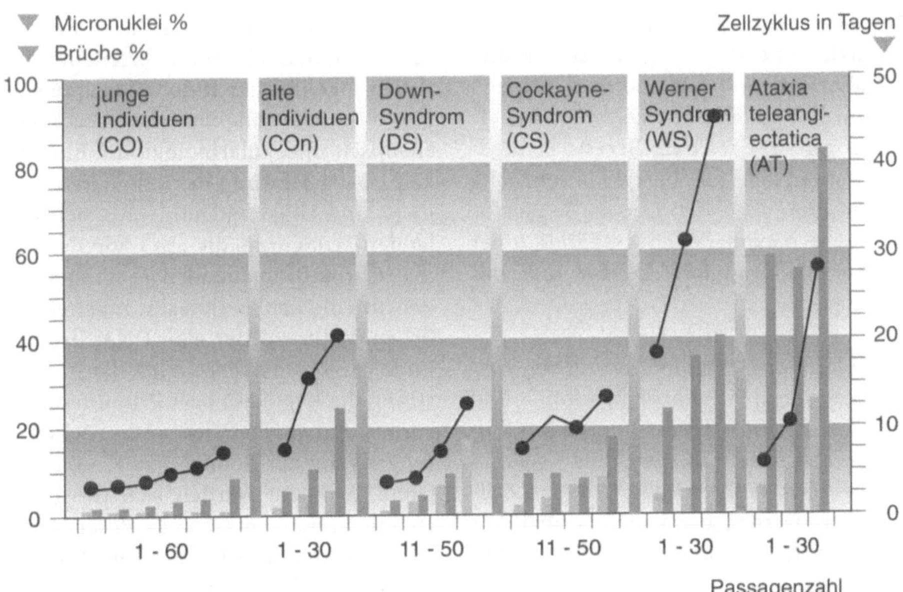

Abb. 4. Zusammenhang zwischen Passagenzahl, Chromosomeninstabilität (Brüche bzw. Mikronuklei) und Zellzyklusgeschwindigkeit in menschlichen Fibroblasten in Zellkultur. Vergleich zwischen gesunden Individuen und Patienten mit Präsenilitätssyndromen

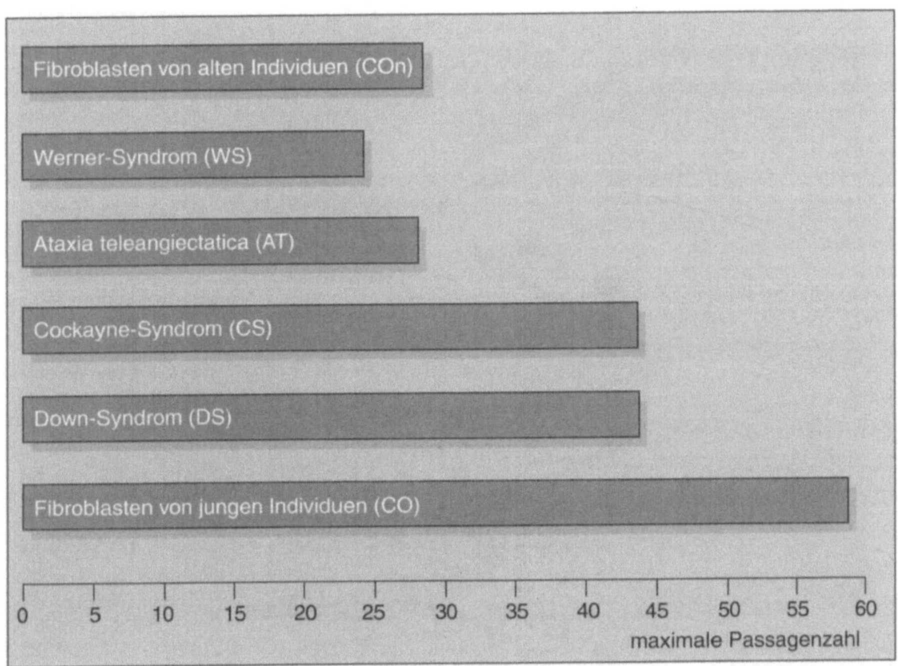

Abb. 5. Lebensspanne (Passagenzahl) primärer Fibroblasten in Zellkultur von Zellen gesunder junger und alter Individuen und solchen mit Präsenilitätssyndromen

zyklen lang und die Zellen bilden viele Mikronuklei, sind also alt. Gemessen an diesem Kalibrierungssystem können Experimente mit Zellen von Patienten mit Werner-Syndrom gemacht werden. Bereits in niedrigen Passagen sind die Zellzyklen sehr lang und die Mikronuklei hoch, also die Reparatur schlecht. Die maximale Lebensspanne unter guten Kulturbedingungen beträgt hier nur ca. 30 Passagen.

Ähnliches gilt für die Präsenilitätssyndrome Ataxia teleangiectatica, Cockayne-Syndrom und Down-Syndrom. Durch diese strengen Korrelationen kann geschlossen werden, dass Zellen in Kultur altern, dass der Alterungsprozess in Zellkultur studiert werden kann, und schließlich, dass Altern mit DNA-Reparatur korreliert. Damit gibt es ein System, das Altern des Menschen zu studieren, ohne in Konflikt mit der maximalen Lebensspanne des Experimentators zu kommen.

Die grundlegende Frage beim Altern ist die Zeitmesssung und -registrierung. Es ist hier bereits diskutiert worden, dass Zellen „alter" Menschen in Zellkultur alt erscheinen, während Zellen jugendlicher Individuen „jung" erscheinen. Wie unterscheiden sich diese Zellen biochemisch/molekularbiologisch? Eine Möglichkeit ist die Messung der Telomerenlänge. Telomere sind Oligonukleotide aus sich wiederholenden Sequenzen, die am Ende der DNA – an den Chromosomenenden – synthetisiert werden, um die Replikation störungsfrei zu ermöglichen. Während der eine DNA-Strang auf das Ende zu synthetisiert wird, läuft am Gegenstrang die Replikase bzw. Primase immer etwas voraus und synthetisiert dann rückwärts Richtungszwang der Replikation 5′ → 3′) (Abb. 6). Ohne Telomere würden sich die DNA-Enden ständig verkürzen. Gene in dieser DNA-Region wären bald unvollständig. Um das zu verhindern, synthetisiert die Telomerase monotone Oligonukleotide, die Telomere an den Chromosomenenden, die dann bei jeder Replikation verkürzt werden. In somatischen Zellen ist die Telomerase, nach einmal etablierten Telomeren,

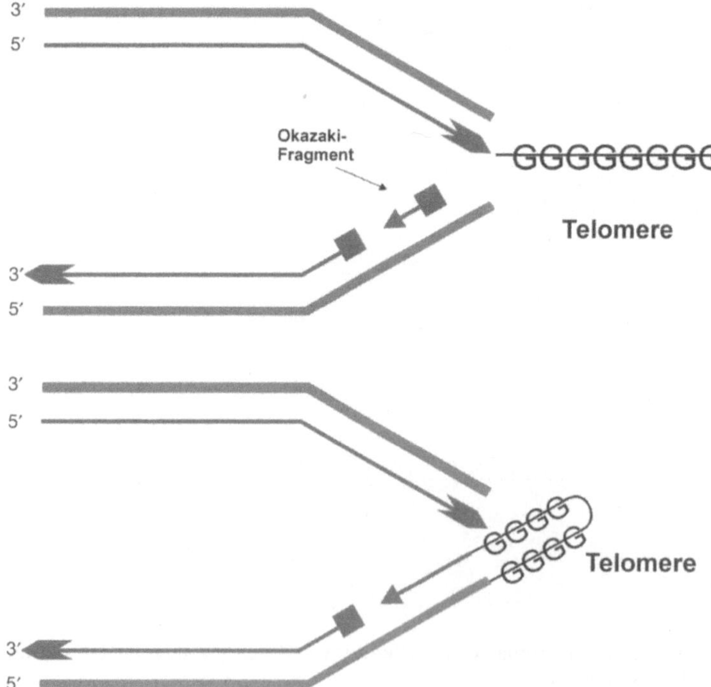

Abb. 6. Telomere erlauben die Replikation bis an die Enden der Chromosomen. Beide DNA-Stränge (*Linien halbfett*) werden in der gleichen Richtung abgelesen. Dafür wird an einem Strang durch die Primase die DNA-Synthese gestartet und scheinbar „rückwärts" repliziert (*Linien normal*). Durch das Ansynthetisieren von monotonen Oligonukleotiden findet die Primase noch außerhalb der chromosomalen DNA Startpunkte

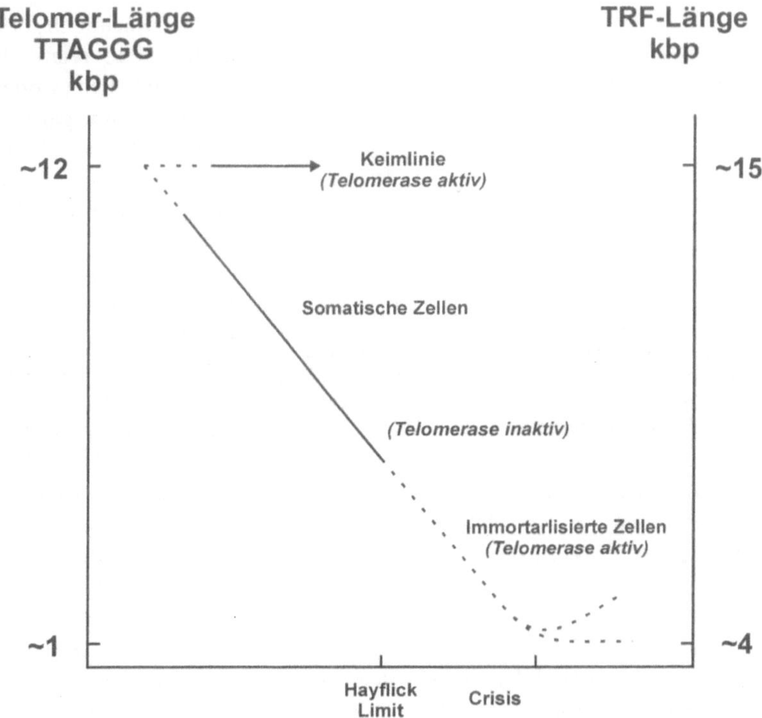

Abb. 7. Verkürzung der Telomere bei den Replikationen in vitro (links) und in vivo (rechts als TRF-Längen). Telomere werden verkürzt, bis die Zellen durch „Krisen" laufen, bei denen keine Verkürzungen mehr stattfinden. Gegebenenfalls kann Telomerase aktiviert werden und die Zellen werden immortalisiert

inaktiv (Abb. 7). Nur in Tumorzellen - und in primären Keimzellen - bleibt die Telomerase aktiv. Mit dem beschriebenen zellulären System mit Hautzellen in Kultur ohne aktive Telomerase kann gefragt werden: Verkürzen sich die Telomere bei jeder Teilung? Ist es nur die Replikation, die die Telomerverkürzung verursacht - oder ist auch mangelhafte Reparatur, wie sie beim Altern auftritt, beteiligt? Wie äußern sich DNA-Gifte wie z.B. Sauerstoffradikale auf die Telomerenverkürzung?

Mit folgenden Experimenten haben wir Antworten auf einige dieser Fragen gefunden:

Wenn man Telomerlängen im Laufe der Zellalterung misst (Abb. 8), zeigt sich deutlich, dass sich die Telomere mit konstanter Rate von Passage zu Passage verkürzen. Dabei wird die Telomerlänge relativ direkt und einfach bestimmt. Zelluläre DNA wird mit Standardmethoden isoliert und mit Restriktionsendonukleasen, die nicht im Telomer schneiden, abgebaut. Nach Elektrophorese im Agarosegel und Übertragung auf ein Filterpapier wird mit radioaktiv markiertem Telomer-Oligonukleotid hybridisiert. Nach Autoradiographie ist das Telomer sichtbar. Das geeichte Gel gibt dann Informationen über die Telomerlängen. Mit dieser Technik kann auch die Frage beantwortet

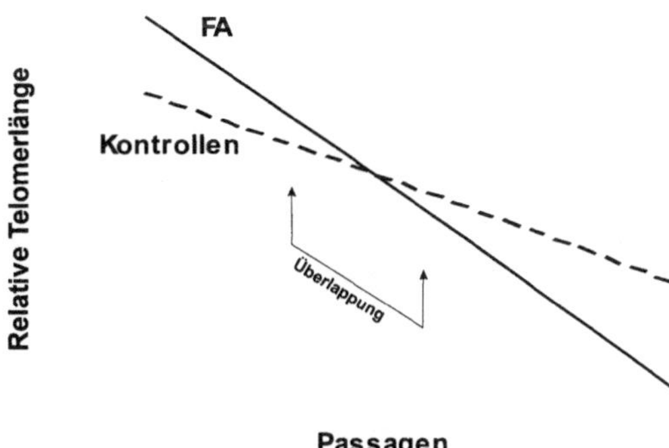

Abb. 8. Regressionskurven der Telomerverkürzungen in Zellen von FA-Patienten (4) und gesunden Kontrollen (3) über die gesamte Lebensspanne der Zellkulturen

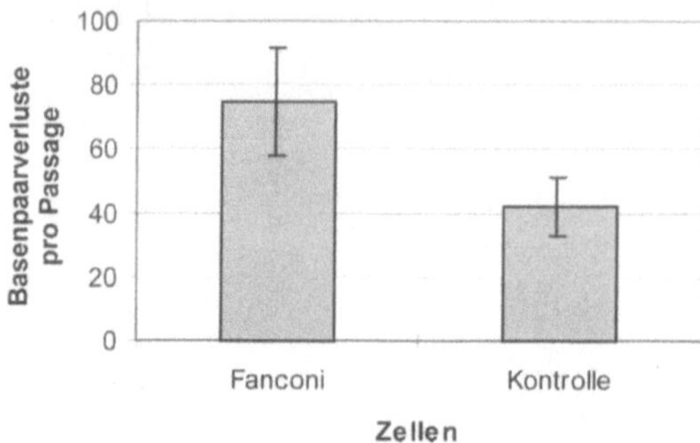

Abb. 9. Basenverlust durch Telomerverkürzung in Zellen von 4 Patienten mit Fanconi-Anämie (gemittelt und Standardabweichung) und 3 Kontrollpersonen (gemittelt und Standardabweichung)

werden, welchen Einfluss Sauerstoffradikale bzw. die Reparatur von DNA-Oxidationsschäden auf die Verkürzung der Telomere und damit auf das Altern haben. Für diese Fragestellung boten sich Zellen von Patienten mit Fanconi-Anämie (FA) an. Bei dieser autosomal-rezessiven Erbkrankheit sind der Sauerstoffstoffwechsel bzw. die Reparatur von DNA-Oxidationsschäden gestört. In der Tat zeigt sich, dass die Raten der Telomerverkürzungen in FA-Zellen größer sind als in Kontrollzellen. Unter dem Einfluss höherer Konzentrationen von Sauerstoffradikalen, wie sie in Zellen von FA-Patienten vorliegen, werden Telomere schneller verkürzt (s. Abb. 8; Abb. 9 und 10). Diese Tatsache erklärt, warum Organismen mit hoher metabolischer Rate relativ kurze maximale Lebensspannen haben (s. oben). Das hat aber auch sehr überraschende generelle Implikationen: Herabsetzung der metabolischen Raten verlangsamt die Telomerverkürzung und verlängert die M.L.S. In der Tat, Ratten, deren metabolische Raten durch knappe Diäten (Hungerdiäten) experimentell herabgesetzt wurden, zeigten erheblich längere maximale Lebensspannen. Fruchtfliegen, deren metabolische Raten reduziert wurden durch Einschränkung des Bewegungsraumes, lebten ebenfalls länger. Als logische Konsequenz muss davon ausgegangen werden, dass ständige Erhöhung der metabolischen Rate beim Menschen zur akzelerierten Verkürzung der Telomere führt und damit zum akzelerierten Altern. Jogging im Übermaß führt darum zur Beschleunigung des Alterns. Damit soll aber nicht der Bewegungslosigkeit das Wort gesprochen werden. Mäßige Bewegung, die nicht den Sauerstoffverbrauch über zu lange Zeit extrem steigert, ist gesund; extreme Bewegung über lange Zeiträume nicht. Es wird in der Zukunft notwendig sein, das Redoxpotenzial auf natürliche Weise zu steigern, um so die Menge reaktiver Sauerstoffradikale zu senken, um die mittlere maximale Lebensspanne des Menschen wesentlich zu verlängern. 120 Jahre erscheinen nicht absolut illusorisch.

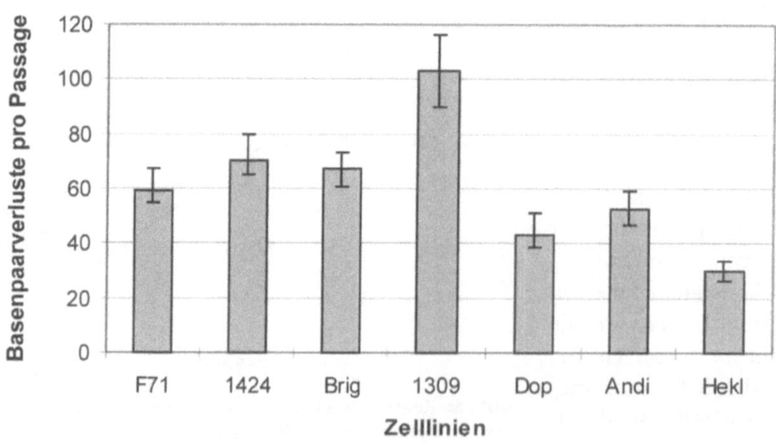

Abb. 10. Telomerverkürzungen pro Passage gemessen an Zellen von Patienten mit Fanconi-Anämie und gesunden Kontrollpersonen

Osteoporosegefahr – reichen Östrogene in der Therapie?

H. P. G. Schneider

MERKE:

1. Etwa die Hälfte aller über 50 Jahre alten postmenopausalen Frauen erleidet eine osteoporotische Fraktur im Laufe ihres verbleibenden Lebens.
2. Über 8 Mio. Frauen in der BRD haben ein erhöhtes Frakturrisiko.
3. Amerikanische Statistiken (bei 3facher Bevölkerungsgröße) errechnen 1,3 Mio. Gesamtfrakturen/Jahr, davon bei Frauen 250000 Oberschenkelhalsfrakturen. Deren akute Versorgung wird auf jährliche Kosten von 13,8 Mrd. US-Dollar geschätzt.
4. Faktoren, die den Knochenverlust im Sinne eines verstärkten Abbaus beeinflussen (für den Schalen- (Oberschenkelhals, OS) und Röhrenknochen (Wirbelkörper, WK) zitiert nach PEPI-Trial:
   - frühe Menopause,
   - geringes Körpergewicht,
   - Abbruch einer Östrogenbehandlung (kurz zurückliegend),
   - Rauchen offenbar nur den WK,
   - Alkoholgenuss kein Effekt nachgewiesen.
5. Medikamente, die den Knochenverlust beschleunigen:
   - Kortikosteroide,
   - Antikonvulsiva,
   - Thyroxinüberschuss.
6. Abschätzung eines zukünftigen Frakturrisikos:
   - Alter,
   - Lebenserwartung,
   - beschleunigter Knochenverlust,
   - geringer Body-mass-Index (BMI),
   - Familienanamnese einer osteoporotischen Fraktur,
   - ausgedehnte Glukokortikoideinnahme,
   - geringe Knochendichte (BMD).
7. Klinisches Risiko nach Fraktur:
   - vertebrale Deformität ist ein starker Risikoindikator für zukünftige WK-Frakturen,
   - RR bei Frauen mit prävalenter WK-Fraktur,
   - eine WK-Fraktur: 4fach erhöht,
   - ≥3 WK-Frakturen: 10fach erhöht (Risedronat- und MORE-Studie),
   - eine von 5 Frauen wird nach ihrer 1. WK-Fraktur innerhalb eines Jahres erneut frakturieren.

8. Eine prompte und effektive klinische Intervention ist zur Reduktion eines osteoporotischen Frakturrisikos erforderlich.
9. Management der Osteoporose – Therapien, die das Osteoporosefrakturrisiko absenken:
   a) Östrogene,
   b) Bisphosphonate (Alendronat, Risedronat),
   c) Calcitonin,
   d) Raloxifen,
   e) Fluoride (ja/nein),
   f) Kalzium,
   dabei gilt:
   a) und b) sind dosisabhängig,
   a), b) und c) sind FDA-zertifiziert,
   e) (nein) bei erhöhter Dosis,
   f) nur bei initialem Kalziummangel.
10. Quantifizierung des individuellen Osteoporosefrakturrisikos ist bedeutend für:
    - die Prognose (a. hohes Risiko bedeutet rasch folgende Fraktur; b. jede Fraktur verschlechtert das Behandlungsergebnis wesentlich),
    - die Behandlungsentscheidung (a. bei hohem Risiko schnelle Intervention, z. B. 5 mg Risedronat täglich oral reduzieren WK-Frakturrisiko innerhalb eine Jahres um 74% mit anhaltender Reduktion neuer WK-Frakturen über 3 Jahre; b. Individualisierung der Therapie nach Risikoprofil; Low-dose-Östrogene für höheres Alter allein, in Kombination mit Bisphosphonaten oder sekundär nach Vorbehandlung mit den unter „Management der Osteoporose" genannten Alternativen).
11. Reichen Östrogene in der Behandlung bei Osteoporosegefahr?
    - nur in der primären Prävention bei Behandlungsbeginn zum Zeitpunkt der Menopause,
    - der Frauenarzt muss sich zunehmend allgemeinärztlicher Aufgaben annehmen, insbesondere hinsichtlich der Betreuung älterer Patientinnen.

Einleitung

Die Osteoporose wurde noch in unserer ärztlichen Vorgeneration als naturgegebenes Schicksal im Alterungsprozess einer Frau angesehen, gilt heute jedoch weder als altersbedingt noch geschlechtsabhängig. Als Folge eines bemerkenswerten wissenschaftlichen und klinischen Fortschritts hinsichtlich Ursache, Erkennung und Behandlungsmöglichkeiten ist diese außerordentlich bedrohliche Erkrankung weitgehend vermeidbar. Für eine optimale Knochengesundheit zu sorgen, bleibt eine lebenslange Aufgabe für Mann und Frau. Eine Kenntnis der Faktoren, die den Knochenstatus in allen Altersstufen beeinflussen, ist essentielle Voraussetzung, um die Osteoporose und ihre zerstörerischen Folgen zu vermeiden. Osteoporotische Frakturen, insbesondere vertebrale Frakturen, können mit einem chronischen Schmerz assoziiert sein, der zu schwerer Behinderung führt. Etwa $^1/_3$ aller Patientinnen mit Hüftfrakturen wird innerhalb des auf die Fraktur folgenden Jahres in einer Versorgungseinrichtung untergebracht. Hüft- und Wirbelfrakturen stellen Probleme bei Frauen in den späten 70er- und 80er-Jahren dar, Handgelenkbrüche sind ein Problem der späten 50er bis frühen 70er, und alle anderen Frakturen (z. B. des Beckens und der Rippen) belasten Frauen über die gesamte Postmenopause hinweg. Der Einfluss einer Osteoporose auf andere Organsysteme wie den Gastrointestinaltrakt, die Atemorgane, die ableitenden Harnwege oder Schädel und Gesicht sind uns klinisch gegenwärtig, deren Prävalenz ist jedoch weniger gut belegt.

Die Hüftfraktur hat einen erheblichen Einfluss auf die Lebensqualität. Etwa 4 von 5 Frauen jenseits des 75. Lebensjahres sterben an den Komplikationen einer Hüftfraktur, die zur Einweisung in ein Pflegeheim veranlassen. Psychologische und soziale Folgen erklären sich auch aus den Folgezuständen der osteoporotischen Fraktur, die mit Einschränkungen im täglichen Leben verknüpft sind. Infolge aller osteoporotischen Frakturen ergeben sich erhebliche Einschränkungen im täglichen Leben, und es gewinnt nur $^1/_3$ der Betroffenen das vor der Fraktur bestandene Funktionsniveau wieder. Jede 3. Betroffene einer osteoporotischen Fraktur wird in ein Pflegeheim eingewiesen [11].

In den USA werden die Gesamtkosten der Behandlung osteoporotischer Frakturen heute auf 10–15 Mrd. Dollar geschätzt, in Deutschland können wir durchaus mit $^1/_3$ dieses Kostenanfalls rechnen. Dabei geht der wesentliche Teil zurück auf die stationäre Behandlung und schließt nicht die Kosten für Betroffene ohne eine Frakturvorgeschichte ein; auch sind bei einer solchen Schätzung die indirekten Kosten des Lohnausfalls oder Produktivitätsverlusts außer Acht gelassen [11]. In der Konsequenz unterschätzen solche Zahlen die wahren Kosten der Osteoporose erheblich.

Osteoporose und ihre Folgen

Die Weltgesundheitsorganisation (WHO) definiert die Osteoporose als Knochendichte, die 2,5 Standardabweichungen unterhalb des Durchschnitts für junge weiße erwachsene Frauen liegt. Es ist nicht geklärt, inwieweit sich dieses diagnostische Kriterium auch auf Männer, Kinder und über ethnische Gruppen hinweg anwenden lässt. Wegen der Schwierigkeit zuverlässiger Messverfahren und Standardisierung zwischen Instrumenten und Messpunkten am Skelett bestehen bis heute kontroverse Auffassungen hinsichtlich der uneingeschränkten Anwendung dieser Definition. Die Osteoporose ist entweder primär oder sekundär und kann als primäre Osteoporose in beiden Geschlechtern jeden Alters auftreten, sie häuft sich jedoch nach der Menopause und im höheren Lebensalter der Männer. Die sekundäre Osteoporose ist nicht selten das Ergebnis medikamentöser Einflüsse oder zugrunde liegender Erkrankungen. Besondere Beispiele sind die Glukokortikoid-induzierte Osteoporose, der Hypogonadismus und die Darmerkrankung.

Faktoren, die den Knochenverlust im Sinne eines verstärkten Abbaus beeinflussen

Die mit einer niedrigen Knochendichte vergesellschafteten Risiken sind gut dokumentiert als Folge großer prospektiver Untersuchungsreihen. Die amerikanische National-Osteoporosis-Foundation- (NOF-)Guidelines [9] haben Risikofaktoren gelistet, die zur Beratung in der Praxis gut geeignet sind: Die aus der Lebensführung erwachsenden Risiken wurden als vorgegeben (s. Tabelle 1, Abschnitt a) oder potenziell beeinflussbar abgegrenzt (s. Tabelle 1, Abschnitt b). Alle in Tabelle 1 kursiv gedruckten Risiken sind nach NOF-Richtlinien die entscheidenden Determinanten für Hüftfrakturen, unabhängig von der bestimmten Knochendichte (BMD).

Unter den Medikamenten, die mit einem generell erhöhten Osteoporoserisiko bei Erwachsenen verbunden sind, zählt die Einnahme von Aluminiumsilikaten, Antikonvulsiva und zytotoxischen Medikamenten; hinzu kommen exzessiver Alkoholgenuss, überschießende T4-Spiegel, Glukokortikosteroide und Adrenokortikotropin, Gonadotropin-Releasing-Hormon-Agonisten, Heparin, Lithium und Tamoxifen (prämenopausale Anwendung).

Tabelle 1. Osteoporoserisiken

a) Nicht beeinflussbare Risikofaktoren	*Vorgeschichte einer Fraktur im Erwachsenenalter* *Vorgeschichte einer Fraktur bei erstgradig Verwandten* Kaukasische Rasse (Asiaten haben auch eine niedrige BMD) Fortgeschrittenes Alter Weibliches Geschlecht Demenz Reduzierter Gesundheitszustand - Gebrechlichkeit Frühe Menopause (vor 45. Lebensjahr) oder bilaterale Ovarektomie
b) Potenziell beeinflussbare Risikofaktoren	*Gegenwärtiges Rauchen* *Erniedrigtes Körpergewicht (unter 127 amer. Pfund)* Östrogenmangel Verlängerte Episoden prämenopausaler Amenorrhö (>1 Jahr) Niedrige Kalziumaufnahme (<400 mg/Tag lebenslang) Alkoholismus Eingeschränkte Sehschärfe trotz adäquater Korrektur Wiederholtes Fallen Inadäquate körperliche Aktivität Schlechter Gesundheitszustand - Gebrechlichkeit

Tabelle 2. Kumulatives Lebenszeitrisiko einer Osteoporose für weiße Frauen. (Mod. nach [9])

Vertebrale Frakturen	16%
Schenkelhalsfrakturen	15%
Hüftfrakturen	16%
Alle Frakturarten	>50%

Tabelle 3. Risikofaktoren der Hüftfraktur - die Rotterdam-Studie. (Mod. nach [1])

Häufiges Fallen (ja/nein)	3,5
Nutzung von Gehstützen (ja/nein)	2,8
Gegenwärtiges Zigarettenrauchen (ja/nein)	2,6
Vorangegangene Frakturen (ja/nein)	2,3
Alter (pro 5 Jahre) (nach Geschlecht)	2,0
Weibliches Geschlecht (nach Alter)	1,6
Körpergröße (pro 5 cm Höhe)	1,6
Knochendichte (pro 0,05 g/cm^2 Verlust)	1,5

Abschätzung eines zukünftigen Frakturrisikos

Etwa jede 2. klimakterische Frau jenseits des 5. postmenopausalen Lebensjahres wird im Laufe des verbleibenden Lebens eine osteoporotische Fraktur erleiden. Im Vordergrund stehen die vertebralen Frakturen, von denen jedoch nur jede 3. klinisch auffällt. Ein noch geringerer Anteil dieser Frauen wird adäquat behandelt. Eine Quantifizierung des individuellen zukünftigen osteoporotischen Frakturrisikos ist deshalb von höchster medizinischer und pharmakoökonomischer Bedeutung. Das Lebenszeitrisiko osteoporotischer Frakturen ist in Tabelle 2 angegeben.

Die Tabelle 3 summiert die Möglichkeiten, die dem Diagnostiker zur Abschätzung des osteoporotischen Frakturrisikos zu Gebote stehen. Unter der Voraussetzung, dass die Knochendichtebestimmung mit Dexa gegenwärtig dominiert, lassen sich je nach Knochendichte und prävalenten Frakturen die Risiken nach nicht gesteigert, intermediär und hoch abschätzen (Tabelle 4).

Die sog. Rotterdam-Studie [1] hat die Risikofaktoren der Hüftfraktur unter 5208 Probanden abgeschätzt, die nach Alter und Geschlecht selektiert waren. Dabei ergibt sich das in Tabelle 3 zusammengefasste Risikoprofil.

Zu den Besonderheiten im höheren Alter gehört, dass die Fallneigung, das Sturzverhalten und die Sturzfolgen wesentlich durch Mobilität und Koordinationsfähigkeit bestimmt werden [3]. Deshalb ist das Augenmerk insbesondere auf eine reduzierte Muskel- und Fettmasse, herabgesetzte Vigilanz, verminderte motorische Kompetenz, verminderte neurologische Koordination, Visuseinschränkungen und Stolperfallen im häuslichen Milieu zu richten [13].

Die Knochenumbaurate lässt sich anhand biochemischer Marker (z.B. Cross-links im Urin) näher abschätzen. Ein beschleunigter Knochenumsatz ist während der ersten postmenopausalen Jahre häufig, wird aber auch bei vielen älteren und alten Patientinnen gefunden.

Tabelle 4. Osteoporotisches Frakturrisiko. (Mod. nach [13])

	Nicht gesteigert	Intermediär	Hoch
1. Mehr als ein Risikofaktor	Nein	Fakultativ	Ja
2. Knochendichte: T-Wert unter – 1 SD, jedoch über – 2,5 SD	Nein	Fakultativ	Nein
3. Knochenumsatz: beschleunigt	Nein	Fakultativ	Ja
4. Knochendichte: T-Wert unter – 2,5 SD	Nein	Nein	Ja
5. Prävalente osteoporotische Frakturen vorhanden	Nein	Nein	Ja

SD Standardabweichung.

Die Verhältnisse sind in der Praxis jedoch sehr komplex; der Knochenstoffwechsel und auch die gebräuchlichen Labormarker unterliegen erheblichen intra- und interindividuellen Schwankungen. Daher kann aus der einmaligen Messung eines Umbaumarkers in der Regel keine diagnostische oder gar therapeutische Konsequenz gezogen werden. Wie die Knochendichtemessung sollten auch die Knochenumbaumarker nur im Zusammenhang des klinischen Bildes und nur mit ausreichenden Hintergrundkenntnissen eingesetzt werden, wesentlich im Sinne von Verlaufsbeobachtungen [9].

Klinisches Risiko nach Fraktur

Während der Zusammenhang einer bestehenden vertebralen Deformität mit einem Frakturrisiko klinisch etabliert ist, haben wir nur geringe Kenntnis über das Frakturrisiko unmittelbar nach einer erneuten (inzidenten) vertebralen Fraktur. Lindsay et al. [7] haben Frakturdaten der Placebogruppe aus 4 unterschiedlichen Risedronat-Studien ausgewertet. Da in diesen Untersuchungen radiologische Knochendichtebestimmungen jährlich durchgeführt wurden, konnte das Risiko einer vertebralen Fraktur innerhalb des auf die Fraktur folgenden Jahres berechnet werden. Man sollte jedoch berücksichtigen, dass alle untersuchten Probanden mit Kalzium und Vitamin D substituiert wurden. Die Ergebnisse dieser Analyse zeigen, dass 381 von 2725 Patienten unter Vitamin D und Kalzium (Placebogruppe) eine inzidente vertebrale Fraktur während der Studie erlitten. Von diesen 381 Betroffenen haben 19,2% innerhalb des nachfolgenden Jahres eine weitere lumbale vertebrale Fraktur entwickelt. Das Risiko steigt mit der Zahl prävalenter vertebraler Frakturen bei Untersuchungsbeginn.

Unsere gegenwärtigen Erkenntnisse weisen darauf hin, dass trotz der hohen Anzahl stiller vertebraler Frakturen, die klinisch nicht evident werden, diese alle bedeutsam sind für die Prognose des Betroffenen. Das erhöhte Risiko weiterer vertebraler Frakturen bei bestehender Wirbelfraktur weist darauf hin, dass bei vielen Betroffenen die Osteoporose eine sehr rasch fortschreitende Erkrankung ist. Die Tatsache, dass nach der 1. vertebralen Fraktur einer von 5 Betroffenen innerhalb des nachfolgenden Jahres eine erneute Fraktur erleidet, weist auf die Bedeutung einer prompten und effektiven klinischen Intervention hin, um das hohe Knochenbruchrisiko abzusenken.

Effektive klinische Intervention zur Reduktion des osteoporotischen Frakturrisikos

Einige Interventionen maximieren und erhalten die Knochenmasse und haben damit vielfältige Gesundheitsvorteile und sind ausreichend kosteneffektiv; deshalb können sie allgemein empfohlen werden [9]. Die NOF-Richtlinien sehen folgende Grundsätze zur Prävention und Behandlung der Osteoporose vor:

- alle Frauen mit Osteoporoserisikofaktoren werden beraten,
- eine Knochendichtebestimmung soll bei allen postmenopausalen Frauen mit Fraktur durchgeführt werden,

- Knochendichtebestimmung für
  - postmenopausale Frauen <65 Jahre mit einem oder mehr Risikofaktoren,
  - alle Frauen >65 Jahre.

Die allgemeinen Behandlungsgrundsätze schließen folgendes Vorgehen ein:

- tägliche Kalziumaufnahme von 1200 mg,
- Vitamin D 400–800 IU/Tag bei Hochrisikopatienten,
- regelmäßige Gewichtsbelastung, muskulaturstärkende Übungen,
- Rauchen vermeiden; moderater Alkoholgenuss,
- Behandlung aller vertebralen- und Hüftfrakturen,
- prophylaktische Behandlung, wenn
  - T-Score unter –2,0 SD,
  - T-Score unter –1,5 SD mit Risikofaktoren.

  Besonders betont wird, dass eine Hormonsubstitution die First-line-Behandlung darstellt. Zur Erinnerung: T-Score = Verhältnis der Patienten-BMD zur erwarteten BMD für „junge, normale" Erwachsene des gleichen Geschlechts. Üblicherweise entspricht 1 SD (Standardabweichung) einer 10- bis 12%-Differenz in der Knochendichte.

Die Hormonsubstitution (HRT) hat den höchsten Kosten-Nutzen-Effekt. Alle postmenopausalen Frauen sollten deshalb hinsichtlich einer HRT oder einer reinen Östrogensubstitution (ERT) beraten werden mit Abwägung von Risiken und Vorzügen. Frauen unter langfristiger HRT benötigen keine Knochendichtebestimmung bis zum 65. Lebensjahr. Sollten Bedenken gegenüber HRT bestehen aus Gründen allgemeiner Unsicherheit, erleichtert eine Knochendichtebestimmung die Behandlungsentscheidung.

Eine schwedische Observationsstudie zur Hüftfraktur [8] verglich postmenopausale Frauen ohne Hormonsubstitution mit denen, die aktuell substituiert waren, und stellte dabei eine Risikoabsenkung auf 0,35 (0,24–0,53) fest. Frühere Hormonsubstitution erhielt eine Absenkung auf 0,76 (0,57–1,01). Eine verzögerte Hormonsubstitution auf 9 Jahre nach der Menopause reduziert den Vorteil auf ein Risiko von 0,62 (0,33–1,18).

Kontinuierliche Low-dose-HRT bei Seniorinnen

In einer sehr überzeugenden Untersuchung haben Recker et al. [12] den knochenerhaltenden Effekt einer Low-dose-HRT bei 128 älteren Frauen untersucht. Diese Seniorinnen waren über 65 Jahre alt und hatten eine spinale BMD <0,9 g/cm². Das HRT-Schema bestand aus konjugierten Östrogenen 0,3 mg/Tag zusammen mit Medroxyprogesteronazetat 2,5 mg/Tag sowie einer Substitution von Kalzium und Vitamin D. Die spinale Knochendichte wurde seriell gemessen; dabei ergab sich ein 4%iger Zusatz der BMD unter HRT, der höher ist als der typische Therapieeffekt in der frühen Postmenopause (50–55 Jahre).

Effekt einer Bisphosphonattherapie ohne oder mit Östrogenzusatz

Randomisierte, placebokontrollierte Untersuchungen zyklischer Anwendungen von Etidronat, Alendronat und Risedronat haben nach systematischer Prüfung und Metaanalyse ergeben, dass all diese Bisphosphonate die Knochendichte am Spongiosaknochen des Wirbels und Schalenknochen der Hüfte in einer dosisabhängigen Form erhöhen. Sie senken das Risiko vertebraler Frakturen konsistent um 30–50% ab. Alendronat und Risedronat reduzieren das Risiko nachfolgender nichtvertebraler Frakturen bei Frauen mit Osteoporose und bei Erwachsenen mit Glukokortikoid-induzierter Osteoporose. Ungewissheit besteht hinsichtlich der antiresorptiven Behandlung zur Reduktion nichtvertebraler Frakturen bei Frauen ohne nachgewiesene Osteoporose. Das Abbruchrisiko einer Bisphosphonatbehandlung war bei allen 3 genannten gegenüber Kontrollen nicht signifikant erhöht.

Die Kombination antiresorptiv wirksamer Medikamente wird zunehmend untersucht. So erweist sich in der Studie von Greenspan et al. [4] Alendronat gleich wirksam wie konjugierte Östrogene hinsichtlich der vertebralen Knochendichte. Die Kombination beider ist aber offenbar wirksamer. Ob dies auch zu einer weiteren Senkung des Frakturrisikos beiträgt, ist nicht geklärt. Die Kombinationsbehandlung erscheint jedoch besonders dann sinnvoll, wenn eine Knochendichtebestimmung z.B. mit Dexa nicht verfügbar oder gewünscht ist.

Die Behandlung mit Bisphosphonaten führte in aktuellen Frakturinterventionsstudien bei 54–81 Jahre alten Frauen zu überraschenden Ergebnissen. Im Behandlungsarm konnte Alendronat die vertebrale Frakturrate um 50% absenken; es ergab sich jedoch kein Unterschied für alle Frakturen (vertebral und peripher) zwischen Alendronat und Placebo in einer Präventionsgruppe. Werden diese Untersuchungen von Cummings et al. nach T-Scores zu Beginn der Behandlung analysiert, so erweist sich, dass die Individuen mit einer schweren Osteoporose (bis 2,5) von der Bisphosphonatbehandlung profitierten [2].

SERMs und Frakturrisiko

Die Entwicklung selektiver Östrogenrezeptormodulatoren (SERMs) hat einen neuen Schub auf die Osteoporoseforschung ausgelöst. Ziel war es, den günstigen Östrogeneffekt auf den Knochen zu maximieren und nachteilige Östrogenwirkungen auf Endometrium und Brustgewebe zu antagonisieren. Raloxifen wurde als SERM durch die Food-and-drug-Administration der USA zur Behandlung und Prävention der Osteoporose registriert. In der „Multiple-Outcomes-of-Raloxifen-Evaluation-“ (MORE-) Studie wurden 7705 Frauen in 2 Untergruppen gegliedert, abhängig von bestehenden Frakturen. Eine milde Fraktur führt zu 20–25% Höhenverlust (Studie 1), eine moderate Fraktur mit 2 oder mehr Ereignissen führt zu einem Größenverlust zwischen 25 und 40%. Es wurden die betroffenen Frauen randomisiert auf Placebo, 60 mg/Tag Raloxifen oder 120 mg/Tag Raloxifen; alle erhielten eine Zusatzbehandlung mit Kalzium (500 mg/Tag) und Vitamin D (400 IU/Tag). Die Frauen waren im Durchschnitt 66,5 Jahre alt, dabei im Mittel 18,7 Jahre postmenopausal. Die untersuchten Frauen hatten einen durchschnittlichen Body-mass-Index von 25,2 kg/m^2 und unter ihnen fanden sich 60,5% Raucherinnen, 29% HRT-Anwenderinnen und 22,7% Hysterektomierte. In beiden Gruppen führte Raloxifen zu einer signifikanten Absenkung des Frakturrisikos. Für vertebrale Frakturen war dies in Studie 1 eine Absenkung um 47 und in Studie 2 um 48%, beides hochsignifikant. Nichtvertebrale Frakturen zeigten jedoch keine signifikante Frakturabsenkung. Als Erklärung hierfür wurde darauf hingewiesen, dass Frauen sich weiterhin periphere Knochen brechen, da die Fallneigung nicht beeinflusst wird [3].

Kalzium und Knochenverlust

Eine interventionelle Kohortenstudie früher postmenopausaler Frauen (Alter 45–60 Jahre) [6] als Re-Analyse der 394 Frauen aus der Placebogruppe der „Early-Postmenopausal-Intervention-Cohort-“ (EPIC-)Studie ergab, dass Kalzium nicht geeignet ist, den Knochenmasseverlust in der frühen Menopause zu verhindern. Diese Feststellung gilt sowohl für den vertebralen, den Hüft- und den Unterarmknochen. Es sei darauf hingewiesen, dass alle neueren Untersuchungen zu Verhütung und Behandlung der Osteoporose eine Kalziumsubstitution als Placebo nutzen.

Besondere Östrogeneffekte auf die Knochengesundheit

Neuerdings hat die Osteoarthritis Aufmerksamkeit gewonnen hinsichtlich ihres Ansprechens auf eine Hormonsubstitution. In einer Untersuchung von Nevitt et al. [10] wurden Röntgenuntersuchungen des Beckens bei 4366 Frauen über

65 Jahren durchgeführt. Wenn man osteophytäre Auflagerung und die Weite des Gelenkspalts als Kriterien nahm, war die Östrogeneinnahme mit einer Absenkung des Osteoarthritisrisikos vergesellschaftet. Der deutlichste Effekt wurde bei aktueller Einnahme mit einer über 10-jährigen Dauer gesehen.

Der Östrogenmangel ist in der Postmenopause auch mit einem höheren Risiko des parodontalen Zahnverlustes verbunden. Die Parodontose ist eines der meistverbreiteten Leiden im höheren Erwachsenenalter. Als Infektion, die die Haltestrukturen des Zahnbettes beeinträchtigt, startet sie an der Gingiva und breitet sich dann über den Halteapparat aus, führt zur Resorption der Alveolarfortsätze und schließlich zum Zahnverlust. Neben frühen Hinweisen aus Untersuchungen in größeren Altersresidenzen der USA hat u. a. eine Untersuchung von von Wowern [14] an 12 Frauen mit osteoporotischen Frakturen und 14 normalen Frauen nach Zahnauflagerungen (Plaques), gingivalen Blutungen und Zahnlockerungen gefahndet. Alter, Dauer der Postmenopause und Rauchgewohnheiten waren kontrolliert. Obwohl in beiden Gruppen ein Knochenverlust beobachtet wurde, haben die osteoporotischen Frauen niedrigere BMD-Werte und auch ein signifikant erhöhtes Lockerungsrisiko im Zahnbett. Die amerikanische Nurses' Health Study [5] hat an über 14000 Krankenschwestern, die Östrogene einnahmen, eine 24%ige Absenkung der Zahnverluste gefunden. Dieser Effekt hielt über die Dauer der Hormonsubstitution an, verlor sich jedoch nach Absetzen der HRT.

Reichen Östrogene bei Osteoporosegefahr?

In den vergangenen 30 Jahren sind erhebliche Anstrengungen unternommen worden zur Behandlung der Osteoporose. Evidence-based-Berichte über systematische Nachuntersuchung der vorhandenen Daten aus randomisierten klinischen Studien einschließlich Metaanalysen erlauben Schlussfolgerungen hinsichtlich der Bedeutung der o.g. Behandlungsmodalitäten einer Osteoporose.

Kalzium und Vitamin D modulieren den altersabhängigen Anstieg des parathyreoidalen Hormons (PTH) und die damit verbundene Knochenresorption. Eine adäquate langfristige Kalziumdiät erhöht die spinale Knochendichte und reduziert vertebrale und nonvertebrale Frakturen. Ein Mangel an aktivem Vitamin D_3 ist mit höherem Alter typisch; Vitamin-D_3-Zufuhr in Kombination mit Kalzium senkt in höherem Alter nach prospektiven Untersuchungen das Risiko von Hüft- und nichtvertebralen Frakturen. Die maximale effektive Dosis des Vitamin D ist nicht bekannt, wird jedoch zwischen 400 und 1000 IU/Tag geschätzt. Es besteht Übereinkunft, dass adäquate Vitamin-D- und Kalziumeinnahme für die Knochengesundheit unerlässlich ist.

Körperliche Aktivität ist eine Voraussetzung für den Aufbau einer optimalen Knochendichte und deren Erhaltung im Erwachsenenalter. Bettlägerigkeit und Mikrogravität haben verheerende Effekte auf den Knochen. Körperliche Aktivität erweist sich besonders wirksam während des Skelettwachstums und bei sonst körperlich inaktiven Erwachsenen. Darüber hinaus wirken sich eine verbesserte muskuläre Kraft und Koordination sehr günstig auf die Knochenbruchgefahr aus. Körperliche Übungen mit niedrigerem Aufwand, wie z. B. Spazierengehen, haben günstige Wirkungen auf allgemeine Körperfunktionen, erweisen sich jedoch hinsichtlich der Knochendichte als eher unzureichend.

Zyklisches Etidronat, Alendronat und Risedronat sind hinsichtlich ihrer eindeutig frakturabsenkenden Wirkung hervorragend zur Intervention bei älteren Patienten geeignet. Ergibt sich aus der Knochendichtebestimmung ein hohes Risiko hinsichtlich eines Überganges in die Fraktur, oder besteht das erhöhte Risiko bei inzidenten Frakturen, ist eine instante Intervention unumgänglich. Diese sollte geeignet sein, eine schnelle Reduktion des Frakturrisikos zu bewirken. Dies ist für die Bisphosphonate nachgewiesen. Die erleichterte Anwendung der neueren Generation, wie z.B. mit 5 mg Risedronat/Tag 30 min vor der Mahlzeit, hat auch für den Nichtosteologen diese Behandlungsform gut zugänglich gemacht.

Hinsichtlich der Wirksamkeit von SERMs auf das Frakturrisiko ist Raloxifen als wirksam überprüft, für Tamoxifen fehlen entsprechende Daten.

Das hohe öffentliche Interesse an natürlichen Östrogenen, insbesondere pflanzenabhängige Phytoöstrogene mit ihren schwachen östrogenähnlichen Wirkungen, darf nicht ablenken von der Tatsache, dass frakturreduzierende Effekte bei Menschen nicht nachgewiesen worden sind. Kalzitonin mit seinen positiven Effekten auf die lumbale BMD ist bisher nicht ausreichend für den Schalenknochen der Hüfte überprüft. Vertebrale Frakturabsenkungen sind für 200 IU Kalzitonin nachgewiesen worden, aber nicht bei der halben oder verdoppelten Dosis.

Nichtpharmakologische Interventionen mit dem Ziel, Fallneigung und deren Wirkung auf die Fraktur zu beeinflussen, sind vielversprechend. Deshalb ist ein multifaktorieller Zugang hinsichtlich Koordination, verbesserter Knochenmasse und allgemeiner körperlicher Frische angezeigt.

Schlussbetrachtung

Die Anwendung der Östrogene im Rahmen einer individualisierten Hormonsubstitution ist die Therapie der Wahl für die Osteoporose. Eine niedrigdosierte Hormonsubstitution erweist sich bei Senioren als besonders effektiv. Die Behandlung sollte so früh wie möglich nach der Menopause begonnen und fortgesetzt werden, da nach Absetzen der Behandlung der Knochenverlust wieder einsetzt. Es ist jedoch nie zu spät, mit einer Hormonsubstitution zu beginnen. Eine Kombinationsbehandlung von Hormonen und Bisphosphonaten hat zusätzliche Wirkungen auf die Knochendichte. Bisphosphonate eignen sich als primäre Behandlung zur schnellen Absenkung des Frakturrisikos älterer Individuen. Sexualhormone schützen auch gegen die Osteoarthritis und den alveolaren Knochenabbau mit Zahnverlust.

Eine individualisierte Betreuung erfordert jedoch eine Kenntnis des heute verfügbaren pharmakologischen Behandlungsarsenals bei Osteoporosegefahr; dieser Zuschnitt auf den betroffenen Patienten schließt die klassischen Risikofaktoren, die Abgrenzung einer primären von der sekundären Osteoporose sowie die individuelle Erkrankungsvorgeschichte mit etablierten Indikationen und Kontraindikationen ein. Ein therapeutischer Nihilismus bei Osteoporosegefahr widerspricht den heute anerkannten Regeln der ärztlichen Kunst. Die Kenntnis der Osteoporose gehört zu den besonderen allgemeinärztlichen Aufgaben des Frauenarztes.

Literatur

1. Burger H, de Laet CE, Weel AE, Hofman A, Pols HA (1999) Added value of bone mineral density in hip fracture risk scores. Bone 25: 369–374
2. Cummings SR, Black DM, Thompson DE et al. for the Fracture Intervention Trial Research Group (1998) Effect of alendronate on risk of fracture in women with low bone density but without vertebral fractures: results from the Fracture Intervention Trial. JAMA 280: 2077–2082
3. Greenspan SL, Myers ER, Maitland LA, Resnick NM, Hayes WC (1994) Fall severity and bone mineral density as risk factors for hip fracture in ambulantory elderly. JAMA 274: 128–133
4. Greenspan S, Bankhurst A, Bell N et al. (1998) Effects of alendronate and estrogen, alone or in combination, on bone mass and turnover in postmenopausal osteoporosis. J Bone Miner Res 23: abstr 1107
5. Grodstein F, Colditz GA, Stampfer MJ (1996) Postmenopausal hormone use and tooth loss: a prospective study. J Am Dent Assoc 127: 370–377
6. Hosking DJ, Ross PD, Thompson DE et al. (1998) Evidence that increased calcium intake does not prevent early postmenopausal bone loss. Clin Ther 20: 933–944
7. Lindsay R, Watts H, Roux C et al. (2000) One in five osteoporotic women will fracture again within one year of an incident vertebral fracture. CTI, April 2000
8. Michaëlsson K, Baron JA, Farahmand BY et al. for the Swedish Hip Fracture Study Group (1998) Hormone replacement therapy and risk of hip fracture: population based case-control study. Br Med J 316: 1858–1863

9. National Institutes of Health Consensus Statement (2000) 111. osteoporosis prevention, diagnosis, and therapy, March 27–29; NIH Consens statement online. 17 (1): 1–36
10. National Osteoporosis Foundation (1998) Physician's guide to prevention and treatment of osteoporosis. Washington, DC
11. Nevitt MC, Cummings SR, Lane NE et al. (1996) Association of estrogen replacement therapy with the risk of osteoarthritis of the hip in elderly white women. Study of Osteoporotic Fractures Research Group. Arch Intern Med 156: 2073–2080
12. Recker RR, Davies KM, Dowd RM, Heaney RP (1999) Bone saving effects of low dose continuous estrogen/progestin with calcium and vitamin D in elderly women: a randomized, controlled trial. Ann Intern Med 130: 897–906
13. Seibel MJ (2001) Evaluation des osteoporotischen Frakturrisikos. Dtsch Ärztebl, im Druck
14. von Wowern N, Klausen B, Kollerup G (1994) Osteoporosis: a risk factor in periodontal disease. J Periodontol 65: 1134–1138

Die Alopezie des Alterns – Der Damenbart

H. Gips

MERKE:

A) Alopezie

1. Die Anzahl der Haarfollikel/cm^2 nimmt ab dem 30. Lebensjahr ab, stabilisiert sich jedoch bei der Frau ab dem 50. Lebensjahr.
2. Östrogene verlängern, Androgene verkürzen die Wachstumsphase (Anagenphase) im Haarzyklus, mit folgendem schnellerem Übergang in die Ruhephase (Telogenphase) und folgendem telogenem Effluvium.
3. Die nachlassende Ovarialfunktion in der Prämenopause führt zu einer Verminderung der Östrogenproduktion, mit folgendem Ausfall in der Postmenopause. Die ovarielle Testosteronproduktion zeigt jedoch kaum einen Abfall, ebenso wie die Serumkonzentration dieses Androgens.
4. Die in der Prä- und Postmenopause sich zeigende Androgendominanz führt zu einer Verminderung der SHBG-Biosynthese in der Leber mit verminderter Bindung des Testosterons und hieraus folgender Erhöhung der biologisch wirksamen freien Testosteronfraktion. Die Folge ist eine erhöhte Wirkung am Haarfollikel, zusätzlich führt das Östrogendefizit zu einer Erhöhung der 5-α-Reduktase am Haarfollikel mit erhöhter Konversion in 5-α-DHT.
5. Die Alopecia climacterica stellt somit eine Variante der Alopecia androgenetica dar. Zusätzlich führt das Östrogendefizit zu einer Verminderung der Perfusion am Haarfollikel, bedingt durch den fehlenden vasodilatatorischen Effekt der Östrogene.
6. Therapieansatz: Östrogensubstitution – Gestagenteil: Androgenneutral oder Antiandrogen, lokale Therapie: Östrogenhaltiges Haarwasser.

B) Prä- und postmenopausaler Damenbart

1. Pathogenese: Androgendominanz (s. oben) – Erhöhung der Androgenrezeptorsensitivität/-konzentration am Vellus-Follikel, Vergrößerung des Anagenfollikels, Zunahme der Haarwachstumsgeschwindigkeit, Transformation des Vellus- in das Terminalhaar.
2. Therapie: Östrogensubstitution + Antiandrogen als Gestagen.

Die Anzahl der Haarfollikel auf der Kopfhaut zeigt eine altersabhängige physiologische Abnahme. Während das Neugeborene eine Dichte von ca. 1135 Haarfollikeln/cm^2 aufweist, fällt diese Konzentration bis zum 30. Lebensjahr auf 615/cm^2, zwischen dem 30. und 50. Lebensjahr auf 485/cm^2 ab. Ab dem 50. Lebensjahr zeigt sich die Haardichte bei der Frau dann mehr oder weniger stabil [2]. Häufig wird eine weitere Zunahme des Haarausfalls beklagt, die sog. „Alopecia climacterica".

Die mittlere Wachstumsgeschwindigkeit des Kopfhaares liegt bei 0,37 mm/Tag, dieses entspricht einer Länge von ca. 1 cm/Monat.

Die Länge eines Zyklus des Kopfhaares beträgt im Mittel 3–6 Jahre, im Gesicht und am Körper zwischen 3–5 Monate.

Unterschieden werden im Haarzyklus die Wachstumsphase (Anagenphase), diese liegt beim Kopfhaar zwischen 2–5 Jahren. Es folgt dann die Involutionsphase (Katagenphase) mit einer Verminderung der mitotischen Aktivität der Matrixzellen und zunehmender Involution des Haarfollikels. Diese Phase dauert im Mittel 35 Tage und geht dann in die Ruhephase (Telogenphase) über, mit einer Länge von ca. 100–150 Tagen mit dann folgender Abstoßung des Kolbenhaars, wobei im gleichen Haarfollikel, ausgehend von der Dermalpapille, das neue Haar heranwächst.

Ein normaler Haarstatus (Trichogramm) zeigt eine Anzahl der anagenen Haare zwischen 60 und 85%, der telogenen Haare zwischen 11 und 15%. In der Katagenphase zeigt sich ein Anteil der Haare zwischen 1 und 3% [3, 4].

Androgene zeigen eine differente Wirkung an den Körper- und Kopfhaaren. Das generelle Körperoberflächenhaar der Frau ist das sog. „Vellushaar", dieses ist weich, kurz, dünn und überwiegend unpigmentiert. Unter dem Einfluss von Androgenen zeigen diese Vellushaare eine morphologische Veränderung und gehen über in das sog. „Terminalhaar". Dieses zeichnet sich durch eine Vergrößerung des Haarfollikels aus, eine zunehmende Pigmentierung und Zunahme des Durchmessers und der Wachstumsgeschwindigkeit. Physiologisch liegt dieser Haartyp beim erwachsenen Mann als Bart- und Brustbehaarung vor.

Die Transformation der Vellus- in Terminalhaare an männlichen Prädilektionsstellen wird bei der Frau als Hirsutismus bezeichnet.

Im Kontrast zur Körperbehaarung zeigt das Kopfhaar unter dem Einfluss der Androgene eine zunehmende Verkürzung der Anagenfollikel mit zunehmend dysplastischen Haaren und einer Regression der Terminal- in Vellusfollikel. Das Endstadium ist dann der endgültige Verlust dieses Haarfollikels.

Die Alopezie des Alterns

Eine verstärkte Konversion der Anagen- in die Telogenhaare wird als sog. „telogenes Effluvium" bezeichnet. Physiologisch tritt diese Form des Haarverlusts im Wochenbett nach der Schwangerschaft auf, wobei bedingt durch die hohe Östrogenanflutung der Haarfollikel in der Schwangerschaft der Anteil der Anagenhaare auf 90–95% ansteigt. Nach der Geburt, mit dem Abfall der Östrogene, kommt es dann zu einem zunächst überschießenden Übergang der Anagen- in die Telogenhaare mit z. T. ausgeprägtem telogenen Effluvium und dann folgender Normalisierung des Trichogramms.

In der Peri- und Postmenopause zeigt sich ebenfalls, bedingt durch den Abfall bzw. Ausfall der ovariellen Östrogenproduktion, eine Verkürzung der Anagenphase. Der Abfall der Östrogene führt zusätzlich zu einer verminderten SHBG-Biosynthese in der Leber mit folgender Verminderung der SHBG-Konzentration im Serum um ca. 43%. Die Testosteronkonzentration im Serum zeigt sich in der Prä- und Postmenopause nahezu unverändert, so dass es durch den Abfall der SHBG-Konzentration zu einer Erhöhung der freien Testosteronfraktion kommt, d. h. zu einer Erhöhung des freien Androgenindex (FAI). Dieser zeigt einen Anstieg um ca. 80% [1], mit folgender Induktion einer androgenetischen Alopecie im Klimakterium. Die Alopecia climacterica stellt somit eine Variante der Alopecia androgenetica dar.

Eine Hyperthyreose kann ebenfalls ein erhöhtes telogenes Effluvium bewirken. Im Kontrast hierzu zeigt sich bei der Hypothyreose eine verzögerte und gestörte Aktivierung der Anagenphase bei normaler Telogenphase. Dieses führt zu einer Verdünnung der Kopfhaare ohne verstärktes Effluvium. Der Abfall der Östrogene im Klimakterium führt zusätzlich zu einer verminderten Perfusion am Haarfollikel, zu einem Anstieg der 5-α-Reduktaseaktivität mit erhöhter Konversion des Testosterons in das biologisch aktive 5-α-Dihydrotestosteron mit hieraus resultierender Verstärkung der Androgendominanz am Haarfollikel.

Der primäre Therapieansatz der Alopecia climacterica ist somit die Zufuhr von Östrogenen mit folgender Erhöhung der SHBG-Biosynthese in der Leber und hierdurch bedingtem Abfall des freien Androgenindex. Östrogene bewirken zusätzlich eine Reduktion der 5-α-Reduktaseaktivität am Haarfollikel, ebenso eine Vasodilatation mit verbesserter Perfusion.

Der weibliche Haarfollikel zeigt im Kontrast zum männlichen eine hohe Aromataseaktivität [5]. Diese bewirkt eine hohe Konversion der Androgene in Östrogene, wodurch ebenfalls ein protektiver Effekt am Haarfollikel bei der Frau gegen die Androgeneinwirkung hervorgerufen wird. Die zugeführten Östrogene im Klimakterium mögen hierbei auch die Aromataseaktivität am Haarfollikel induzieren. Ein weiterer Therapieansatz ist dann der Einsatz eines Antiandrogens zur Blockade des Testosteronrezeptors.

Therapieansatz bei der Alopecia climacterica

Der primäre Therapieansatz ist eine Östrogensubstitutionstherapie – oral oder auch transdermal – mit natürlichen Östrogenen, wobei eine zusätzliche lokale Östrogenapplikation auf der Kopfhaut durch ein östrogenhaltiges Haarwasser (z. B. Alpicort F, Crinohermal fem neu oder Ell Cranell) effektiv und sinnvoll ist. Die zugeführten Östrogene führen wieder zu einer Zunahme des anagenen Haaranteils mit Verminderung der Telogenhaare. Als Gestagen sollte bevorzugt ein Antiandrogen eingesetzt werden wie Cyproteronacetat (z. B. Climen), alternativ käme ein androgenneutrales Gestagen in Betracht wie Dydrogesteron (z. B. Femoston 1/2 mg). Gestagene mit androgener Restwirkung sollten bei der Alopecia climacterica vermieden werden.

Der Damenbart in der Prä- und Postmenopause

Bei der gesunden Frau zeigt sich ein altersabhängiges differentes Wachstumsverhalten der Körper- und Gesichtsbehaarung. Während die Abdominalbehaarung sich ab dem 40. Lebensjahr reduziert, zeigt die Behaarung des Kinns und der Oberlippe ab dem 50. Lebensjahr eine Zunahme [6]. Die Zunahme dieser Kinn- und Oberlippenbehaarung zeigt wiederum eine zeitliche Korrelation zum Abfall der ovariellen Östrogenproduktion in der Postmenopause. Der hierdurch bedingte Abfall des SHBG bei gleichbleibender Serumkonzentration des Testosterons und Erhöhung des freien Androgenindex führt zu der beschriebenen Konversion der Vellusbehaarung in die Terminalbehaarung und dann folgender Behaarung im Sinne eines Hirsutismus, bedingt durch die Erhöhung der Wachstumsgeschwindigkeit mit zunehmender Follikelgröße, zunehmendem Durchmesser der Behaarung und zunehmender Pigmentierung.

Der Therapieansatz dieses sog. „Damenbarts" ist somit wiederum eine Erhöhung der SHBG-Biosynthese in der Leber durch zugeführte Östrogene, mit erhöhter Bindung des freien Testosterons und hieraus resultierendem Abfall des freien Androgenindexes. Zusätzlich bewirken die Östrogene, wie bereits zitiert, auch eine Reduktion der 5-α-Reduktaseaktivität am Haarfollikel.

Insbesondere beim Damenbart und Hirsutismus sollte ein Antiandrogen als Gestagen eingesetzt werden, mit direkter Blockade am Testosteronrezeptor. Die möglichen Therapievarian-

Tabelle 1. Therapie beim Damenbart in der Prä- und Postmenopause. Östrogen + Antiandrogen

Uterus vorhanden	Climen
Ausgeprägter Hirsutismus	Climen + 5 mg Androcur Oder + 2 mg CMA[a] Oder + 25-50 mg Spironolacton
Postmenopausal	1-2 mg E2[b]/EV[c] + 5 mg Androcur ohne Pause Oder + 2 mg CMA ohne Pause
Status nach Hysterektomie - Therapie ohne Pause	Climen Climen + 5 mg Androcur Oder + 2 mg CMA Oder + 25-50 mg Spironolacton Alternativ 1-2 mg E2/EV + 5 mg Androcur Oder + 2 mg CMA Oder + 25-50 mg Spironolacton

[a] *CMA* Chlormadinonacetat.
[b] *E2* Estradiol-17β.
[c] *EV* Estradiolvalerat.

ten sind in Tabelle 1 aufgeführt. Als Antiandrogen kommt der Einsatz von 5-10 mg Androcur/Tag in Betracht oder 25-50 mg Spironolacton/Tag in der Postmenopause oder bei Status nach Hysterektomie, wenn keine Kontrazeption mehr benötigt wird.

Auch der Einsatz von 2 mg Chlormadinonacetat (CMA)/Tag als Gestagen und Antiandrogen stellt eine effektive Therapievariante dar. Eine lokale Therapie mit einer Spironolactonsalbe kann in Betracht gezogen werden. Das Spironolacton blockiert ebenfalls wie das Androcur den Testosteronrezeptor, wirkt somit als Antiandrogen (z.B. Osyrol 10 ml, Acidum lact. 0,05 g, Neribas-Creme ad 50,0 g).

Die lokale Therapie sollte bevorzugt eingesetzt werden, wenn eine Kontraindikation gegen eine Östrogensubstitutionstherapie besteht. Bei dieser Therapie fehlt insgesamt jedoch das komplexe Wirkspektrum, wie es bei der Östrogenapplikation in Kombination mit einem Antiandrogen besteht.

Literatur

1. Burger HG, Dudley EC, Cui J, DEnnerstein L, Hopper JL (2000) A prospective longitudinal study of serum testosterone, dehydroepiandrosterone sulfate, and sex hormone-binding globulin levels through the menopause transition. J Clin Endocrinol Metab 85: 2832-2838
2. Dawber RPR (1995) Vergleichende Physiologie, Embryologie und Physiologie des menschlichen Haares. In: Rook AR, Dawber RPR (Hrsg) Haarkrankheiten - Diagnose und Therapie. Blackwell Wissenschafts-Verlag, Berlin Wien, S 1-18
3. Messenger AG, Dawber RPR (1997) The physiology and embryology of hair growth. In: Dawber R (ed) Diseases of the hair and scalp. Blackwell Science, UK, pp 1-22
4. Orfanos CE (1990) Androgenetic alopecia: clinical aspects and treatment. In: Orfanos CE, Happle R (eds) Hair and hair diseases. Springer, Berlin Heidelberg New York, pp 485-527
5. Sawaya ME, Price VH (1997) Different levels of 5α-reductase type I and II, aromatase, and androgen receptor in hair follicles of women and men with androgenetic alopecia. J Invest Dermatol 109: 296-300
6. Thomas PK, Ferriman DG (1957) Variation in facial and pubic hair in white women. Am J Physical Anthropology 15: 171

Beratung bei Inkontinenz

H. Kölbl

MERKE:

1. Die Inkontinenzberatung stellt einen wichtigen Bestandteil in der gynäkologischen Sprechstunde dar.
2. Die Patientin sollte aktiv auf urogenitale Probleme angesprochen werden.
3. Die Basisdiagnostik besteht aus klinischer Untersuchung (Inspektion, Palpation, neurologischer Basisuntersuchung), Urinanalyse, klinischen Inkontinenztests, Blasenhalselevationstest, Erfassung der Beckenbodenfunktion, orientierender Sonographie des oberen (Nephrosonographie) und des unteren Harntraktes (Blasenultraschall, Restharnbestimmung, Vaginalsonographie, sonographische Urethrozystographie).
4. Bei klaren Befunden sind die Führung und konservative Behandlung der Patientin in der Praxis möglich und durchaus sinnvoll.

Dem Problem Harninkontinenz der Frau kommt aufgrund der veränderten Altersstruktur der Bevölkerung eine zunehmende medizinische, hygienische, psychosoziale und ökonomische Bedeutung zu. Während der Anteil der inkontinenten Personen in Deutschland auf 2–4% der gesamten Bevölkerung geschätzt wird, liegt die Quote bei 80-Jährigen zwischen 30 und 40%. Harninkontinenz tritt überwiegend im mittleren und höheren Lebensabschnitt der Frau auf. Während die Stressharninkontinenz bei der Frau zwischen 30 und 55 Jahren am häufigsten anzutreffen ist, überwiegt die Dranginkontinenz bei der Frau in der Menopause. 11% aller Frauen über 65 Jahren leiden an Blasenproblemen. Demgegenüber sind es nur 8,5% der unter 65-jährigen Frauen. Die demographische Entwicklung und die zunehmende Lebenserwartung lassen ein Überwiegen älterer Frauen in unserer Bevölkerungsstruktur erwarten.

Der Frauenarzt ist erster Ansprechpartner hinsichtlich Problemen des Urigenitaltraktes. Harninkontinenzbeschwerden werden allerdings oftmals von den Frauen nicht freiwillig artikuliert. Erst bei aktiver Befragung werden diese Probleme offensichtlich. In einer Umfrage bei amerikanischen Frauen konnte nachgewiesen werden, dass im Rahmen der gynäkologischen Beratung lediglich 30% auf Probleme der Blase und Inkontinenzbeschwerden angesprochen werden. Es ist davon auszugehen, dass sich dies in unseren Breiten ähnlich verhält, so dass auch hier eine ausführliche Aufklärungsarbeit von Nöten ist. Das Gespräch mit den Patienten und die Erhebung der Krankenvorgeschichte sind wichtige Voraussetzungen zur Diagnostik und daraus resultierend der Therapie. Die Anamnese vermittelt die nötigen Informationen über das Beschwerdebild, so dass anschließend eine vorläufige Diagnose gestellt werden kann. Darüber hinaus gibt die Anamnese dem Untersuchenden eine Vorstellung über die hauptsächlichen Beschwerden des Patienten, über das Ausmaß der Problematik und über den Grad der Behinderung und über Auswirkung auf die Lebensqualität.

Auch wenn die Angaben des Patienten nicht immer objektiv, und von der Motivation, vom Leidensdruck, vom Schamgefühl abhängig sind, vermittelt die Anamnese dennoch Informationen über die Art und das Ausmaß des Zustandsbildes, woraus die weiteren Untersuchungen einzuleiten sind. Bei der Erhebung der Krankenvorgeschichte sollten Geburtstraumen, angeborene oder erworbene neurologische Erkrankungen, z.B. Myelomeningozelen; Epilepsie, Meningoenzephalitits, Bandscheibenvorfall, multiple Sklerose, Morbus Parkinson, Tumoren des Rückenmarks und des Gehirns, Stoffwechselerkrankungen, insbesondere Diabetes mellitus und Strahlentherapien, erfragt werden. Mögliche sensible oder motorische Ausfälle sind speziell zu ermitteln und zu dokumentieren. Eine gezielte Stuhlanamnese kann Defäkationsstörungen oder eine Analinkontinenz aufdecken, die die Patientin beim Gynäkologen häufig von sich aus gar nicht erwähnt. Auch ist die Sexualanamnese unabdingbar. Neurochirurgische Eingriffe und Operationen im Becken lenken schon früh den Verdacht auf eine neurogene Schädigung des Harntraktes, da diese mit einer Verletzung desselben oder des urethralen Sphinkters einhergehen können, woraus Harninkontinenz resultieren kann. Chronische pulmonale Erkrankungen oder Asthma bronchiale führen über eine Erhöhung des intraabdominellen Druckes zu einer Verschlimmerung der Harninkontinenz. Eine Herzinsuffizienz mit Einlagerung von Flüssigkeit in die unteren Extremitäten am Tag und folgender Ausscheidung während der Nacht kann neben einer Nykturie eine Harninkontinenz verschlimmern. Ebenso sollte auch nach einem abnormen Durstgefühl, einer Polydipsie und einer gesteigerten Trinkmenge gefragt werden, die sich hinter den Angaben eines Diabetes mellitus oder Diabetes insipidus mit Polyurie verbergen kann. Folgende Risikofaktoren der Harninkontinenz bestehen für Frauen:

- Lebensalter,
- Rasse,
- Übergewicht,
- Anzahl der Geburten,
- Art der Entbindung,
- perineale Naht nach Dammriss während der Geburt,
- Hysterektomie,
- Enuresis nocturna in der Kindheit.

Da bei Harninkontinenz Angaben zum unwillkürlichen Urinverlust wichtigster Teil der Anamnese sind, sollte auf die Erfassung der Miktionsanamnese nicht verzichtet werden. Bei fast allen Inkontinenzformen finden sich veränderte Miktionsgewohnheiten. Bei Urge-Inkontinenz besteht fast immer auch ein Drangsyndrom, das mit der Trias Pollakisurie, Nykturie und imperativem Harndrang einhergeht. Auch bei Stressharninkontinenz besteht oft eine erhöhte Miktionsfrequenz, die jedoch nicht durch imperativen Harndrang, sondern durch den Wunsch der Patientin hervorgerufen wird, durch häufige prophylaktische Blasenentleerungen die Schwere der Inkontinenz zu mindern. Eine neurogene Blasenfunktionsstörung kann mit allen Inkontinenzformen vergesellschaftet sein und entsprechende Symptome ausweisen.

Die Miktionsanamnese umfasst:

- Miktionsfrequenzen am Tag,
- Miktionsfrequenzen während der Nacht,
- Blasenfüllungsgefühl (vorhanden, aufgehoben, imperativer Harndrang, vegetative Reaktionen),
- Blasenentleerungsgefühl (aufgehoben, Brennen, Schmerzen),
- Blasenentleerungsmodus (Startschwierigkeiten, Miktion mit Bauchpresse oder Credé-Handgriff, Miktion nach Triggerung),
- Harnstrahlqualität (stark abgeschwächt, tröpfelnd),
- Harnstrahlkontinuität (kontinuierlich oder unterbrochene Miktion, Nachträufeln, 2. Miktion),

Tabelle 1. Funktionsbeeinflussung von Detrusor und Urethra durch Medikamente

Medikamentengruppe	Medikamente	Wirkmechanismus	Auswirkungen auf den Harntrakt
Direkte Parasympathomimetika	Carbachol, Bethanechol	Erhöhung der Detrusorkontraktilität	Dranginkontinenz
Indirekte Parasympathomimetika	Physostigmin, Neostigmin, Distigmin, Pyridostigmin		
β-Sympatholytika (β-Rezeptorenblocker)	z. B. Atenolol, Metroprolol, Propanolol, Sotalol		
Prostaglandine	Prostaglandin E_2, Prostaglandin 2_a		
α-Sympatholytika, α-Rezeptorenblocker	Phentolamin, Phenoxybenzamin	Verminderung des Sphinktertonus und Erniedrigung des Blasenauslasswiderstandes	Stressharninkontinenz
Muskelrelaxanzien	Baclofen, Dantrolen, Flavoxat		
Hydrierte Mutterkornalkaloide (direkte α-Sympatholyse)	Dihydroergotamin		
Parasympatholytika (Anticholinergika)	Atropin, Scopolamin, Ipratropiumbromid, Oxybutynin, Tolterodin, Trospiumchlorid, Propiverin	Hemmung des Detrusors über eine direkte oder indirekt anticholinerge Wirkung, Relaxation der glatten Muskulatur	Restharnbildung, Harnverhalt, Überlaufinkontinenz
Trizyklische Antidepressiva	Amitryptilin, Imipramin, Clomipramin, Noxiplitin, Desipramin, Nortriptylin		
Neuroleptika: Phenothiazinderivate	z. B. Chlorpromazin, Promethazin, Triflupromazin, Trifluoperazin, Perazin, Perphenazin, Fluphenazin, Thioridazin, Periciazin, Pecazin,		
Butyrophenonderivate	Haloperidol, Droperidol		
Thioxanthene	Chlorproxithen		
Hypnotika: Barbitursäurederivate	z. B. Hexobarbital, Pentobarbital, Phenobarbital		
Benzodiazepine	z. B. Nitrazepam, Flurazepam, Diazepam		
Alkohole und Aldehyde	Chloralhydrat, Paraldehyd		
Chinazoline	Methaqualon		
Piperidinderivate	Gluthetimid, Methyprylon		
Sympathomimetika	Adrenalin, Noradrenalin, Etilefrin, Norfenefrin		
α-Sympathomimetika (direkt, indirekt)	z. B. Phenylefrin, Synefrin		
β-Sympathomimetika	z. B. Isoprenalin, Orciprenalin		
Kalziumkanalantagonisten	z. B. Verapamil, Nifedipin, Diltriazem		
Alkohol	–	Sedierung, Relaxation der glatten Muskulatur, gesteigerte Diurese	Harnverhalt, Überlaufinkontinenz, Verschlimmerung einer Harninkontinenz
Diuretika	z. B. Furosemid, Etacrynsäure, Triamteren, Amilorid	Gesteigerte Diurese	Verschlimmerung einer Harninkontinenz

- Restharngefühl,
- intermittierender Katheterismus,
- transurethraler oder subprapubischer Dauerkatheter,
- Verfärbungen des Urins.

Die Inkontinenzanamnese sollte folgende Punkte umfassen:

- seit wann?
- Häufigkeit?
- Tageszeit?
- unbemerkt vs. dranghaft?
- Intensität?
- Situation?
- bisherige Therapien?
- Art des Inkontinenzschutzes?
- Anzahl der Vorlagen?

Zahlreiche Medikamente können die Funktion des Detrusors oder der Urethra beeinflussen (Tabelle 1).

Eine Methode zur objektiven Erfassung der Miktion von Inkontinenz ist das Führen von Miktionstagebüchern, die der Patientin bis zu einem Zeitraum von 3–7 Tagen führen soll.

Inkontinenzfragebögen dienen zur objektiven Erfassung von Miktionssymptomen und von Symptomen der Harninkontinenz. Folgende Basisuntersuchungen stellen eine Grundvoraussetzung für die weiterführende Diagnostik dar:

- die klinische Untersuchung, bestehend aus Inspektion, Palpation, neurologischer Basisuntersuchung, Urinanalyse,
- klinische Inkontinenztests in Form von Vorlagentests oder dem direkten Stresstest im Liegen und im Stehen,
- Blasenhalselevationstest und
- die Erfassung der Beckenbodenfunktion,
- die Blauprobe (bei Fistelverdacht),
- die orientierende Sonographie des oberen (Nephrosonographie) und des unteren Harntraktes (Blasenultraschall, Restharnbestimmung, Vaginalsonographie, sonographische Urethrozystographie),
- Zystoskopie.

Bei klarer Diagnose kann eine konservative Behandlung umgehend eingeleitet werden. Bei unklaren Befunden sollten weiterführende diagnostische Maßnahmen beim Spezialisten eingeleitet werden. Diese umfassen:

- Urodynamik,
- EMG,
- bildgebende Diagnostik,
- Videourodynamik,
- Druck-Fluss-Studien.

Die Beratung bei Harninkontinenz stellt einen wesentlichen Bestandteil in der gynäkologischen Sprechstunde dar. Die Basisdiagnostik ermöglicht insbesondere die Stressharninkontinenz genau zu erfassen. Konservative Behandlungsmaßnahmen können durchaus bei entsprechender Führung der Patientin erfolgen. Bei geplanter Inkontinenzoperation sollte aber dennoch die spezialisierte Diagnostik eingesetzt werden.

Therapie des Zervixkarzinoms bei der älteren Frau

A. Schneider, C. Köhler, U. Endisch, K. Plaul

MERKE:

1. Die altersadjustierte und altersspezifische Mortalitätsrate zeigt einen kontinuierlichen Anstieg bis ins höchste Lebensalter.
2. Bei Frauen zwischen 75 und 85 Jahren sind 50% der Tumoren bereits fortgeschritten.
3. 55% der Frauen über 65 Jahre mit Zervixkarzinom hatten in der Vorgeschichte keinen zytologischen Abstrich.
4. Intra- und postoperative Morbidität sowie Fünfjahresüberlebensrate ist für Frauen jünger oder älter als 65 Jahre vergleichbar.
5. Alter *per se* stellt keine Kontraindikation für die radikale Hysterektomie dar.
6. Fortgeschrittenes Alter ist keine Kontraindikation für Radiochemotherapie.
7. Das auf klinischer Untersuchung und indirekten Untersuchungsmethoden basierende FIGO-Staging ist unzuverlässig und sollte durch invasives Staging mit histopathologischer Evaluierung ersetzt werden.
8. Die Identifizierung des Sentinellymphknotens und die nervenschonende radikale Hysterektomie können potenziell gerade bei älteren Patientinnen zu geringerer Morbidität führen.

Epidemiologie

Die Inzidenz des Zervixkarzinoms steigt kontinuierlich mit zunehmendem Alter bis zum 60. Lebensjahr. Danach zeigt sich keine weitere Zunahme [1]. Dagegen zeigt die altersspezifische Mortalitätsrate einen kontinuierlichen linearen Anstieg bis ins höchste Lebensalter [1] (Abb. 1). Die Diagnose Zervixkarzinom wird bei jüngeren Frauen häufiger im Frühstadium gestellt als bei älteren Frauen [2] (Abb. 2).

Diagnostik

Klinische Symptome wie Fluor, Blutung oder Unterbauchschmerzen sowie Probleme bei Miktion oder Defäkation führen bei postmenopausalen Frauen zur Diagnose. 55% der Frauen mit Zervixkarzinom über 65 Jahre waren nie zur Vorsorge, während dies nur bei 15% der prämenopausalen Frauen der Fall ist [3]. Da bei postmenopausalen Frauen die Grenze zwischen Plattenepithel und Zylinderepithel endozervikal

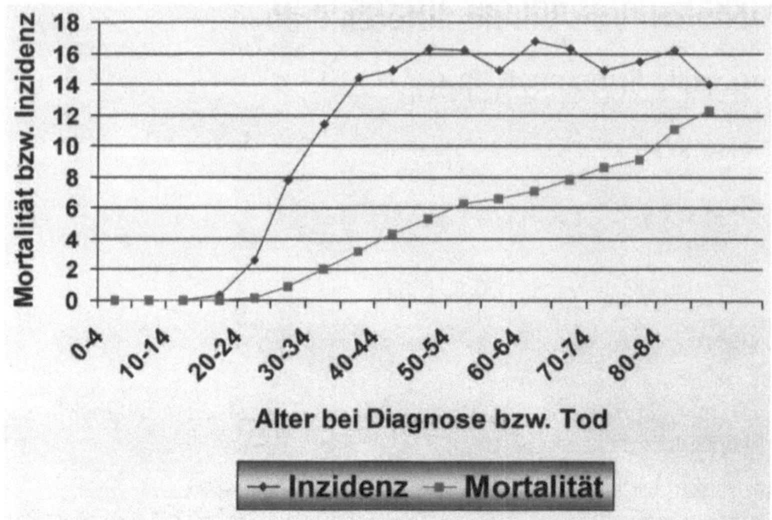

Abb. 1. Altersabhängige Inzidenz- und Mortalitätsraten beim Zervixkarzinom 1992–1996. (Nach [1])

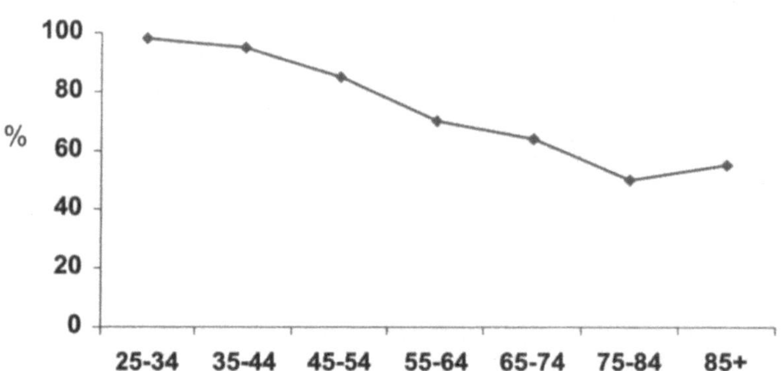

Abb. 2. Anteil von Frühstadien des Zervixkarzinoms im Vergleich mit Alter zum Zeitpunkt der Diagnosestellung. (Nach [2])

liegt, sollte ein abnormaler zytologischer Befund durch endozervikale Kürettage, fraktionierte Abrasio oder Konisation abgeklärt werden. Die Kolposkopie führt hier häufig nicht weiter.

Stadienverteilung und Prognose

Tumorgröße und Ausdehnung in die umgebenden Bindegewebestrukturen und Hohlorgane des kleinen Beckens sowie die Lymphknoten bestimmen Prognose und Therapie. Da die Mehrzahl aller Frauen mit Zervixkarzinom primär mit Strahlentherapie behandelt wird, hat die FIGO in ihrer Klassifikation nur das Ergebnis der klinischen Untersuchung sowie von indirekten Untersuchungsmethoden wie i.v.-Pyelogramm, Kontrasteinlauf, Röntgenthorax und Röntgen des Skelettsystems zugelassen. Im Weiteren ist eine invasive Diagnostik, bestehend aus Biopsie, Konisation, Hysteroskopie, endozervikale Kürettage und Zysto- und Rektoskopie zugelassen. Die klinische Untersuchung und indirekte diagnostische Verfahren sind unzuverlässig und die von FIGO erlaubte invasive

Diagnostik nicht ausreichend. Gerade bei älteren Patientinnen erscheint es aber sehr wichtig, die Ausdehnung der Tumorerkrankung möglichst genau einzugrenzen, um eine individuelle tumorangepasste Therapie festzulegen. Die chirurgisch-histologisch basierte pTNM-Klassifikation stimmt mit der klinisch basierten FIGO-Klassifikation nur in ca. 50% überein [4]. Dies gilt v. a. für die Beteiligung von Parametrien, der Wand von Harnblase und Rektum sowie für pelvine und paraaortale Lymphknoten. Gerade für den Lymphknotenstatus bringen Lymphangiographie, Computertomographie oder Magnetresonanztomographie keine ausreichende Genauigkeit [4, 5]. Bei Frauen zwischen 75 und 84 Jahren sind weniger als die Hälfte der Tumoren auf die Zervix beschränkt [2]. Daher sollte gerade bei älteren Frauen ein chirurgisch-invasives Staging erfolgen, was präferenziell laparoskopisch durchgeführt werden kann. Dies erlaubt eine Reduktion der falsch-positiven oder falsch-negativen Befunde bzgl. des Lymphknotenstatus um ca. 50% der Fälle [34].

Patientenbezogene Prognosefaktoren

Junges Alter wird bei Patientinnen mit Zervixkarzinom als prognostisch ungünstiger Faktor identifiziert. Bei kleinen Tumoren scheint die Prognose für ältere Patientinnen schlechter, bei fortgeschrittenen Tumoren besser zu sein [7]. Frauen mit klinischen Symptomen, die im Alter häufiger mit Diagnosestellung assoziiert sind, haben, verglichen mit symptomlosen Frauen, eine schlechtere Prognose [8]. Ein erhöhter Blutdruck, ein ebenso altersassoziiertes Phänomen, geht mit einer erhöhten Rate an Lokalrezidiven einher [9].

Tumorbezogene Prognosefaktoren

Alter ist linear mit der Zunahme an fortgeschrittenen Stadien assoziiert [10] (s. Abb. 2). Der Lymphknotenstatus ist der wichtigste unabhängige prognostische Faktor. Eine Assoziation zwischen Alter und erhöhter oder erniedrigter Rate an Lymphknotenbefall ist nicht bekannt. Gleiches gilt für Grading und Befall von Lymph- oder Blutgefäßen. Das Vorkommen von Adenokarzinomen ist bei jüngeren Patientinnen häufiger [12]. Unabhängig vom Alter sind die wichtigsten tumorbezogenen Risikofaktoren Tiefeninfiltration, Tumorgröße, Invasion von Blut- oder Lymphgefäßen, Anzahl der Lymphknotenmetastasen, Grading und Vorliegen eines Diabetes mellitus [11, 13, 14, 15].

Biologische Prognosefaktoren

Der Nachweis von humaner Papillomvirus-(HPV-)DNA vom Typ 18 im Primärtumor zeigt eine ungünstige Prognose an [16, 17]. Gleiches gilt für den Nachweis von HPV-Nukleinsäuren durch konventionelle Histologie in als negativ eingestuften Lymphknoten. Eine unterschiedliche Assoziation zwischen HPV und Zervixkarzinom bzgl. Alter besteht nicht: Tumoren jüngerer und älterer Frauen sind gleich häufig positiv für die verschiedenen HPV-Typen [18].

Therapie

Die Therapieplanung sollte interdisziplinär zwischen Pathologen, internistischen Onkologen, Radiotherapeuten, Radiologen und Gynäkologen erfolgen. Wenn aufgrund der Tumorausdehnung eine operative Behandlung mit kurativer Intention nicht möglich erscheint, sollte ein operatives Staging erfolgen. Hierbei kann intraabdominale Aussaat, Einbruch des Tumors in die Blasen- oder Rektumwand, Befall des Parametriums und Befall pelviner und/oder paraaortaler Lymphknoten evaluiert werden. Hierdurch wird vermieden, dass eine Operation mit kurativer Intention begonnen wird, man aber intraoperativ feststellt, dass eine R0-Resektion nicht möglich ist. Gerade bei älteren Patientinnen ist dies ein entscheidender Vorteil, da trotz lokal begrenztem Tumor eine definitive Behandlung mit kurativem Ansatz nur bei 61% aller Frauen über 85 Jahren möglich war, während 96% aller Frauen unter 55 Jahren unter kurativer Intention operiert werden konnten [19]. Im Rahmen des invasiven Stagings können auch tumorbefallende Lymphknoten von mehr als 2 cm Durchmesser im Sinne eines Debulkings entfernt werden. Dies schafft potenziell bessere Voraussetzungen für den Erfolg der durchzuführenden Radio-Chemo-Therapie.

Operation

Alter *per se* geht nicht mit einem erhöhten Operationsrisiko einher. Entscheidend sind internistische Begleiterkrankungen und der Allgemeinzustand der Patientin. Daher sollte allein das biologische Alter der Patientin als Indikator für und wider einer Operation benutzt werden [20]. Idealerweise wird die Operation in Form eines Stagingverfahrens begonnen: Die Bauchhöhle wird inspiziert und die „gefährdeten" Lymphknoten entfernt und per Schnellschnitt untersucht. Hierbei ist gerade bei der älteren Patientin das Sentinelkonzept attraktiv: Nur die Türwächterlymphkoten werden entfernt und untersucht. Sind diese tumorfrei, kann man die Entfernung der übrigen gesunden Lymphknoten potenziell vermeiden. 90% aller Lymphknoten, die im Rahmen der operativen Behandlung des Zervixkarzinoms entfernt werden, sind tumorfrei. Ein weiterer Vorteil des Verfahrens besteht darin, dass die „gefährdeten Lymphknoten entfernt werden und nicht unbeabsichtigt *in situ* verbleiben. Als Hauptvorteil des Sentinelkonzeptes kann die Suche nach singulären Tumorzellen gewertet werden: Durch den Nachweis von HPV-Nukleinsäuren, die mit dem HPV-Typ des Primärtumors identisch sind, können Tumorzellen identifiziert werden, die der konventionellen lichtmikroskopischen Untersuchung entgehen. Diese Aussage dürfte sowohl prognostischen als auch therapeutischen Wert haben. Das Sentinelkonzept wird im Moment unter Studienbedingungen evaluiert und über seine klinische Wertigkeit wird in den nächsten Jahren eine valide Aussage möglich sein [35, 36, 39]. Zeigt das invasive Staging, dass eine Heilung durch alleinige Operation nicht möglich ist (Befall von Lymphknoten, Einwachsen des Tumors in die umgebenden Strukturen) und dass postoperativ eine adjuvante Therapie notwendig wird, sollte gerade bei älteren Patientinnen von einer Erweiterung der Operation (radikale Hysterektomie) abgesehen werden. Neben der erweiterten Operation wäre dann eine adjuvante Therapie (Radiotherapie oder Radio-Chemo-Therapie) notwendig. Dies erhöht jedoch signifikant die Morbidität, was gerade bei älteren Frauen mit Vorerkrankungen zu einer signifikanten Einschränkung der Lebensqualität führen kann.

Neben dem Sentinelkonzept wurde während der letzten Jahre ein weiteres Verfahren etabliert, das zu einer Reduktion der perioperativen Morbidität führt und von daher auch gerade bei älteren Patientinnen eingesetzt werden sollte. Mit zunehmender Radikalität der Entfernung der umgebenden Bindegewebestrukturen werden die in diesen anatomischen Leitstrukturen verlaufenden autonomen Nervenfasern geschädigt oder durchtrennt. Vor allem die Nn. splanchnici pelvini, die in ihrer parasympatischen Funktion die Motorik von Blase und Darm versorgen, können geschont werden. Bei dieser Technik wird nur der vaskuläre Anteil des Lig. cardinale im Rahmen der Typ-III-Operation an der Beckenwand abgesetzt, und der neurale, tieferliegende Anteil bleibt intakt. Dies führt zu einer Erhaltung der motorischen Blasenfunktion und Reduzierung der postoperativen Morbidität [37].

Zeigt die invasive Stagingmaßnahme, dass eine radikale Hysterektomie mit einer hohen Heilungschance einhergeht, sollte diese auch bei älteren Frauen erfolgen. Perioperative Morbidität und Mortalität waren bei Patientinnen vor und nach dem 65. Lebensjahr nicht unterschiedlich, obwohl internistische Begleiterkrankungen bei den älteren Patientinnen signifikant häufiger vorkamen [21]. Die Fünfjahresüberlebensrate lag für die älteren Patientinnen bei 89%, verglichen mit 79% für die jüngeren Patientinnen. Auch dieser Unterschied war nicht signifikant.

Strahlentherapie

Verglichen mit der Operation, hat die Bestrahlung bei gleicher Effektivität (die Überlebensrate liegt für beide Verfahren im Stadium I bei 85%) als Hauptnachteile die Fibrose und mögliche Stenose der Vagina sowie den Verlust der Ovarialfunktion. Auch die außerhalb des Beckens pexierten Ovarien gehen in bis zu 50% der Fälle mit dem Verlust der endokrinen Funktion einher. Bei älteren Frauen spielt dieses Problem keine Rolle. Die Sexualfunktion muss bei einer sexuell aktiven postmenopausalen Frau jedoch möglichst erhalten bleiben. Sowohl bei der Primärtherapie als auch der adjuvanten Behandlung nach Operation mittels Bestrahlung hat eine Reihe von Studien bewiesen, dass eine Kombination von Bestrahlung mit cisplatinhaltiger Chemotherapie der alleinigen Strahlentherapie signifikant überlegen ist (s. Abb. 12). Dies gilt für Patientinnen mit auf die Zervix beschränkten Tumoren von mehr als 4 cm Durchmesser [38] sowie für Patientinnen mit fortgeschritteneren Stadien und/oder Befall pelviner Lymphknoten [40, 41, 42]. Alle Studien zeigten auch, dass die Addition der Chemotherapie eine signifikante Erhöhung v. a. der hämatologischen Toxizität und gastroentestinalen Toxizität ergab. Auch hier gilt, dass das biologische Alter und nicht die magische Grenze von 70 Jahren als entscheidend für die Indikationsstellung zur Addition der Chemotherapie zur Radiotherapie gelten sollte. In diesen Protokollen wurden daher auch zahlreiche ältere Patientinnen ohne Modifikation behandelt. Da bei älteren Patientinnen die renale Funktion reduziert sein kann, sollte vor Einsatz einer cisplatinhaltigen Chemotherapie eine Kreatininclearance bestimmt werden. Ob eine zusätzliche Gabe von 5-Fluorouracil [40, 41, 42, 43] einen zusätzlichen Vorteil bringt, kann im Moment noch nicht gesagt werden. Bezüglich der Wertigkeit der Radio-Chemo-Therapie bei älteren Patientinnen, verglichen mit jüngeren Patientinnen, liegen bisher keine Daten vor. Bei alleiniger primärer Strahlentherapie zeigte sich, dass sich für Patientinnen aus verschiedenen Altersgruppen vom gleichen Stadium kein Unterschied bzgl. krankheitsfreiem Überleben ergab [23]. Daher sollte Patientinnen in gutem Allgemeinzustand eine Strahlentherapie immer mit kurativer Intention angeboten werden.

Stadium I

Beim Stadium I steht die operative Therapie im Vordergrund, obwohl die Überlebensraten für die Strahlentherapie gleich sind (Abb. 3, 4, 5). Bei älteren Patientinnen, bei denen aus internistischen Gründen keine Operation möglich ist, kann bei Tumoren der Stadien IA1 und IA2 und fehlendem Befall des lymphovaskulären Raums die alleinige Brachytherapie erfolgen [33]. Beim Stadium IB2, dem sog. Tonnenkarzinom mit einer Größe von über 4 cm, ist das operative Staging essentiell, um einen Befall der paraaortalen Lymphknoten oder Einwachsen in die Wandung der benachbarten Hohlorgane oder des Parametriums auszuschließen. Die primäre Radiochemotherapie ist hier der alleinigen Bestrahlung überlegen [22]: Die Dreijahresüberlebensrate betrug für die alleinige Radiotherapie 74 verglichen mit 83% für Radiochemotherapie mit Cisplatin. Alle Patientinnen unterzogen sich allerdings anschließend einer extrafaszialen Hysterektomie. Das Konzept der neoadjuvanten Chemotherapie und, bei Ansprechen, der Operation, ist bei jüngeren Patientinnen erfolgversprechend [44]. Ob dieses Konzept auch auf ältere Patientinnen angewendet werden kann, ist bisher nicht bewiesen.

Stadium II

Auch im Stadium II sollte ein primäres chirurgisches Staging mit histopathologischer Evaluierung des Befalls extrazervikaler Strukturen durchgeführt werden (Abb. 6, 7). Kann gezeigt werden, dass die paraaortalen und pelvinen

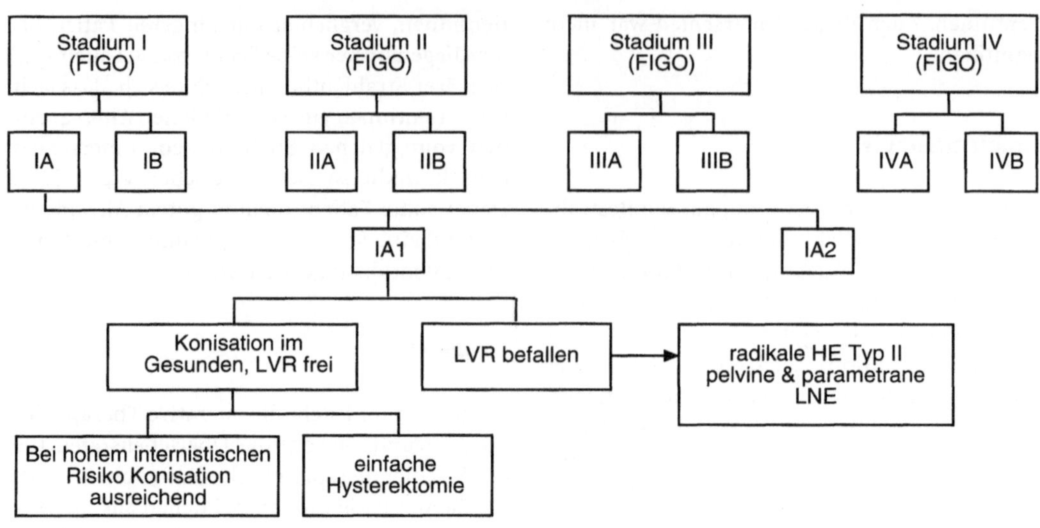

Abb. 3. Flussdiagramm zur Behandlung von Zervixkarzinom FIGO-Stadium IA

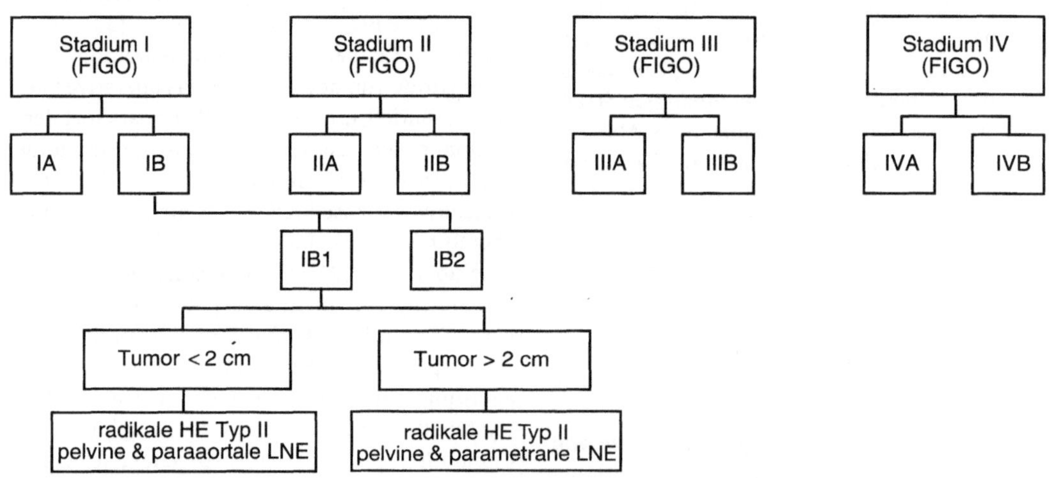

Abb. 4. Flussdiagramm zur Behandlung von Zervixkarzinom FIGO-Stadium IB1

Lymphknoten tumorfrei sind, keine intraabdominale Aussaat vorliegt und die Hohlorgane in der Nachbarschaft nicht befallen sind sowie lediglich ein Befall des oberen Vaginaldrittels vorliegt, macht auch bei der älteren Patientin die radikale Hysterektomie mit primär kurativer Intention und pathologisch gesicherten R0-Resektion Sinn. Bei einer solchen Konstellation sollte dann in jedem Fall postoperativ eine Brachytherapie erfolgen, was mit keiner erhöhten Morbidität einhergeht. Zeigt das intraoperative Staging allerdings, dass ein Befall des Parametriums wahrscheinlich ist, was eine postoperative adjuvante Therapie notwendig machen würde, sollte bei der älteren Patientin die Indikation zur primären Radio-Chemo-Therapie großzügig gestellt und der Eingriff im Regelfall abgebrochen werden.

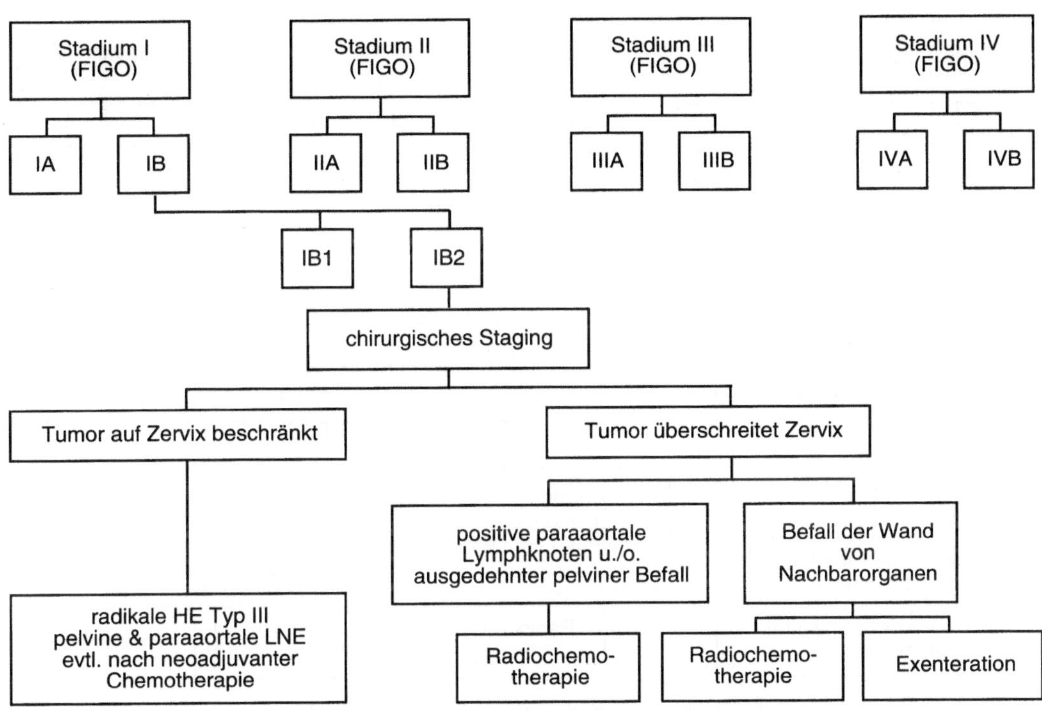

Abb. 5. Flussdiagramm zur Behandlung von Zervixkarzinom FIGO-Stadium IB2

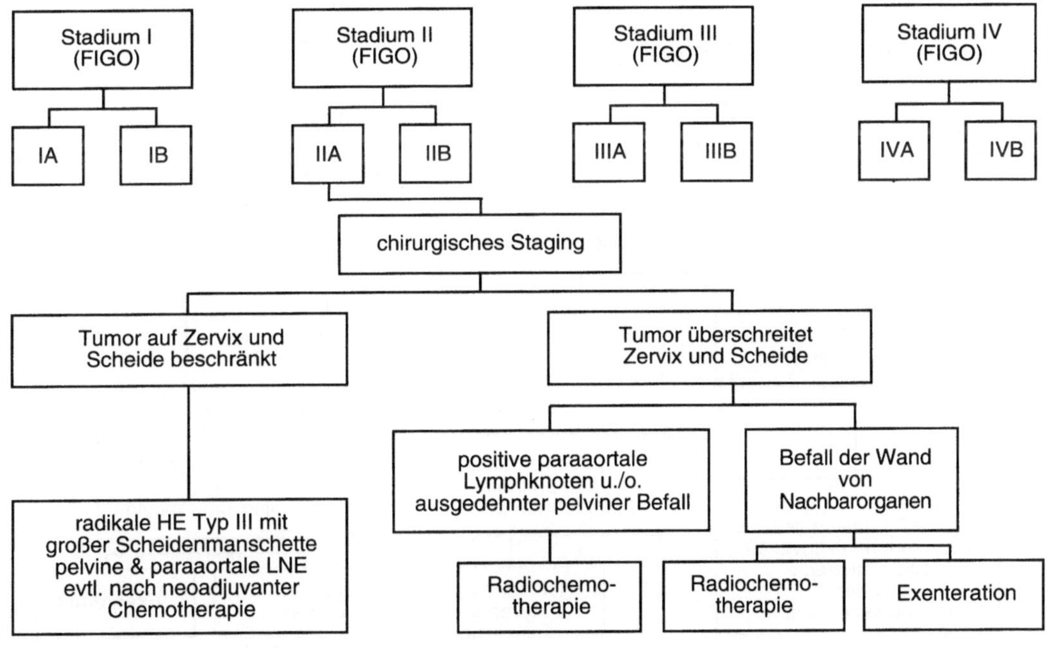

Abb. 6. Flussdiagramm zur Behandlung von Zervixkarzinom FIGO-Stadium IIA

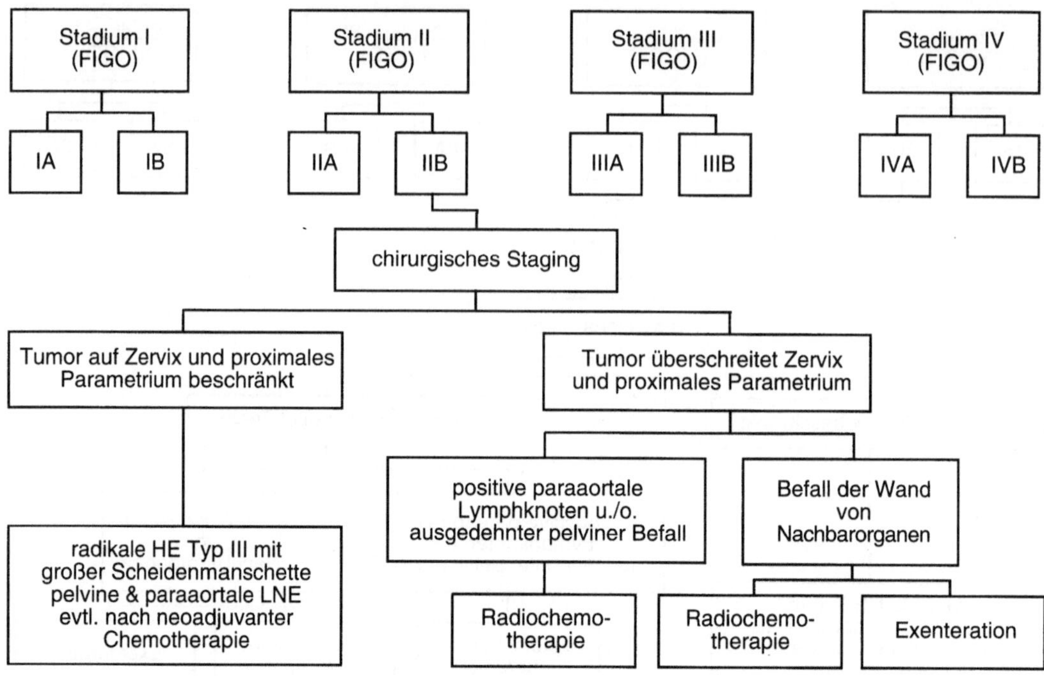

Abb. 7. Flussdiagramm zur Behandlung von Zervixkarzinom FIGO-Stadium IIB

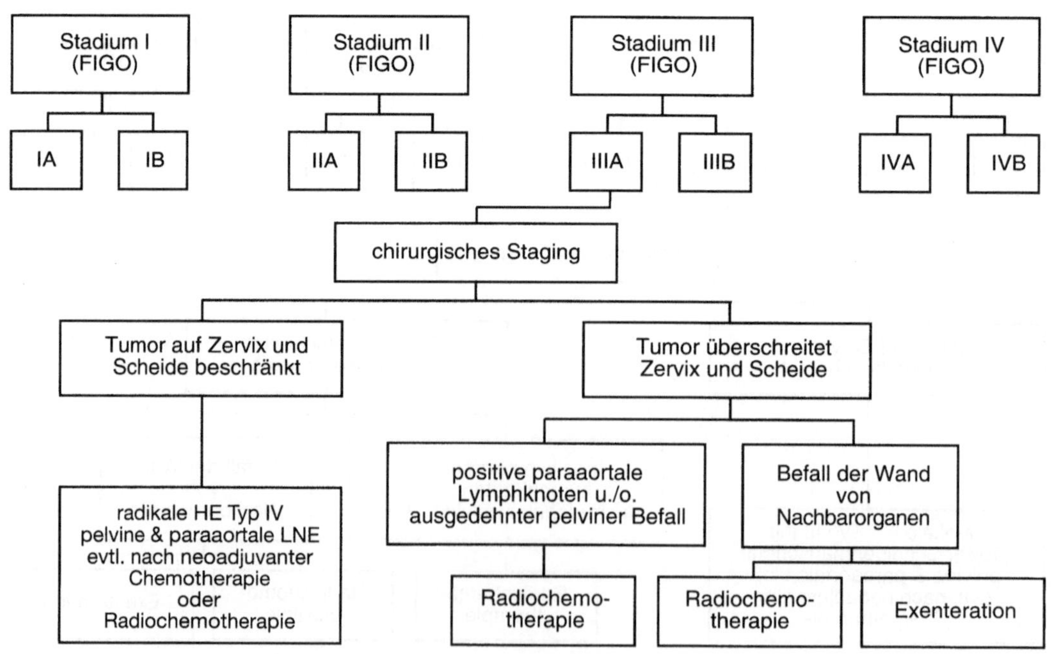

Abb. 8. Flussdiagramm zur Behandlung von Zervixkarzinom FIGO-Stadium IIIA

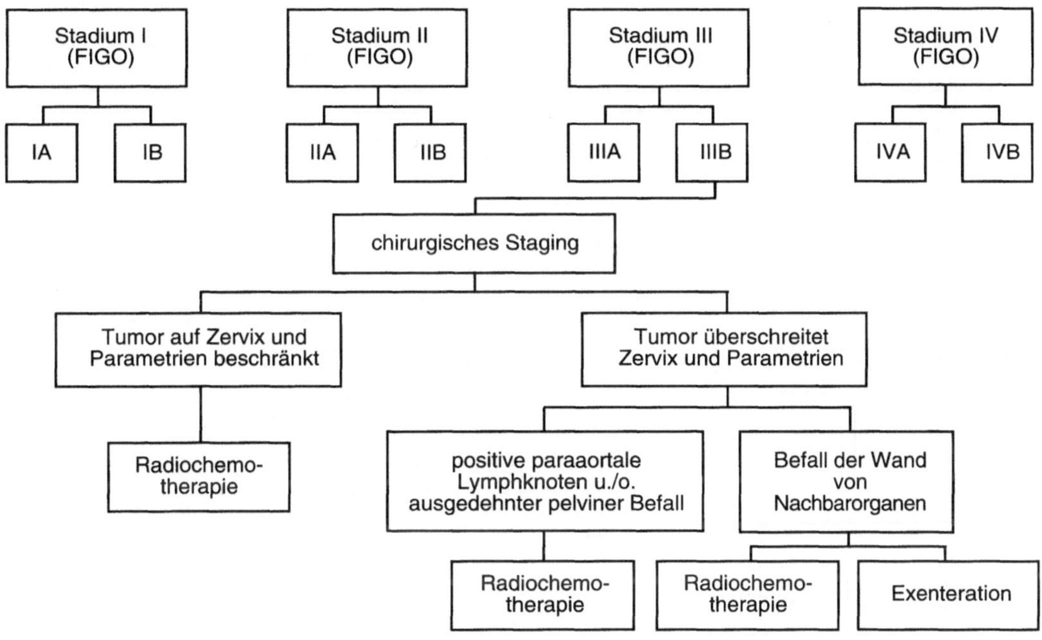

Abb. 9. Flussdiagramm zur Behandlung von Zervixkarzinom FIGO-Stadium IIIB

Stadium III

Das Behandlungskonzept im Stadium III unterscheidet sich nicht wesentlich vom Stadium II (Abb. 8, 9). Beim Stadium IIIA ist prinzipiell die Operation mit kurativer Intention möglich und kann auch bei älteren Patientinnen erfolgen. Man muss sich jedoch im Klaren sein, dass die komplette Kolpektomie zusammen mit der radikalen Hysterektomie mit einer starken Einschränkung der Lebensqualität, v. a. von Seiten von Blase und Darm, einhergeht: Die sensorische und motorische Funktion von Blase und Darm werden stark eingeschränkt. Daher sollte nur in Ausnahmefällen die rein operative Behandlung erfolgen. Bezüglich der strahlentherapeutischen Behandlung scheint die vorwiegende Teletherapie der Kombination aus Tele- und Brachytherapie bei primär bestrahlten Patientinnen im Stadium IIIB unterlegen [24]. Daher wird das Paradigma, je fortgeschrittener der Tumor, um so mehr sollte die perkutane Dosis im Vordergrund stehen, in jüngster Zeit in Frage gestellt.

Stadium IV

Bei kombiniert strahlentherapeutischem Vorgehen, dem klassischen Verfahren bei Stadium IVA, liegen die Fünfjahresüberlebensraten zwischen 18 und 34%. Problem dieses Verfahrens ist die Fistelbildung der involvierten Hohlorgane (Abb. 10, 11).

Daher sollte auch bei älteren Patientinnen, die keine ausgedehnten internistischen Vorerkrankungen haben und in der Lage sind, ein Blasenersatzorgan zu versorgen, die primäre Exenteration in kurativer Intention angeboten werden [34]. Durch eine kolorektale Anastomose kann meist eine Darmkontinuität erhalten werden, und ein kontinenter Pouch, aber auch ein nasses Ileumkonduit, werden von Frauen über 70 Jahren selbstständig versorgt. Bei Fernmetastasierung steht die Lebensqualität der Patientin an erster Stelle. Die palliative Bestrahlung in Form der Brachytherapie dient vorwiegend der Blutstillung, in Form der Teletherapie der Behandlung von Schmerzen im Rahmen der Miktion und Defekation. Die gesicherte Fern-

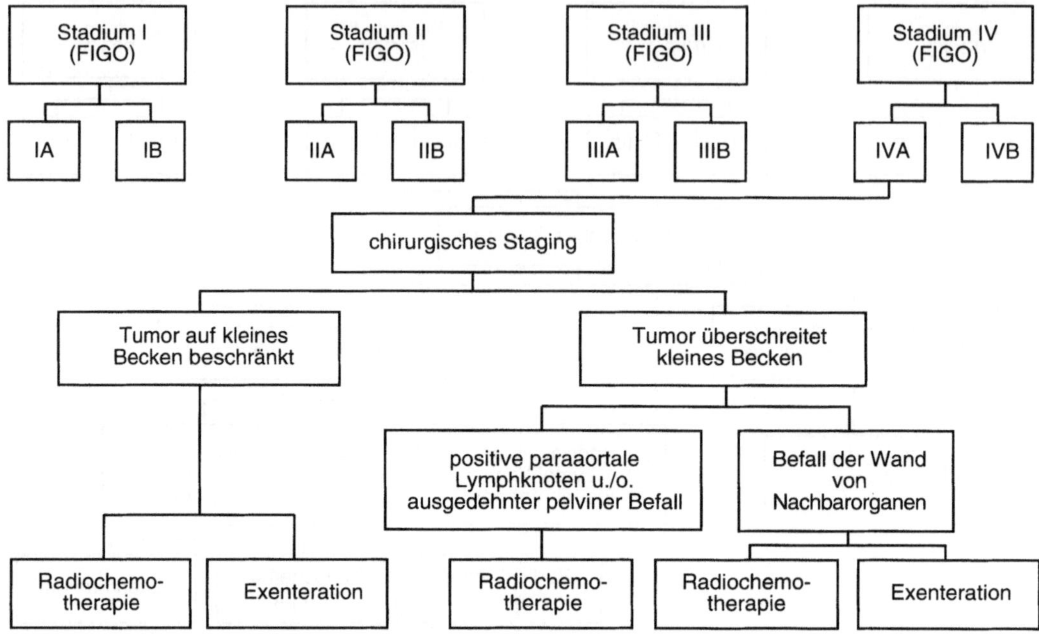

Abb. 10. Flussdiagramm zur Behandlung von Zervixkarzinom FIGO-Stadium IVA

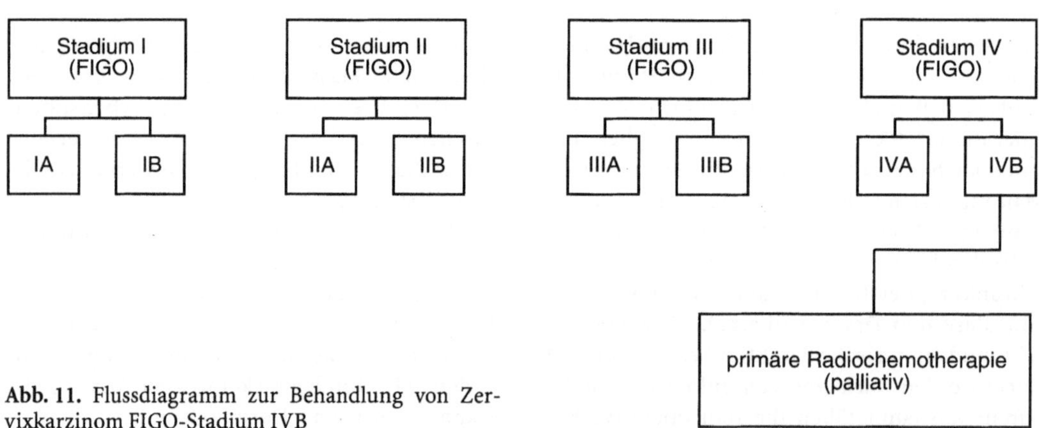

Abb. 11. Flussdiagramm zur Behandlung von Zervixkarzinom FIGO-Stadium IVB

metastasierung stellt das einzige Tumorstadium dar, bei dem ein invasives chirurgisches intraabdominales Staging nicht sinnvoll erscheint. Bei Vorliegen von Fernmetastasen kann eine palliative Chemotherapie mit platinhaltigem Schema erfolgen. Die Ansprechraten liegen für Monosubstanzen im Bereich von ca. 20%. Allerdings ist die Indikation bei älteren Patientinnen mit multiplen internistischen Vorerkrankungen sehr streng zu stellen, da die Chemotherapie-assoziierte Morbidität das Ausmaß der tumorassoziierten Morbidität überschreiten kann.

Besondere Situationen

Zufallsbefund Zervixkarzinom. Wird ein invasives Zervixkarzinom in einem einfachen Hysterektomiepräparat entdeckt, ist gerade bei der älteren Patientin ab Stadium pT1B1 die adjuvante Strahlentherapie indiziert. Tele- und Brachytherapie werden kombiniert, und die Fünfjahresüberlebensrate ist identisch mit der des primär entdeckten und operierten Zervixkarzinoms.

Zervixstumpfkarzinom. Da die suprazervikale Hysterektomie v.a. in den 50er- und 60er-Jahren in größerem Stile durchgeführt wurde, betrifft diese Tumorform auch die ältere Frau. Die Therapiemaßnahmen entsprechen prinzipiell denen der Primärtherapie des Zervixkarzinoms. Allerdings ist die Brachytherapie wegen häufig erschwerter Sondierbarkeit des Stumpfes unmöglich und die Nebenwirkungswahrscheinlichkeit an Blase und Rektum wegen der verringerten Distanz der Strahlenquelle zu diesen Organen erhöht. Daher sollte bei Patientinnen in gutem Allgemeinzustand und auf den Zervixstumpf beschränktem Tumor die Indikation zur Operation großzügig gestellt werden.

Chemotherapie

Die chemotherapeutische Behandlung kann in Form der neoadjuvanten Therapie zur Tumorverkleinerung und anschließenden Operation adjuvant zusammen mit der Strahlentherapie nach Operation und primär in Form der Radio-Chemo-Therapie der fortgeschrittenen Stadien oder palliativ als Monotherapie oder in Kombination mit Strahlentherapie beim metastasierten Zervixkarzinom eingesetzt werden. Folgende Substanzen haben als Monotherapie eine Ansprechrate von 15% und mehr: Cyclophosphamid, Chlorambucil, Dibrimodulcitol, Galaktitol, Ifosphamid, Melphalan, Carboplatin, Cisplatin, Doxorubicin, Porfiromycin, Trizine, 5-Fluorouracil, Metothrexat, Vincristin, Vinorelbine, Vindesin, Irinotekan, Hexamethyl-melamin, ICRF-159 und Paclitaxel [25]. Als Kombinationstherapie wird am häufigsten Cisplatin mit Ifosphamid, 5-Fluorouracil und/oder Bleomycin kombiniert.

Die Domäne der Chemotherapie besteht im Moment in der Kombination mit der Strahlentherapie im Rahmen der Primärbehandlung und der adjuvanten Behandlung bei Vorliegen von Risikofaktoren (Abb. 12). Diese Studien beweisen, dass die primäre Radiotherapie in Kombination mit einem cisplatinhaltigen Protokoll bei Patientinnen ab Stadium IB2 eine signifikant höhere Überlebensrate induziert.

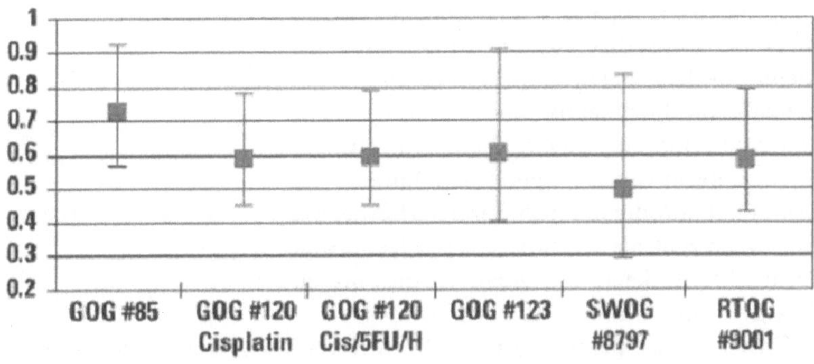

Abb. 12. Relatives Risiko für Überleben bei prospektiv-randomisierten Studien mit Vergleich Radiotherapie vs. Radio-Chemo-Therapie primär oder adjuvant

Immuntherapie

Eine Kombinationsbehandlung von Retinoiden und Interferon zeigte bei nicht vorbehandelten Patientinnen mit fortgeschrittenem Zervixkarzinom eine Ansprechrate von 68% [28]. Allerdings zeigt die selbe Behandlung bei durch Chemo- und/oder Strahlentherapie vorbehandelten Patientinnen keinen Effekt [29]. Eine Kombination von Interferon und Doxorubicin konnte bei 35% aller Patientinnen eine Remission erzielen [29].

In den nächsten Jahren werden therapeutische Impfstoffe gegen HPV-assoziierte Onkoproteine im Rahmen der adjuvanten Therapie eingesetzt werden. Erste Daten aus Phase-I-Studien konnten zeigen, dass eine zytotoxische T-Zellantwort durch HPV-Impfstoffe induziert werden kann. Vielversprechend sind auch Ansätze mit Antigen-präsentierenden Zellen, die das körpereigene Immunsystem zur Erkennung und Zerstörung von denjenigen Tumorzellen stimulieren, die an ihrer Oberfläche Antigene der Onkoproteine von HPV präsentieren.

Rezidiv

Nach alleiniger Bestrahlung treten Rezidive stadienabhängig in 10% (Stadium FIGO IB) bis zu 74% (Stadium FIGO IVA) auf [33]. Alleinige Beckenrezidive sind hierbei seltener als Beckenrezidive in Kombination mit Fernmetastasierung. Bei primär operierten Patientinnen treten in 10–42% Rezidive auf, die zu 60–80% das kleine Becken befallen [30]. Rezidive nach primärer Strahlentherapie können nur noch mit Operation und/oder Chemotherapie behandelt werden. Rezidive nach Operation können noch bestrahlt und/oder operiert werden. Hierbei hat man beim zentralen Rezidiv, das per Definition nicht die Beckenwand erreicht, die besten Chancen auf *Curatio*. Das peripher begrenzte Rezidiv und das massiv periphere Rezidiv sind in der Mehrzahl der Fälle nicht mehr heilbar [30]. Circa 50% der lokalisierten Beckenrezidive nach alleiniger Operation können mit einer Kombination aus Tele- und Brachytherapie lokal kontrolliert werden. Durch Exenteration kann man beim zentralen Rezidiv in bis zu 50% der Fälle eine Heilung erzielen, beim Befall der Beckenwand verschlechtern sich die Heilungschancen auf weniger als 25%. Perioperative Morbidität und Mortalität bei älteren Patientinnen liegen im gleichen Bereich wie bei jüngeren Patientinnen [31]. Die Fünfjahresüberlebensrate lag für Patientinnen über 65 Jahren bei 46%, verglichen mit 45% bei Patientinnen unter 65 Jahren. Die perioperative Mortalität war mit 11 vs. 8,5% nicht signifikant unterschiedlich.

Nachsorge

Nach operativer Behandlung ist es entscheidend, ein Rezidiv möglichst früh zu erkennen. 80% der Rezidive treten innerhalb der ersten 2 Jahre auf. Auch beim Zervixkarzinom scheint die organisierte Nachsorge nur einen geringen Teil der Rezidive zu erfassen [32]: 82% aller Patientinnen mit Rezidiv waren symptomatisch und wurden nicht durch die organisierte Nachsorge erfasst. Daher sollte der Abstand der Untersuchungen individualisiert, je nach Risiko für Rezidiv, erfolgen. Nur bei primär erhöhtem Tumormarker (SCC beim Plattenepithelkarzinom, CEA und evtl. CA 125 beim Adenokarzinom) macht die Kontrolle von Tumormarkern einen Sinn.

Literatur

1. Wingo PA, Ries LA, Giovino GA et al. (1999) Annual report to the nation on the status of cancer, 1973–1996, with a special section on lung cancer and tobacco smoking [see comments]. J Natl Cancer Inst 91: 675–690
2. Grover SA, Cook EF, Adam J, Coupal L, Goldman L (1989) Delayed diagnosis of gynecologic tumors in elderly women: relation to national medical practice patterns. Am J Med 86: 151–157
3. Celentano DD, Klassen AC, Weisman CS, Rosenshein NB (1988) Cervical cancer screening practices among older women: results from the Maryland Cervical Cancer Case-Control Study [see comments]. J Clin Epidemiol 41: 531–541

4. Matsuyama T, Inoue I, Tsukamoto N et al. (1984) Stage Ib, IIa, and IIb cervix cancer, postsurgical staging, and prognosis. Cancer 54: 3072–3077
5. Muylder X, Belanger R, Vauclair R, Audet-Lapointe P, Cormier A, Methot Y (1984) Value of lymphography in stage IB cancer of the uterine cervix. Am J Obstet Gynecol 148: 610–613
6. Arimoto T (1993) Significance of computed tomography-measured volume in the prognosis of cervical carcinoma. Cancer 72: 2383–2388
7. Rutledge FN, Mitchell MF, Munsell M, Bass S, McGuffee V, Atkinson EN (1992) Youth as a prognostic factor in carcinoma of the cervix: a matched analysis. Gynecol Oncol 44: 123–130
8. Peipert JF, Wells CK, Schwartz PE, Feinstein AR (1994) Prognostic value of clinical variables in invasive cervical cancer. Obstet Gynecol 84: 746–751
9. Jenkin RD, Stryker JA (1968) The influence of the blood pressure on survival in cancer of the cervix. Br J Radiol 41: 913–920
10. Pecorelli S, Benedet JL, Creasman WT, Shepherd JH, Petterson F (1998) FIGO annual report on the results of treatment in gynaecological cancer. Anonymous Milano, 23rd edn. J Epi Biostat 3: 1–168
11. Alvarez RD, Soong SJ, Kinney WK et al. (1989) Identification of prognostic factors and risk groups in patients found to have nodal metastasis at the time of radical hysterectomy for early-stage squamous carcinoma of the cervix. Gynecol Oncol 35: 130–135
12. Cheng WF, Lee CN, Chu JS et al. (1999) Vascularity index as a novel parameter for the in vivo assessment of angiogenesis in patients with cervical carcinoma. Cancer 85: 651–657
13. Delgado G, Bundy B, Zaino R, Sevin BU, Creasman WT, Major F (1990) Prospective surgical-pathological study of disease-free interval in patients with stage IB squamous cell carcinoma of the cervix: a Gynecologic Oncology Group study. Gynecol Oncol 38: 352–357
14. Gerdin E, Cnattingius S, Johnson P, Pettersson B (1994) Prognostic factors and relapse patterns in early-stage cervical carcinoma after brachytherapy and radical hysterectomy. Gynecol Oncol 53: 314–319
15. Hopkins MP, Morley GW (1991) Stage IB squamous cell cancer of the cervix: clinicopathologic features related to survival. Am J Obstet Gynecol 164: 1520–1527
16. Rose BR, Thompson CH, Simpson JM et al. (1995) Human papillomavirus deoxyribonucleic acid as a prognostic indicator in early-stage cervical cancer: a possible role for type 18. Am J Obstet Gynecol 173: 1461–1468
17. Burger RA, Monk BJ, Kurosaki T et al. (1996) Human papillomavirus type 18: association with poor prognosis in early stage cervical cancer [see comments]. J Natl Cancer Inst 88: 1361–1368
18. Gostout BS, Podratz KC, McGovern R, Persing DH (1998) Cervical cancer in older women: a molecular analysis of human papillomavirus types, HLA types, and p53 mutations. Am J Obstet Gynecol 179: 56–61
19. Samet J, Hunt WC, Key C, Humble CG, Goodwin JS (1986) Choice of cancer therapy varies with age of patient. JAMA 255: 3385–3390
20. Lawton FG, Hacker NF (1990) Surgery for invasive gynecologic cancer in the elderly female population. Obstet Gynecol 76: 287–289
21. Fuchtner C, Manetta A, Walker JL, Emma D, Berman M, Disaia PJ (1992) Radical hysterectomy in the elderly patient: analysis of morbidity. Am J Obstet Gynecol 166: 593–597
22. Thomas GM (1999) Improved treatment for cervical cancer – concurrent chemotherapy and radiotherapy [editorial; comment]. N Engl J Med 340: 1198–1200
23. Barillot I, Horiot JC, Pigneux J et al. (1997) Carcinoma of the intact uterine cervix treated with radiotherapy alone: a French cooperative study: update and multivariate analysis of prognostics factors. Int J Radiat Oncol Biol Phys 38: 969–978
24. Logsdon MD, Eifel PJ (1999) Figo IIIB squamous cell carcinoma of the cervix: an analysis of prognostic factors emphasizing the balance between external beam and intracavitary radiation therapy. Int J Radiat Oncol Biol Phys 43: 763–775
25. Thigpen JT, Vance R, Puneky L, Khansur T (1995) Chemotherapy as a palliative treatment in carcinoma of the uterine cervix. Semin Oncol 22: 16–24
26. Curtin J, Lewis JL, Hoskins W, Jones W, Mychalczak B, Spriggs D (1995) Long-term follow-up of phase II trial of adjuvant chemotherapy and whole pelvic radiation therapy after radical hysterectomy and pelvic lymphadenectomy for high-risk patients with early cervical cancer. Gynecol Oncol 56: 118
27. Lahousen M, Haas J, Pickel H et al. (1999) Chemotherapy versus radiotherapy versus observation for high-risk cervical carcinoma after radical hysterectomy: A randomized, prospective, multicenter trial. Gynecol Oncol 99: 196–201
28. Lippman SM, Parkinson DR, Itri LM et al. (1992) 13-cis-retinoic acid and interferon alpha-2a: effective combination therapy for advanced squamous cell carcinoma of the skin [see comments]. J Natl Cancer Inst 84: 235–241
29. Welander CE, Homesley HD, Barrett RJ (1991) Combined interferon alfa and doxorubicin in the treatment of advanced cervical cancer. Am J Obstet Gynecol 165: 284–290
30. Ciatto S, Pirtoli L, Cionini L (1980) Radiotherapy for postoperative failures of carcinoma of cervix uteru. Surg Gynecol Obstet 151: 621–624

31. Matthews CM, Morris M, Burke TW, Gershenson DM, Wharton JT, Rutledge FN (1992) Pelvic exenteration in the elderly patient. Obstet Gynecol 79: 773-777
32. Ansink A, de Barros Lopes A, Naik R, Monaghan JM (1996) Recurrent stage IB cervical carcinoma: evaluation of the effectiveness of routine follow up surveillance. Br J Obstet Gynaecol 103: 1156-1158
33. Kreienberg R (1998) Fortgeschrittene Stadien des invasiven Zervixkarzinoms. Onkologe 4: 142-152
34. Vidaurreta J (1999) Laparoscopic staging in locally advanced cervical carcinoma: a new possible philosophy? Gynecol Oncol 75 (3): 366-371
35. Kamprath S, Possover M, Schneider A (2000) Laparoscopic sentinel lymph node detection in patients with cervical cancer. Am J Obstet Gynecol 182 (6): 1648
36. Dargent D, Ansquer Y, Mathevet P (2000) Technical development and results of left extraperitoneal laparoscopic paraaortic lymphadenectomy for cervical cancer [in process citation]. Gynecol Oncol 77: 87-92
37. Possover M, Stober S, Plaul K, Schneider A (2000) Identification and preservation of the motoric innervation of the bladder in radical hysterectomy type III. Gynecol Oncol 79: 154-157
38. Keys HM, Bundy BN, Stehman FB et al. (1999) Cisplatin, radiation, and adjuvant hysterectomy compared with radiation and adjuvant hysterectomy for bulky stage IB cervical carcinoma [see comments]. N Engl J Med 340: 1154-1161
39. Malur S, Krause N, Köhler C, Schneider A (2001) Sentinel lymph node detection in patients with cervical cancer. Gynecol Oncol 80, in press
40. Rose PG, Bundy BN, Watkins EB et al. (1999) Concurrent cisplatin-based radiotherapy and chemotherapy for locally advanced cervical cancer [see comments]. N Engl J Med 340: 1144-1153
41. Morris M, Eifel PJ, Lu J et al. (1999) Pelvic radiation with concurrent chemotherapy compared with pelvic and para-aortic radiation for high-risk cervical cancer [see comments]. N Engl J Med 340: 1137-1143
42. Whitney CW, Sause W, Bundy BN et al. (1999) Randomized comparison of fluorouracil plus cisplatin versus hydroxyurea as an adjunct to radiation therapy in stage IIB-IVA carcinoma of the cervix with negative para-aortic lymph nodes: a Gynecologic Oncology Group and Southwest Oncology Group study [see comments]. J Clin Oncol 17: 1339-1348
43. Peters WA, Liu PY, Barrett RJ et al. (2000) Concurrent chemotherapy and pelvic radiation therapy compared with pelvic radiation therapy alone as adjuvant therapy after radical surgery in high-risk early-stage cancer of the cervix. J Clin Oncol 18: 1606-1613
44. Sardi JE, Giaroli A, Sananes C et al. (1997) Long-term follow up of the first randomized trial using neoadjuvant chemotherapy in stage Ib squamous carcinoma of the cervix: the final results. Gynecol Oncol 67: 61-69

Prävention von Karzinomen durch frühe Diagnostik, Ernährung und Hormontherapie

K. Münstedt, S. Lange, R. von Georgi

MERKE:

- Circa 60% der malignen Geschwülste bei Frauen sind ernährungsbedingt und lassen sich zumindest theoretisch durch präventive Maßnahmen beeinflussen. Möglichkeiten der Entstehung maligner Tumoren und damit die Möglichkeiten der Prävention bestehen bereits in utero.
- Eine eher unterkalorische Diät, schadstoffarm und reich an frischem Obst und Gemüse sowie körperliche Bewegung sind geeignet, die Inzidenz verschiedener Tumoren zu verringern.
- Die hormonelle Kontrazeption und die Hormonersatztherapie beeinflussen die Krebsinzidenz. Durch Anpassung an individuelle Gegebenheiten muss versucht werden, die Risiken der Therapie sorgfältig abzuwägen und zu minimieren. Es lässt sich auch ein krebspräventives Potenzial bei diesen Behandlungen nutzen.
- Chemopräventive Strategien mit Tamoxifen, Raloxifen und Fenretinid haben sich in Studien als erfolgversprechend erwiesen.
- Sekundäre Präventionsstrategien durch Krebsfrüherkennung sind nach den Grundsätzen der Evidence-based-medicine nur beim Zervixkarzinom und kolorektalen Karzinom erfolgreich. Der Stellenwert von Screeningmaßnahmen beim Mammakarzinom (Mammographie, Brustselbstuntersuchung, Tastuntersuchung), Ovarialkarzinom (CA 125, Sonographie), Endometriumkarzinom (Sonographie) und Lungenkarzinom (Spiral-CT) muss noch in weiteren Studien abgeklärt werden.

Einführung

Im Gegensatz zu anderen chronischen Krankheiten, Infektionskrankheiten oder Mangelkrankheiten, kommt es bei Krebs primär zu genetischen Veränderungen. Von den ca. 10^{13} Zellen eines menschlichen Körpers entwickelt sich in der Regel nur eine Zelle im Laufe des Lebens zur Krebsgeschwulst, so dass das relative Entartungsrisiko gering ist. Jeden Tag entstehen ca. 10^4 Veränderungen in der Erbsubstanz (DNS) jeder Zelle [37], die durch Reparaturprozesse korrigiert werden. Die Genauigkeit der Replikation oder Fehler bei der Korrektur führen zu Mutationen der Erbsubstanz, die die Basis für Anpassungsprozesse an sich wechselnde Umweltbedingungen darstellt. Mit dem Alter nehmen die Fehler in unserem Genom zu, so dass die Krebsinzidenz mit zunehmenden Alter steigt. Krebs ist also als der Preis, den wir für die Langzeitanpassung der menschlichen Art bezahlen müssen, zu verstehen [69].

Ausgehend von einer ererbten oder erworbenen Mutation gibt es unterschiedliche Wege, bis ein Krebs entsteht. Der Fall, dass eine Mutation direkt zur Krebsentstehung führt, gilt für das Retinoblastom, stellt aber insgesamt eher eine Ausnahme dar. Eine weitere Möglichkeit ist, dass eine genetische Disposition zu einer präneoplastischen Läsion führt, die sich dann zum Krebs weiterentwickelt (Beispiel: adenomatöse Polyposis). In den meisten Fällen erfolgt jedoch die Krebsentstehung über die Mutationen in mehreren Genen [42].

Epidemiologische und molekularbiologische Studien haben in den letzten Jahren wesentlich zum Verständnis der Zusammenhänge im Tumorgeschehen beigetragen und erlauben es, Möglichkeiten der Prävention zu entwickeln. Exogenen Einflüssen kommt bei der Krebsentstehung eine große Bedeutung zu [51]. Dies stützt sich auf folgende epidemiologische Beobachtungen:

- Zeitliche Veränderungen bzgl. Krebsinzidenz und Mortalität.
- Geographische Unterschiede und Auswirkungen der Migration.
- Spezifische Ursachen und Risikofaktoren wie Rauchen, Chemikalien aus dem Berufsleben und der Umwelt, Strahlung, diätetische Faktoren und Viren.
- Krebserkrankungen folgen nicht den einfachen Regeln der Vererbung. Genetische Faktoren spiegeln die individuelle Empfänglichkeit gegenüber Karzinogenen wider und spielen nur bei wenigen Tumoren eine entscheidende Rolle.

Moderne epidemiologische Studien berücksichtigen ein breites Spektrum von Einflussgrößen, um die Ursachen der Krebserkrankung besser zu verstehen. Dazu gehören die interne Dosis, die biologisch effektive Dosis, präklinische biologische Effekte und die individuelle Empfänglichkeit. Zigarettenrauchen, Ernährung und diätetische Karzinogene sowie Infektionen und Entzündungen sind die wesentlichen, für die Krebsentstehung verantwortlichen exogenen Faktoren. Die Reduktion karzinogener Einflüsse führt zu einem späteren Auftreten maligner Tumoren und zu einer weniger aggressiven Tumorbiologie. Beispielhaft wird hier das Lungenkarzinom von Nichtrauchern erwähnt, welches histologisch weniger maligne ist und weniger häufig p53-Mutationen aufweist [33].

Primäre Krebsprävention

Ernährung und Krebsprävention

Über die Ernährung kommt der menschliche Organismus mit einer Vielzahl organischer und anorganischer Verbindungen in Kontakt. Er entwickelte im Laufe der Evolution Mechanismen, schädliche Nahrungsbestandteile unschädlich zu machen. Gegen einige Stoffe besteht nach wie vor keine, bzw. nur eingeschränkte Resistenz (z.B. Aflatoxine). Veränderte Ernährungsgewohnheiten, die sich bei der Entwicklung vom Sammler und Jäger zum Bauern und Landwirt und später zum Mensch in einer Industriegesellschaft ergaben, hatten zur Konsequenz, dass sich der Organismus heute mit Nahrungsbestandteilen auseinandersetzen muss, auf die er sich im Laufe der Evolution nur wenig „vorbereiten“ konnte. Darüber hinaus entstehen bei der Weiterverarbeitung der Nahrung kanzerogene Stoffe wie z.B. die heterozyklischen, aromatischen Amine beim Braten von Fleisch und Fisch bei hohen Temperaturen.

Anfang dieses Jahrhunderts wuchs die Erkenntnis, dass die Ernährung einen Einfluss auf die Entstehung maligner Tumoren hat. Überlebensstatistiken von Versicherungsgesellschaften zeigten in den 20er- und 30er-Jahren deutliche Zusammenhänge zwischen Übergewicht und der Krebsmortaliät unterschiedlicher Tumorentitäten. Nach jüngeren Schätzungen soll bei Männern die Rate ernährungsbedingter Tumoren zwischen 30–40% und bei Frauen etwa bei 60% liegen [9]. Alkohol, der bei 3% der Tumoren eine Rolle spielt, wurde dabei nicht berücksichtigt. Die bisherige Forschung konzentrierte sich im Wesentlichen auf spezifische krebspräventive Chemikalien in Früchten und Gemüsen, Phytochemikalien und Antioxidanzien, diätetische Faktoren und deren Einfluss auf genetische Faktoren, Karzinogene, die bei der Nahrungszubereitung entstehen und die Rolle des Kalorienüberschusses als solchem im Vergleich zum Beitrag von spezifischen diätetischen Fetten. Als hilfreicher Ratgeber zur diätetischen Krebsprävention erweist sich die Broschüre der Deutschen Krebshilfe e.V. Sie enthält Empfehlungen, die mit der Deutschen Gesellschaft für Ernährung abgestimmt sind. Die wichtigsten Ratschläge können folgendermaßen zusammengefasst werden:

- Vermeidung von Übergewicht, fettreichen Lebensmitteln und hohem Fleischverzehr.
- Reichlicher Verzehr von Vollkornprodukten sowie frischem Obst, Gemüse und Kräutern.
- Gründliches Waschen von Gemüsen und Obst, Entfernen der äußeren Blätter, Abreiben der Schale mit einem trockenen Tuch. Möglichst auf Gemüse der Saison zurückgreifen. Nitratreiches Gemüse (Spinat) nicht aufwärmen.
- Seltener Konsum von Innereien, Wildpilzen und Tintenfischprodukten (Schwermetallbelastung) sowie salzkonservierten Lebensmitteln wie Speck und Schinken (Nitrosamine).
- Fette beim Braten nicht zu lange und nicht über 180 °C erhitzen. Keine Öle zum Braten verwenden, die reich an Linolsäure sind.
- Bewusstes Grillen (Grillen in Aluschalen oder mit Grillgeräten und seitlicher Feuerstelle).
- Keine angeschimmelten Lebensmittel und nicht mehr einwandfreie Nüsse essen.
- Mäßiger Konsum von Bohnenkaffee und Alkohol.
- Verzicht auf Rauchen.

Die Zusammenhänge zwischen Ernährung und Prävention können auch heute nicht klar umrissen werden, da das Tumorgeschehen als ein Wechselspiel verschiedener, sich gegenseitig beeinflussender Faktoren zu verstehen ist. Die Krebsprävention durch Ernährung versteht sich als die Summation einzelner, möglicher protektiver Einzelfaktoren. Einzelne Faktoren können dabei unterschiedliche Rollen spielen, d.h. sie können einen Tumor verhindern, einen anderen jedoch fördern. Als Beispiel sei hier allerdings ein nichtalimentärer Faktor gewählt. Rauchen begünstigt die Entstehung des Lungenkrebses, reduziert jedoch die Inzidenz des Endometriumkarzinoms.

Krebspräventive Phytochemikalien in Früchten und Gemüsen

Seit 1930 wurden zahlreiche, unterschiedlichste Substanzen identifiziert, die zur Krebsentstehung beitragen und deren Gemeinsamkeit oft darin besteht, dass sie elektrophil sind und daher mit nukleophilen (elektronenreichen) Substanzen wie Proteinen und DNS reagieren. Andererseits wurden auch Substanzen entdeckt, denen eine protektive Funktion zugeschrieben wird. Die verschiedenen diesbezüglichen Mechanismen sind die

- Blockade der metabolischen Aktivierung (Reduktion der katalysierten Oxidations- und Konjugationsreaktionen),
- Verbesserung der metabolischen Entgiftung,
- Bereitstellung alternativer Ziele für elektophile Metabolite.

Früchte und Gemüse enthalten eine Reihe von Vitalstoffen oder auch sekundären Pflanzenstoffen, die die Verstoffwechselung der Nahrungsstoffe verbessern, aber im Gegensatz zu chemisch hergestellten Nahrungsmitteln weitgehend keine Aromastoffe, Konservierungsmittel und andere chemische Zusätze, deren Zusammensetzung meist nur den produzierenden Firmen bekannt ist. Die Ernährung mit Obst und Gemüse reduziert darüber hinaus die Kalorien- und Fettzufuhr. Die Fülle von sekundären Pflanzenstoffen, auch Phytochemikalien genannt, soll krebsverhindernd wirken. Entsprechend sollte die tägliche Nahrung möglichst reich an Gemüsen und Früchten sein. Auch im Tierexperiment lässt sich der günstige Einfluss von Gemüse am Beispiel der roten Beete zeigen [5]. Dem amerikanischen Vorbild und dem Sprichwort „An apple a day keeps the doctor away" folgend, bemüht man sich in Deutschland in einer bundesweiten Kampagne („Fünf an einem Tag"), den Verbrauch an Gemüse und Früchten zu erhöhen. Die Rationale dazu wurde unlängst durch eine Metaanalyse von 26 Studien zum Thema Brustkrebs und Diät bestätigt [21].

Beweise für die krebspräventive Funktion von bestimmten Nahrungsmitteln sind aller-

Tabelle 1. Wahrscheinlichkeit der krebspräventiven Wirkung verschiedener Nahrungsmittel und Nahrungsbestandteile bei verschiedenen Tumorentitäten

	Wahrscheinlichkeit der krebspräventiven Wirkung			
	Überzeugend	Wahrscheinlich	Möglich	Unklar
Mammakarzinom	–	Gemüse, Obst	Ballaststoffe, Carotinoide, Olivenöl, (körperliche Aktivität)	Vitamin C, Isoflavone, Lignane, Fisch
Kolorektales Karzinom	(Körperliche Aktivität), Gemüse	–	Stärke, Carotinoide, Ballaststoffe	Vitamine C, D und E, Folsäure, Methionin, Cerealien, Kaffee
Lungenkarzinom	Gemüse, Obst	Carotinoide	(Körperliche Aktivität), Vitamine C und E, Selen	–
Endometriumkarzinom	–	–	Gemüse, Früchte	Carotinoide
Zervixkarzinom	–	–	Gemüse, Obst, Carotinoide, Vitamin C und E	–
Ovarialkarzinom	–	Gemüse, Obst, Selen	–	Carotinoide

dings schwer zu führen. Die günstigen Effekte lassen sich meist nicht auf eine einzige Substanz zurückführen, sondern beruhen möglicherweise auf synergistischen Effekten. Insgesamt sind die Möglichkeiten, mit Hilfe der Ernährung die Inzidenz von Tumoren zu verhindern, nur unzureichend erforscht. Tabelle 1 fasst den derzeitigen Stand der Erkenntnis über krebspräventive Nahrungsmittel für die 6 häufigsten Tumorerkrankungen der Frau zusammen. Tabelle 2 dagegen stellt die gegenwärtig als kanzerogen eingestuften Nahrungsbestandteile dar. Hier spielt die Vermeidung von Übergewicht und die oft damit vergesellschaftete fettreiche Ernährung eine wichtige Rolle.

Krebspräventive Nahrungsergänzungen

Bis in die Gegenwart wird die krebsprotektive Wirkung der Früchte u.a. auf ihren Gehalt an Vitaminen zurückgeführt. Auch der Nobelpreisträger Pauling postulierte eine hochdosierte Einnahme von Vitamin C als krebspräventive Maßnahme. Der Gedankengang „Obst und Gemüse verhindern Krebs; Obst und Gemüse enthalten Vitamin C; also schützt Vitamin C vor Krebs“ ist jedoch ein Fehlschluss. Die Industrie hat sich diese Hypothese jedoch zunutze gemacht und bietet Vitamin- und Ergänzungspräparate an, die von breiten Bevölkerungsschichten angewendet werden. Das β-Karotin beispielsweise galt lange Zeit als protektiv gegenüber dem Lungenkrebs. Inzwischen haben Studien ergeben, dass hohe Dosen an β-Karotin das Lungenkrebsrisiko erhöhen [1, 49]. Den Vitaminen C und E werden antioxidative und damit krebsvorbeugende Wirkungen zugeschrieben, jedoch kann Vitamin C in hohen Dosen zu DNA-Brüchen führen [13] und Vitamin E erhöht das zerebrale Blutungsrisiko [66]. Bemerkenswert ist eine große Studie, die den Einfluss der Supplementation verschiedener Mikronutrientien auf die Krebsinzidenz unter-

Tabelle 2. Erkenntnisstand zu kanzerogenen und möglichen kanzerogenen Nahrungbestandteilen bei verschiedenen Tumorentitäten

	Wahrscheinlichkeit der kanzerogenen Wirkung			
	Überzeugend	Wahrscheinlich	Möglich	Unklar
Mammakarzinom	(Schnelles Wachstum und große Körpergröße)	Übergewicht, Gewichtszunahme, Alkohol	Fettzufuhr insgesamt, gesättigte/tierische Fette, Fleisch	Tierisches Eiweiß, DDT-Rückstände
Kolorektales Karzinom	–	Rotes Fleisch, Alkohol	Übergewicht, große Körpergröße häufiges Essen, Zucker, Fettzufuhr insgesamt, gesättigte/tierische Fette, gekochtes und verarbeitetes Fleisch, Eier	Eisen
Lungenkarzinom	–	–	Fettzufuhr insgesamt, gesättigte/tierische Fette, Cholesterin, Alkohol	–
Endometriumkarzinom	Übergewicht	–	Gesättigte/tierische Fette	Fettzufuhr insgesamt, Cholesterin
Zervixkarzinom	–	–	–	–
Ovarialkarzinom	–	–	–	Fettzufuhr insgesamt, gesättigte/tierische Fette, Eier

suchte [4]. Die Kombinationen von Retinol und Zink, Riboflavin und Niacin, Vitamin C und Molybdän beeinflussten die Inzidenz von Tumorerkrankungen nicht. Bei der Kombination von β-Karotin, Vitamin E und Selen wurde aber eine deutliche geringere Inzidenz von Magenkarzinomen beobachtet.

Epidemiologische Daten bestätigen für Selen eine krebspräventive Bedeutung und möglicherweise gilt dies auch für Selenmangelgebiete. Studien konnten jedoch keine Hinweise für eine krebsprotektive Funktion von Selen außerhalb dieser Mangelgebiete finden [22]. Möglicherweise wirkt Selen auch nicht als Einzelsubstanz, sondern erst nach Reaktion mit anderen Stoffen, z.B. als Se-methylselenocystein [38]. Diese Überlegungen ergeben sich aus Experimenten, bei denen sich sowohl ein Knoblauchextrakt als auch Selen getrennt als nichttumorinhibierend erwiesen, die Kombination beider Substanzen jedoch Wirksamkeit aufwies.

Eine ungeklärte Frage bleibt, inwiefern sich nicht nur gesunde Zellen, sondern auch Tumorzellen die Vitamine nutzbar machen. Tumorpatienten sollte entsprechend von einer über die tägliche Nahrung hinausgehenden, zusätzlichen Einnahme von Vitaminen abgeraten werden. Eine Rationale für Hochdosisvitaminkonzepte, die als unkonventionelle Heilmethoden bei Krebs propagiert werden, besteht derzeit nicht.

Nahrungsmittel aus anderen Kulturkreisen könnten krebspräventive Eigenschaften haben. Hierzu zählt die Sojabohne, deren Inhaltsstoffe, die Isoflavone, im Vergleich zur Ernährung mit Casein, die Tumorpromotion stärker supprimieren [71]. Als weiteres Beispiel gilt das an Omega-6-ungesättigten Fettsäuren reiche Olivenöl, welches darüber hinaus phenolische

Antioxidanzien und einfache Phenole wie Tyrosol, Hydroxytyrosol, Flavonoide und Lignane wie Acetoxypinoresinol, Pinoresinol enthält. Diesen Substanzen wird ein protektiver Effekt bzgl. der Karzinogenese des Brustkrebses zugebilligt [50].

Der grüne Tee, eines der populärsten, sozial akzeptierten, wirtschaftlichen und ungefährlichen Getränke, wird täglich von Millionen von Menschen getrunken und gewinnt aufgrund seiner möglichen antikarzinogenen Wirkung auch im westlichen Kulturkreis zunehmend an Bedeutung. Er wurde bereits in der chinesischen Antike als Medizin genutzt und enthält viele Polyphenole, z. B. das Hauptpolyphenol Epigallocatechin-3-gallate (EGCG), aber auch Epigallocatechin (EGC) und Epicatechin-3-Gallate (ECG). Diese wirken als Radikalfänger antioxidativ, stimulieren das detoxifizierende System durch die selektive Induktion oder Modifikation von Phase-1- und -2-Enzymen und hemmen damit die Tumorinitiation und Tumorpromotion. Möglicherweise modulieren die Inhaltsstoffe des grünem Tees direkt die Expression von Genen, die in die Karzinogenese involviert sind. Darüber hinaus wirkt sich der grüne Tee positiv auf Infektionen, Karies und kardiovaskuläre Erkrankungen aus [39].

Die sog. Novel foods stellen ebenfalls ein interessantes Forschungsgebiet dar und umfassen krebspräventive Aspekte. Durch Zusatz konjugierter Linolensäure zur Butter lässt sich die Morphogenese der Brustdrüse beeinflussen und damit das Brustkrebsrisiko senken [28].

Übergewicht, Sport und Krebsprävention

Übergewicht gilt als Risikofaktor für die Tumorentstehung bei verschiedenen Tumorentitäten. Untersuchungen zeigen, dass Tiere mit diätetischen Restriktionen seltener Tumoren entwickeln als Tiere, denen die Zufuhr der Nahrungsmenge freigestellt wurde [36]. Als Ursache wird ein höherer oxidativer Metabolismus angesehen, der eine DNS-Schädigung bewirkt.

Wie bereits erwähnt, stellt die Adipositas bei Frauen und die damit zusammenhängende hohe Kalorienzufuhr einen Risikofaktor des Mammakarzinoms und des Endometriumkarzinoms dar. Aber auch die Gewichtsentwicklung im Laufe des Lebens spielt eine Rolle. Die Gewichtszunahme in der Phase der Adoleszenz geht mit einer Risikoerhöhung einher [8], ebenso wie eine Gewichtszunahme perimenopausal das Mammakarzinomrisiko postmenopausal deutlich erhöht. Dagegen wird ein prämenopausal erhöhter Body-mass-index (BMI) als protektiver Faktor angesehen [67]. Als endokrine Erklärung zwischen Kalorienaufnahme im Kindesalter und dem damit verbundenen früheren Menarchealter gilt die längerdauernde Exposition des Körpers gegenüber Östrogen [34]. Auch die mit dem erhöhtem BMI verbundene Hyperinsulinämie wird als Ursache für den Brustkrebs diskutiert. Das Fettgewebe produziert freie Fettsäuren, die zu einer Insulinresistenz führen und dadurch auch in den Östrogenstoffwechsel eingreifen [45]. Es kommt dabei zum Anstieg des Insulin-like-growth-Faktors. Dieser und die Hyperinsulinämie sollen die proliferative Kapazität präneoplastischer Brustläsionen aktivieren, die dann in der Postmenopause zum Mammakarzinom fortschreiten. Gewichtsreduktion und regelmäßige sportliche Aktivität führen zu einem Absinken der Östrogen- und Insulinkonzentration. In klinischen Studien wurde gezeigt, dass körperliche Aktivität das Risiko, an Krebs, insbesondere Brustkrebs und Lungenkrebs, zu erkranken, bei jungen und bei älteren Frauen senkt [44, 62, 70]. Es ist noch unklar, in welchem Lebensabschnitt die Ausübung von Sport das Karzinomrisiko am effektivsten ist, ob dabei das Körpergewicht ein unabhängiger Faktor ist, und ob eine Wechselbeziehung zwischen Körpergewicht und körperlicher Aktivität besteht.

Hormontherapie und Krebsprävention

Entsprechend der therapeutischen Intention unterscheidet man zwischen einer Hormontherapie, die gleichzeitig eine Verringerung der Krebsinzidenz bewirkt und der sog. Chemoprävention, deren primäres Ziel die Krebsprävention ist.

Kontrazeption und Krebsprävention

Ein wenig beachteter Nebeneffekt der Einnahme von Ovulationshemmern ist die Verringerung der Inzidenz des Ovarialkarzinoms, die von der Dauer der Pilleneinnahme abhängt. Nach 5 Jahren reduziert sich das Ovarialkarzinomrisiko um 32 und nach 10 Jahren sogar um 54% [52]. Da Parität (geringeres Risiko bei mehreren Schwangerschaften) und das Stillen sich ebenfalls protektiv auswirken, umgekehrt jedoch die frühe Menarche, späte Menopause und v. a. eine Sterilitätstherapie, bei der viele Eizellen zur Reifung gebracht werden, das Ovarialkarzinomrisiko deutlich erhöhen, wurde die Hypothese der „*incessant ovulation*" (andauernden Ovulation) aufgestellt. Neuere epidemiologische Daten erhärten die These, wobei die mit der Ovulation assoziierte Entzündungsreaktion als eigentliche Ursache gesehen wird [47]. Enzymesysteme des Arachidonsäurestoffwechsels (Cyclooxygenasen [COX], Lipooxygenasen) scheinen zur genetischen Instabilität und Wachstumsautonomie beizutragen, da ihre Nebenprodukte genotoxisch wirken und damit den Prozess der Karzinogenese fördern. Hieraus ergeben sich auch Möglichkeiten der Chemoprävention mit COX-2-Inhibitoren [41].

Asiatinnen haben ein im Vergleich zu US-Amerikanerinnen niedrigeres Ovarialkarzinomrisiko. Auffällig sind dabei die bei Asiatinnen deutlich niedrigeren Serum- und intraovariellen Estradiolspiegel [52]. Ovulationshemmer vermindern die intraovariellen Estradiolspiegel und erklären damit ihre protektive Wirkung, die sich auch auf Frauen mit einer Mutation im BRCA-1- oder BRCA-2-Gen erstreckt [46].

Die Einnahme oraler Kontrazeptiva reduziert darüber hinaus das Endometriumkarzinomrisiko, wiederum in Abhängigkeit von der Dauer der Einnahme. Nach 5 Jahren reduziert sich das Risiko um 46 und nach 10 Jahren um 71% [52]. Auf das Mammakarzinom haben Kontrazeptiva keinen oder nur geringen Einfluss. Im Gegensatz zu anderen Geweben sollen Östrogene und Gestagene einen synergistischen Effekt auf das Brustdrüsengewebe haben, der zur Entwicklung der „Östrogen-plus-Gestagen-Hypothese" führte [52]. Brustdrüsengewebe von postmenopausalen Frauen, die eine hormonelle Substitutionsbehandlung mit Östrogenen allein oder einer Kombination von Östrogenen und Medroxyprogesteronacetat erhielten, wies bei kombinierter hormoneller Substitution eine höhere epitheliale Zellproliferationsrate auf [26]. Nach epidemiologischen Studien erhöht sich das Mammakarzinomrisiko durch reine Östrogene um 10%, bei Substitution von Östrogenen und Gestagenen um 30% [52]. Diese Untersuchungen legen nahe, bei hysterektomierten Frauen eine hormonelle Substitutionsbehandlung ausschließlich mit Östrogenen durchzuführen.

Da während der Lutealphase die Teilungsaktivität der Zellen in der Cervix uteri beinahe verdoppelt ist, nimmt man an, dass auch an der Cervix uteri Östrogene und Gestagene synergistisch wirken. Damit könnten auch bei der Entstehung des Zervixkarzinoms Hormone eine Rolle spielen. Auch unter Berücksichtigung der bekannten Kofaktoren bei der Genese des Zervixkarzinoms (HPV) geht man davon aus, dass sich pro Anwendungsjahr von oralen Kontrazeptiva das Risiko eines Zervixkarzinoms um 3,6% vermindert [52]. Zukünftige Behandlungsstrategien könnten in der Kombination von GnRH-Analoga mit einem Low-dose add-back von Sexualsteroiden bestehen, da sie sowohl das Brust-, Eierstock- und Gebärmutterkrebsrisiko (Zervix > Korpus) senken würden [52].

Chemoprävention

Unter dem von Sporn geprägtem Begriff der Chemoprävention versteht man den Versuch, durch eine pharmakologische Intervention den Prozess der Karzinogenese zu verlangsamen, stoppen oder umzukehren. Obwohl die Karzinogenese von Mutationen im Erbgut ausgeht, konnten zahlreiche epigenetische Faktoren identifiziert werden, die während einer Latenzzeit von 20 Jahren bis zu Invasion und Metastasierung von Bedeutung sind. Zu diesen epigenetischen Molekülen zählen insbesondere solche mit autokriner, parakriner und endokriner Funktion.

Drei große, randomisierte klinische Studien haben die Bedeutung chemopräventiver Ansätze herausgestellt. Die bekannteste Studie ist die National Surgical Adjuvant Breast and Bowel Project P-1 Study (NSABP), bei der mehr als 13000 Frauen ohne Hinweis auf ein invasives Karzinom der Brust Tamoxifen (20 mg) bzw. ein Placebo über einen Zeitraum von 5 Jahren erhielten. Diese Studie hat 2 wesentliche Ergebnisse erzielt [19]:

1. Die Einnahme von Tamoxifen reduziert signifikant das Auftreten von Mammakarzinomen. Abgesehen vom Endometriumkarzinom konnte kein vermehrtes Auftreten anderer Karzinome beobachtet werden.
2. Bei Frauen mit Carcinoma lobulare in situ oder atypischer duktaler Hyperplasie in der Anamnese verhindert Tamoxifen die weitere Progression präneoplastischer Läsionen der Brust.

Die 2. Studie umfasste etwa 7000 Frauen mit einem Osteoporoserisiko und keinen speziellen Risikofaktoren für das Mammakarzinom (außer dem Alter). Die Studie ergab, dass Raloxifen, ein selektiver Östrogenrezeptormodulator (SERM), die Brustkrebsinzidenz gegenüber einer Placebomedikation um 76% verminderte [14]. Sowohl Tamoxifen als auch Raloxifen binden an beide Formen des Östrogenrezeptors (ER-α und ER-β) und sind damit Beispiele für das selektive Östrogenrezeptormodulator-Konzept, wonach eine Substanz in bestimmten Geweben als Östrogenagonist und in anderen als Östrogenantagonist wirken kann. Nach dem Gesamtprofil erscheint heute Raloxifen als die überlegenere Substanz, jedoch werden erst die Ergebnisse des „Star-Trial", bei dem Tamoxifen und Raloxifen direkt miteinander verglichen werden, Klarheit bringen.

Eine 3. Studie zur Krebsprävention erfolgte mit Fenretinid. Dieses synthetische Retinoid wurde Frauen verabreicht, die bereits wegen eines Mammakarzinoms operiert wurden und damit ein erhöhtes Risiko hatten, an einem Zweitkarzinom zu erkranken. Im Gesamtkollektiv zeigte Fenretinid keinen Einfluss auf die Inzidenz von Zweitkarzinomen der Brust. Bei der getrennten Analyse von prä- und postmenopausalen Frauen erwies sich Fenretinid bei prämenopausalen Frauen als präventiv [68].

Alle 3 Studien gelten als Meilensteine in der Onkologie. Sie zeigen die Möglichkeit auf, die Inzidenz der häufigsten Krebserkrankung der Frau zu senken und belegen darüber hinaus, wie wichtig die präklinische Erprobung von Substanzen ist. Beim synthetischen Retinoid, das mit Tamoxifen sogar synergistische Effekte zeigt [53], konnte bereits im Tiermodell die chemopräventive Wirkung nachgewiesen werden, während β-Karotin bereits hier keine Wirksamkeit zeigte [24, 49]. In der Zukunft werden weitere Substanzen auf ihre chemopräventiven Eigenschaften geprüft. Dazu zählen selektive Inhibitoren der induzierbaren Cyclooxygenase (COX-2), neue potentere SERMs (z.B. LY353381.HCl) und Rexinoide, das sind Retinoide, die selektiv an die 3 Retiniod-X-Rezeptoren und nicht an die Retinoidsäure-Rezeptoren binden. Retiniod-X-Rezeptoren spielen eine zentrale Rolle in der physiologischen Zellregulation, da sie Heterodimere mit anderen Rezeptoren ihrer eigenen Familie bilden, aber auch mit dem Vitamin-D-Rezeptor und dem Thyroidrezeptor. In präklinischen Studien haben diese Substanzklassen bereits ihre Wirksamkeit unter Beweis gestellt. Die intensive Suche nach neuen Substanzen mit neuen chemopräventiven Eigenschaften in der Bakterien-, Tier- und Pflanzenwelt hat bereits begonnen [59]. Doch haben auch altbekannte Substanzen wie nichtsteroidale Antiphlogistika oder 5-Aminosalicylsäure eine mögliche Bedeutung in der Primärprophylaxe des kolorektalen- und des Mammakarzinoms [10, 55].

Sekundäre Prävention durch Screening und frühe Diagnostik

Kritische Betrachtung von Screeningmaßnahmen

In dem Bemühen, die Krebsmortalität zu senken, scheinen Screeningmaßnahmen (sekundäre Prävention) die schnellste Aussicht auf Erfolg zu bieten. Tabelle 3 zeigt jedoch, dass Maßnahmen der primären Prävention langfristig effektiver sind. Praktische, organisatorische und wissenschaftliche Gründe führen dazu, dass die Möglichkeiten des Screenings nicht ausgeschöpft werden und werden können. Screening bringt neben den bekannten Vorteilen auch Nachteile mit sich. Diese sind im Folgenden kurz dargestellt.

Vorteile:

1. verbesserte Prognose für einige Patienten,
2. weniger radikale Behandlungsmaßnahmen,
3. Beruhigung für Personen mit negativen Testergebnissen,
4. Einsparungen bei Behandlungskosten.

Nachteile:

1. längere Zeit der Morbidität bei Patienten, deren Prognose nicht beeinflusst wird,
2. Überbehandlung von Borderline-Erkrankungen,
3. falsche Beruhigung von Patienten mit falsch-negativen Testergebnissen (führt zum Ignorieren von Krankheitssymptomen),
4. unnötige Morbidität für Patienten mit falsch-positiven Testergebnissen,
5. Kosten des Screenings, der Folgeuntersuchungen bei falsch-positiven Befunden und der Überbehandlungen.

Die genannten Nachteile erfordern vor der generellen Einführung einer Screeningmaßnahme eine angemessene Evaluation der Effektivität, die mit der Bestimmung der wichtigsten Testgrößen (Sensitivität, Spezifität) beginnt und mit einer randomisierten, kontrollierten Studie und nachfolgenden Metaanalysen abschließt. Entsprechende Studien haben jedoch mit verschiedenen Problemen zu kämpfen.

Tabelle 3. Präventionsebenen und deren relativer Nutzen. (Nach [17])

Präventionsebene	Maßnahmen	Zielgruppe	Nutzen	Reduktionspotenzial der Mortalität
Primäre Prävention - Verhütung	Exposition verhindern • Rauchen verhindern, • Ernährung verbessern, • Chemoprävention	Gesamtbevölkerung (81,7 Mio.)	Reduktion der Inzidenz und Mortalität	Ca. 30%
Sekundäre Prävention - Früherkennung	Screening	Ausgewählte Kollektive und Risikogruppen (32,2 Mio. Frauen, 14,9 Mio. Männer)	Mortalität senken, Inzidenz und Stadienverteilung verändern	3%
Primärtherapie	State-of-the-Art-Therapie	Neuerkrankte (0,34 Mio.)	Mortalität senken, Lebenszeit verlängern	5% (10–26%)
Nachsorge	Rehabilitation adjuvante Therapie, psychologische Betreuung, Rezidiverkennung	Krebskranke (Prävalenz 1,5 Mio.)	Mortalität senken, Lebenszeit verlängern und optimieren	<1%
Palliative- und Terminalphase	Tumorgerichtete und symptomatische Maßnahmen	Krebskranke (Mortalität 0,21 Mio.)	Lebenszeit verlängern, Lebensqualität erhalten	–

Zu diesen zählen die

- „Lead-Time-Bias" (die Zeit, durch die die Krankheit durch das Screening früher erkannt wird),
- „Length-Bias" (Tendenz des Screenings, Fälle mit einem natürlich längeren und damit prognostisch günstigerem Verlauf zu entdecken),
- „Selection-Bias" (Rekrutierung von Freiwilligen mit einem unterschiedlichen Risiko gegenüber der Normalbevölkerung),
- „Overdiagnosis-Bias" (Erkennen und Betrachten von Läsionen als krankhaft, die zu Lebzeiten des Patienten ohne Bedeutung wären).

Screening des Zervixkarzinoms

Als Paradebeispiel für ein effektives Screening gilt das Zervixkarzinom. Da es mehrere Jahre, vielleicht sogar Jahrzehnte dauert, bis aus einer präklinischen Veränderung ein maligner Tumor wird, ist die Erkennung nichtinvasiver Vorstufen möglich. Die Krebsfrüherkennung des Zervixkarzinoms ermöglicht eine Reduktion der Krebsinzidenz um 90%. Während in Deutschland klare Regelungen bestehen, wird weltweit noch über die Effektivität entsprechender Maßnahmen v.a. vor dem Hintergrund der Kosten diskutiert. Tabelle 4 zeigt Screeningmaßnahmen mit unterschiedlicher Intensität und ihre Auswirkungen auf Reduktion der Krebsinzidenz und den damit verbundenen Aufwand (Anzahl der Tests). In den USA hingegen hält man an 3- bis 5-jährigen Vorsorgeintervallen bei Frauen im Alter zwischen 25 und 60 Jahren fest. Wesentliche Voraussetzungen für die Effektivität der Zervixkarzinomfrüherkennung ist die korrekte Abnahme der Abstriche. Ein wichtiger Indikator für einen repräsentativen Abstrich stellt das Vorliegen endozervikaler Drüsenzellen dar, denn ca. 90% der CIN gehen von der Zylinderplattenepithelgrenze aus. So geht der größte Anteil der falsch-negativ befundeten Abstriche zu Lasten der nicht adäquaten Abstrichentnahme, ca. 25% zu Lasten der zytologischen Auswertung [65]. Es gibt jedoch auch Fälle, in denen von einer so schnellen Progression der Erkrankung ausgegangen werden muss, dass die zytologische Vorsorge nicht effektiv ist [15].

Da die verschiedenen Serotypen des Humanen Papilloma-Virus (HPV) in die Pathogenese des Zervixkarzinoms involviert sind, wird zukünftig der Nachweis dieser Viren von größerer Bedeutung werden, denn sowohl der qualitative als auch der quantitative Nachweis könnte eine Rolle bei der Beurteilung leichter zytologischer Veränderungen als auch bei der Abschätzung des malignen Transformationsrisikos spielen [20]. Aufgrund der Genese des Zervixkarzinoms ergibt sich die Möglichkeit der Vakzinierung gegen die Proteine E6 und E7, evtl. in Kombination mit den Capsid-Antigenen L1 und L2. Erstgenannte Proteine spielen bei der Erstinfektion und der malignen Transformation eine Rolle [11]. Damit eröffnen sich hier neue Möglichkeiten der primären Prophylaxe als auch in der Therapie der Erkrankung.

Tabelle 4. Effektivität verschiedener Krebsvorsorgestrategien beim Zervixkarzinom bei Frauen im Alter zwischen 20 und 64 Jahren. (Nach [27])

Screeningzeitplan	Kumulative Inzidenz des Zervixkarzinoms auf 100000 Frauen im Alter von 20–64 Jahren	Relative Reduktion der Krebsinzidenz	Anzahl der Vorsorgeuntersuchungen
Kein Screening	1575	–	–
Alle 5 Jahre	257	83,6	9
Alle 3 Jahre	137	91,2	15
Jährlich	105	93,3	45

Screening bei Brustkrebs

Mammographiescreening

Bereits in den frühen 60er-Jahren startete die 1. Untersuchung zur Effektivität eines Screenings beim Mammakarzinom. Damals trug die Mammographie nur zu einem geringen Prozentsatz (33%) zur Erkennung der Krankheit bei, während die klinische Untersuchung von größerer Bedeutung war. Heute stehen leistungsfähigere Mammographiegeräte zur Verfügung. Die Strahlenbelastung als Nachteil einer Mammographie fällt heute kaum noch ins Gewicht. Während in den 60er-Jahren eine Strahlendosis von 8 cGy erforderlich war, sind es heute nur noch 0,2–0,6 cGy. In verschiedenen Studien konnte der Wert der Mammographie näher definiert werden, so dass die heutigen Empfehlungen in den USA für Frauen der Altersgruppe zwischen 50 und 69 Jahren eine 1- bis 2-jährige Mammographie allein oder in Verbindung mit einer klinischen Untersuchung vorsehen [54]. Unklar bleibt insbesondere der Wert des Screenings bei Frauen im Alter von 40–49 Jahren. Für die fehlende Effizienz des Mammographiescreenings in dieser Altersgruppe werden im Wesentlichen 3 Gründe verantwortlich gemacht:

1. Dichtes Brustdrüsengewebe bedingt eine schlechtere Sensitivität bei prämenopausalen Frauen.
2. Biologische Unterschiede zwischen dem prä- und postmenopausalen Mammakarzinoms.
3. Schlechteres Ansprechen von Therapiemaßnahmen bei jüngeren Frauen.

Unklar bleibt auch die Bedeutung der Mammographie in der Altersgruppe zwischen 70 und 74 Jahren. Möglicherweise hat eine Screeningmammographie vor dem Hintergrund der Komortalität bei Frauen über 75 Jahren keine nachgewiesenen Vorteile.

Für großes Aufsehen sorgten die jüngsten Ergebnisse der Canadian National Breast Screening Study-2. Sie fand keinen Einfluss des Mammographiescreenings auf die Brustkrebsmortalität [43]. Die Studie ist insofern von Bedeutung, da es sich um die bisher einzige Studie handelt, die zwischen einem Screening mit Mammographie in Kombination mit einer körperlichen Untersuchung gegenüber einer ausschließlichen körperlichen Untersuchung vergleicht. Allerdings muss auch unter den optimistischen Zahlen anderer Studien, die eine Reduktion des Brustkrebstodesrisikos von 1 auf 0,7% in 10 Jahren ermittelt haben, folgende Bilanz gezogen werden [31]:

Geheilt durch Screening	0,3%
Tumor diagnostiziert, der nie zu einem Problem geworden wäre (dies gilt für ca. jeden 17. Brustkrebs)	0,1%
Tumor zwar früher diagnostiziert, aber trotzdem nicht mehr heilbar	0,3%
Tumor entdeckt, der auch bei späterer Diagnose (2 Jahre) heilbar gewesen wäre.	0,8%
Vorteil durch weniger aggressive, adjuvante Therapie	0,8%
Tumor übersehen (falsch-negative Mammographie)	
Falsch-positive Diagnose (unnötige Zusatzdiagnostik und Biopsien)	1,5%
Keine Vor- oder Nachteile	96,2%

Bei 10-jähriger Teilnahme an einem jährlichen Mammographiescreening beträgt die Wahrscheinlichkeit eines falsch-positiven Befundes 50%. Die Kosten für die Aufarbeitung falsch-positiver Befunde machen zusätzlich $^1/_3$ der Kosten des Mammographiescreenings aus [54]. Darüber hinaus bedeuten falsch-positive Mammographiebefunde für die betroffenen Frauen einen erheblichen psychologischen Stress, der auch noch Monate später nachweisbar ist und von dem überwiegend Frauen aus Ballungszentren mit einem niedrigeren Bildungsniveau betroffen sind [48]. Allerdings sind US-amerikanische Frauen bereit, mehr als 500 falsch-positive Befunde zu akzeptieren, wenn dadurch ein Leben gerettet wird [57]. Neuere Richtlinien erlauben 2 falsch-postive Befunde pro erkanntem Malignom. Das Angebot einer Brustkrebsvorsorge wurde in Großbritannien von ca. 49% (1280/2618) der angeschriebenen Frauen wahrgenommen. Das Angebot allein verminderte bereits bei 39,7% die Angst vor Brustkrebs, erhöhte sie jedoch bei 24,6% der Frauen. Die Untersuchung dagegen verminderte bei den meisten Frauen die Angst vor Brustkrebs (55,9%) erhöhte sie bei 12,8% [60].

Auch der Stellenwert des Mammographiescreenings bei Frauen mit familiärer Belastung (BRCA1 und BRCA2) ist ungeklärt. Die Empfehlungen sprechen sich für eine jährliche Kontrolle, beginnend im Alter von 25–35 Jahren aus [54]. Diese Empfehlungen müssen jedoch noch durch Studienergebnisse untermauert werden. Unabhängig von der Diskussion um die Interpretation verschiedener Studien ist eine kritische Einstellung gegenüber dem Mammographiescreening durchaus angebracht und schließt die Aufklärung der Patientinnen über die zu erwartenden Vor- und Nachteile mit ein. Die Forderung nach einem effektiven Screening bedingt weitere Voraussetzungen: Eine flächendeckende adäquate technische Ausstattung und die fachliche Kompetenz in der Beurteilung der Mammographien. Dies wiederum erfordert eine bestimmte Mindestanzahl von Patientinnen, die in jedem Zentrum gesehen werden sollten [40].

Brustselbstuntersuchung

Eine große österreichische Umfrage ergab, dass die Brustselbstuntersuchung bei fast allen Frauen (92%) bekannt ist, jedoch nur von 31% regelmäßig praktiziert wird. Wichtigste Einflussfaktoren für die Akzeptanz der Brustselbstuntersuchung waren die individuelle Einschätzung des Brustkrebsrisikos besonders bei älteren Frauen, höheres Bildungsniveau, Familienstand (verheiratet), jüngeres Alter und Wohnort (Land) [30]. Frauen, die wenig vertraut mit der praktischen Durchführung der Brustselbstuntersuchung waren, wendeten diese auch seltener an. Dagegen führten Frauen mit hohem Angstniveau und Krebsängsten die Brustselbstuntersuchung prozentual und zeitlich häufiger durch [18].

Zur Effektivität der Brustselbstuntersuchung liegen die Ergebnisse zweier großer prospektiv-randomisierter Studien vor. Eine Untersuchung aus Shanghai/China bei 267040 Frauen ergab keine niedrigere Krebsinzidenz, günstigere Tumorstadien und Brustkrebsmortalität in der Gruppe, die über die Brustselbstuntersuchung instruiert wurde. In der Studiengruppe wurden jedoch mehr benigne Brustveränderungen gegenüber der Kontrollgruppe erkannt (1457 vs. 623) [61]. Die 2. Studie kam bisher zu keinem anderen Ergebnis [58]. Entsprechend kann der Brustselbstuntersuchung bisher kein praktischer Stellenwert zugebilligt werden, wobei die weitere Nachbeobachtung der Gruppen wichtig erscheint [31].

Brustuntersuchung durch geschultes Personal

Studien zum Stellenwert der Brustkrebsuntersuchung durch geschultes Personal (Ärzte) liegen bisher nicht vor. Die bereits erwähnte kanadische National Breast Screening Study II zeigte jedoch, dass viele Tumoren durch die klinische Tastuntersuchung erkannt wurden [43].

Früherkennung des Ovarialkarzinoms

Die Bestimmung des Tumormarkers CA 125 und der transvaginale Ultraschall auch in Kombination mit der Dopplersonographie werden als Möglichkeiten für ein Screening des Ovarialkarzinoms diskutiert. Im Gegensatz zu anderen Tumorentitäten, bei denen erfolgreich ein Screening etabliert wurde, ist für das Ovarialkarzinom nicht bekannt, wieviel Zeit zwischen der Progression vom Stadium I zum Stadium III vergeht.

Sonographisches Screening

Die geringe Inzidenz des Ovarialkarzinoms einerseits und die große Zahl entdeckter benigner Befunde andererseits, die in der Folge des Screenings operativ abgeklärt werden müssen und damit Morbidität und Kosten verursachen, lassen ein Screening derzeit nicht sinnvoll erscheinen [32]. Eine Studie berichtet bei 5479 Frauen über 326 sonographisch-pathologische Befunde. In 5 Fällen wurde ein Ovarialkarzinom im Stadium I entdeckt, in weiteren 4 Fällen metastasierte Tumoren, die sich sekundär auf die Ovarien ausdehnten. In 255 Fällen handelte es sich um benigne Zysten und in den restlichen 62 konnten sonographische Befunde nicht verifiziert werden [7]. In der Langzeitbeobachtung dieser Fälle wurde festgestellt, dass sich die Entfernung persistierender Zysten nicht auf die Tumorinzidenz auswirkte [12]. Die Kombination des sonographischen Screenings mit der Dopplersonographie und/oder mit der Bestimmung von Tumormarkern hat die Erwartungen ebenfalls nicht erfüllt. Durch die Kombination der Parameter Tumorvolumen, Alter bei Diagnose, Pulsatilitätsindex, Morphologieindex, CA 125, und einem Malignomrisikoindex ist möglicherweise die Dignität von Adnexprozessen genauer vorherzusagen [63].

Screening mit dem Tumormarker CA 125

Eine Studie, die im Wesentlichen die Praktikabilität des Screenings mit Hilfe des Tumormarkers CA 125 bestimmen sollte, ergab bei einer Fallzahl von etwa 20000 Frauen nur schwache Hinweise für günstigere klinische Ergebnisse (früheres Stadium, tumorassoziierte Mortalität) bei Frauen, die am Sreening teilnahmen [29]. Zukünftige größere Studien, die nach statistischen Berechnungen 74000 Frauen einschließen müssen, sollen den Sinn einer Tumormarkerbestimmung als alleinige Screeningmaßnahme für das Ovarialkarzinom bestimmen.

Screening in Risikokollektiven

Selbst bei Patientinnen mit familiärer Belastung und/oder bekannter genetischen Disposition (z.B. BRCA1), bei denen die Inzidenz des Ovarialkarzinoms erwartungsgemäß häufiger ist, ist der Stellenwert des Screenings nicht besser definiert. Bei einer Studie an 1601 Frauen mit positiver Familienanamnese fielen bei der Untersuchung mit Ultraschall und Doppler 909 Befunde auf. Die meisten wurden kontrolliert und in 61 Fällen die Indikation zur Laparotomie gestellt. Es fanden sich 6 maligne Ovarialtumoren (5-mal Stadium I, davon 3-mal LMP; einmal Stadium III). In der Folgezeit erfolgten 2-jährliche Wiederholungsuntersuchungen, die 3 Patientinnen im Stadium III diagnostizierten [6].

Früherkennung des Endometriumkarzinoms

Bei klinischer Symptomatik (Postmenopausenblutung) werden über 70% der Tumoren in Stadium I erkannt und haben in der Regel eine günstige Prognose (Fünfjahresüberlebensrate ca. 80%). Auch im Stadium II ist die Prognose noch günstig (Fünfjahresüberlebensrate ca. 60%). Weniger als 10% der Patientinnen kommen in den fortgeschrittenen und prognostisch ungünstigen Stadien III und IV zur Behandlung. Der Altersgipfel der Erkrankung liegt zwischen dem 75. und 80. Lebensjahr [3, 64]. Aufgrund dieser Fakten und der eingangs erwähnten Nachteile (Morbidität, falsch-positive Ergebnisse) erscheint ein Screening des Endometriumkarzinoms wenig sinnvoll. Selbst ein sonographisches Screening auf Endometriumsveränderungen bei Frauen unter Tamoxifentherapie hat nach neueren Untersuchungen keinen Vorteil erbracht [2, 23].

Früherkennung des kolorektalen Karzinoms

Das kolorektale Karzinom stellt die zweithäufigste tumorbedingte Todesursache dar und rechtfertigt damit Bemühungen um eine Früherkennung. Beim kolorektalen Karzinom besteht ein langjähriges Zeitintervall vom Polypen zum Karzinom, so dass die Chancen, durch Screeningmaßnahmen das Malignom zu erkennen, hoch sind [56]. Als geeignete Maßnahme hat sich der Test auf fäkales, okkultes Blut, z.B. Hämoccult, etabliert. Bei regelmäßiger Anwendung ermöglicht der Test die Senkung der Mortalität um 23–33%. Weiterhin sinnvoll ist die Sigmoidoskopie, die eine Senkung der Mortalität bei Malignomen des Rektosigmoids um 60–80% bewirkt. Entsprechend lauten die Vorschläge zum Screening des kolorektalen Karzinoms in der asymptomatischen Bevölkerung: Ab dem 50. Lebensjahr jährlicher Test auf fäkales, okkultes Blut und Sigmoidoskopie alle 5 Jahre bis zum 75. Lebensjahr. Bei Risikopatienten muss die Vorsorge intensiviert werden. Hierzu zählen Verwandte von Patienten mit kolorektalen Karzinomen und Adenomen, Patienten mit familiärer adenomatöser Polyposis, attenuierter familiärer adenomatöser Polyposis, hereditärem, nichtpolypösen Kolonkarzinomen, hamartomatöser Polyposis sowie chronisch entzündlichen Darmerkrankungen wie Colitis ulcerosa und Morbus Crohn. In Fällen familiärer, adenomatöser Polyposis und hereditärem, nichtpolypösem Kolonkarzinom gehören auch humangenetische Beratungen und molekulargenetische Untersuchungen in das Vorsorgekonzept. Je nach Risikoeinstufung reicht die Palette von jährlichen Koloskopien bis hin zu prophylaktischen Proktokolektomien [56].

Früherkennung des Lungenkarzinoms

Die Zunahme des Zigarettenrauchens hat das Lungenkarzinom zu einem häufigen bösartigen Tumor auch bei Frauen werden lassen. In den USA erkranken heute mehr Frauen an Lungen- als an Mammakarzinomen. Positive Ergebnisse zahlreicher Studien zu den Möglichkeiten der Früherkennung des Lungenkarzinoms (Röntgen-Thorax-Aufnahmen, Sputumzytologie) beruhen im Wesentlichen auf der „Lead-Time-Bias". Neuere Studien mit dem Niedrigdosis-Spiral-CT rechtfertigen derzeit einen gewissen Optimismus. Nach ersten Schätzungen erhöht sich die Fünfjahresüberlebenswahrscheinlichkeit durch ein Spiral-CT-Screening in Risikogruppen von derzeit 12 auf ca. 60% [25]. Derzeit plant das US-amerikanische National Cancer Institute eine eigene Studie, die zu validen Empfehlungen führen soll [35].

Literatur

1. Albanes D (1999) Beta-carotene and lung cancer: a case study. Am J Clin Nutr 69: 1345–1350
2. Bakarat RR, Gilewski TA, Almadrones L, Saigo PE, Venkatraman E, Hudis C, Hoskins WJ (2000) Effect of tamoxifen on the endometrium in women with breast cancer: a prospective study using office endometrial biopsy. J Clin Oncol 18: 3459–2563
3. Baufeld K, Kullmer U, Kalder M, Vahrson H, Münstedt K (2000) Zur Nachsorge des Endometriumkarzinoms. Geburtsh Frauenheilkd 60: 423–428
4. Blot WJ, Li JY, Taylor PR, Guo W, Dawsey S, Wang GQ, Yang CS, Zheng SF, Gail M, Li GY (1993) Nutrition intervention trials in Linxian, China: supplementation with specific vitamin/mineral combinations, cancer incidence, and disease-specific mortality in the general population. J Natl Cancer Inst 85: 1483–1492
5. Bobek P, Galbavy S, Mariassyova M (2000) The effect of red beet (Beta vulgaris var. rubra) fiber on alimentary hypercholesterolemia and chemically induced colon carcinogenesis in rats. Nahrung 44: 184–187
6. Bourne TH, Campbell S, Reynolds KM, Whitehead MI, Hampson J, Royston P, Crayford TJ, Collins WP (1993) Screening for early familial ovarian cancer with transvaginal ultrasonography and colour blood flow imaging. BMJ 306: 1025–1029
7. Campbell S, Bhan V, Royston P, Whitehead MI, Collins WP (1989) Transabdominal ultrasound screening for early ovarian cancer. BMJ 299: 1363–1367
8. Coates RJ, Uhler RJ, Hall HI et al. (1999) Risk of breast cancer in young women in relation to body size and weight gain in adolescence and early adulthood. Br J Cancer 81: 167–174
9. Committee on Diet, Nutrition, and Cancer (1982) Diet, Nutrition, and Cancer. National Academic Press, Washington, DC
10. Coogan PF, Rao RS, Rosenberg L, Palmer JR, Strom BL, Zauber AG, Stolley PD, Shapiro S (1999) The relationship of nonsteroidal anti-inflammatory drug use to the risk of breast cancer. Prev Med 29: 72–76
11. Coursaget P, Muñoz N (1999) Vaccination against infectious agents associated with human cancer. Cancer Surv 33: 355–381
12. Crayford TJ, Campbell S, Bourne TH, Rawson HJ, Collins WP (2000) Benign ovarian cysts and ovarian cancer: a cohort study with implications for screening. Lancet 355: 1060–1063
13. Crott JW, Fenech M (1999) Effect of vitamin C supplementation on chromosome damage, apoptosis and necrosis ex vivo. Carcinogenesis 20: 1035–1041

14. Cummings SR, Eckert S, Krueger KA et al. (1999) The effect of raloxifene on risk of breast cancer in postmenopausal women: results from the MORE randomized trial. J Am Med Assoc 281: 2189-2197
15. DeMay RM (1996) Cytopathology of false negatives preceding cervical carcinoma. Am J Obstet Gynecol 175: 1110-1113
16. Wertvoll - Krebsprävention durch gesunde Ernährung (1998) Deutsche Krebshilfe e.V., Bonn
17. Engel J, Schmidt M, Hölzel D (1998) Prävention in der Onkologie. Onkologe 4: 689-697
18. Erblich J, Bovbjerg DH, Valdimarsdottir HB (2000) Psychological distress, health beliefs, and frequency of breast self-examination. J Behav Med 23: 277-292
19. Fisher B, Costantino JP, Wickerham DL et al. (1998) Tamoxifen for prevention of breast cancer: report of the National Surgical Adjuvant Breast and Bowel Project P-1 Study. J Natl Cancer Inst 90: 1371-1388
20. Franceschi S, Herrero R, La Vecchia C (2000) Cervical cancer screening in Europe: what next? Eur J Cancer 36: 2272-2275
21. Gandini S, Merzenich H, Robertson C, Boyle P (2000) Meta-analysis of studies on breast cancer risk and diet: the role of fruit and vegetable consumption and the intake of associated micronutrients (Erratum publiziert in Eur J Cancer 36: 1588). Eur J Cancer 36: 636-646
22. Garland M, Morris JS, Stampfer MJ, Colditz GA, Spate VL, Baskett CK, Rosner B, Speizer FE, Willett WC, Hunter DJ (1995) Prospective study of toenail selenium levels and cancer among women. J Natl Cancer Inst 87: 497-505
23. Gerber B, Krause A, Müller H, Reimer T, Kulz T, Makovitzky J, Kundt G, Friese K (2000) Effects of adjuvant tamoxifen on the endometrium in postmenopausal women with breast cancer: a prospective long-term study using transvaginal ultrasound. J Clin Oncol 18: 3463-3470
24. Hennekens CH, Buring JE, Manson JE et al. (1996) Lack of effect on long-term supplementation with beta carotene on the incidence of maligant neoplasms and cardiovascular disease. N Engl J Med 334: 1145-1149
25. Henschke CI, McCauley DI, Yankelevitz DF et al. (1999) Early lung cancer action project: overall design and findings from baseline screening. Lancet 354: 99-105
26. Hofseth LJ, Raafat AM, Osuch JR, Pathak DR, Slomski CA, Haslam SZ (1999) Hormone replacement therapy with estrogen plus medroxyprogesterone acetate is associated with increased epithelial proliferation in the normal postmenopausal breast. J Clin Endocrinol Metab 84: 4559-4565
27. IARC Working Group on Cervical Cancer Screening (1986). In: Hakama M, Miller AB, Day NE (eds) Screening for cancer of the uterine cervix. IARC Scientific Publications, No. 76, Lyon. International Agency for Research on Cancer, pp 133-142
28. Ip C, Banni S, Angioni E, Carta G; McGinley J, Thompson HJ, Barbano D, Bauman D (1999) Conjugated linoleic acid-enriched butter fat alters mammary gland morphogeneis and reduces cancer risk in rats. J Nutr 129: 2135-2142
29. Jakobs IJ, Skates SJ, MacDonald N, Menon U, Rosenthal AN, Davies AP, Woolas R, Jeyarajah AR, Sibley K, Lowe DG, Oram DH (1999) Screening for ovarian cancer: a pilot randomised controlled trial. Lancet 353: 1207-1210
30. Janda M, Obermair A, Haidinger G, Waldhoer T, Vutuc C (2000) Austrian women's attitudes towards and knowledge of breast self-examination. J Cancer Educ 15: 91-94
31. Jatoi I (1999) Breast cancer screening. Am J Surg 177: 518-524
32. Karlan BY, Platt LD (1995) Ovarian cancer screening - the role of ultrasound in early detection. Cancer 76: 2011-2015
33. Kawajiri K, Eguchi H, Nakachi K, Sekiya T, Yamamoto M (1996) Association of CYP1A1 germ line polymorphisms with mutations of the p53 gene in lung cancer. Cancer Res 56: 72-76
34. Koprowski C, Ross RK, Mack WJ, Henderson BE, Bernstein L (1999) Diet, body size and menarche in a multiethnic cohort. Br J Cancer 79: 1907-1911
35. Kramer BS (2000) Lung cancer screening. ASCO 2000 educational book, Alexandria, VA, pp 50-53
36. Kritchevsky D (1992) Caloric restrictions and experimental carcinogenesis. Adv Exp Med Biol 322: 134-141
37. Loeb LA (1989) Endogenous carcinogenesis: molecular oncology into the twenty-first century. Cancer Res 80: 1273-1287
38. Lu J, Pei H, Ip C, Lisk DJ, Ganther H, Thompson HJ (1996) Effect on an aqueous extract of selenium-enriched garlic on in vitro markers and in vivo efficacy in cancer prevention. Carcinogenesis 17: 1903-1907
39. Lyn-Cook BD, Rogers T, Yan Y, Blann EB, Kadlubar FF, Hammons GJ (1999) Chemopreventive effects of tea extracts and various components on human pancreatic and prostate tumor cells in vitro. Nutr Cancer 35: 80-86
40. Lynge E (Advisory Committee on Cancer Prevention) (2000) Recommendations on cancer screening in the European Union. Eur J Cancer 36: 1473-1478
41. Marks F, Müller-Decker F, Fürstenberger G (2000) A causal relationship between unscheduled eico-

sanoid signaling and tumor development: cancer chemoprevention by inhibitors of arachidonic acid and metabolism. Toxicology 153: 11–26
42. Meyskens FL (2000) Cancer prevention in the year 2025: an anticipation. Eur J Cancer 36: 1737–1740
43. Miller AB, To T, Baines CJ, Wall C (2000) Canadian National Breast Screening Study-2: 13-year results of a randomized trial in women aged 50–59 years. J Natl Cancer Inst 92: 1490–1499
44. Moradi T, Nyren O, Zack M, Magnusson C, Persson I, Adami HO (2000) Breast cancer risk and lifetime leisure-time and occupational physical activity (Sweden). Cancer Causes Control 11: 523–531
45. Nagata C, Shimizu H, Takami R, Hayashi M, Takeda N, Yasuda K (2000) Relations of insulin resistance and serum concentrations of estradiol and sex hormone-binding globulin to potential breast cancer risk factors. Jpn J Cancer Res 91: 948–953
46. Narod SA, Risch H, Moslehi R, Dorum A, Neuhausen S, Olsson H, Provencher D, Radice P, Bishop S, Brunet J-S, Ponder BJ (1998) Oral contraceptives and the risk of hereditary ovarian cancer. N Engl J Med 339: 424–428
47. Ness RB, Grisso JA, Cottreau C, Klapper J, Vergona R, Wheeler JE, Morgan M, Schlesselman (2000) Factors relatied to inflamation of the ovarian epithelium and risk of ovarian cancer. Epidemiology 11: 111–117
48. Olsson P, Armelius K, Nordahl, Lenner P, Westman G (1999) Women with false positive mammograms: how do they cope? J Med Screen 6: 89–93
49. Omenn GS, Goodman GE, Thornquist MD et al. (1996) Effects of a combination of beta carotene and vitamin A on lung cancer and cardiovascular disease. N Engl J Med 334: 1150–1155
50. Owen RW, Giacosa A, Hull WE, Haubner R, Spiegelhalder B, Bartsch H (2000) The antioxidant potential of phenolic compounds isolated from olive oil. Eur J Cancer 36: 1235–1247
51. Perera FP, Weinstein IB (2000) Molecular epidemiology: recent advances and future directions. Carcinogenesis 21: 517–524
52. Pike MC, Spicer DV (2000) Hormonal contraception and chemoprevention of female cancers. Endocr Relat Cancer 7: 73–83
53. Ratko TA, Detrisac CJ, Dinger NM, Thomas CF, Kelloff GJ, Moon RC (1989) Chemopreventive efficacy of combined retinoid tamoxifen treatment following surgical excision of a primary mammary cancer in female rats. Cancer Res 49: 4472–4476
54. Rhoads CS, Elmore JC (2000) Benefits and risks of screening mammography. ASCO 2000 educational book, Alexandria, VA, pp 54–58
55. Scheppach W, Melcher R, Lührs H, Menzel T (2000) Primärprävention des sporadischen kolorektalen Karzinoms durch Ernährungsmodifikation und Medikamente? Internist 41: 868–875
56. Schmiegel W, Adler G, Fölsch U, Layer P, Pox C, Sauerbruch T (2000) Prävention und Früherkennung in der asymptomatischen Bevölkerung – Vorsorge bei Risikogruppen. Dtsch Ärztebl 97: A 2237–2240
57. Schwartz LM, Woloshin S, Sox HC, Fischhoff B, Welch HG (2000) US women's attitude to false-positive mammography results and detection of ductal carcinoma in situ: cross-sectional survey. West J Med 173:307–312
58. Semiglazov VF, Moiseyenko VM, Bavli JL et al. (1992) The role of breast self-examination in early breast cancer detection (results of the 5-years USSR/WHO randomized study in Leningrad) Eur J Epidemiol 8: 498–502
59. Sporn MB, Suh N (2000) Chemoprevention in cancer. Carcinogenesis 21: 525–530
60. Swanson V, McIntosh IB, Power KG, Dobson H (1996) The psychological effects of breast screening in terms of patients' perceived health anxieties. Br J Clin Pract 50: 129–135
61. Thomas DB, Gao DL, Self SG, Allison CJ, Tao Y, Mahloch J, Ray R, Qin Q, Presley R, Porter P (1997) Randomized trial of breast self-examination in Shanghai: methodology and preliminary results. J Natl Cancer Inst 89: 355–365
62. Thune I, Brenn T, Lund E, Gaard M (1997) Physical activity and the risk of breast cancer. N Engl J Med 336: 1269–1275
63. Timmerman D, Bourne TH, Tailor A, Collins WP, Verrelst H, Vandenberghe K, Vergote I (1999) A comparison of methods for preoperative discrimination between malignant and benign adnexal masses: the development of a logistic regression model. Am J Obstet Gynecol 181: 57–65
64. Endometriumkarzinom – Empfehlungen zur Diagnostik, Therapie und Nachsorge (1994). Tumorzentrum München, München
65. Zervixkarzinom – Empfehlungen zur Diagnostik, Therapie und Nachsorge (1998). Tumorzentrum München, München
66. Vainio H (1999) Chemoprevention of cancer: a controversial and instructive story. Br Med Bull 55: 593–599
67. Vasiljevic N, Pecelj-Gec M, Jorga J, Nikolic-Vukosavljevic D, Brankovic-Magic M, Marinkovic J, Mitrovic L (1998) Evaluation of the nutritional status and tumor characteristics in premenopausal and postmenopausal breast cancer patients. Neoplasma 45: 389–394
68. Veronesi U, De Palo G, Marubini E et al. (1999) Randomized trial of fenretinide to prevent

second breast malignancy in women with early breast cancer. J Natl Cancer Inst 91: 1847–1856
69. Food, nutrition and the prevention of cancer: a global perspective (1997). World Cancer Research Fund, Washington
70. Wyrwich KW, Wolinsky FD (2000) Physical activity, disability, and risk of hospitalization for breast cancer among older women. J Gerontol A Biol Sci Med Sci 55: 418–421
71. Zaizen Y, Higuchi Y, Matsuo N, Shirabe K, Tokuda H, Takeshita M (2000) Antitumor effects of soybean hypocotyls and soybeans on the mammary tumor induction by N-methyl-n-nitrosurea in F344 rats. Anticancer Res 20: 1439–1444

Expertenmeinungen Geburtshilfe

Eine Spontangeburt nach Kaiserschnitt kann in 40% der Fälle erreicht werden

M. Kirschbaum, R. Stillger

MERKE:

Das geburtshilfliche Management weist eine Spontangeburtsrate nach Kaiserschnitt zwischen 18 und 75% in den einzelnen geburtshilflichen Abteilungen Hessens aus. Medizinische Gründe können dafür nicht verantwortlich sein.

Immer noch hört man den Satz unter Geburtshelfern „Einmal Sectio - immer Sectio!" Wenn auch mittlerweile diese These mehrfach widerlegt ist, gehen doch die Auffassungen über das geburtshilfliche Vorgehen bei Entbindungen nach Kaiserschnitt in der Anamnese weit auseinander.

In einer retrospektiven Analyse der hessischen Geburten der Jahre 1990-1999 haben wir alle reifen Einlingsgeburten (n = 36662) mit dem Kriterium „Status nach Sectio" anhand der Daten der Hessischen Perinatalerhebung (GQH Eschborn) ausgewertet (Abb. 1). Hierbei wurden die 83 geburtshilflichen Abteilungen in Hessen unterschieden nach geburtshilflichen Belegabteilungen mit einer Geburtenzahl unter 500, Belegabteilungen ab 500 Entbindungen, Chefarztabteilungen unter 1000 Geburten, Chefarztabteilungen ab 1000 Geburten und nach Perinatalzentren. Gleichzeitig wurde für die jeweilige geburtshilfliche Abteilung das 95%-Konfidenzintervall der Jahre 1990-1999 errechnet.

Der Mittelwert der Sectiorate bei „Status nach Sectio" und reifen Einlingsgeburten liegt in den Jahren 1990-1999 in Hessen bei 48,3%, demgemäß die Rate an vaginalen Entbindungen bei 51,7%. Die 50. Perzentile liegt bei 51,8% vaginaler Entbindungen bei „Status nach Sectio" und reifen Einlingsgeburten. Bei einer detaillierten Analyse der Ergebnisse finden sich keine Häufungen weder der vaginalen Entbindungen noch der abdominalen Schnittentbindungen bei den einzelnen Klassen geburtshilflicher Abteilungen. Die Rate an vaginalen Entbindungen schwankt beispielsweise bei Belegabteilungen unter 500 Geburten zwischen 18,3 und 75,0%. Selbst die Perinatalzentren weisen eine vaginale Entbindungsrate zwischen 33,5 und 67% (UFK Gießen) auf.

Weder in dem Risikoprofil der geburtshilflichen Abteilung noch in der Größe oder Struktur der Abteilung finden sich Gründe für die unterschiedliche Sectiorate bei „Status nach Sectio". Oft finden sich keine harten medizinischen Kriterien über das Risiko "Status nach Sectio" hinaus für die Indikation zur Re-Sectio. Vielmehr liefert der „Status nach Sectio" vielfach nur einen „Vorwand" für die erneute abdominale Schnittentbindung.

Selbst wenn nicht der Mittelwert (51,7%) zum optimalen Maß der vaginalen Entbindungsrate erhoben wird, sollte vor dem Hintergrund fehlender harter Indikationen eine vaginale Entbindungsrate von 40% bei „Status nach Sectio" realisiert werden können.

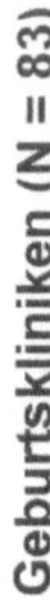

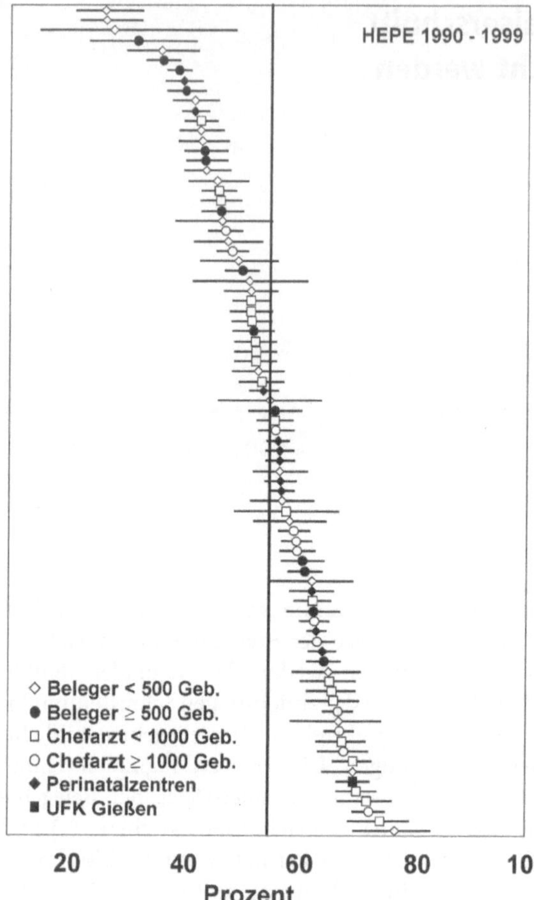

Abb. 1. Rate vaginaler Entbindungen bei dem anamnestischen Risiko „Status nach Sectio" bei Geburten reifer Einlinge aus regelrechter Schädellage (n = 36662; Daten der Hessischen Perinatalerhebung aus 83 geburtshilflichen Abteilungen, Jahre 1990–1999)

Ein Glas Wein pro Tag ist zuviel während der Schwangerschaft

G. A. Braems

Alkohol ist in unserer Gesellschaft weit verbreitet. Auch wenn die Allgemeinheit weiß, dass Alkohol während der Schwangerschaft nicht gut ist, wird dieses Problem meistens nicht ernst genommen. Auch die Gynäkologen sind hieran nicht ganz unschuldig. Nur wenige fragen konsequent nach und sprechen dieses Problem an.

Das fetale Alkoholsyndrom umfasst Gesichtsanomalien, geistige Störungen und Wachstumsretardierung. Dieses Syndrom tritt erst bei höheren Alkoholmengen auf. Die recht unterschiedliche Ausprägung der verschiedenen Symptome hat die Erkennung deutlich erschwert und erst 1973 wurden die Änderungen beim Neugeborenen als Syndrom beschrieben.

Viele sind der Meinung, dass ein wenig Alkohol während der Schwangerschaft nicht schadet. Alkohol wird jedoch in der maternalen Leber zu Acetaldehyd umgesetzt. Acetaldehyd ist eine hoch giftige Substanz, vergleichbar mit Formaldehyd, womit die OP-Präparate fixiert werden. Die Aldehydgruppen sind hoch reaktiv und sorgen für eine Quervernetzung der Aminosäuren, wodurch die Proteine fixiert werden. Dieses Acetaldehyd passiert uneingeschränkt die Plazenta und gelangt zum Feten. Die fetale Leber ist unreif und das Acetaldehyd wird nicht weiter metabolisiert. Über den fetalen Urin gelangt das Acetaldehyd ins Fruchtwasser, was wiederum durch das Kind geschluckt wird. Und so persistiert dieses Acetaldehyd beim Feten um ein vielfaches weiter als bei der Mutter. Darum kann man folgendes sagen: die Auswirkung eines Glases Wein für die Mutter ist für das Kind die Auswirkung einer ganzen Flasche. Die Kritiker werden sagen, dass es trotzdem nicht viel auszumachen scheint. Aber dieser Meinung bin ich nicht. So ist deutlich, dass die fetalen Atembewegungen über längerer Zeit komplett verschwinden. In Laborexperimenten hat man zahlreiche Auswirkungen von Alkohol auf fetale Neuronen, deren Enzyme und Metabolismus nachweisen können. Wir können schließlich nur das feststellen, was wir letztendlich auch untersuchen können. Man darf nicht vergessen, dass es bis 1973 gedauert hat, bevor das fetale Alkoholsyndrom überhaupt erkannt wurde.

Des Weiteren wissen wir erst seit ein paar Jahren durch den englischen Kardiologen Barker, wie wichtig intrauterine Bedingungen für das spätere Leben sind. Er hat nachgewiesen, dass wachstumsretardierte Kinder im erwachsenen Alter zu Hypertonie, koronarer Herzerkrankung und Altersdiabetes neigen. Es ist daher eine berechtigte Frage, zu welcher Pathologie Alkohol während der Schwangerschaft führt. Diejenigen, die sicher gehen möchten, sollten besser auf Alkohol während der Schwangerschaft verzichten.

Eine vorzeitige Verkürzung der Zervix führt zur Frühgeburt

K. Vetter

MERKE:

Eine vorzeitige Verkürzung der Zervix allein führt nicht zur Frühgeburt; sie ist einer von mehreren Befunden, die einer Frühgeburt vorausgehen können.

Nach den Enttäuschungen über die prognostische Wertigkeit der palpatorisch erhobenen Zervixbefunde bzgl. des Schwangerschaftsausgangs und dem konsekutiven Rückgang der Cerclagefrequenz ist die Diskussion über einen Zusammenhang zwischen Zervixbefunden und Frühgeburt durch die sonographische Zervixlängenmessung neu entfacht worden.

Sicher ist: Die diagnostische Sicherheit bzgl. der tatsächlichen Zervixlänge ist durch die Sonographie erheblich verbessert worden; die Befunde lassen sich eindeutig objektivieren.

Sicher ist auch: Die diagnostische Wertigkeit ist hoch, d.h. es gibt eindeutige Zusammenhänge zwischen Zervixverkürzung und Frühgeburten.

Wie steht es aber mit der klinischen Wertigkeit, d.h. dem prognostischen Wert im Einzelfall? Sie ist entsprechend einer kürzlich publizierten Metaanalyse mäßig in einem symptomatischen Kollektiv; sie ist aufgrund der aktuellen Datenlage sehr gering in einem asymptomatischen Normalkollektiv [1].

Zu anderen Untersuchungsbefunden, die einen Zusammenhang mit Frühgeburten aufweisen, gehört die Bestimmung von Fibronektin mit zwar nur geringer Sensitivität, dafür um so höherer Spezifität (0,95), d.h. einer hohen Ausschlusswahrscheinlichkeit.

Kombiniert man die Zervixmessung mit der Bestimmung von Fibronektin, mit anamnestischen Risiken wie Zustand nach Frühgeburt oder mit dem aktuellen Nachweis einer bakteriellen Vaginose, kann das individuell deutlich erhöhte Risiko erheblich genauer erfasst werden [2].

Literatur

1. Leitich H, Brunbauer M, Kaider A, Egarter C, Husslein P (1999) Cervical length and dilatation of the internal cervical os detected by vaginal ultrasonography as markers for preterm delivery: a systematic review. Am J Obstet Gynecol 181: 1465-1472
2. Mercer BM, Goldenberg RL, Meis PJ, Moawad AH, Shellhaas C, Das A et al. (2000) The Preterm Prediction Study: prediction of preterm premature rupture of membranes through clinical findings and ancillary testing. The National Institute of Child Health and Human Development Maternal-Fetal Medicine Units Network. Am J Obstet Gynecol 183: 738-745

Die Gravidinkonzentration ist bei vorzeitiger Wehentätigkeit erniedrigt

G. A. Braems

Gravidin ist eine durch den Körper produzierte Substanz, deren Fehlen zu vorzeitiger Wehentätigkeit führen kann und die beim Einsetzen der Wehentätigkeit am Termin eine Rolle spielt.

Von der vorzeitigen Wehentätigkeit ist bekannt, dass ein Teil der Patientinnen Wehen durch einen Infekt entwickelt. Bakterien verursachen die Freisetzung von Mediatoren wie Interleukin-1, Interleukin-6 und TNF-α aus Leukozyten, welche die lokale Prostaglandinsynthese stark erhöhen und den Prostaglandinabbau blockieren. Die freigesetzten Prostaglandine führen zu vorzeitigen Wehen. Prostaglandine können jedoch auch ohne Infektion produziert werden.

Die enzymatisch katabolisierte Freisetzung von Arachidonsäure aus Phospholipiden ist der 1. Schritt der Prostaglandinsynthese. Das betroffene Enzym heißt Phospholipase und da greift Gravidin ein. Das Gravidin blockiert das Phospholipase und verhindert so die Synthese von Prostaglandinen.

Gravidin ist damit ein schwangerschaftserhaltendes Protein, welches in den Eihäuten produziert wird und im Fruchtwasser nachweisbar ist. Gravidin wird daher eine Rolle beim Einsetzen der Wehentätigkeit am Termin und bei der vorzeitigen Wehentätigkeit zugeschrieben. Eine Beeinflussung der Gravidin-Genexpression vermag daher ein zukunftsorientierter Therapieansatz für die vorzeitige Wehentätigkeit und Geburtseinleitung sein.

Außer Magnesium (Mg) sind auch die Spurenelemente Selen (Se), Eisen (Fe), Zink (Zn) und Jod (J) während der Schwangerschaft essentiell

G. Link

MERKE:

Der Bedarf des Kindes und die Anpassung des mütterlichen Stoffwechsels an die Schwangerschaft erfordern eine Mehrzufuhr der meisten essentiellen Nährstoffe. Die empfohlene Steigerung beträgt für Mg 33%, Fe 100%, J 15% und für Zn 25% der Basismenge. Auf Grund der unzureichenden Verfügbarkeit von J im hiesigen Nahrungsangebot ist aber nur die Jodprophylaxe (200 µg/Tag) als notwendiges Supplement anerkannt. Der Nutzen einer generellen Substitution von Fe ist nicht belegt, als Schwellenwert der Therapie gilt ein Hb-Wert unter 11g%. Für Se ist keine spezifische Bedarfssteigerung aus Anlass der Schwangerschaft bekannt.

Mineralstoffe und Spurenelemente haben viele essentielle Funktionen [1, 9]: Sie spielen u.a. eine Rolle bei der Sauerstoffaufnahme (Fe), als katalytisches Zentrum von Enzymen und Hormonen oder als Stabilisatoren von Membranen (Mg, Zn). Die Zunahme des Bedarfs in der Schwangerschaft beruht auf Wachstum bei Mutter und Fet.

Noch wichtiger scheint aber nach neueren Untersuchungen eine gute Nährstoffversorgung zum Zeitpunkt der Konzeption und zu Beginn der Schwangerschaft zu sein [3, 8]: *Jod- und Zinkmangel* können beispielsweise die Fertilität herabsetzen. Der *Jodmangel* ist zudem mit einem erhöhten Abortrisiko verbunden und eine *erniedrigte Zinkkonzentration* kann während der Organogenese die schädigende Wirkung von teratogenen Substanzen verstärken [5]. Das Niveau der universalen Nährstoffversorgung am Anfang der Schwangerschaft hat schließlich einen prospektiven Effekt auf das fetale Wachstum im Sinne des *fetal programming* [8]. Deswegen ist es wichtig, die Ernährung von Frauen – wo immer notwendig – schon dann zu ergänzen, wenn eine Schwangerschaft erwartet wird und nicht erst im fortgeschrittenen Stadium.

Häufig werden Wachstumsstörungen des Feten in Beziehung mit einer unzureichenden Nährstoffversorgung gebracht: Ein *niedriger Eisenstatus* führt zu einem erhöhten Quotienten zwischen Plazentagewicht und kindlichem Geburtsgewicht und hat sogar Vorhersagewert für kardiovaskuläre Erkrankungen im späteren Leben [2]. *Magnesiummangel* betrifft vorwiegend Symptome der Mutter wie Wadenkrämpfe und vermehrte uterine Kontaktionen [3]; ein tägliches Supplement von 15 mmol soll aber andererseits auch die Häufigkeit von Wachstumsretardierungen senken [4]. *Jodmangel*, v.a. in Kombination mit einem Mangel an Selen steht in Zusammenhang mit Totgeburten und geistiger Behinderung, manchmal auch begleitet von Taubstummheit und spastischen Paresen. Diese Folgeerscheinungen sind durch spätere Jodgaben nicht reversibel. *Selenmangel* verstärkt die hypothyreote Situation durch die verminderte Aktivität von Deiodasen, die für die Konversion von Thyroxin (T_4) zum aktiveren Trijodthyronin (T_3) verantwortlich sind [1].

Als Folge eines *Zinkmangels* ist das gehäufte Auftreten von vorzeitigem Blasensprung mit Frühgeburt bekannt [5]. Es gibt aber auch Untersuchungen, die einen Trend zu einer geringeren Inzidenz der Wachstumsretardierung zeigen, wenn täglich 25 mg Zink zugeführt werden [4]. Eine beachtenswerte Besonderheit besteht im Verlust des Appetits [5], der zu einer globalen Ernährungsstörung während der Schwangerschaft führen kann.

Die Frage, ob ein Supplement von Mineralstoffen und Spurenelementen in der Schwangerschaft notwendig ist, kann nur für Jod uneingeschränkt bejaht werden [3, 7]. Eine Substitution von Eisen ist sinnvoll, wenn der Hb-Wert 11g% unterschreitet oder die Ferritinkonzentration im Serum erniedrigt ist [3, 5]. Die zusätzliche Aufnahme von Vitamin C (z.B. ein Glas Orangensaft) kann die Resorption von Eisen erhöhen [3]. Wenn eine Eisentherapie erfolgt, sollte auch Zink substituiert werden, da bereits therapeutische Eisendosen mit der Zinkabsorption interferieren [6].

Literatur

1. Anke M, Schürmann K (1999) Spurenelemente. In: Biesalski HK, Fürst P, Kasper H, Kluthe R, Pölert W, Puchstein C, Stähelin HB (Hrsg) Ernährungsmedizin. Thieme, Stuttgart, S 173–186
2. Barker DJP (1992) Fetal and infant origins of adult disease. BMJ Press, London
3. Bung P (2000) Schwangerschaft und Ernährung. In: Schneider H, Husslein P, Schneider KTM (Hrsg) Geburtshilfe. Springer, Berlin Heidelberg New York, S 233–248
4. De Onis M, Villar J, Gülmezoglu M (1998) Nutritional interventions to prevent intrauterine growth retardation: evidence from randomized controlled trials. Eur J Clin Nutr 52 (S1): S83–S93
5. McArdle HJ, Ashworth CJ (1999) Micronutrients in fetal growth and development. Br Med Bull 55 (3): 499–510
6. Picciano MF (1996) Pregnancy and lactation. In: Ziegler EE, Fieler LJ (eds) Present knowledge in nutrition. ILSI, Washington
7. Quaas L (1999) Ernährung in Schwangerschaft und Stillzeit. In: Biesalski HK, Fürst P, Kasper H, Kluthe R, Pölert W, Puchstein C, Stähelin HB (Hrsg) Ernährungsmedizin. Thieme, Stuttgart, S 224–230
8. Reynolds RM, Godfrey KM (2000) Long term implications for adult health. In: Kingdom J, Baker P (eds) Intrauterine growth restriction. Springer, Berlin Heidelberg New York, pp 367–384
9. Schürmann K, Anke M (1999) Mengenelemente. In: Biesalski HK, Fürst P, Kasper H, Kluthe R, Pölert W, Puchstein C, Stähelin HB (Hrsg) Ernährungsmedizin. Thieme, Stuttgart, S 167–172

Mirena hat keinen Einfluss auf das Stillen

H. Gips

Kontrazeptiva in der Stillperiode dürfen nicht zu einer Erhöhung des Thromboserisikos führen, keine Verringerung der Milchmenge induzieren, ebenfalls keine Beeinträchtigung der Entwicklung der Neugeborenen bewirken.

Methode der Wahl sind Gestagenmonopräparate, wie z.B. der Einsatz oraler Levonorgestrel-(LNG-)Präparate in einer Dosis von 30 g/Tag.

Das Mirena-LNG-IUP zeigt eine LNG-Freisetzung von 20 g/24 h, später von 15 g/24 h. Im Serum lassen sich Plateaukonzentrationen zwischen 0,1 und 0,2 ng/ml nachweisen.

Bei der oralen Therapie mit 30 g/Tag zeigen sich nach 2 h Maximumkonzentrationen im Serum zwischen 0,9–2,0 ng/ml. 24 h nach Einnahme liegen die Konzentrationen bei 0,05–0,14 ng/ml [4].

Die Konzentrationen in der Muttermilch zeigen bei oraler Therapie ein Maximum von 0,05 ng/ml [1, 3].

Unter liegendem Mirena-IUP lagen die Konzentrationen bei 0,06 ± 0,03 ng/ml [2].

Das Konzentrationsverhältnis zwischen Muttermilch und dem Serum des Kindes liegt bei 3:1. Bei ähnlichen Ausgangskonzentrationen des LNG in der Muttermilch bei oraler Therapie und liegendem Mirena-LNG-IUP ist ebenfalls mit einer ähnlichen Konzentration des LNG im Serum des Kindes zu rechnen.

Langzeituntersuchungen nach oraler Therapie mit LNG zeigten keine Beeinträchtigung der kindlichen Entwicklung.

Hieraus ist abzuleiten, dass auch keine Beeinträchtigung der kindlichen Entwicklung bei liegendem Mirena-IUP während der Laktation zu erwarten ist.

Die Laktation wird weder durch die orale Therapie mit LNG noch durch das liegende Mirena-LNG-IUP beeinträchtigt.

Literatur

1. Betrabet SS, Shikary ZK, Toddywalla VS, Toddywalla SP, Patel D, Saxena BN (1987) Transfer of norethisterone (NET) and levonorgestrel (LNG) from a single tablet into the infant's circulation through the mother's milk. Contraception 35: 517–522
2. Heikkilä M, Haukkamaa M, Luukkainen T (1982) Levonorgestrel in milk and plasma of breast-feeding women with a levonorgestrel-releasing IUD. Contraception 25: 41–49
3. Shikary ZK, Betrabet SS, Patel ZM, Patel S, Joshi JV, Toddywala VS (1987) Transfer of levonorgestrel (LNG) administered through different drug delivery systems from the maternal circulation into the newborn infant's circulation via breast milk. Contraception 35: 477–487
4. Weiner E, Victor A, Johansson EDB (1976) Plasma levels of d-norgestrel after oral administration. Contraception 14: 563–570

Schwangerschaft und Geburt zwischen Emotion und Rationalität

Geburtshilfe im Wandel – kulturhistorische Sicht

M. Metz-Becker

MERKE:

1. Im Zuge der Aufklärung konnte im 18. und besonders im 19. Jahrhundert auch die Akademisierung der Medizin vorangetrieben werden. Für den Bereich der Geburtshilfe entwickelt sich eine Wissenschaft, die von Buchärzten, Wund- und Feldchirurgen oder aufstrebenden Wundärzten getragen wurde.
2. Die Buchärzte konnten aber, zumindest bis zur Einführung der Gebärhäuser, selbst keine praktischen Erfahrungen um den Geburtsvorgang erwerben. Deshalb lernten sie ihr praktisches Wissen zunächst bei den Hebammen, in deren Händen die Geburtshilfe bis zu diesem Zeitpunkt ausschließlich lag.
3. Die Einführung von Gebärhäusern im 18./19. Jahrhundert ermöglichte es den Ärzten nun erstmals, einen eigenen Einblick in das Geburtsgeschehen zu erlangen, Geburten also mit eigenen Augen zu sehen und zu leiten.
4. Dabei hatten sie – vor dem Hintergrund der Aufklärung – den Fortschritt der Geburtsmedizin im Blick, den sie vornehmlich in der Entwicklung chirurgischer Instrumente zu erkennen meinten.
5. Das natürliche Geburtsereignis wurde fortan als pathologischer Geburtsvorgang interpretiert, die Geburt immer als Risiko, im Sinne einer krankhaften Veränderung, definiert.
6. Mit den Entbindungswerkzeugen stieg auch das Kindbettfieber an. Erst durch Philipp Semmelweiss und die später auf seine Erkenntnisse aufbauenden Maßnahmen zur Aseptik und Antiseptik, konnte die Infektionsrate gesenkt werden.
7. Der Hebammenberuf erfuhr im 18./19. Jahrhundert im Zuge der o. a. Entwicklung einschneidende Veränderungen. So waren Hebammen beispielsweise von der Akademisierung oder Weiterentwicklung des Fachs ausgeschlossen, da Frauen der Zugang zur Universität bis ins 20. Jahrhundert verschlossen war.
8. Seit den 70er-Jahren des 20. Jahrhunderts findet – auch im Zuge der neuen Frauenbewegung – eine Neubewertung des Berufsleitbildes der Hebamme statt. Ein neuer Blick auf die Geburtshilfe führte in den letzten Jahrzehnten zu großen Veränderungen im klinischen wie außerklinischen Bereich (ambulante Entbindungen, Geburtshäuser etc.).

Einleitung

Das Thema Geburt wurde in den letzten Jahren zu einem in der Öffentlichkeit und den Massenmedien beliebten und vielseitig diskutierten Gegenstand; eine Fülle von Handbüchern, Ratgebern und Erlebnisberichten zu Schwangerschaft und Geburt überflutet den aktuellen Buchmarkt. Die Geburt ist unübersehbar ins Gerede gekommen. Schwangere suchen neue soziale Formen des Gebärens, freiberufliche Hebammen, die schon fast verschwunden waren, sind wieder gefragt. Die bisherige Ordnung des Gebärens wird vehement in Frage gestellt sowohl von Seiten der Versicherungen und Gesundheitspolitikern, die auf Kostensenkung drängen, wie auf Seiten der Schwangeren, die nicht länger Objekte einer klinisch-technischen Apparatemedizin sein möchten. Gerade diese öffentliche Debatte zeigt mehr als jede Statistik über Haus- und Klinikentbindungen den Wandel des Bewusstseins. In dieser Situation, wo der bisherige Entwicklungstrend problematisch erscheint und Experten wie Betroffene um Weichenstellungen streiten, richtet sich der Blick verstärkt in die Vergangenheit, um die Geburtshilfe als ein historisches Phänomen zu untersuchen. Unterschiedliche Disziplinen haben sich der Thematik angenommen wie die Frauen- und Geschlechtergeschichte, die Medizingeschichte, die Volkskunde, die historische Demographie und die Kulturgeschichte [14].

Im Folgenden soll das 19. Jahrhundert im Zentrum der Betrachtungen stehen, ein Jahrhundert, das die Geburtsstunde für vieles war, was uns noch heute vertraut, ja selbstverständlich ist. Vor dem Hintergrund des ungeheuren Tempos der Veränderungen in der Moderne erlebte auch die „Entbindungswissenschaft" eine Revolution, die häufig mit wohltätigen Folgen betrachtet worden ist. Neben den Hebammen traten im 18. Jahrhundert Ärzte und Chirurgen hervor, die sich den Vorgängen um die Geburt zuwendeten und ihr Wissen zu einer wissenschaftlichen Disziplin erhoben. In der Tat ist das Mortalitätsrisiko für Frauen im Zusammenhang mit Schwangerschaft und Geburt bis heute auf weniger als ein Hundertstel gesunken, womit die Geburt, die in vergangenen Jahrhunderten für Mutter und Kind mit hoher Todesgefahr verbunden war, immer sicherer geworden ist. Doch verdankt sich dieser Sachverhalt allein den Fortschritten der ärztlichen Kunst und Wissenschaft? Um diese Frage zu beantworten, soll zunächst geklärt werden, was mit dem Anspruch, die Geburtshilfe zu einer „Wissenschaft" zu erheben, eigentlich gemeint war. Auf dieser Grundlage gilt es zu erörtern, welche Auswirkungen dieses Projekt auf die Praxis hatte und wie umgekehrt die jeweilige Praxis den Weg prägte, der bei der Entwicklung einer wissenschaftlichen Geburtshilfe eingeschlagen wurde. Es soll also nach den konkret Handelnden, ihren Vorstellungen, Motiven und Strategien gefragt werden. Im Zusammenhang mit der Institutionalisierung der Geburtshilfe als medizinisches Fach wird dabei das besondere Interesse der Interaktion zwischen Geburtshelfer und seinen „Patientinnen", also gebärenden Frauen, gelten. Im nächsten Schritt wird der Entwicklung des Hebammenberufes Aufmerksamkeit gewidmet, um die entscheidenden Veränderungen in der Gebärkultur auszuleuchten. Immer soll der Blick dabei auch auf die Gebärende, die Mutter, gerichtet sein, die schließlich im Mittelpunkt des Ereignisses „Geburt" steht [7]. Bis in unser Jahrhundert hinein schuf dieses Ereignis einen intimen, rituellen und bedeutsamen Erfahrungsraum zwischen der Frau, die Mutter wurde, der „Mitmutter" (midwife = Hebamme) und den Helferinnen. Die Geburt eines Kindes war ein körperliches, emotionales, symbolhaftes und immer unmittelbares Ereignis der Menschwerdung, die Geburtshilfe eine ethische und zugleich sinngebende Interaktion zwischen Frauen - Geburtshilfe beinhaltete stets mehr als nur die technische Unterstützung somatischer Vorgänge: sie war zeremonielle Begleitung eines einzigartigen „Körperrituals" [5a].

Die „Geburt der Klinik"

In der 2. Hälfte des 18. und der 1. Hälfte des 19. Jahrhunderts setzte in Europa ein entscheidender Wandel in der Gebärkultur ein, der mit der Schaffung klinischer Einrichtungen zu Ausbildungszwecken einherging. Unter dem Einfluss von Rationalismus und Aufklärungsphilosophie entstanden erkenntnistheoretische Veränderungen, die alle Wissenschaften, auch die Entbindungswissenschaft betrafen. Sie waren gekennzeichnet durch die Abwehr von spekulativ gewordenen Systemen und strikter Hinwendung zur Empirie. Die naturwissenschaftliche Fundierung vieler Disziplinen setzte ein, allen voran die Entwicklung der Medizin zur Naturwissenschaft. Diese Rationalisierung ging mit einer wissenschaftsorganisatorischen einher, die zu einem komplexen Professionalisierungs- und Institutionalisierungsprozess führte. Somit entwickelte sich mit der „Geburt der Klinik" an der Wende vom 18. zum 19. Jahrhundert nicht nur eine veränderte Gebärkultur, sondern gleichzeitig ein dramatischer Wandel des menschlichen Selbstbildes [4, 15]. Die Accouchiranstalten, wie die Gebärhäuser in der 2. Hälfte des 18. Jahrhunderts in Deutschland in Anlehnung an die französischen Vorbilder in Paris und Straßburg genannt wurden, waren die ersten „Kliniken", in denen man den menschlichen Körper in der Ära der Vernunft mit empirischem Tatsachenblick entschleierte. Damit suchte man insbesondere in der Medizinerausbildung von der Tradierung des alten, teils realitätsfernen Bücherwissens abzukommen. Neben eigener Beobachtung und Experiment sollte der Demonstration und dem praktischen Einüben der Lehrinhalte am Krankenbett nun besonderer Vorzug gegeben werden. Das bedeutete, am Bett einer Kreißenden den Medizinstudenten die Geburtshilfe institutionalisiert zu lehren. Hintergrund war, dass sich v.a. im 18. Jahrhundert die akademische Medizin des Themas Geburt bemächtigte. Sie strebte eine Hegemonie über die Ausbildung der Hebammen an, die nun nach Möglichkeit, v. a. bei Problemgeburten, auch männliche, ärztliche Geburtshelfer hinzuziehen sollten. Ihr einstmals selbständiges „Handwerk" veränderte sich nun dahingehend, dass sie in der Klinik Weisungsempfängerinnen wurden. In der Hausgeburtpraxis ging es freilich noch „traditionell" zu, obgleich die Weichenstellung um 1800 insgesamt eingeleitet war, wenn auch eine endgültige Verlagerung der Geburt in die Klinik noch mehr als 1,5 Jahrhunderte dauern sollte.

Von der Hebammenkunst

Vor der Medikalisierung wurde der Gebärenden in der Regel von weiblichen Familienangehörigen, Freundinnen und Nachbarinnen, die beim Einsatz der ersten Wehen in der Wochenstube der Kreißenden zusammenkamen, Beistand geleistet. Die Frauen beruhigten die Gebärende, sprachen ihr Mut zu und regelten die praktischen Dinge, wie das Geburtslager zu richten, für eine geeignete Raumtemperatur zu sorgen, Essen und Getränke zuzubereiten, das Neugeborene zu versorgen usw. Der Nachbarin oder Freundin bei der Niederkunft wechselseitig beizustehen, war eine Selbstverständlichkeit, der sich keine verheiratete Frau entzog. Auf dem Lande bildeten die verheirateten Frauen eine praktische geburtshelferische Hilfsgemeinschaft. Männer hatten zu der Geburtsstube zumeist keinen Zugang. Lediglich wenn sich eine schwierige Geburt ankündigte, wurde der Ehemann hinzugezogen, um der Gebärenden physisch und psychisch beizustehen. Innerhalb dieser Hilfsgemeinschaft nahm die Hebamme eine zentrale Rolle ein. Die Gemeinde- oder Amtshebamme wurde von den verheirateten und verwitweten Frauen einer Gemeinde gewählt. Die Hebammenwahl war ein Teil der dörflichen Frauenöffentlichkeit und zugleich das einzige öffentliche Wahlrecht der Frauen. Diese autonome Hebammenwahl blieb vielerorts bis weit in das 19. Jahrhundert erhalten – auch wenn landesherrliche Verordnungen diese Praxis bereits verboten hatten. Um von der Frauengemeinschaft zur Hebamme gewählt zu werden, hatte eine Frau bestimmte persönlichkeitsbezogene Voraussetzungen zu erfüllen. Vor allem musste sie bereits selbst geboren haben. Auch das Alter der Hebamme spielte eine wichtige Rolle. Ein fortgeschrittenes Alter signalisierte eine besondere Lebenserfahrung und persönliche Reife. Bei einer alten Hebamme konnte ihre moralische Qualität als unmittelbarer Teil ihrer Hebammentätigkeit eher vorausgesetzt werden. Eine ältere Hebamme verfügte auch über die notwendige Ungebundenheit, stand zu jeder Tages- und Nachtzeit zur Verfügung, weil sie selbst keine kleinen Kinder mehr zu versorgen hatte. Ein weiteres wichtiges Kriterium war, dass eine Hebamme verheiratet oder verwitwet sein musste. Eine geburtshilfliche Hilfsgemeinschaft auf dem Land war eine Gemeinschaft der verheirateten Frauen, und so war es eine Selbstverständlichkeit, dass auch die Hebamme diese Voraussetzung erfüllte, zumal ledige Frauen in der Regel schon wegen ihres Alters und der mangelnden Selbsterfahrung mit Schwangerschaft, Geburt und Wochenbett kaum in Frage kamen. Das Wissen einer Hebamme war ein geschlossenes Wissen. Als mündlich überliefertes Traditionswissen konnte es seinen Bestand nicht wesentlich verändern. Eine Trennung von Theorie und Praxis kannte dieses Wissen nicht. Es wurde direkt in der Lebenspraxis gewonnen und in dieser selbst vermittelt. Die Weitergabe dieses geburtshilflichen Wissens geschah von Hebamme zu Hebamme. Die alte Hebamme nahm gewöhnlich eine Assistentin zu allen ihren Geburten mit, die mit ihr arbeitete, der sie ihr Wissen weiter vermittelte und die dann die geburtshilfliche Praxis selbständig übernahm, sobald die alte Hebamme starb oder ihr Amt aufgab. Häufig wechselte auch das Hebammenamt von der Mutter auf die Tochter [5b]. Mit der Gründung von Accouchiranstalten aber – denen in der Regel auch Hebammenausbildungsstätten angegliedert waren – veränderte sich das Wissen der Hebammen fundamental. Ihr Unterricht beschränkte sich auf das, was akademisch gebildete Mediziner, für die das Fach selbst noch relativ neu war, ihnen vermittelten. Damit waren sie abgeschnitten von den normalen Erfahrungen um das Geburtsgeschehen, herausgenommen aus den Vorgängen bei einer Hausgeburt, die ja nach wie vor den Normalfall darstellte. Keine erfahrene ältere Hebamme führte sie mehr in die Entbindungskunst ein, eine mehrjährige Lehrzeit „in praxi“ verwandelte sich zu einem 3- oder 6-monatigen akademischen Kursus. Nun waren es die Hebammen, die mit der Entwicklung nicht Schritt halten konnten. Buchwissen war ihnen weitgehend fremd und konnte auch nur langsam an sie herangetragen werden, da einfache Frauen zu Beginn des 19. Jahrhunderts im Lesen und Schreiben nur dürftig unterrichtet waren. Auf dem Land galt Erfahrungswissen, mancherorts noch bis in das 20. Jahrhundert hinein, als das eigentlich relevante Wissen. Institutionalisierte Bildungseinrichtungen wurden eher mit Argwohn betrachtet. Mit der Institutionalisierung der Geburtshilfe an den Universitäten begann der Prozess der Verwissenschaftlichung des Fachs und der Ausgrenzung der Frauen, denen erst ein Jahrhundert später das Universitätsstudium möglich war. Die nun neu erlassenen Hebammenordnungen schrieben die untergeordnete Stellung gesetzlich fest. Sie verpflichteten sie, bei jeder Unregelmäßigkeit des Geburtsablaufs den Accoucheur hinzuzuziehen und sich dessen Weisungen zu fügen [7]. Nur die Normalgeburt verblieb in ihrem Aufgabenbereich, so dass das Wissen der Frauen bei „unrecht stehenden Geburten“, wie sie etwa die berühmte Siegemundin – Stadthebamme in Liegnitz und Verfasserin eines bedeutenden Hebammenlehrbuchs [12] – noch geschickt zu behandeln wusste, mehr und mehr verloren ging. Sie durfte sich weder geburtshilflicher Instrumente bedienen, noch bei einer toten Frau den Kaiserschnitt vornehmen oder gar innere Medizin verabreichen. Selbst anerkannte Hausmittel, die gerade auf dem Land noch sehr verbreitet waren, wurden verfemt und den Hebammen deren Verwendung untersagt. Alle volksmedizinischen Kenntnisse, über Generationen tradiert und wirksam, wie die Anwendung von Heilkräutern oder meditativen Techniken, sollten zugunsten der Verbreitung der aufgeklärten Medizin, wie sie von den Universitäten ausging, aufgegeben werden. Die Hebammenbücher, die die Ärzte verfassten, *„waren in leicht faßlicher Form geschrieben und alles daraus weggelassen, was ein Medicus und Hebammen-Meister vor einer Hebamme in dieser Kunst voraus haben muß“* [7].

Berühmte Hebammen

Dass die Hebammen trotz der starken Autonomiebeschneidung, die sie hatten hinnehmen müssen, bestrebt waren, auch auf wissenschaftlichem Gebiet voranzukommen und eben nicht das Feld allein den Ärzten zu überlassen, belegen nicht nur jene berühmten Frauenpersönlichkeiten, deren Namen selbst in das legendäre „Lexikon der hervorragenden Ärzte aller Zeiten und Völker“ Aufnahme fanden. Bereits 1745 petitionierten in Paris 40 Hebammen um besseren Unterricht an der dortigen Fakultät. Die französischen Hebammen nahmen es nicht hin, von der Verwissenschaftlichung des Fachs abgeschnitten zu werden, und errichteten 50 Jahre später selbst eine Hebammenschule, der die berühmte Lachapelle vorstand, als sie am 22.12.1802 den 1. Kurs eröffnete. Vom akademischen Studium an Universitäten ausgeschlossen, basierten die Erkenntnisse der Hebammen auf Beobachtungen aus der Praxis und den daraus resultierenden Erfahrungen. Dem Lehrbuch der Lachapelle lagen 40000 Geburten(!) zugrunde, die sie und ihre Kolleginnen geleitet hatten. Als Tochter der Sage-famme en chef des Hotel-Dieu, Madame Dugés, hatte auch sie diese Laufbahn eingeschlagen und war in kurzer Zeit zur Vorsteherin einer der bedeutendsten Gebäranstalten Europas, der Maternité in Paris, avanciert. Weiten Ruhm erntete Marie Louise Lachapelle (1769–1821) mit ihrem dreibändigen Hauptwerk „Pratique des accouchemens ou mémoires et observations choisies sur les points les plus importants de l'art“, das zwischen 1821 bis 1825 erschien. Die Schülerin der Lachapelle, Marie Anne Victorine Boivin-Gillain (1773–1841) erhielt wegen ihres bedeutenden geburtshilflichen Lehrbuches 1828 den Ehrendoktortitel der Universität Marburg. Ihrem Hauptwerk „Mémorial de l'art des accouchemens“ lagen die genauen statistischen Beobachtungen von 20517 Geburtsfällen zugrunde. Das Buch erlebte allein 4 französische Auflagen und wurde ins Italienische und Deutsche übersetzt. Sie war Ehrenmitglied der Königlichen Gesellschaft der medizinischen Wissenschaften in Bordeaux, erhielt die preußische goldene Verdienstmedaille und einen Ruf von der russischen Zarin nach Petersburg, den sie aber ablehnte. Sie entwickelte das damals beste Spekulum, mit einer schmerzlindernden Vorrichtung bei der Einführung in die Vagina, und ein Intrapelvimeter, ein Instrument zur inneren Messung des weiblichen Beckens. Dass ihre Erkenntnisse und Entwicklungen auch Anwendung auf breiter Ebene fanden, erhellen die weite Verbreitung ihres epochemachenden Lehrbuchs ebenso wie beispielsweise die Erwähnung ihrer Schriften und Instrumente im Inventarkatalog der Marburger Accouchiranstalt: „Boivin's Hebel“, „Intrapelvimeter von Madame Boivin“ und ein „Speculum vaginae von Madame Boivin“.

Auch in Deutschland machten sich im frühen 19. Jahrhundert Frauen in der Geburtshilfe einen Namen. Zum „Doctor honoriae artis obstetriciae“ der Universität Gießen wurde Regina Josepha von Siebold (1771–1849) im Jahr 1815 ernannt. Mit dem am 6.9.1815 verliehenen Doktordiplom war sie die 2. deutsche Frau, die einen medizinischen Doktortitel führte (Dorothea Erxleben war als erste Frau in der Medizin an der Universität Halle promoviert worden). Ihre Tochter aus 1. Ehe, Charlotte Heiland-von Siebold (1788–1859), schlug die gleiche Laufbahn ein. Sowohl von der Mutter wie vom Stiefvater, der gleichfalls Geburtshelfer war, gründlich vorbereitet, nahm sie noch privaten Unterricht an der Universität Göttingen. 1814 legte sie die Prüfung zur Ausübung der Geburtshilfe in Darmstadt ab. Anders als die Mutter unterzog sie sich einer ordnungsgemäßen und nach den Regeln der Medizinischen Fakultät verlaufenden Promotionsprüfung, d.h. einer öffentlichen Disputation. Dieser ungewöhnliche Vorgang erregte eine heftige Debatte innerhalb der Gießener Professorenschaft, die

„eine öffentliche Disputation wegen der Materie für ein Frauenzimmer contra decorem“ hielten [8]. Doch diese herausragenden wissenschaftlich tätigen Geburtshelferinnen traten in der 1. Hälfte des 19. Jahrhunderts gewissermaßen als Krönung und Abgesang vor der endgültigen Beschränkung der Hebammen auf die ganz normale Geburtshilfe auf. Die Medizinhistorikerin Esther Fischer-Homberger fasst den hier beschriebenen Prozess folgendermaßen zusammen: *„Die Aufklärung hat eine Verwissenschaftlichung, Literaturfähigkeit und vor allem eine Eingliederung der Geburtshilfe in die Medizin gebracht, die dieses Fach (bei der Beschränktheit der Bildungsmöglichkeiten für Frauen) in die Hände von Männern brachte. (...) Für die weiblichen Hebammen wurden nun spezielle Schulen gegründet, die ihnen die Belehrung vermittelten, derer sie als medizinische Hilfspersonen bedurften“* [3].

Hierarchisierungstendenzen in der Geburtshilfe

Die neu gegründeten Entbindungsanstalten boten den Ärzten in besonderer Weise die Möglichkeit, empirisches Expertenwissen zu erwerben und damit die Grundlage zur Verwissenschaftlichung der Geburtshilfe zu legen. Alle wichtigen deutschen geburtshilflichen Schriftsteller seit der 2. Hälfte des 18. Jahrhunderts hatten Entbindungsanstalten vorgestanden. Die Lehren der deutschen Geburtshilfe entstammten der klinischen Praxis und den Beobachtungen, die in den verschiedenen Gebärhäusern gemacht wurden, wobei sich die Geburtshilfe ausdrücklich als „empirische Wissenschaft“ verstand. Der Weg der Beobachtung, postulierte der Hallenser Geburtshilfeprofessor W.H. Niemeyer, bleibt *„der einzig richtige, welchen die Forschung einschlagen kann, wenn sie nicht jeden Augenblick auf Irrwege zu geraten, oder sich im Labyrinth der Speculation zu verlieren fürchten will“* [10, 13]. Dabei versprach der geschützte und isolierte Raum der Klinik nach Auffassung der Geburtsärzte eine „reine“ Naturbeobachtung ohne störende äußere Einflüsse. Dementsprechend war nach Niemeyer die Entbindungsanstalt für die Wissenschaft *„der eigentliche Boden, auf welchem sie gedeihen und zu höherer Kultur hervorreifen kann“*. Damit etablierten sich die Entbindungsanstalten als praktische Ausbildungsstätten für den geburtsärztlichen Nachwuchs. Sie ermöglichten erstmals prinzipiell eine Vereinheitlichung der geburtsärztlichen Ausbildung, die geregelte Weitergabe des Wissens an den Nachwuchs und die Kontrolle dieses Wissens durch die Ärzte selbst. Häufig wird dieser erhebliche Bedeutungsgewinn ärztlich-männlicher Geburtshilfe im 19. Jahrhundert mit einer einseitigen Verlustgeschichte der Hebammen begriffen und mit „Verdrängung“, „Marginalisierung“ oder „Deprofessionalisierung“ verknüpft. Bei näherem Hinsehen allerdings kann von einer Verdrängung der Hebamme keine Rede sein. Der ärztlich-männliche Monopolanspruch in der praktischen Geburtshilfe beschränkte sich auf die Behandlung von Geburtskomplikationen, während die Zuständigkeit der Hebamme für das viel umfangreichere Feld der „natürlichen Geburtshilfe“ bis ins 20. Jahrhundert hinein nicht ernsthaft in Frage gestellt wurde. Schließlich betrachteten die Ärzte komplikationslose Geburten nicht als ihr Aufgabengebiet, wobei sie aber die Definitionsgewalt in der Klinik darüber hatten, welche Fälle ihres Eingreifens bedurften und welche nicht. Weit über Deutschlands Grenzen hinaus bekannt wurde der Göttinger Anstaltsleiter Friedrich Benjamin Osiander (1759–1822) v.a. deshalb, weil er bei jeder 2. Geburt in seiner Klinik die Zange zur Anwendung brachte. *„Warum“*, so schrieb er, *„soll man mit animalischer Ergebenheit die Hülfe der Natur abwarten?“* [11], wenn der Geburtshelfer sich doch der „Hülfe der Kunst“ bemächtigen konnte, die in den Accouchirhäusern im häufigen Anlegen der Zange, im Einsatz von Perforationsinstrumenten oder dem „Kaiserschnitt-Bistouri“ lag [9]. Die Nachfrage nach geburtsärztlichen Dienstleistungen in der Bevölkerung blieb jedoch gering, so dass mindestens 90 % der Geburten an der Wende zum 19. Jahrhundert noch immer von Hebammen geleitet wurden. Es ging den Ärzten letztlich also nicht um eine vollständige Verdrängung der Hebammen oder eine absolute Monopolstellung, sondern um eine Hierarchisierung der Geburtshilfe. Nicht nur, dass ihnen infolge ihrer Universitätskarriere die „höhere Entbindungskunst" zufiel, vielmehr beanspruchten sie auch im Einzelnen festzulegen, wo das Aufgabengebiet der Hebammen aufhörte und das der Ärzte begann. Der ärztliche Unterricht in den Hebammenschulen verfolgte genau diesen Zweck, nämlich nicht nur eine qualitative Verbesserung der weiblichen Geburtshilfe, sondern auch die Überlegenheit ärztlicher Geburtshilfe zu garantieren. Hebammen wurden also nur begrenzt zur Behandlung von Geburtskomplikationen angeleitet, um sie von therapeutischen Eingriffen fernzuhalten. Ort der Hebammenausbildung waren in der Regel ebenfalls die Accouchiranstalten, in denen sie in den „akademischen Ferien" selbst Geburten betreuen durften. Die Schwangeren in den Entbindungsanstalten gehörten schließlich zu keiner Risikogruppe, so dass hier durchaus „natürliche" Geburten vorkamen, bei denen dann die Hebammenschülerinnen zugegen waren. Ledige und arme Schwangere waren die Zielgruppe jener Anstalten, denn eine verheiratete Frau begab sich im 19. Jahrhundert zur Geburt nicht in eine öffentliche Klinik. Häufig wurden die ledigen Schwangeren unter Strafandrohung gesetzlich gezwungen, ihr Kind hier zur Welt zu bringen – für manche verlassene Schwangere blieb die Gebärhausgeburt die letzte Zuflucht [6, 16]. Dennoch muss festgehalten werden, dass sich ein gewisses Gewaltverhältnis aus der Unterrichtsfunktion der Anstalten ergab. Mit ihrer Aufnahme verpflichteten sich die unentgeltlich verpflegten Frauen, für die Untersuchungsübungen der Medizinstudenten und Hebammenschülerinnen zur Verfügung zu stehen und ihr Kind unter deren aktiver Teilnahme zur Welt zu bringen; im Falle des Todes sich oder das Kind gar der Anatomie zur Verfügung zu stellen. Einspruchsmöglichkeiten gegen therapeutische Eingriffe und instrumentale Operationen waren unmöglich. Dass die Anstaltsärzte diesen Spielraum häufig zu unnötigen Eingriffen, die letztlich nur Unterrichtszwecken dienten, nutzten, zeigt die unverhältnismäßig hohe Operationsfrequenz in den Anstalten. Damit wurden die Gebärhausschwangeren eines Großteils der autonomen Selbstbestimmung über ihren Körper beraubt. Häufig genug bezahlten sie ihre Indienstnahme für die Zwecke der Wissenschaft und des Unterrichts mit dem Leben. Starb dann eine Frau unter der Geburt, war nach einer hessischen Verordnung aus dem Jahr 1801 der *„Leichnam in Gegenwart aller Lernenden (zu) öffnen und (zu) zergliedern, demnächst aber beerdigen (zu) laßen"* [17]. Das heißt, dass die Gebärhäuser ihre Leichen auch nicht in die Anatomie gaben, sondern eigene Sezierräume für ihre Untersuchungen unterhielten, die sie gleichzeitig in die Lage versetzten, umfangreiche Sammlungen anzulegen, mit denen sich die Institutsdirektoren einen oft zweifelhaften Ruhm erwarben. In der berühmten Marburger Beckensammlung soll sich u.a. das Becken der 1. Institutshebamme, der Nellin, befunden haben [17].

Auch der normale, nichtoperative Geburtsablauf im Accouchirhaus, war im Sinne seiner Lehr- und Ausbildungsfunktion geregelt: *„Wenn eine Schwangere zu kreisen anfängt, so werden alsbald die sämtlichen Praktikanten und der Lehrer gerufen: Nach der Reihe, wie sie sich zu der Klinik gemeldet haben, übernimmt einer die Behandlung der Geburt, während die übrigen als Beobachter zugegen sind. Nachdem der Lehrer die Kreisende untersucht hat, geschiehet dasselbe von dem, welcher die Geburt besorgt, und nachher auch von den übrigen Zuhörern. (…) Wenn es nützlich erachtet wird, so werden im Verlaufe der Geburt sämmtliche Praktikanten noch einmal zu der Untersuchung zugelassen"* [1], führt der Marburger Anstaltsleiter Prof. Busch 1821 aus. Die Hebammenschülerinnen, die im Haus ausgebildet wurden, waren zu diesen praktischen Übungen nur in den Semesterferien, bei Abwesenheit der Studenten, zugelassen.

Auf das Schamgefühl der den Ärzten anvertrauten Frauen wurde wenig oder gar keine Rücksicht genommen. Musste der zu einer

Hausgeburt gerufene Arzt unter der Bettdecke arbeiten, war im Gebärhaus der entblößte Frauenkörper selbstverständlich. Der Geburtshelfer und Medizinhistoriker Dohrn berichtet über die Gepflogenheiten in einigen deutschen Gebärhäusern des 19. Jahrhunderts: *„In Erlangen hielt damals der Professor in einem unglaublich dürftig ausgestatteten Auditorium öfters über die einzige, mitten unter den Studenten, an dem runden Tisch sitzende Schwangere seinen Vortrag. In Gießen stand in der Untersuchungsstunde die Schwangere hinter einem dicken Vorhang und der Praktikant durfte nur durch einen Schlitz des Vorhanges seinen Finger in die Genitalien der aufrecht stehenden Schwangeren einführen, worauf der Praktikant über den Befund referierte. In Göttingen sah man in der abendlichen Untersuchungsstunde die Schwangere auf einer Art von Katafalk aufgebahrt. Ein von der Decke herabhängender Vorhang verdeckte die Gesichtszüge der Schwangeren den Augen der Studenten. Ein fremder Besucher glaubte in ein Sektionslocal zu kommen“* [2].

Erwähnt werden muss in diesem Zusammenhang auch, dass die Frauen im Accouchirhaus von den bis zum Ende des Jahrhunderts in den Anstalten grassierenden Kindbettfieberepidemien bedroht waren. Dabei blieb der Nutzen ärztlicher Entbindungskunst für Mutter und Kind bis in die 1880er-Jahre ambivalent. Einerseits erhöhten sich die Überlebenschancen der Schwangeren und Kinder bei schweren Geburten durch die Anwendung technischer Instrumentarien, andererseits schufen genau jene geburtshilflichen Eingriffe oft erst Gefahren. Auch die Reform des Hebammenwesens bewirkte nicht sogleich, dass die Geburt bis in das späte 19. Jahrhundert hinein statistisch gesehen sicherer wurde. Erst zu Beginn des 20. Jahrhunderts begannen die Mortalitätsraten zu sinken, was auch im Zusammenhang mit veränderten generativen Verhaltensmustern und den sozialen und wirtschaftlichen Verhältnissen reflektiert werden muss.

Literatur

1. Busch DWH (1821) Einrichtung einer geburtshilflichen Klinik in der academischen Entbindungs-Anstalt zu Marburg. Kriegersche Schriften, Marburg, S 12
2. Dohrn R (1903/1904) Geschichte der Geburtshülfe der Neuzeit, Bd 1. Tübingen, S 84-85
3. Fischer-Homberger E (1975) Geschichte der Medizin. Springer, Berlin Heidelberg New York, S 154
4. Foucault M (1991) Die Geburt der Klinik. Eine Archäologie des ärztlichen Blicks. Fischer, Frankfurt

5a. Labouvie E (2000) Andere Umstände. Eine Kulturgeschichte der Geburt. Böhlau, Köln Weimar Wien, S 3-7

5b. Labouvie E (2000) Andere Umstände. Eine Kulturgeschichte der Geburt. Böhlau, Köln Weimar Wien, S 103-112

6. Metz-Becker M (1994) Gebären im Dienst der Wissenschaft. Zum Medikalisierungsprozeß unehelich schwangerer Frauen in den Gebärhäusern des frühen 19. Jahrhunderts. Zeitschrift für Volkskunde, 90. Jg II, Schwarz & Co, S 210-229
7. Metz-Becker M (1997) Der verwaltete Körper. Die Medikalisierung schwangerer Frauen in den Gebärhäusern des frühen 19. Jahrhunderts. Campus, Frankfurt/M New York
8. Metz-Becker M (1999) Hebammenkunst gestern und heute. Zur Kultur des Gebärens durch drei Jahrhunderte. Jonas, Marburg/L, S 7-20
9. Metz-Becker M (2000) Die Kaisergeburt der Sophie Gräter - Kulturhistorische Betrachtungen zur Sectio caesarea im frühen 19. Jahrhundert. In: Metz-Becker M, Schmidt S (Hrsg) Gebärhaltungen im Wandel. Kulturhistorische Perspektiven und neue Zielsetzungen. Jonas, Marburg, S 31-51
10. Niemeyer WH (1828) Das Gebärhaus an der Universität Halle als Lehr- und Entbindungsanstalt. Z GpM 1: 24-156
11. Osiander FB (1794) Denkwürdigkeiten für die Heilkunde und Geburtshülfe. Van den Hoeck & Ruprecht, Göttingen, S CXII-CXIII
12. Pulz W (1994) „Nicht alles nach der Gelahrten Sinn geschrieben“ - Das Hebammenanleitungsbuch von Justina Siegemund. Zur Rekonstruktion geburtshilflichen Überlieferungswissens frühneuzeitlicher Hebammen und seiner Bedeutung bei der Herausbildung der modernen Geburtshilfe. Münchener Beiträge zur Volkskunde, Bd 15
13. Reissig S (1996) Die historische Entwicklung der Universitäts-Frauenklinik Halle als Beispiel der Entstehung moderner Frauenkliniken im 18. und 19. Jahrhundert. Dissertation an der Klinik und Poliklinik für Gynäkologie der Medizinischen Fakultät der Martin-Luther-Universität Halle-Wittenberg; unveröffentlichtes Manuskript, S 31 ff

14. Schlumbohm J et al. (Hrsg) (1998) Rituale der Geburt. Eine Kulturgeschichte. Becksche Reihe, München, S11-28
15. Schlumbohm J (1999) „Die edelste und nützlichste unter den Wissenschaften“: Praxis der Geburtshilfe als Grundlegung der Wissenschaft, ca. 1750-1820. In: Bödeker HE et al. (Hrsg) Wissenschaft als kulturelle Praxis. Vandenhoeck & Rupprecht, Göttingen, S 275-297
16. Seidel H-C (1998) Eine neue „Kultur des Gebärens“. Die Medikalisierung von Geburt im 18. und 19. Jahrhundert in Deutschland. Medizin, Gesellschaft und Geschichte, Beiheft 11. Steiner, Stuttgart
17. Staatsarchiv Marburg (StAM), Bestand 305a, A IV, 3 c, δ 1, Das Entbindungsinstitut, Nr. 4, Nr. 23, Nr. 37

Die Medikalisierung der Geburtshilfe – Gibt es Alternativen?

K. Vetter

MERKE:

1. Der Begriff „*Geburtsmedizin*" entspricht einer gehissten Fahne der medikalisierten Geburtshilfe.
2. „*Schwangerschafts- und Geburtsmedizin*" umfassen die Schwangerschaft vom Beginn bis zur Geburt.
3. Hebammen sind zentrale Teile des geburtsmedizinischen Systems.
4. Eine Medikalisierung des Eltern-Werdens kann vollkommen widersprüchlich wahrgenommen werden – zum einen positiv als Garant für Sicherheit von Mutter und Kind – zum anderen negativ als Störfaktor bei der Gestaltung der Schwangerschaft zum individuellen Erlebnis.
5. „*Alternative*" Ansätze beinhalten ein Abwenden vom Main-stream bei gleichzeitiger Identifikation mit ihm.
6. Nur selten werden die natürlichen Risiken von Schwangerschaft und Geburt bewusst der subjektiven Störung des Erlebnisses von Schwangerschaft und Geburt entgegengehalten.
7. Variationen innerhalb des geburtsmedizinischen Systems werden irrtümlich gern als Alternativen zu ihm wahrgenommen.
8. Der Anspruch werdender Eltern umfasst unausgesprochen Schwangerschaft, Geburt und Elternschaft als persönliches Erlebnis vor dem Hintergrund medizinisch abgesicherter Risiken.

Medikalisierung – eine Begriffsbestimmung

In großem Maßstab ist der Begriff 1975 durch Ivan Illich mit seinem Buch „Medical nemesis" eingeführt worden. Sein Buch hieß auf deutsch: „Die Nemesis der Medizin. Die Kritik der Medikalisierung des Lebens" [5].

Für unseren Bereich könnte übertragen gelten: Medikalisierung bezeichnet gewöhnlich den Vorgang, durch den die normalen Geschehnisse von Schwangerschaft, Geburt, Menstruation und Menopause von der Medizin angegangen und neu definiert worden sind [6].

Der Begriff ist per se neutral und soll hier auch so verwendet werden. Er erhält aber nicht selten den durch Illich eingebrachten kritischen Anstrich und – politisch eingesetzt – teilweise einen negativen Beigeschmack, der quasi eine Vergewaltigung markiert. Der Begriff der Medikalisierung dient aber auch zur Abgrenzung. Das heißt, der Gebrauch kann ganz offenbar negative Konnotationen voraussetzen.

„Wir sind ein frauenpolitisch orientierter Verband, der Schwangerschaft, Geburt und Wochenbett als physiologische Vorgänge begreift und deren zunehmenden Medikalisierung entgegenwirkt" [3].

Doch auch das Gegenteil ist der Fall. Medikalisierung kann als Chance begriffen werden: „Frauen waren Partner bei der Medikalisierung weil sie auf die eine oder andere Weise davon profitiert haben, dass eine medizinische Behandlung vorgenommen wurde" [9]. Nur so ist zu begreifen, dass insbesondere Frauen mit Problemen z.B. zu Erich Saling geströmt sind, der als Vater der Perinatalmedizin einen der Kristallisationspunkte der Medikalisierung markierte [10].

Der Begriff „Geburtsmedizin" entspricht einer gehissten Fahne der medikalisierten Geburtshilfe

Tatsächlich umfasst die Schwangerschafts- und Geburtsmedizin eine Reihe Aspekte der klassischen Geburtshilfe, die nicht den mit Medikalisierung verbundenen Geruch der Pathologisierung beinhalten. Die schwunghafte Entwicklung in der Geburtshilfe ist in den Erfolgen der Medizin begründet. Selbstverständlich für die Mediziner ist die Verpflichtung, Schaden von Mutter und Kind abzuwenden. Die Schwangerschaft eignet sich dabei einerseits für Präventivmaßnahmen, die umfassend bei der Lebensführung beginnen, über Substitution mangelnder Substanzen und über die Risikoerkennung bis hin zur Frühdiagnostik von Störungen der Schwangerschaft.

Andererseits geht es gerade in der klassischen Geburtshilfe um die tatkräftige, wohl abgewogen indizierte und rechtzeitige Lösung gerade auch akuter Probleme unter der Geburt, wie Schulterdystokie, Entwicklung des 2. Zwillings aus Querlage, Uterusruptur, vorzeitige Lösung der Plazenta oder Atonie – um nur einige illustrierend zu nennen. Aber auch die rechtzeitig indizierte Intervention während der Schwangerschaft, die einen akuten Notfall abwenden soll, ist eine zunehmend wichtige Aufgabe für die Ärzte. Hier ist insbesondere an Plazentationsstörungen mit konsekutiven Versorgungsproblemen zu denken, die allein dank des Einsatzes moderner technischer Hilfsmittel angemessen beurteilt werden können: Sonographie, Dopplersonographie sowie Echokardiographie und nicht zuletzt die Computeranalyse des CTG sind die Grundlage moderner Entscheidungen an geburtshilflichen Zentren. Dies bedeutet, dass die Medikalisierung gut begründet ist, wenn dem schicksalhaften Verlauf von Schwangerschaft, Geburt und Wochenbett entgegengetreten werden soll.

Schwangerschafts- und Geburtsmedizin umfassen die Schwangerschaft vom Beginn bis zur Geburt

Die Umsorgung der Schwangeren beginnt nicht erst während, sondern schon vor der Schwangerschaft. Ganzheitliche Betreuung durch den Gynäkologen beinhaltet den Ausschluss von Risiken für oder durch die Schwangerschaft und die Vorsorge inklusive notwendigen Maßnahmen wie

- die Ergänzung des Impfschutzes bzw.
- die Feststellung individueller Infektionsrisiken wie der Toxoplasmose,
- die Beratung bzgl. der Substitution von Folsäure,
- die präkonzeptionelle Optimierung der Einstellung einer Diabetikerin,
- insbesondere eine Statuserhebung bei internistischen und speziell autoimmunologischen Erkrankungen sowie thrombophilen Risiken. Bei den meisten dieser Konstellationen bestehen erhebliche Risiken sowohl für die Mutter als auch für den Schwangerschaftsverlauf.

Die Hebammen sind ein zentraler Teil des geburtsmedizinischen Systems

Das medizinische System hat die Hebammen staatlich sanktioniert in die Betreuung der Schwangerschaft, die Leitung der normal verlaufenden Geburt und des unkomplizierten Wochenbetts schon vor Jahren einbezogen (Berufsordnung für Hebammen und Entbindungspfleger [HebBO] Berlin, 26.11.1989: §1 (1) 7 & 8). Die Hebammen sind damit konstitutiv für die Medikalisierung.

Derzeit wird die Akademisierung des Hebammenberufs in Europa diskutiert und betrieben. Dies könnte einerseits eine Verstärkung dieser Einbindung bedeuten, andererseits aber auch ihre Selbständigkeit innerhalb des medikalisierten Systems fördern.

Eine Medikalisierung des Eltern-werdens kann vollkommen widersprüchlich wahrgenommen werden – zum einen positiv als Garant für die Sicherheit von Mutter und Kind – zum anderen negativ als Störfaktor bei der Gestaltung der Schwangerschaft zum individuellen Erlebnis

Eltern-werden ist heute zunehmend ein bewusster Akt. Vielfach werden schon vor Beginn einer Schwangerschaft Kontakte zum betreuenden Arzt oder zu einer Hebamme aufgenommen. Der Schutz der Medizin wird aus freien Stücken gesucht, ja die Beratung aufgrund von Vorkenntnissen zum Teil recht strukturiert nachgefragt. Die Medizin bietet offensichtlich die basale Sicherheit für das Wagnis Schwangerschaft.

Auf der anderen Seite wird eine Schwangerschaft immer mehr auch als Erlebnis gestaltet. Das heißt, sie wird vom beteiligten Paar wie auch von der Umgebung als individuelles Geschehen begriffen, das fast keine Risiken mehr beinhaltet; die sind ja beim Arzt gut aufgehoben bzw. abgegeben worden. Jetzt geht es darum, das Familienfest zu gestalten – und wehe, die Medizin kommt mit einem Problem zum Vorschein, wo sie doch dazu da ist, alle möglichen Widerstände aus dem Weg zu räumen. Und schließlich soll die Medizin möglichst auch dann oder gerade dann zur Verfügung zu stehen, wenn man sich weit von ihr weg bewegt hat. Die Besteigung des Mount Everest wird ja auch zelebriert, als könne man jederzeit auf Funkruf mit dem Hubschrauber gerettet werden, was nachweislich nicht möglich ist.

„Alternative" Ansätze beinhalten ein Abwenden vom Main-stream bei gleichzeitiger Identifikation mit ihm [2]

„Alternativen" beruhen normalerweise auf dem Gängigen. Damit sind sie in den meisten Fällen als Modifikation des Gängigen zu interpretieren. Das wirkliche Gegenteil zur aktuellen Medizin wäre beispielsweise der vollständige Rückzug aus dem System, ohne dass es als backup in Anspruch genommen würde, oder der Rückgriff auf ein anderes System, das derzeit nicht erkennbar ist. „Alternative" Geburtshilfe beruht in diesem Land jedenfalls auf der medikalisierten Geburtshilfe, sie verlässt sich quasi darauf, dass diese perfekt funktioniert. Das betrifft insbesondere die außerklinische Geburtshilfe in jeder ihrer Formen: Je weiter entfernt der Denkansatz gewählt wird, desto abhängiger kann das Handeln sein.

Nur selten werden die natürlichen Risiken von Schwangerschaft und Geburt bewusst der subjektiven Störung des Erlebnisses von Schwangerschaft und Geburt entgegengehalten

Die Erfolge der ambulanten und klinischen Medizin haben dazu geführt, dass Schwangerschaft und Geburt nicht mehr unter dem Gesichtspunkt von Risiken gesehen werden, da ein Großteil der natürlichen Risiken unter Einsatz der technischen Möglichkeiten von Pränatal-

und Geburtsmedizin beherrscht werden kann. Die seltenen tatsächlichen Probleme werden kaum mehr als schicksalhaft, vielmehr als klagewürdig begriffen. Im entsprechenden Fall liegt eine Störung des Erlebnisses von Schwangerschaft und Geburt vor; und da die Medizin als Garant für dieses Erlebnis angesehen wird, muss die Störung dieser Logik folgend dieser Medizin angelastet werden.

Wer hat diese Fehleinschätzung zu verantworten? Sind es unsere Vorgänger, die die Machbarkeit auch politisch argumentativ instrumentalisiert haben, indem die Investitionen eine gesunde Nachkommenschaft garantieren sollten? War es der Preis für die Entstehung von Pränatal- und Geburtsmedizin?

Oder haben wir versucht, unsere Methoden – wie Kardiotokographie und Fetalblutanalyse – als Möglichkeit zur Verhinderung der hypoxisch-ischämischen Enzephalopathie angepriesen, ohne dass vorher festgestellt wurde, ob die Störung therapeutisch überhaupt zugänglich ist. Heute – d.h. nachträglich – ist bekannt, dass lediglich ca. 10% überhaupt in dem für Geburtshelfer zugänglichen Rahmen entstehen.

Haben wir auch die Juristen verführt zu glauben, dass der Einsatz von Tokolytika Frühgeburten zu verhindern vermag – ohne dass dies jemals nachgewiesen wurde? So dass wir heute schon mit Verfolgung zu rechnen haben, wenn wir nicht jede Kontraktion medikamentös angehen?

Dabei liegen unsere Stärken – auch nachgewiesen – in der Früherkennung von Schwangerschaftsstörungen, wie der Dopplersonographie der Aa. uterinae, in der Früherkennung von z.T. therapierbarer Störungen wie einer Zwerchfellhernie oder im Ausschluss von Risiken für den Schwangerschaftsverlauf, wie Rhesusunverträglichkeit oder Gestationsdiabetes.

Erfolge der Medikalisierung:

- Früherkennung von Plazentationsproblemen,
- Konzepte für den Schwangerschaftserfolg bei hohem Risiko wie Autoimmunerkrankungen,
- rechtzeitiges Erkennen behandlungsrelevanter Probleme des Feten wie Herzfehler oder Blutgruppenunverträglichkeit,
- Erkennung des Übertragungssyndroms mit Fruchtwassermessung und CTG,
- effektive Einleitungsmethoden und Therapie der Atonie durch Prostaglandine,
- sichere Geburt für Mutter und Kind,
- risikoarmer Kaiserschnitt,
- Therapie des Wochenbettfiebers.

Variationen innerhalb des geburtsmedizinischen Systems werden irrtümlich gern als Alternativen zu ihm wahrgenommen

Verschiedene Begleitpersonen, unterschiedliche Gebärpositionen, neue Gebärmöbel, veränderte Gebärräume, nichtmedikamentöse Schmerzbekämpfung, Akupunktur, Geburt im Wasser, durchgehende Betreuung durch eine Hebamme usw. werden vielfach als Alternativgeburtshilfe angesehen. Dabei handelt es sich weniger um eine Veränderung der Medizin im eigentlichen Sinne, vielmehr um das Eingehen auf persönliche Wünsche, eine Veränderung des Ambiente, eine Intensivierung der individuellen Betreuung sowie eine Erweiterung des Betreuungsspektrums. Das bedeutet, dass sich die Akteure im System sehr wohl an den medizinischen Standards orientieren. Sie weisen vielfach auch nach, dass ihre Maßnahmen keinen nachweisbaren Schaden hinterlassen, sei es durch Haus- oder Geburtshausgeburten oder durch Geburten im Sitzen, Stehen oder im Wasser. Das heißt, sie identifizieren sich sehr wohl mit der Medikalisierung, nicht jedoch mit einer als kalt und unpersönlich empfundenen Geburtsmedizin, die als alleinige Ziele die Verminderung von Morbidität und Mortalität von Mutter und Kind hat. Es handelt sich also nicht um Alternativen, sondern um Ergänzungen bzw. Erweiterungen der Medizin.

Der Anspruch werdender Eltern umfasst unausgesprochen Schwangerschaft, Geburt und Elternschaft als persönliches Erlebnis vor dem Hintergrund medizinisch abgesicherter Risiken

Wie schon ausgeführt, werden die natürlichen Risiken von Schwangerschaft und Geburt von den meisten professionellen Betreuern wie auch von den direkt Betroffenen, aber auch von der Öffentlichkeit als nicht mehr existent wahrgenommen bzw. negiert. Sie stören ganz offensichtlich das Fest von Schwangerschaft und Geburt:

- Politiker wollen abnehmenden Geburtenraten entgegentreten,
- in den geburtshilflichen Abteilungen sinken die Belegungsraten,
- für die Medien sind Komplikationen ein Verkaufshindernis.

Dies ergibt von allen Seiten einen Druck, die werdenden Eltern zu positiv zu motivieren, statt sie mit der Realität zu konfrontieren. So kann ein selektives Informationsdefizit entstehen, das die Basis für eine falsche Beurteilung darstellt. Damit war der Weg für eine einseitige, von allen Seiten unterstützte, fast nur positive, der Erlebnisgesellschaft entsprechende Beurteilung von Schwangerschaft und Geburt gebahnt. Dass sich daraus sofort ein Anspruchsdenken entwickeln würde, entspricht in gleichem Maß einer Gesellschaft, die persönliche Verantwortung sozialisiert, um sich gleichzeitig individuell zu bereichern.

Das Erlebnis Geburt entspricht der Besteigung eines Berges: Ohne Sicherungen können die Risiken ins Unermessliche steigen; einen Endorphinschub gibt es aber auch mit Absicherung.

Medikalisierung mit negativen Implikationen

Der Gebrauch des Begriffs Medikalisierung weckt u. U. negative Empfindungen, auch wenn er per se rein deskriptiven Charakter hat und z. B. hier auch in dieser Weise gebraucht wird. Warum sollte ein im Prinzip von positiven Gedanken getragenes Konzept problematisiert werden? Dies beruht möglicherweise auf der Enttäuschung über die Diskrepanzen zwischen hochgesteckten Erwartungen an die Erfolge medizinischer Leistungen einerseits bzw. an persönlichen Belastungen im Rahmen pränataler Diagnostik mit konsekutiver Beunruhigung der Schwangeren andererseits.

„Gut gemeint“ können ganze Kapitel in der Medizingeschichte betitelt werden; und so gibt es auch in unserem Bereich eine Reihe Konzepte, die verlassen wurden. Dazu zählen u. a.:

- Hypotonie „German disease“,
- Präeklampsieprävention mit Diuretika und Antihypertensiva,
- salzlose Diät,
- rektale Untersuchung,
- Geburtsroutinen,
- Nüchternheit,
- Rasieren,
- Einlauf,
- Bad,
- Durchtrittsnarkose,
- prophylaktische Episiotomie.

Persönlich habe ich insbesondere die Entwicklung der Durchtrittsnarkose verfolgt – mein erster Kontakt mit einer mir nicht einsichtigen Maßnahme bei der 1. Geburt, der ich als Student beiwohnen durfte. Die Begründungen für die Maßnahme fand ich in den zugänglichen Lehrbüchern, aus denen sie wenige Jahre später kommentarlos verschwanden: Durchtrittsrausch/Durchtrittsnarkose, Narcose à la reine „findet beim Durchtritt des Kopfes in der Hausgeburtshilfe und bei Anwesenheit eines Arztes vor allem der Chloräthylrausch (Narcose à la reine J. Snow bei der Königin Viktoria von England 1853) Verwendung“ [1].

„Für den Durchtritt des Kopfes kann der Schmerz („Zerreißungsschmerz“) außer durch regionale Methoden durch eine inhalatorische und/oder i. v.-Kurznarkose ausgeschaltet werden“ [7].

„Von vielen Frauen werden intravenöse Narkosen gegen Ende der Austreibungsperiode als Erlösung von den Geburtsschmerzen empfunden" [8].

Evidence based medicine ist die aktuelle weithin anerkannte Methode zur Abwehr autoritärer besserwisserischer Strategien. Allerdings dürfen auch hier die Erwartungen kurzfristig nicht zu hoch gesteckt werden, denn einer Schätzung entsprechend bedarf es noch einiger Erkenntnisse, ehe eine flächendeckende wissenschaftlich begründete Medizin betrieben werden kann.

Evidence based medicine – schätzungsweise:

- 4% medizinischer Entscheidungen beruhen auf sicherem Wissen aufgrund klinisch-wissenschaftlicher Untersuchungen.
- 45% beruhen auf einem Konsens unter den Ärzten, nicht auf wissenschaftlichen Erkenntnissen, und
- 51% der Entscheidungen basieren auf nur wenig gesicherten Erkenntnissen und Konsens [4].

Doch angesichts der Möglichkeiten, diagnostisch die Schwangerschaft immer besser zu erfassen und im übertragenen Sinn zu begreifen, ist für die nächste Zeit noch viel zu erwarten. Unsere Hilfsmittel sind nicht mehr nur Metermaß, Augenmaß oder Pinard-Rohr, sondern:

- Fetalblutgasanalyse,
- Kardiotokographie,
- Sonographie mit hoher Auflösung,
- Dopplersonographie,
- Farbdopplersonographie,
- ausgefeilte Laborchemie,
- Molekularbiologie,
- moderne Genetik.

Veränderungen sind jedoch nicht allein auf vernünftige Entscheidungen zurückzuführen, vielmehr sind die Kosten medizinischer Maßnahmen heute ein unübersehbares Steuerungselement. Der Einfluss von Krankenkassen auf ärztliches Handeln machen es leider notwendig, von dieser neuen Entwicklung zuungunsten der Geburtshilfe im eigentlichen Sinne als *Bürokratisierung der Geburtshilfe* zu sprechen.

Literatur

1. Bickenbach W (Hrsg) (1962) Hebammenlehrbuch. Thieme, Stuttgart, S 241
2. Buddeberg C (1996) Motive für „alternatives" Handeln. In: Vetter K (Hrsg) Die Geburt. Gustav Fischer, Stuttgart, S 111
3. Bund freiberuflicher Hebammen Deutschlands (2001). Hyperlink, http://www.bfhd.de
4. Rouse DJ, Segars Dolan M (1998) Evidence-based medicine: underlying principles and clinical applications. Clin Obstet Gynecol 41 (2): 233–361
5. Illich I (1975) Die Nemesis der Medizin. Die Kritik der Medikalisierung des Lebens. Beck'sche Reihe, München
6. Kaufert PA, Lock M (1997) Medicalisation of women's third age. JPOG 18: issue 2, June 1997
7. Martius G (Hrsg) (1971) Hebammenlehrbuch, 2. Aufl. Thieme, Stuttgart, S 366
8. Martius G (Hrsg) (1971) Lehrbuch der Geburtshilfe, 7. Aufl. Thieme, Stuttgart, S 314
9. Riessman-Kohler C (1992) Women and medicalization: a new perspective. In: Kirkup G, Smith Keller L (eds) Inventing women: science, technology and gender. Polity Press, Cambridge, MA
10. Saling E (1966) Das Kind im Bereich der Geburtshilfe. Thieme, Stuttgart

Komplementäre Entbindungsformen – Vorteile und Probleme

J. W. Dudenhausen

Der Entbindungsbereich im Jahre 2001 einer geburtshilflichen Klinik hat sich im Vergleich zu einem Kreißsaal vor 30–40 Jahren einer Frauenklinik ganz wesentlich geändert. Diese Änderung ist von den Mitgliedern des geburtshilflichen Teams selbst, aber auch von außen in die Geburtshilfe hineingetragen worden. Die veränderte Einstellung der Gesellschaft zu Schwangerschaft und Geburt, die Forderung der Selbstbestimmung und Mündigkeit der Gebärenden, die Frauenbewegung, das Ergebnis der Studentenunruhen von 1968, der wissenschaftliche Erkenntnisgewinn, aber v. a. auch die Ansprüche an die Geburtshilfe, wie Leboyé sie in der „Gewaltfreien Geburt" formuliert hat, haben diese Änderungen bewirkt: Der Partner als Begleiter im Entbindungsbereich, die selbstbestimmte Wahl der Position der Gebärenden, das Rooming-in von Mutter und Kind nach der Geburt und im Wochenbett sind selbstverständlich. Die Diskussion in der Öffentlichkeit über die „Natürliche Geburt" und die „Medikalisierung der Geburtshilfe" haben den Alltag im Entbindungsbereich ganz wesentlich beeinflusst.

Bei den rückläufigen Entbindungszahlen in der Bundesrepublik hat die Konkurrenz zwischen den geburtshilflichen Kliniken um die Schwangeren und Gebärenden dazu geführt, dass manche Maßnahmen als komplementäre Entbindungsformen eingeführt wurden und geübt werden, deren Vorteile und Probleme zuvor nicht immer hinreichend und abschließend erörtert und geklärt wurden. Viele Dinge werden gehandhabt, die eher unter der Überschrift „Marketing" eingeordnet werden müssen als unter der Überschrift „medizinisch sinnvoll".

Welche Wünsche haben werdende Eltern an die entbindende Klinik? Wir haben in Zusammenarbeit mit dem Robert-Koch-Institut und dem Kaiserin-Auguste-Victoria-Institut für präventive Pädiatrie in Berlin 1997 an 123 als repräsentativ ausgewählten Entbindungsabteilungen bei 5900 Frauen eine Befragung durchgeführt, die u. a. nach diesen Erwartungen an die Entbindungsklinik gefragt hat [3]. Als sehr wichtig wurden v. a. genannt: Mutter-Kind-Kontakt gleich nach der Geburt, freie Wahl der Position während der Wehen, Kinderarzt ständig im Hause, Narkosearzt ständig im Hause, hoher medizinischer Standard und ausgeruhtes Personal.

Auch bei den Entscheidungsgründen für die Wahl der Entbindungsklinik standen weit voran der hohe medizinische Standard, die Klinikeinstellung zum Stillen, die Klinikeinstellung zum Rooming-in und das Vorhandensein einer Neugeborenen-Intensivstation. Es scheint wichtig zu sein darauf hinzuweisen (auch die politischen Entscheidungsträger), dass die Nähe zur Wohnung viel seltener in diesem Katalog der Entscheidungsgründe aufgeführt wurde als der medizinische Standard und die unmittelbare Verfügbarkeit einer Neugeborenen-Intensivstation. Auch wenn unter den Klinikern v. a. aus kompetetiven Gründen gewisse komplementäre Entbindungsformen vorgehalten werden, ist doch auf die Mündigkeit der Schwangeren und Gebärenden hinzuweisen, die diesen Public-relation-Maßnahmen nur bedingt erliegen.

Position Gebärender

Die in den 70er-Jahren sicherlich sehr häufig notwendige eingeschränkte Beweglichkeit der Gebärenden durch Rückenlage auf dem Entbindungsbett hat sich unter Fortentwicklung der technischen Möglichkeiten heute zu einer großen Variationsbreite der Position der Gebärenden entwickelt. Ob Rückenlage, Seitenlage, vertikale Position, im Stehen, Hocken oder Knien, das Herumlaufen oder der Vierfüßlerstand sind Positionen, die heute der Gebärenden aktiv von dem geburtshilflichen Team angeboten werden. Die wesentliche Bedeutung dieser selbstbestimmten Wahl der Position ist sicher in der besseren Befindlichkeit der Mutter zu sehen. Medizinisch sind die Vorteile in einer gering kürzeren Austreibungsperiode zu sehen, in der selteneren vaginalen operativen Entbindung bei vertikaler Position, in der geringeren Episiotomierate, damit einer häufigeren Dammrissrate II. Grades und einem häufigeren Blutverlust über 500 ml. In einer Metaanalyse von 18 randomisierten Studien konnten diese Ergebnisse kürzlich zusammengestellt werden [7].

Akupunktur

Als Teil der traditionellen chinesischen Medizin ist die Akupunktur eine Therapiemethode, bei der an definierten Punkten der Körperoberfläche an den Meridianen entlang Nadeln unterschiedlich tief eingestochen werden. In der westlichen Medizin hat sie seit einigen Jahrzehnten eine verbreitete Anwendung erfahren. Die Akupunktur ist als Teil der traditionellen chinesischen Medizin auch im Kontext dieser Medizin zu verstehen und zu würdigen. Es fällt daher schwer, die Akupunktur mit den Kriterien der westlichen Medizin zu prüfen. Nichts desto trotz ist es Aufgabe - auch der universitären - westlichen Medizin, komplementäre Angebote wie die Akupunktur zu prüfen und - soweit sie westlichen epidemiologischen Beweisen standhalten - in die westliche Medizin einzuordnen. Allerdings ist es sicherlich wichtig, bei der Beschäftigung mit der Akupunktur sich auch den zugrundeliegenden Theorien der traditionellen chinesischen Medizin zu widmen und nicht losgelöst einzelne Angebote der traditionellen chinesischen Medizin zusammenhanglos zu studieren und zu werten.

Die Akupunktur wird bei vielen Krankheiten der Schwangeren, der normalen Geburt, der pathologischen Geburt oder des pathologischen Wochenbettes eingesetzt. Besonderes Interesse besitzt die Akupunktur bei der Behandlung der Querlage oder BEL sowie bei der Schmerzlinderung während der Geburt und den Lösungsstörungen der Plazenta. In entsprechenden Werken werden aber vielfältige weitere Anleitungen für Akupunkturbehandlung gegeben, beispielsweise bei schwangerschaftsinduzierter Hypertonie, beim Karpaltunnelsyndrom, bei Frühgeburtsymptomen, bei protrahierter Geburt, bei Laktationsproblemen und postpartalen Ödemen [2].

Vielfältige Studien, Beobachtungsstudien, Interventionsstudien sind über die Akupunktur in der Geburtshilfe veröffentlicht worden. In den letzten Jahren nimmt der Aussagewert der Studien deutlich zu, zumal sich in der westlichen Medizin in der Zwischenzeit Untersuchungen über die präpartale Akupunktur und die hormonellen Folgen oder die Veränderungen der Zervixreife unter Akupunktur und ähnliche Studien zunehmen. Es steht zu erwarten, dass in Zukunft von den vielen genannten Indikationen sich einige als ausreichend geprüft darstellen werden, um sie in die westliche Medizin zu integrieren (wie protrahierte Geburt und Schmerzerleichterung), während andere eher als Indikation nicht akzeptiert werden (wie z.B. die Wendung aus BEL und Querlage durch Akupunktur oder Moxibustion). Eine endgültige Wertung erscheint mangels epidemiologisch ausreichender Studien aber noch verfrüht.

Homöopathie

Seit Hahnemann 1796 die Idee „Ähnliches möge durch Ähnliches geheilt werden“ entwickelte, hat die Homöopathie in der sog. Schulmedizin heftige Kontroversen und letzlich keine Anerkennung erfahren. In der Geburtshilfe der letzten Jahre hat sich v.a. durch die Beschäftigung der Hebammen mit diesem Gebiet eine Renaissance der Homöopathie ergeben. Schmerzlinderung durch Gelsemium, Pulsatilla u.a., Wehenschwäche und Geburtseinleitung mit Homöopathika sind weit verbreitet, ohne dass eine ausreichende Prüfung der Medikamente und ihrer Wirkungen erfolgt ist. In der Literatur finden sich Hinweise auf „bewährte homöopathische Maßnahmen" und „bei Gebärenden akzeptierte" Maßnahmen oder der Hinweis auf die Tatsache, dass Homöopathika für die Geburtseinleitung Verwendung finden [6]. Eine mittelfristig befriedigende Aussage über die Wirksamkeit, die Vorteile oder Probleme zur Anwendung der Homöopathika in der Geburtshilfe scheint keinesfalls gegeben zu sein.

In diesem Zusammenhang ist die häufige Empfehlung der „harmlosen" Phytopharmaka kritisch zu sehen. Bei einer Umfrage von 120 Hebammen in North Carolina zeigte sich, dass 73% der Hebammen ihren Schwangeren regelmäßig phythopharmakologische Komplementärmedizin empfehlen [1]. Es ist zu konstatieren, dass für praktisch alle Phytopharmaka zu wenige Erkenntnisse vorliegen, um die Unbedenklichkeit in der Schwangerschaft zu bescheinigen. Bevor nicht mehr Daten über den Gebrauch pflanzlicher Heilmittel vorliegen, sind diese Empfehlungen sicherlich problematisch.

Wassergeburt

Während 1992 die Stellungnahme über die Wassergeburt als „sträfliche Modetorheit" sich auf eine Wassergeburt in einem Swimmingpool eines Hotels bezog [4] – eine Bewertung, die auch heute noch beibehalten wird – haben sich Protagonisten der Wassergeburt und Gegner der Wassergeburt in einer Stellungnahme zu Richtlinien, Risiken, publizierte Todes- und Schadensfälle sowie klinische Konsequenzen geeinigt [5]. Es ist festzuhalten, dass die Wassergeburt 1997 in Deutschland, Österreich und der Schweiz bereits in 25% der Kliniken durchgeführt wurden, 1998 beabsichtigten weitere 22% die Einführung der Wassergeburt in ihrer Klinik. Dabei waren beträchtliche regionale Unterschiede festzustellen. 1997 waren in Österreich bereits 38%, in der Schweiz 53% und in Deutschland 22% der Kliniken erfahren in der Wassergeburt. Insofern muss festgehalten werden, dass die Wassergeburt im deutschsprachigen Raum keineswegs eine Geburtsmethode der Außenseiter ist, sondern breit angeboten und von einem deutlichen Anteil der Gebärenden angenommen wird.

Die heute vorliegenden Zahlen und Erfahrungen sind retrospektive Beobachtungsstudien, aus denen immerhin eine nicht erhöhte mütterliche oder kindliche Morbidität und Mortalität hervorgeht. Außerdem wird eine niedrigere Episiotomierate beschrieben. Es muss allerdings eingewendet werden, dass diese Studien sowohl vom Design als auch vom Umfang Fragen offenlassen. Ob eine Gebärende das geringe Restrisiko für ihr Kind bei einer Wassergeburt eingehen will, das trotz strengster Beachtung der geforderten Richtlinien bei der Wassergeburt besteht, muss sie selbst nach umfassender verständlicher Aufklärung entscheiden. Die wissenschaftliche Medizin bleibt aufgefordert, durch eine prostpektiv angelegte Studie oder eine genügend umfangreiche Fall-Kontroll-Studie die Ungefährlichkeit bzw. das Restrisiko der Geburt unter Wasser zu klären. Bei der geringen Zahl der Hypoxien bei intrapartal überwachten Low-risk-Geburten sind für diese Fragestellung mindestens 5000 Wassergeburten notwendig.

Sectiotechnik

Die veränderten Bedingungen der Anästhesie und der Sectiotechnik sowie der Nachbehandlung nach Sectio haben auch hier zu einer komplementären Form geführt. Vor allem die Vorschläge von Stark über Modifikation der klassischen Sectiotechnik haben zu einer breiten

Diskussion und Abwandlung der üblichen Sectiotechnik geführt [9]. An vielen Orten sind Modifikationen der sog. Misgav-Ladach-Technik eingeführt worden. Vor allem der relativ hohe Hautschnitt nach Stark findet in Mitteleuropa wenig Anhänger. Viele haben den Nichtverschluss des Peritoneums sowie die modifizierte Fasziennaht übernommen. Nach dem klinischen Eindruck sind die Schmerzen der Entbundenen geringer und die Mobilisation einfacher. Unabhängig von der eigentlichen Technikfrage hat sich schon seit langem die postoperative Behandlung mit Mobilisation und Essenszufuhr nach Sectio liberalisiert, so dass schon wenige Stunden nach Sectio mit Essenszufuhr und ausgiebiger Flüssigkeitszufuhr begonnen worden ist [8]. Die Veränderungen haben dazu geführt, dass der klinische Aufenthalt einer Wöchnerin nach Kaiserschnitt auch in Deutschland auf 6 Tage gesunken ist.

Trotz vieler komplementärer Angebote in der heutigen Geburtshilfe ist zur Zufriedenheit und zum Wohlbefinden von Mutter und Kind (und Vater) im Entbindungsbereich und in der Entbindungsabteilung wichtiger als die genannten Methoden die menschliche Zuwendung des geburtshilflichen Teams zu den ihm anvertrauten Müttern und Kindern. Solange das Team die Besonderheit des Vorgangs der Geburt in jedem individuellen Fall sieht, solange der Satz von Hermann Hesse „....jedem Anfang wohnt ein Zauber inne....“ von den Mitgliedern des geburtshilflichen Teams verinnerlicht wird, solange werden die Gebärenden, die Eltern, die junge werdende Familie sich geborgen und akzeptiert finden.

Literatur

1. Allaire AD, Moos M-K, Wells SR (2000) Complementary and alternative medicine in pregnancy: a survey of North Carolina certified nursemidwives. Obstet Gynecol 95 (1): 19
2. Beer H-M (2000) Akupunktur in der Geburtshilfe. Urban & Fischer, München Jena
3. Bergmann RL, Kamtsiuris P, Bergmann KE, Huber M, Dudenhausen JW (2000) Kompetente Elternschaft: Erwartungen von jungen Eltern an die Beratung in der Schwangerschaft und an die Entbindung. Z Geburtshilfe Neonatol 204: 60
4. Dudenhausen JW (1992) Stellungnahme der Deutschen Gesellschaft für Perinatale Medizin. Perinat Medizin 4: 57
5. Dudenhausen JW, Elterlin G, Grauel EL, Gronach P, Huch R, Husslein P, Moll W, Pohlandt F, Schneider KTM, Zimmermann R (2000) Stellungnahme zur Wassergeburt. Frauenarzt 41: 1029
6. Eldering G, Selke K, Bonifer O, Langer M (1999) Komplementäre Medizin. In: Schneider H, Husslein P, Schneider KTM (Hrsg) Geburtshilfe. Springer, Berlin Heidelberg New York
7. Gupta JK, Nikodem VC (2000) Woman's position during second stage of labour. Cochrane Database Syst Rev, CD 002006
8. Huch A (1999) Sectio caesarea. In: Schneider H, Husslein P, Schneider KTM (Hrsg) Geburtshilfe. Springer, Berlin Heidelberg New York
9. Stark M (1994) Technique of cesarean section: the Misgav Ladach method. In: Popkin DR, Peddle CJ (eds) Women's health today. Porthenon, New York London

Schwangerenvorsorge: Der antepartuale CTG-Score oder das Computer-CTG

C. Deisting

MERKE:

1. Die Kardiotokographie stellt heute das Standardverfahren für die Überwachung des Feten dar. Sie hat zum Ziel, fetale Gefahrenzustände zu erkennen.
2. Nachteil der CTG-Registrierung sind die hohe Inter- und Intra-observer-Variabilität, welche zum einen durch die kontinuierliche Verwendung eines CTG-Scores herabgesetzt werden kann.
3. Als Weiterentwicklung entstand die computergestützte CTG-Auswertung mit der Möglichkeit, Variabilität und Subjektivität zu eliminieren. Dawes u. Redman entwickelten ein objektives CTG-Kurvenanalyseprogramm. Dieses basiert auf einer Datenbank von über 48000 CTG-Aufzeichnungen, wobei die aktuelle CTG-Kurve unter Berücksichtigung der jeweiligen Schwangerschaftswoche mit den Basisdaten verglichen wird.
4. Die Interpretation des Computer-CTG sollte immer unter Berücksichtigung aller bekannten Hintergrundinformationen erfolgen, so dass weder Hebamme noch Geburtshelfer ersetzt werden können.

Einleitung

Die Kardiotokographie mit der simultanen Registrierung der fetalen Herzfrequenz und der Wehentätigkeit stellt heutzutage das Standardverfahren für die Überwachung des Feten dar, ergänzt z.B. durch die Dopplersonographie oder die Fetalblutanalyse. So findet sich in der Hessischen Perinatalerhebung von 1994, dass bei risikofreier Schwangerschaft in 98% ein Aufnahme-CTG und in 100% ein Geburts-CTG vorlagen. Das Ziel der Kardiotokographie ist, fetale Gefahrenzustände wie Hypoxämie und Azidämie vor und während der Geburt zu erkennen. Es ist eine einfach und kontinuierlich anwendbare Methode. Die Interpretation erfordert hohes Fach- und Sachwissen.

Einen entscheidenden Nachteil der CTG-Registrierung stellt die hohe Inter- und Intraobserver-Variabilität dar; die Interpretation der CTG-Muster ist sehr unterschiedlich sowohl bei mehreren Untersuchern (Inter-observer-Variabilität) – 64% der Fälle übereinstimmende Bewertung [3] – als auch bei erneuter Beurteilung durch denselben Untersucher (Intra-observer-Variabilität) – 67–89% der Fälle identische Beurteilung [2]. Das Maß der Reproduzierbarkeit ist unabhängig vom Ausbildungsstand (z.B. CTG-Experten) und der Interpretationsbasis (z.B. CTG-Score/globale Beurteilung der fetalen Herzfrequenzmuster).

Aus dem vorher Gesagten entstand der Gedanke hin zur Weiterentwicklung der computergestützten CTG-Auswertung. Diese ermöglicht die Elimination von Variabilität und Subjektivität in der visuellen Auswertung und Bewertung.

Sonicaid-System 8002/TEAM-8002-Analyseprogramm

Dieses objektive CTG-Kurvenanalyseprogramm entstand durch wissenschaftliche Arbeiten von Dawes u. Redman im John Radcliffe Hospital in Oxford, England [1]. Die Datenbank dieses Programmes besteht aus über 48000 CTG-Aufzeichnungen. Die Auswertung erfolgt durch Vergleich der aktuellen CTG-Kurve mit den Daten der 48000 CTG-Kurven unter Berücksichtigung der jeweiligen Schwangerschaftswoche.

Die Sonden werden wie bei einem normalen CTG-Gerät angelegt, die fetale Herzfrequenz sollte gut hörbar sein. Eine gute Signalqualität wird durch einen Indikator bestätigt. Die Schwangerschaftswoche der zu überwachenden Mutter muss eingegeben werden. Die Analysesoftware ist auf einem PC installiert, an den ein Sonicaid-CTG angeschlossen wird.

Nach 10 min Aufzeichnung erfolgt die 1. Analyse der wichtigsten Überwachungsparameter, ein Zwischenbericht ist abrufbar, die Analyse wird alle 2 min wiederholt. Nach Beendigung der CTG-Aufzeichnung wird ein Analysebericht der Parameter gedruckt. Ein Analyseparameter außerhalb des Normalbereiches ist mit einem Sternchen auf dem Ausdruck gekennzeichnet.

Bei abnormalen Parametern empfiehlt das interaktive Analysesystem, je nach Bedarf die Aufzeichnung zu beenden oder fortzufahren.

Parameter des Analyseberichtes

Signalverlust

Der Signalverlust bezeichnet die Zeit, in der kein Signal erfasst wird und wird als Prozentsatz der gesamten Aufzeichnungsdauer angegeben. Im Beispiel (Abb. 1) beträgt der Signalverlust 3,2%.

Wehenspitzen

Wehenspitzen sind Wehen mit einer Dauer ≥30 s und mit einer Amplitude über 16%, bezogen auf die Toko-Nullinie (10%). Im Beispiel (s. Abb. 1) finden sich 5 Wehenspitzen.

Fetale Bewegungen

Die werdende Mutter bedient bei Bewegungen den Ereignismarkierer. Die Fetalbewegungen werden auf eine Stunde hochgerechnet. Im Beispiel (s. Abb. 1) sind dies 21/h.

Basale fetale Herzfrequenz

Die Ermittlung der basalen fetalen Herzfrequenz erfolgt aus der durchschnittlichen fetalen Herzfrequenz im Verlauf von Episoden niedriger Variation (flacher Kurvenverlauf). Im Beispiel (s. Abb. 1) beträgt sie 131 bpm.

Akzelerationen

Als Akzeleration bezeichnet man kurzfristige Herzfrequenzbeschleunigungen in Bezug auf die rechnerisch ermittelte basale fetale Herzfrequenz. Dawes u. Redman haben für Akzelerationen 2 unterschiedliche Kriterien festgelegt: 1. Eine Akzeleration liegt vor bei Zunahme der fetalen Herzfrequenz ≥10 Schläge/min über die basale fetale Herzfrequenz mit einer Dauer ≥15 s (s. Abb. 1: 10 Akzelerationen). 2. Es wird auch von einer Akzeleration gesprochen bei Zunahme der fetalen Herzfrequenz ≥15 Schläge/min über die basale fetale Herzfrequenz mit einer Dauer ≥15 s (s. Abb. 1: 5 Akzelerationen).

Dezelerationen der fetalen Herzfrequenz

Kurzfristige oder längerdauernde Verlangsamungen der Herzfrequenz unter die basale fetale Herzfrequenz werden ebenfalls nach 2 ver-

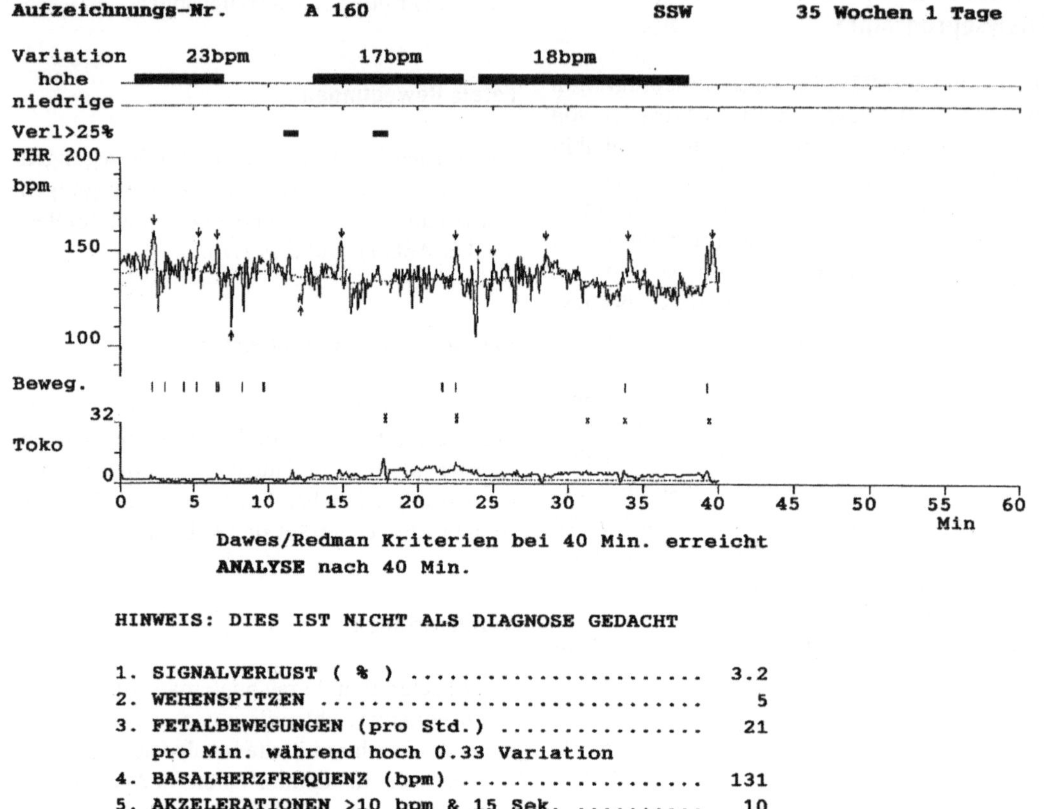

Universitätsfrauenklinik Gießen

Oxford Instruments - System 8002 - Objektives CTG-Analyse-System - Rev 3.20 AP
Gedruckt am 20-Aug-99 um 08:40:30

Neudruck für — **Ref.Nr. 53/0**
Datum der Aufzeichnung 20-Aug-99 — **Zeit der Aufzeichnung 07:59**
Aufzeichnungs-Nr. A 160 — **SSW 35 Wochen 1 Tage**

Dawes/Redman Kriterien bei 40 Min. erreicht
ANALYSE nach 40 Min.

HINWEIS: DIES IST NICHT ALS DIAGNOSE GEDACHT

1. **SIGNALVERLUST (%) 3.2**
2. **WEHENSPITZEN 5**
3. **FETALBEWEGUNGEN (pro Std.) 21**
   pro Min. während hoch 0.33 Variation
4. **BASALHERZFREQUENZ (bpm) 131**
5. **AKZELERATIONEN >10 bpm & 15 Sek. 10**
   >15 bpm & 15 Sek. 5
6. **DEZELERATIONEN > 20 verl. Schläge 0**
7. **HOHE EPISODEN (Min.) : .... 30 (18.32 ms)**
   In der 35 SSW haben 42.5% der normalen Feten eine geringere Variation
   NIEDRIGE EPISODEN (Min.) 0
8. **KURZFRISTIGE VARIATION (ms) .... 13.0 (3.98 bpm)**

Abb. 1. Analysebericht des Computer-CTG

schiedenen Kriterien beurteilt: 1. Ein maximaler Herzfrequenzabfall von ≥10 Schlägen/min unter die Baseline mit einer Dauer von ≥60 s wird als Dezeleration bezeichnet. Eine Dezeleration liegt auch dann vor, wenn es zu einem Herzfrequenzabfall von ≥20 Schlägen/min unter die Baseline mit einer Dauer ≥30 s kommt. Mit „c" werden Dezelerationen gekennzeichnet, die mit einer Wehe einhergehen. Die Fläche der Dezeleration wird als „verlorene Schläge" berechnet.

Hohe Episoden (Abschnitt mit hoher Oszillationsfrequenz)

Variation (Oszillationsfrequenz)

Die Variation wird in Schlägen/min angegeben. Für jede Minute werden die maximale und minimale FHR ermittelt, die Differenz ist die Variation.

Aufgrund der Datenbank von über 48 000 CTG-Kurven kann retrospektiv eine Aussage über die Oszillationsfrequenz (Variation) getroffen werden, z.B. „In der 35. SSW haben 42,5% der normalen Feten eine geringere Variation".

Als hohe Episode wird der Abschnitt der CTG-Kurve bezeichnet, bei dem in 5 von 6 aufeinanderfolgenden Minuten die Schwelle für eine hohe Oszillationsfrequenz (hohe Variation) überschritten wird. Im Beispiel (s. Abb. 1) finden sich über 30 min hohe Episoden.

Niedrige Episoden (Abschnitt mit eingeschränkter Oszillationsfrequenz)

Als niedrige Episode wird der Abschnitt der CTG-Kurve bezeichnet, bei dem in 5 von 6 aufeinanderfolgenden Minuten die Schwelle für eine niedrige Oszillationsfrequenz (niedrige Variation) unterschritten wird. Im Beispiel (s. Abb. 1) finden sich keine niedrigen Episoden.

Kurzzeitvariation

Die Kurzzeitvariation ist die sog. „Beat-to-beat-Variabilität", die Schwankung der Herzfrequenz von Schlag zu Schlag. Die CTG-Aufzeichnung wird minutenweise untersucht, das Intervall der einzelnen Frequenzen analysiert. Änderungen werden in Millisekunden wiedergegeben. Im Beispiel (s. Abb. 1) beträgt die Kurzzeitvariation 13,0 ms. Die Kurzzeitvariation ist ein Maß für das fetale Wohlbefinden. Dawes et al. (1992) haben gezeigt, dass die Kurzzeitvariabilität der fetalen Herzfrequenz mit dem intrauterinen Risiko des Feten korreliert. Die Wahrscheinlichkeit einer metabolischen Azidose oder eines intrauterinen Fruchttodes liegt bei einer Kurzzeitvariabilität >5 ms bei 0%, <2,5 ms jedoch bei 72%.

Dawes-Redman-Score

Der in Tabelle 1 dargestellte Dawes-Redman-Score berücksichtigt die Qualität der Herzfrequenzregistrierung durch den Signalverlust, berücksichtigt die Wehenspitzen, das subjektive

Tabelle 1. Dawes-Redman-Score

	Normalwerte	Pathologie
Signalverlust	0%	≥20%
Wehenspitzen	/	/
Fetale Bewegungen	≥12/h	<12/h
Basalherzfrequenz	<160 bpm	≥160 bpm ≤115 bpm
Akzelerationen	≥8/h	<8/h
Dezelerationen	Keine	≥20 verlorene Schläge
Hohe Episoden	≥5 min von 6 aufeinanderfolgenden Minuten	Nicht vorhanden
Niedrige Episoden	–	Mehr als 15 min bei einer 60-min-Aufzeichnung
Variation	≥30 ms	<30 ms
Kurzzeitvariation	≥6 ms	≤3 ms

Kriterium der fetalen Bewegungen sowie verschiedene Parameter der fetalen Herzfrequenz: basale fetale Herzfrequenz, Akzelerationen, Dezelerationen, hohe und niedrige Episoden, Variation und Kurzzeitvariation. Es werden pro Parameter keine Punkte vergeben, so dass keine Bewertung erfolgt.

Antepartualer CTG-Score

Tabelle 2 zeigt den Gießen-Score für die Analyse der fetalen Herzfrequenz während der Schwangerschaft. Er besitzt keine Gültigkeit für die Analyse sub partu. Beurteilt werden die basale fetale Herzfrequenz, Oszillationsamplitude (Bandbreite), Oszillationsfrequenz (Nulldurchgänge), Akzelerationen und Dezelerationen. Für jeden Parameter werden 0–2 Punkte vergeben, d. h. im Normalfall sind 10 Punkte zu erreichen.

Kritische Anmerkungen

Wird der antepartuale CTG-Score mit dem Dawes-Redman-Score verglichen, ist ersterer durch die Vergabe von null, ein oder 2 Punkten/Kriterium differenzierter. Die Summe der Punkte gibt einen Anhalt über den fetalen Zustand.

Die Auswertung des Computer-CTG erfolgt nach dem Ja-Nein-Prinzip, im Analysebericht erscheint die Aussage: „Die Kriterien wurden erfüllt bzw. wurden nicht erfüllt". „Tertium non datur". Sobald ein Kriterium außerhalb des Normbereiches liegt, gelten die Kriterien als nicht erfüllt, ohne dass eine Gewichtung vorgenommen wird.

Im folgenden Beispiel wurde eine 35-jährige IIg IIp über mehrere Wochen in der Schwangerenberatung betreut. Schließlich wurde eine primäre Sectio caesarea wegen Beckenendlage durchgeführt. Im MRT hatte sich eine Fußlage gezeigt. Das Kind wog bei der Entbindung 3260 g. Zur CTG-Auswertung s. Tabelle 3. Im dargestellten Beispiel sind bei 25+3 SSW und bei 33+5 SSW die Kriterien nicht erfüllt, da keine Bewegungen und weniger als 3 Akzelerationen registriert wurden. Das Kriterium „Fetalbewegungen" ist ein subjektives Kriterium, da es von der Wahrnehmung der Frau und dem Betätigen des Ereignismarkers durch die Frau abhängt. Darüber hinaus sind Akzelerationen in der 25. SSW noch nicht so häufig vorhanden wie in fortgeschrittenen Schwangerschaftswochen. Ein CTG, das nach visueller Betrachtung und Auswertung mit Hilfe des antepartualen Score 8 Punkte erhält, hat die Kriterien hinreichend erfüllt. Gleiches gilt für die Auswertung des CTG in der 37.+5. SSW. Mittels Computer-CTG wurde ein Spike am Ende der Aufzeichnung als Dezeleration gewertet.

Andererseits wird einem CTG, welches im Analysebericht den Vermerk „Kriterien nicht erfüllt" erhält, besondere Aufmerksamkeit geschenkt und daraufhin eingehender beurteilt, welches ansonsten vielleicht nur oberflächlich angeschaut und schnell abgezeichnet worden wäre.

Ein entscheidender Vorteil des Computer-CTG bei einer Verlaufsbeobachtung ist die Möglichkeit, jederzeit den Verlauf einzelner Parame-

Tabelle 2. Antepartualer CTG-Score

	Punkte		
	2	1	0
Basale fetale Herzfrequenz (bpm)	≤140	141–150	>150
Oszillationsamplitude (bpm)	>10	5–10	<5
Langzeitschwankungen/min	≥6	2–5	≤1
Akzelerationen/30 min	≥5	4–1	0
Dezelerationen	Nein	Suspekt	Ja

Tabelle 3. CTG-Beurteilung während der Schwangerschaft bei einer 35-jährigen IIg IIp über mehrere Wochen

SSW	Basale fetale Herzfrequenz b/min	Oszillationen				Akzelerationen		Dezelerationen			Gesamtscore	Dawes-Redman-Score
		Bandbreite		Nulldurchgänge								
		Pkt.	b/min	Pkt.	/min	Pkt.	/h	Pkt.	Ja (0), suspekt (1), nein (2)	Pkt.		
25+3	137	2	5-10	1	>5	2	1-4	1	Nein (2)	2	8	Nicht erfüllt (keine Bewegungen, weniger als 3 Akzelerationen)
31+3	125	2	5-10	1	>5	2	5	2	Nein (2)	2	9	Erfüllt
33+3	130	2	>10	2	>5	2	5	2	Nein (2)	2	10	Erfüllt
33+5	135	2	>10	2	>5	2	1-4	1	Nein (2)	2	9	Nicht erfüllt (keine Bewegungen, weniger als 3 Akzelerationen)
35+5	130	2	>10	2	>5	2	5	2	Ja (0)	0	8	Erfüllt
36+3	135	2	>10	2	>5	2	5	2	Nein (2)	2	10	Erfüllt
37+5	125	2	5-10	1	2-5	1	5	2	Nein (2)	2	8	Nicht erfüllt (Dezeleration am Ende der Aufzeichnung)

ter abrufen zu können. Probleme bereitet die Signalqualität der Herzfrequenzregistrierung, besonders vor der 30. SSW, wodurch die elektronische Auswertung erschwert wird.

Die Auswertung erfolgt immer anhand der SSW. Dies kann bei Terminunklarheiten zu Ungenauigkeiten führen.

Das Analyseprogramm ist nur vor der Geburt einzusetzen, da es unter der Geburt keine verlässlichen Kriterien gibt, die eine Vorhersage über den klinischen Zustand des Kindes zum Zeitpunkt der Geburt erlauben.

Auf jedem Analysebericht erscheint die Anmerkung: „Dies ist nicht als Diagnose gedacht". Wie aber sollen Inter- und Intra-observer-Variabilität vermieden werden, wenn durch die Auswertung keine Entscheidung vorgegeben wird.

Die Interpretation des Computer-CTG muss unter Einbeziehung der gesamten Hintergrundinformationen erfolgen, die computergestützte Analyse kritisch hinterfragt werden.

Literatur

1. Dawes GS, Moulden M, Redman CW (1992) Short-term fetal heartrate variation, deceleration, and umbilical flow velocity waveforms before labour. Obstet Gynaecol 80 (4): 673-678
2. Eskes TKAB (1990) Fetal heart rate monitoring during the second stage of labour. In: van Geijn HP, Copray FJA (eds) Critical appraisal of fetal surveillance. Excerpta Medica, Amsterdam, pp 271-276
3. Van Geijn HP, Domker DK, Hasman A (1992) How objective is visual evaluation of ante- and intrapartum cardiotocogramm. In: Saling E (ed) Perinatology. Nestlé nutrition workshop series. Raven, New York, pp 67-78

Die Einleitung der Geburt – Übertragungsdiagnostik

G. A. Braems

MERKE:

Die Einleitung der Geburt wird erforderlich nach Überschreiten des errechneten Termins (Übertragung 8–10 Tage) wegen des Anstiegs der perinatalen Mortalität.

Andere Risikofaktoren in der Schwangerschaft – wie schwangerschaftsinduzierte Hypertonie (SIH), Blasensprung, Diabetes (insulinpfl. DM oder Gestationsdiabetes) – führen ebenso zu einem Einleitungsversuch.

Bei einem Bishop-Score ≥ 8 oder einer Wachstumsretardierung sowie Status nach Sectio wird die Geburt mittels Oxytocin eingeleitet, da man eine gute Steuerung der Wehentätigkeit ohne große Latenzzeit erreicht.

Liegt ein unreifer Geburtsbefund vor, ist jedoch die Einleitung mit Prostaglandinen (PG) möglich. Durch die Mobilität der Patientin ist die Belastung wesentlicher geringer.

Der Bishop-Score und der Zervixscore nach Westin (in %) sind für die Einschätzung des Erfolges der Einleitung von entscheidender Bedeutung. Jedoch spielt die zugrundeliegende Indikation ebenfalls eine Rolle. Bei Diabetes ist mit einer geringeren Erfolgschance zu rechnen.

Die Einleitung kann auch bei einem guten Zervixscore misslingen oder aber bei schlechter Ausgangssituation zur Entbindung führen. Des Weiteren lassen die bei einem Zervixscore verwendeten Parameter nur eine grobe Einschätzung zu.

Die ultrasonographisch gemessene Zervixlänge ist ein empfindlicher objektiver Parameter und wird zur Überwachung der Schwangerschaft bei der Übertragungsdiagnostik mit dem Amnionflüssigkeitsindex (AFI) kombiniert.

Einleitung

Die Geburtseinleitung ist ein für die betreffende Schwangere und ihren Arzt wichtiges Thema, da die erfolgreiche Geburtseinleitung mit der Vermeidung einer Sectio verbunden ist, aber auch eine schwere psychische Belastung und einen Erwartungsdruck mit sich bringt. Bei einer Geburtseinleitung ist Erfolg, d.h. eine vaginale Entbindung, nicht garantiert. Manchmal müssen mehrere Einleitungsversuche unternommen werden, was sich jedoch auf die Motivierung der Patientin auswirkt. Die Faktoren, durch die die Wahrscheinlichkeit auf Erfolg eingeschätzt werden, sind dann auch wichtige Hilfsmittel.

Einer dieser Hilfsmittel ist der Bishop- oder Zervixscore, und seine Anwendung hat sich seit seiner Publikation in 1964 in der Geburtshilfe etabliert. Die Wertigkeit dieses Faktors ist unumstritten, aber Befunde, bei denen man bei der Einstufung mit dem Bishop-Score keine Aussage über einen möglichen Erfolg treffen kann, sind relativ frequent: die Geburtseinleitung könnte funktionieren, oder auch nicht. Bei der Geburtseinleitung besteht dann auch deutlich der Bedarf an weiteren, anderen prognostischen Faktoren, um die Wahrscheinlichkeit einer erfolgreichen Geburtseinleitung einzuschätzen. In diesem Zusammenhang soll erwähnt werden, dass sich neuere Verfahren angeboten haben, die eine bessere Einschätzung erlauben, und diese werden anhand der Übertragung besprochen.

Patientinnen und Methoden

Eine retrospektive Analyse der Geburtseinleitungen zwischen 1995 und 1999 an der Universitätsfrauenklinik Gießen wurde vorgenommen. Die retrospektive Analyse dieser Daten ist als eher vorteilhaft zu verstehen, da sie dem klinischen Alltag entspricht, so wie wir ihn tagtäglich erleben. Insgesamt wurden 1247 Geburtseinleitungen bei Einlingsschwangerschaften mit Schädel- oder Beckenendlage ab der 37. SSW analysiert.

Die Daten sind u.a. mit Hilfe einer sog. "Actuarial analysis" dargestellt. Diese Art von Analyse stammt aus der Welt der Versicherungsgesellschaften, die es verwendet haben, um z.B. die Mortalität über einen bestimmten Zeitraum zu berechnen und so die Versicherungsprämien festzulegen. Es ist eine Kaplan-Meier-Kurve, aber diesmal mit den Ereignissen/Zeiteinheit.

Analyse der Geburtseinleitungen

Gesamtkollektiv

Die Kurven für das Einsetzen der Wehentätigkeit, den Blasensprung, das Erreichen der Austreibungsperiode und schließlich die vaginale Entbindung selbst sind in Abb. 1a für das Gesamtkollektiv mit 1247 Einleitungen angegeben. Es ist für die 4 Parameter eine kontinuierliche Zunahme im Verlauf der Zeit zu verzeichnen. Nach 48 h ist jedoch fast keine weitere Zunahme der 4 ausgewerteten Parameter vorhanden. Die Erfolgsrate der Geburtseinleitungen lag im Durchschnitt zwischen 50 und 60%.

Aus diesen Summenkurven lässt sich die Häufigkeit oder Wahrscheinlichkeit der Ereignisse in der nächsten Stunde errechnen (Abb. 1b–e). Die Häufigkeit oder Wahrscheinlichkeit ist in Abb. 1b für das Einsetzen der Wehentätigkeit in der nächsten Stunden angegeben. Bei einem Teil der Patientinnen ist es durch die Gabe von Oxytocin sehr rasch zu Wehentätigkeit gekommen, und bei anderen entwickelt sich die Wehentätigkeit durch die Applikation von Prostaglandinen erst bedeutend später.

Die Wahrscheinlichkeit eines Blasensprunges in der nächsten Stunde (s. Abb. 1c) war nach 9–10 h am höchsten und betrug 6–7%, um dann wieder allmählich abzunehmen. Die

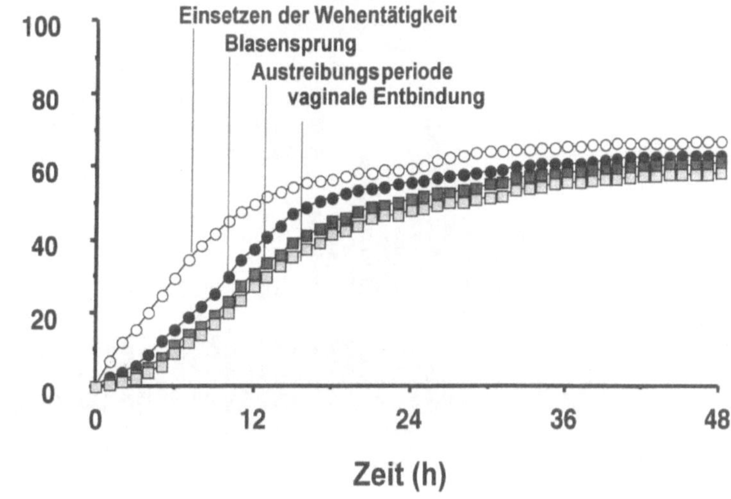

Abb. 1. a Summenkurven für die 4 wichtigsten Parameter bei der vaginalen Entbindung. Gesamtkollektiv mit 1247 Geburtseinleitungen. **b–e** s. S. 100/101

Wahrscheinlichkeit
Einsetzen von Wehentätigkeit
in der nächsten Stunde (%)

b

0 2 4 6 8

0 1 2 3 4 5 6 7 8 9 10 11 12 13 14 15 16 17 18 19 20 21 22 23 24 25 26 27 28 29 30 31 32 33 34 35 36 37 38 39 40 41 42 43 44 45 46 47 (h)

Wahrscheinlichkeit
Blasensprung
in der nächsten Stunde (%)

c

0 2 4 6 8

0 1 2 3 4 5 6 7 8 9 10 11 12 13 14 15 16 17 18 19 20 21 22 23 24 25 26 27 28 29 30 31 32 33 34 35 36 37 38 39 40 41 42 43 44 45 46 47 (h)

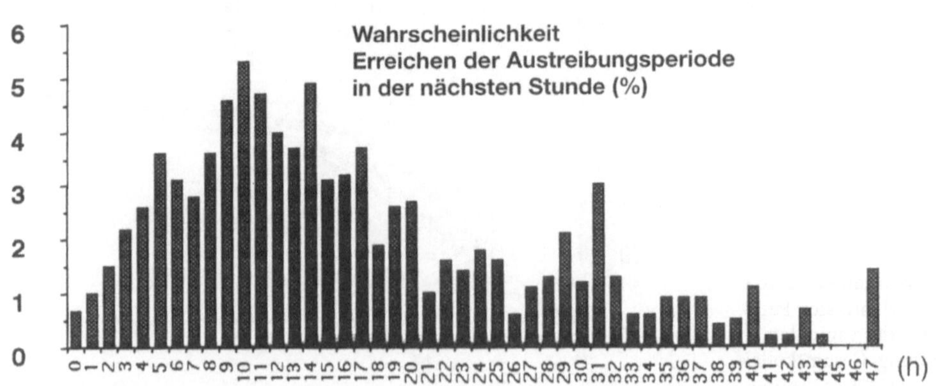

Abb. 1b–d. Legende s. S. 101

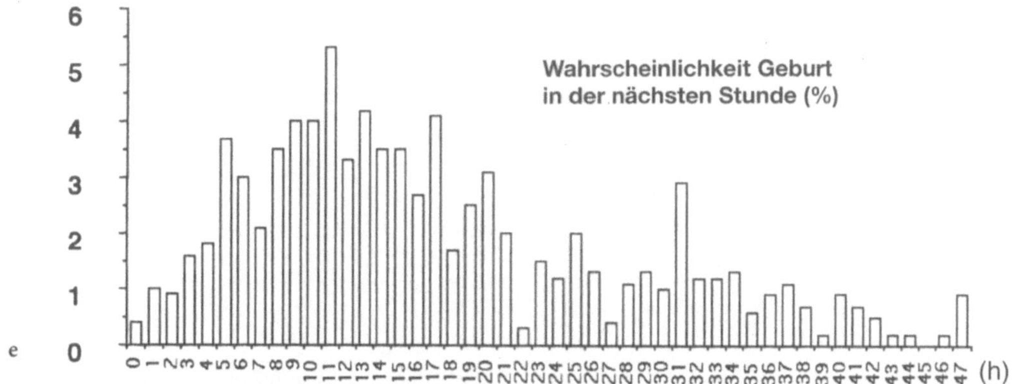

◄ **Abb. 1b–e.** Wahrscheinlichkeit in %, dass es zum Einsetzen der Wehentätigkeit, zum Blasensprung, zum Erreichen der Austreibungsperiode und schließlich zur vaginalen Entbindung in der nächsten Stunde kommt

Wahrscheinlichkeit, die Austreibungsperiode in der nächsten Stunde zu erreichen (s. Abb. 1d) war nach 10 h maximal und lag zwischen 5 und 6%. Danach nahm die Wahrscheinlichkeit wieder ab.

Die Wahrscheinlichkeit einer vaginalen Entbindung in der nächsten Stunde war nach 11 h am höchsten (s. Abb. 1e). In den ersten 2 h nach Beginn der Geburtseinleitung war die Wahrscheinlichkeit, dass es in der nächsten Stunde zur Geburt kommt, äußerst gering. Dies war auch so nach 18 h. Ein früher Anfang der Geburtseinleitung ist empfehlenswert, wenn man die Geburt nicht unbedingt nachts stattfinden lassen möchte. Nach der CTG-Kontrolle und PG-Applikation morgens früh (6 Uhr) kann die Patientin frühstücken, statt umgekehrt.

Methode der Einleitung

Die für die Geburtseinleitung gewählte Methode ist bei der Betrachtung der Daten selbstverständlich von großer Bedeutung und ist in Abb. 2 angegeben.

Die Patientinnen mit einem sehr günstigen Ausgangsbefund der Zervix erhielten eine Amniotomie, welche zu einer raschen Geburt führte. Die Patientinnen mit einem etwas ungünstigeren Zervixbefund, aber noch immer günstig, bekamen Oxytocin i.v. und in 70% kam es zur vaginalen Entbindung.

Die Patientinnen mit einem unreifen Befund erhielten Prostaglandine lokal und in 50% kam es zur Geburt.

Es war jedoch noch eine Gruppe, bei der die Einleitung mit Prostaglandinen begonnen und mit Oxytocin fortgesetzt wurde, vorhanden. Die Geburtsdynamik bei dieser Gruppe von Patientinnen war recht auffällig. Offensichtlich reagierten diese Patientinnen zwar gut auf Prostaglandine und dies führte zu einem Fortschritt des Zervixbefundes, aber bis zur Entbindung reichte es nicht. Die anschließende Gabe von Oxytocin führte dann schließlich zum Erfolg. Entwe-

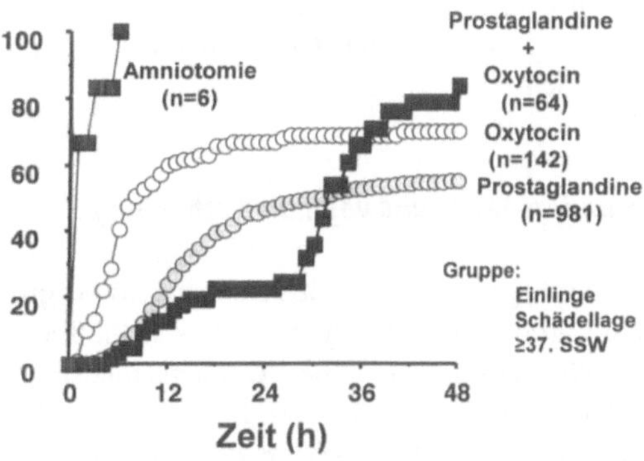

Abb. 2. Summenkurven für die vaginale Entbindung und Methode der Einleitung

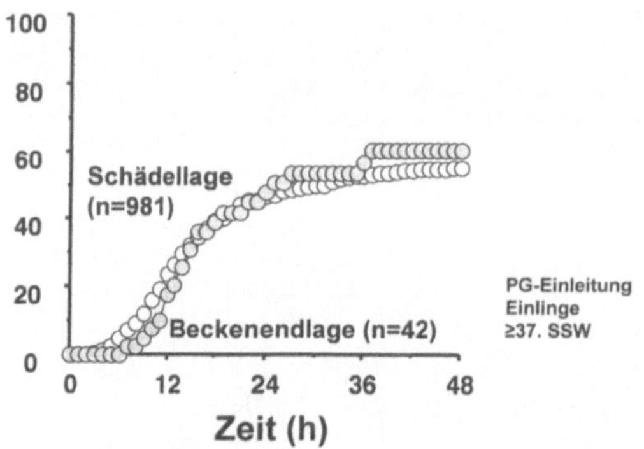

Abb. 3. Summenkurven für die vaginale Entbindung und Schädellage/Beckenendlage

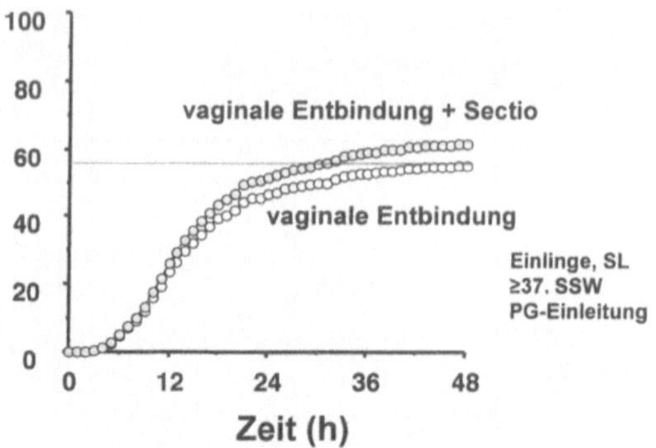

Abb. 4. Summenkurven für die vaginale Entbindung und vaginale Entbindung + sek. Sectio

der erhielten diese Patientinnen eine Prostaglandinapplikation und danach Oxytocin i.v. oder 2-mal eine Prostaglandinapplikation und am nächsten morgen Oxytocin, was den biphasischen Verlauf für die Summenkurve bei der vaginalen Entbindungen erklärt.

Beckenendlage

Die Geburtseinleitung bei Beckenendlage wird von manchen als schwieriger betrachtet. Bei einem Vergleich der Geburtseinleitungen zwischen Schädellage und Beckenendlage in unserem gut definierten Kollektiv (Einlinge, 37. SSW, Prostaglandine als Einleitungsmethode) konnte kein Unterschied in der Erfolgsrate nachgewiesen werden (Abb. 3): die beiden Kurven überlappen sich. Zervixscore und Schwangerschaftswoche waren in beiden Gruppen nicht unterschiedlich.

Sekundäre Sectio und vaginale Entbindung

Bei den Ergebnissen wurde bisher nur die vaginale Entbindung betrachtet, da dies schließlich das Wunschergebnis einer Geburtseinleitung ist. Die sekundäre Sectio, definiert als die Sectio durchgeführt nach Einsetzen der Wehentätigkeit, ist eine Größe, die bei der Interpretation der Ergebnisse miteinbezogen werden kann, da auch diese Patientinnen entbunden werden. In Abb. 4 sind die Summenkurven für die vaginale Entbindung als auch für die vaginale Entbindung plus sekundäre Sectio angegeben. Die Differenz zwischen beiden Kurven ist der Prozentsatz an sekundären Sectiones. Dieser Anteil ist jedoch relativ gering und betrug weniger als 10% der erfolgreichen Geburtseinleitungen. Darum werden die im Rahmen dieser Studie getroffenen Aussagen nicht durch das Miteinbeziehen der sekundären Sektiones beeinflusst, so dass der Prozentsatz vaginaler Entbindungen weiterhin als entscheidendes Größenmaß verwendet wird.

Bishop- und Zervixscore

Der Bishop-Score wird seit Jahrzehnten für die Einschätzung einer erfolgreichen Geburtseinleitung verwendet. In dieser Studie wurde der Zervixscore nach Westin verwendet, da diese Variante praktischer als der Bishop-Score ist (Tabelle 1). Dieser Zervixscore ist auf den Schwangerenbetreuungskurven der Firma Milupa angegeben.

Der Bishop-Score und der Zervixscore nach Westin sind sich sehr ähnlich. Beim Bishop-Score erhalten die sehr weit fortgeschrittenen Befunde, wie eine Muttermundseröffnung von 5 cm oder mehr, eine Zervixverkürzung von mindestens 80% und ein Höhenstand von

Tabelle 1. Bishop- und Zervixscore

	Bishop-Score				Zervixscore		
	0	1	2	3	0	1	2
MM-Eröffnung	0	1–2	3–4	≥5	<0,5	0,5–1,5	>1,5
Verkürzung [%]	0–30	40–50	60–70	≥80	Keine	<50	≥50
Konsistenz	Derb	Mittel	Weich	-	Idem	Idem	Idem
Position	Sakral	Mediozentral	Sakral	-	Idem	Idem	Idem
Höhenstand	–3	–2	–1	+1/+2	–5/–3	–2/–1	0/+2
Maximaler Score	13	10 (100%)					

+1/+2 jeweils 3 Punkte, so dass der maximale Score 13 Punkte beträgt. Beim Zervixscore nach Westin sind diese sehr weit fortgeschrittene Befunde nicht extra bewertet. Der maximale Zervixscore nach Westin ist 10 (entspricht 100%). Die Ergebnisse des Zervixscores sind in der weiteren Darstellung zum besseren Verständnis als Prozentsatz angegeben. Manchmal wurde ein Parameter nicht angekreuzt, für diese Fälle wurde mit den angegeben Parameter ein Mittelwert errechnet.

Seit der Publikation von Bishop ist klar, dass der Score mit dem Erfolg der Geburtseinleitung zusammenhängt. Dies wurde bei der Analyse der Daten der Universitätsfrauenklinik Gießen wiederum bestätigt. Aus Abb. 5 lässt sich entnehmen, dass bei einem Zervixscore von 40–50% der Prozentsatz der erfolgreichen Geburtseinleitungen um die 50–60% lag. Sehr günstige (Zervixscore 80–90% und 90–100%) oder ungünstige (0–10% und 10–20%) Befunde sind jedoch keine Garantie für Erfolg bzw. Misserfolg. Bei einem Zervixscore zwischen 0 und 10% ist die Erfolgsrate doch noch 20% und auch bei den günstigsten Zervixbefunden werden keine 100% erreicht.

Kritik am Zervixscore als prognostischem Faktor für die Geburtseinleitung kommt auf, wenn man die prozentuale Verteilung der erhobenen Zervixbefunde betrachtet (Abb. 6). In diesem Histogramm repräsentieren die nicht ganz unreifen, aber auch nicht ganz guten Zervixbefunde $^2/_3$ der Fälle. Die unreifen und die günstigen Zervixbefunde sind eben nicht so frequent. Genau diese nicht ganz reifen, aber auch nicht unreifen Befunde haben eine 50%ige Chance auf eine erfolgreiche Geburtseinleitung. Das heißt, dass der Zervixscore in diesen Fällen

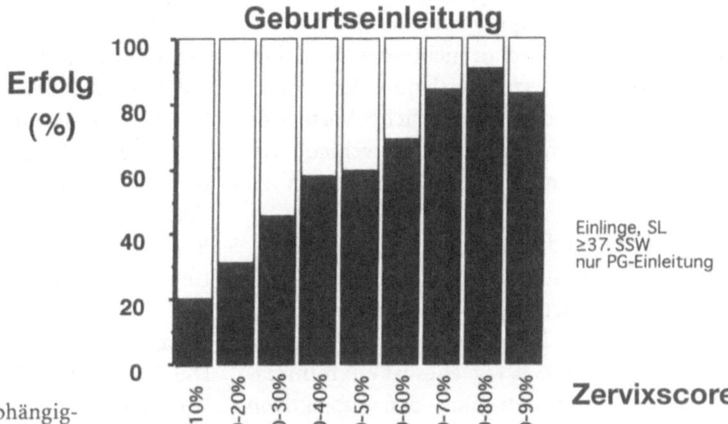

Abb. 5. Prozentsatz Erfolg in Abhängigkeit des Zervixscores

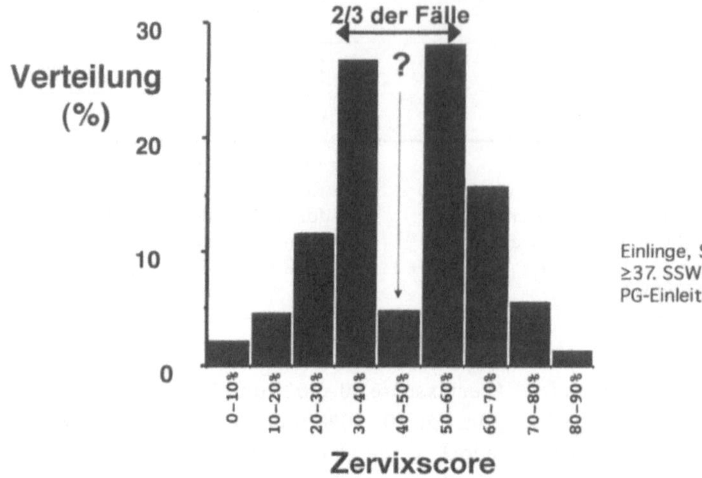

Abb. 6. Prozentuale Verteilung des Zervixscores

nicht sehr hilfreich ist. Zweitens, die Beurteilung des Zervixscores ist subjektiv. In der Kategorie zwischen 40–50% ist der Anteil plötzlich auf nur gut 5% zurückgefallen, da wo der Zervixscore 30–40% und 50–60% über 25% beträgt. Wie kommt denn so etwas zustande? Der Zervixscore ist aus 5 Parametern aufgebaut. Bei einem mittelreifen Befund wurde typischerweise ein Punkt für die verschiedenen Parameter gegeben und so war der Score 5 von 10 oder 50%. Es war jedoch nicht so, dass, wenn 4 Parameter einen Punkt erhielten, dem 5. null Punkte gegeben wurden. Dies war irgendwie nicht akzeptabel oder unlogisch für denjenigen, der untersucht hat. Die Kategorie zwischen 40 und 50% gibt es dann auch quasi nicht. Dies ist ein hervorragendes Beispiel subjektiver Beurteilung. Schließlich soll man nicht vergessen, dass jeder Parameter in letztendlich nur 3 Kategorien verteilt wird. Eine kontinuierliche Verteilung wäre vernünftiger, um die Unterschiede bei mittelreifen Befunden besser einschätzen zu können.

Postfaktum, in diesem Fall die Geburtseinleitung, kann festgestellt werden, dass der Mittelwert des Zervixscores für die nicht erfolgreichen Geburtseinleitungen um 35 und für die erfolgreichen um 45% lag. Dies ist ein minimaler Unterschied, wenn man den subjektiven Charakter des Zervixscores auch noch kennt.

Als Schlussfolgerung gilt, dass der Zervixscore durch die subjektive und eher grobe Einteilung meistens nicht hilfreich ist.

Indikation

Der Indikation kommt bei der Einleitung der Geburt ein besonderer Stellenwert zu. Die Geburtseinleitung bei vorzeitigem Blasensprung führt fast immer zum Erfolg, dagegen ist dies bei Diabetes gerade nicht der Fall. Aus diesem Grund erfolgte die Überprüfung, inwieweit die Indikation der Geburtseinleitung eine Aussage über die Erfolgschancen erlaubt. Im Kollektiv, definiert durch die Merkmale Einlingsschwangerschaft, Schädellage, 37. SSW und Prostaglandineinleitung wurde die Actuarial-Analyse für die verschiedenen Indikationen vorgenommen. Bei den Indikationen waren Mehrfachnennungen möglich. In Abb. 7 sind die Summenkurven für den Prozentsatz vaginaler Entbindungen im Verlauf der Zeit angegeben. Beim vorzeitigen Blasensprung am Termin führten fast 75% der Geburtseinleitungen zum Erfolg, dagegen waren dies bei Diabetes nur gut 40%. Beim Gesamtkollektiv lag die Erfolgsrate um 55%. Die Kurve für die Geburtseinleitung bei der Übertragung überlappt die Kurve des Gesamtkollektivs. Darunter kam die Kurve für die Pa-

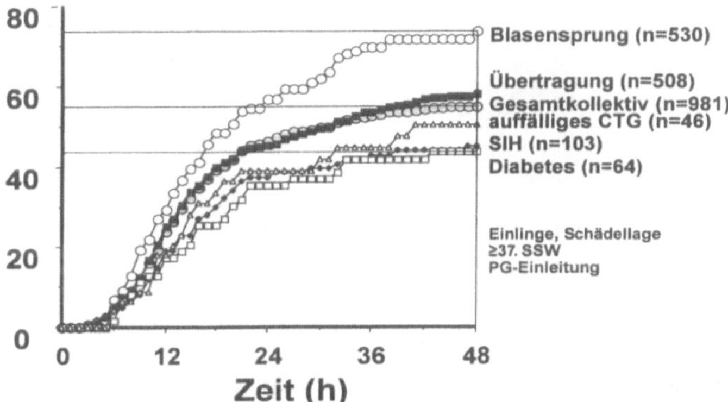

Abb. 7. Summenkurve für die vaginale Entbindung, abhängig von der Indikation für die Geburtseinleitung

tientinnen, bei denen die Geburtseinleitung wegen Auffälligkeiten im CTG vorgenommen wurden, gefolgt durch die schwangerschaftsinduzierte Hypertonie und Diabetes. Die Unterschiede im Zervixscore waren für die verschiedenen Indikationen äußerst gering.

Die Indikation erscheint ein gutes Hilfsmittel für die Einschätzung der Erfolgschancen bei der Geburtseinleitung zu sein.

Weitere prognostische Faktoren

Eine weitere Möglichkeit, die Wahrscheinlichkeit einer erfolgreichen Geburtseinleitung zu überprüfen, wäre die Wertigkeit der Schwangerschaftswoche zu untersuchen. Es ist klar, dass mit zunehmender Schwangerschaftsdauer die Wahrscheinlichkeit einer erfolgreichen Geburtseinleitung zunimmt. Die Übertragung der Schwangerschaft ist jedoch ein gutes Beispiel dafür, dass die Schwangerschaftswoche nicht hilfreich ist und besser andere Möglichkeiten für die Beurteilung angewendet werden sollten. In der letzten Zeit hat der Ultraschall auch hier Eintritt gehalten und wird verwendet, um die Zervixlänge und Fruchtwassermenge zu quantifizieren.

Die durch Vaginalschall gemessene Zervixlänge ist bereits von der Überwachung der Frühgeburtlichkeit bekannt und der digitalen Befunderhebung überlegen. Sie wird in der Universitätsfrauenklinik Gießen bei der Übertragungsdiagnostik routinemäßig bestimmt.

Das Fruchtwasser ist über Jahre hinweg bei Übertragung mit der Amnioskopie kontrolliert worden. Die Bedeutung der Amnioskopie ist jedoch vernachlässigbar gering, so dass diese nicht länger durchgeführt wird. Mit dem Ultraschall haben wir dagegen ein gutes Hilfsmittel, um die abnehmende Fruchtwassermenge bei Übertragung gut festzustellen. Der Amnionflüssigkeitsindex wurde zuerst während der Schwangerschaft verwendet, um ein objektives Maß für die Fruchtwassermenge zu haben.

Zusätzlich wurde noch eine hausinterne Variante des Amnionflüssigkeitsindexes angegeben: die Summe der Produkte der beiden Durchmesser in den 4 Quadranten. Dieser eher komplexe Term ist relativ einfach verwendbar und praxisorientiert.

Die ultrasonographische Quantifizierung der Fruchtwassermenge basiert darauf, dass der Uterus in 4 Quadranten eingeteilt wird (Abb. 8a). Zwei Linien, eine in kraniokaudaler und eine in laterolateraler Richtung, werden gedanklich durch den Nabel gezogen und ergeben 4 Quadranten. Anschließend wird mit Ultraschall das Fruchtwasserdepot in jedem Quadranten ohne kleine Teile ausgemessen (Abb. 8b). Die jeweils größten Durchmesser in ventrodorsaler Richtung (Dvd) in den 4 Quadranten werden zusammengezählt und ergeben den Amnionflüssigkeitsindex (AFI = Σ Dvd). In jedem Quadranten kann nicht nur der ventrodorsale Durchmesser bestimmt werden, sondern auch der laterolaterale (Dll). Nach Multiplikation beider Durchmesser werden die Produkte

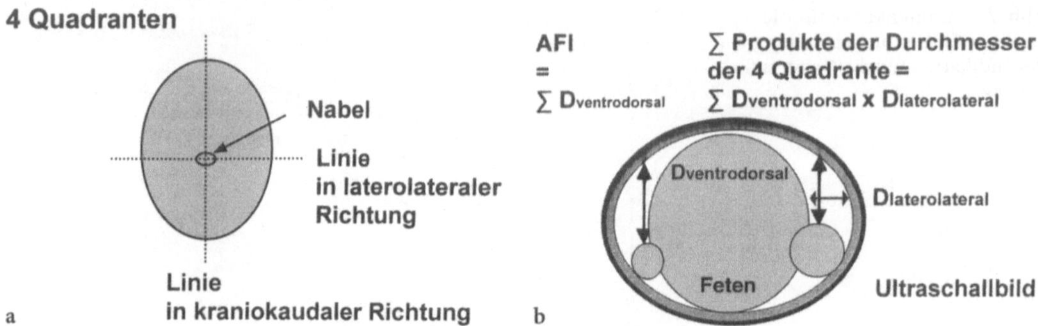

Abb. 8a, b. Einteilung des schwangeren Uterus in 4 Quadranten. Bestimmung von Amnionflüssigkeitsindex und der Summe der Produkte der Durchmesser der 4 Quadranten

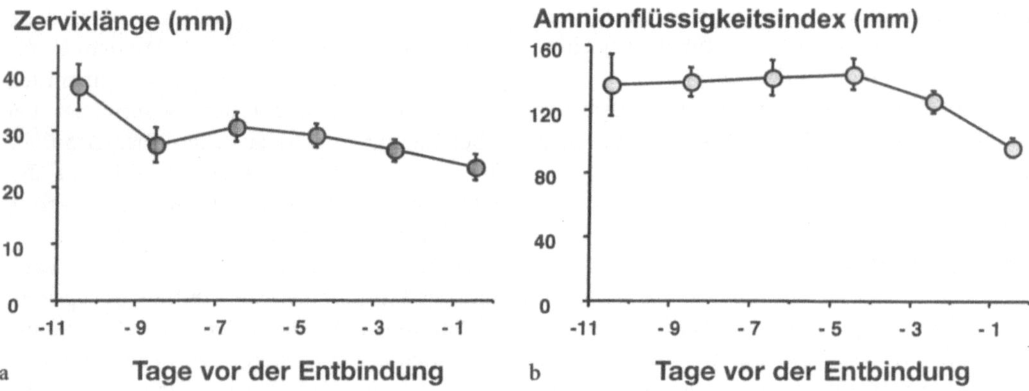

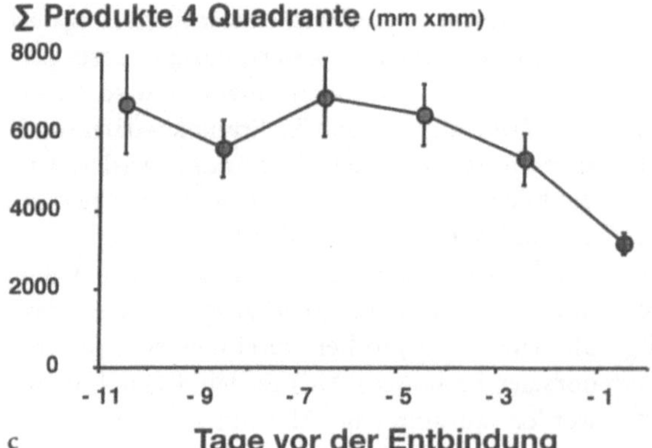

Abb. 9a–c. Verlauf der ultrasonographisch gemessenen Zervixlänge, der Amnionflüssigkeitsindex und der Summe der Produkte der Durchmesser in den 4 Quadranten bei der Übertragung

der 4 Quadranten zusammengezählt und ergeben die Summe der Produkte für die 4 Quadranten (Σ Dvd × Dll).

Bei 73 Patientinnen mit Übertragung wurden in 2-tägigen Abständen die Messungen vorgenommen. In den Graphiken wurden nicht die Tage nach dem errechneten Termin als Zeitachse angegeben, sondern die Tage vor der Entbindung, da die doch sehr schnell auftretenden Veränderungen dann besser erfasst werden können. Die Zervixlänge nahm im Verlauf der Zeit ein wenig ab (Abb. 9a). Der Verlauf des Amnionflüssigkeitsindexes war viel aufschlussreicher (Abb. 9b). Der Amnionflüssigkeitsindex nahm mit Werten zwischen 130 und 140 innerhalb von ein paar Tagen auf 100 ab. Offensichtlich war bei Werten um die 100 für den Amnionflüssigkeitsindex die Entbindung, mit oder ohne Geburtseinleitung, zu erwarten. Bei der Analyse der Summe der Produkte in den 4 Quadranten war eine noch viel deutlichere Abnahme vorhanden (Abb. 9c). Die Abnahme lag um die 100%. Die Ausgangswerte lagen um 6000–7000 und fielen innerhalb von einer Woche, kurz vor der Geburt, auf 3000 ab.

Der Vorhersagewert dieser Parameter für die Geburtseinleitung ist noch in Studie. Erste Daten zeigen jedoch, dass eine Zervixlänge von 2,5 cm oder weniger und eine Abnahme der Fruchtwassermenge, wie soeben gezeigt, gute Voraussetzungen für eine erfolgreiche Geburtseinleitung bei der Übertragung sind.

Zusammenfassung

Der Zervixscore ist in den meisten Fällen nicht hilfreich, da er zu subjektiv ist und keine genaue Differenzierung erlaubt. Die Einteilung der erhobenen Parameter ist eher grob. Dagegen ist die Indikation ein sehr einfaches Hilfsmittel, um die Wahrscheinlichkeit einer erfolgreichen Geburtseinleitung einzuschätzen. Die ultrasonographische Bestimmung der Zervixlänge und der Fruchtwassermenge, die sich bereits während der Schwangerschaft bewährt haben, können auch sinnvoll bei der Übertragung eingesetzt werden. Die Wertigkeit dieser beiden Parameter für die Geburtseinleitung wird z.Z. überprüft. Die Praxis hat jedoch bereits gezeigt, dass beide Parameter vernünftige Hilfsmittel sind, um Entscheidungen in Hinsicht auf die Geburtseinleitung zu treffen.

Kardiotokographie oder Dopplersonographie bei fetaler Gefährdung

S. Schmidt

MERKE:

1. Für die Überwachung der Risikoschwangerschaft kommen hinsichtlich der Kardiotokographie der Non-Stresstest (NST) sowie der Wehenbelastungstest (OBT) in Betracht.
2. Für den Non-Stresstest ergibt sich aufgrund der Basis von Qualitätssicherungsdaten (HEPE) ein Hinweis auf eine Absenkung der antepartualen Mortalität.
3. Beim Wehenbelastungstest (OBT) wird durch typische Herzfrequenzmuster (Dezelerationen) ein Abfall der Sauerstoffaufnahme bei jenen Feten angezeigt, bei denen die Durchblutung des Uterus bereits vor der Kontraktion eingeschränkt ist.
4. Im Grenzbereich zur fetalen Dekompensation kann der Non-Stresstest unauffällig sein, während im Wehenbelastungstest bereits kontraktionsabhängige Dezelerationen der fetalen Herzfrequenz sichtbar werden.
5. Die Dopplersonographie gilt als additive nichtinvasive Untersuchungsmethodik in der Betreuung von Risikoschwangerschaften.
6. Der Einsatz der Dopplersonographie als allgemeines Screeningverfahren ergibt keinen nachweisbaren Nutzen und kann deshalb nicht empfohlen werden.
7. Die Indikation zur fetalen Dopplersonographie in der Schwangerschaft ergibt sich bei: Verdacht auf Wachstumsretardierung, schwangerschaftsinduzierter Hypertonie, Zustand nach Präeklampsie, Zustand nach Mangelgeburt, Auffälligkeit fetaler Herzfrequenz, begründetem Verdacht auf Fehlbildung, Mehrlingsschwangerschaften, Abklärung bei Verdacht auf Herzfehler.
8. Der Einsatz der Dopplersonographie im Falle der Indikation ergibt eine deutliche Absenkung der perinatalen Mortalität im Risikokollektiv.

Einleitung

Der Einsatz biophysikalischer Methoden wie der Kardiotokographie (CTG) und der Dopplersonographie vor der Geburt zielt auf eine Verbesserung der kindlichen Morbidität und Mortalität durch frühzeitige Erkennung von Versorgungsstörung des Feten ab [1,2].

Die besondere Bedeutung liegt hierbei in der potenziellen Reduzierung der Rate antepartal verursachter zerebraler Schäden [17]. Nach H. Schneider (Bern), ist davon auszugehen, dass $^2/_3$ der beim Kind nach der Geburt festzustellenden neurologischen Auffälligkeiten durch antepartale Ereignisse verursacht sind.

Darüber hinaus findet sich im Vergleich zur subpartualen Mortalität sowie der neonatalen Mortalität ein vergleichsweiser hoher Prozentsatz einer antenatalen Mortalität bei der Analyse der Daten der Hessischen Perinatalerhebung aus den Jahren 1990–2000 (Abb. 1).

In diesem Zusammenhang wurde auf die möglichen Ursachen der im Vergleich zur neonatalen und subpartualen Mortalität höheren antepartalen Mortalität hingewiesen. Für die Interpretation der Effektivität biophysikalischer Verfahren in dem o.g. Zusammenhang ist im Weiteren die Detailanalyse der antenatalen Mortalität in Bezug auf die Charakterisierung des Kollektivs antepartual verstorbener Kinder von Bedeutung (Abb. 2).

In diesem Zusammenhang hat Künzel darauf hingewiesen, dass hierbei in lediglich 9% Fehlbildungen sowie in 44% anamnestische bzw. befundete Risiken dokumentiert waren, so dass die Gefährdung der Feten grundsätzlich erkennbar war (s. Abb. 2). Andererseits weist dieser Autor auf die Tatsache hin, dass in einem Kollektiv von 47% die Schwangerschaften ohne erkennbare Risiken charakterisiert wurden. Somit ist für die Beurteilung eines antepartualen Überwachungsverfahren von Bedeutung, ob dieses sowohl im Risiko- als auch im Non-Risikokollektiv eine hinreichende Erkennung einer intrauterinen Störung ermöglicht.

Darüber hinaus ergibt die von uns durchgeführte Detailanalyse der Daten der Hessischen Perinatalerhebung eine Häufigkeitsverteilung der antepartualen Mortalität mit einem Gipfel zwischen der 36. und 41. SSW. Hieraus ergibt sich notwendigerweise die Forderung nach der Durchführbarkeit des biophysikalischen Ver-

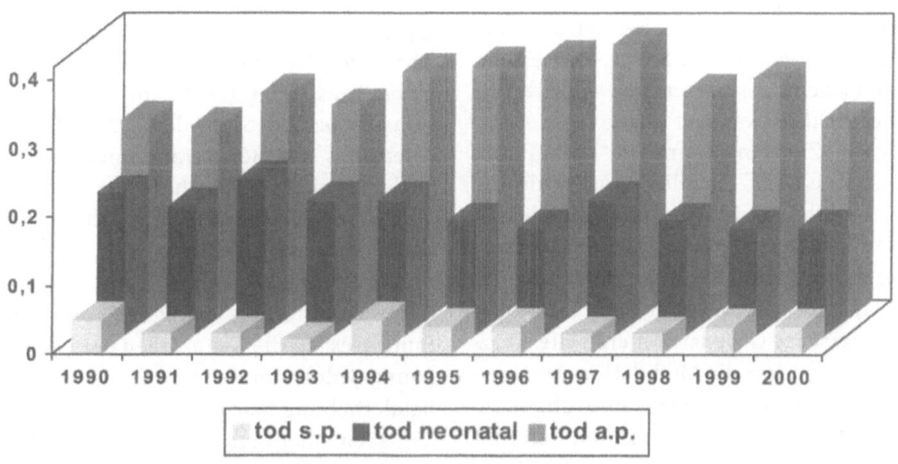

Abb. 1. Perinatale Mortalität in Hessen seit 1990: Wir verzeichnen einen deutlichen Rückgang der subpartualen Mortalität mit Werten unter 0,1% (Gruppengesamtwert 0,04%). Desweiteren besteht ein deutlicher Abfall der neonatalen Mortalität von 0,21 auf 0,16%. Im Vergleich hierzu finden sich relativ hohe Zahlen (Gruppengesamtwert der antepartualen Mortalität von 0,34%) für die Anzahl der vor der Geburt gestorbenen Kinder

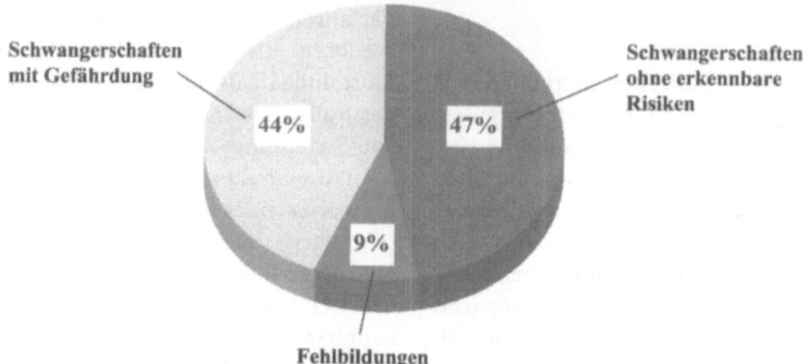

Abb. 2. Antepartale Mortalität nach Hessischer Perinatalerhebung (HEPE). Einfluss von anamnestischen und befundeten Risiken – während sich in 9% der Fälle Fehlbildungen des Feten nachweisen lassen und sich in 44% der Schwangerschaften eine anamnestische oder befundete Gefährdung des Feten ableiten lässt, finden sich in 47% der Fälle Schwangerschaften ohne erkennbare Risiken im Falle des antepartalen Todesfalls. (Modifiziert nach Künzel)

fahrens im Häufigkeitsgipfel der antepartalen Mortalität, auch unter dem Gesichtspunkt einer möglichen Erfassung intrauteriner Störungen, die in dieser Phase evtl. nicht zu einem antepartualen Todesfall, jedoch zu funktionellen und morphologischen Alterationen mit nachfolgender zerebraler Behinderung führen.

Ziel unserer Zusammenstellung war eine kritische Wertung des antepartualen Einsatzes von CTG und Doppler zu leisten [8, 14]. Dies geschah aufgrund einer Datenanalyse, bei der die frühzeitige Indikation einer Störung, die Erkennungswahrscheinlichkeit und die Ausschlusswahrscheinlichkeit evaluiert wurde.

In diesem Zusammenhang sei darauf hingewiesen, dass die Dopplersonographie im Sinne der pathophysiologischen Veränderungen grundsätzlich eine Erfassung der Blutflussmessung und hierdurch eine Erfassung der Langzeitadaptation ermöglicht; die Kardiotokographie erfasst im Gegensatz hierzu die Kurzzeitanpassung, indem die Modulation der Herzfrequenz, vermittelt über Baro- und Chemorezeptoren, sowie die Konzentration von Katecholaminen die Akutreaktion auf hypoxchemische Veränderungen dargestellt wird [2, 3, 5].

Ergebnisteil der Datenanalyse

Bezüglich der Kardiotokographie als Marker bei der Evaluation fetaler Gefahrenzustände lässt sich der Non-Stresstest (NST) vom Stresstest (OBT) unterscheiden [6, 7, 9].

Während in diesem Zusammenhang davon auszugehen ist, dass bei adäquater Adaptation die uterine O_2-Aufnahme ohne Belastung im Sinne eines NST u. U. noch normal sein wird, ergibt sich etwa beim EPH-Syndrom u. U. ein Abfall der uterinen O_2-Aufnahme im Rahmen eines Stresstestes (OBT) mit typischen Reaktionsmustern im Sinne der späten Dezeleration. Allerdings konnte in randomisierten Studien weder für den NST noch für den OBT eine Evidenz errechnet werden. Dies galt auch für Studien von Risikokollektiven [13].

Ein klinischer Nutzen einer antepartualen CTG-Registrierung im Sinne eines günstigen Einflusses auf die Kennzahlen der Perinatologie konnte jedoch im Rahmen der Hessischen Perinatalerhebung belegt werden. Diese Evaluation hält auch einer Multivarianzanalyse bzw. Stratifizierung stand. Hierbei zeigte sich bei Schwangeren mit Angaben von mindestens einem Risiko bei der Durchführung einer antepartualen CTG-Registrierung ein deutlicher Benefit bzgl. der Rate von Totgeburten, der Rate neonatal verstorbener Kinder sowie bei der Rate der frühkindlichen Verlegung (Daten der Hessischen Perinatalerhebung in Schmidt et. al., Der Gynäkologe, im Druck 2/2001).

Hinsichtlich der prospektiven Aussage bei Vorliegen eines unauffälligen CTGs im Rahmen eines NSTs oder OBTs ergibt sich in ähnlicher Weise wie beim biophysikalischen Profil nach Manning eine niedrige Anzahl antepartaler Todesfälle im Zeitraum von einer Woche nach dem Test (Abb. 3) [11].

Andererseits verfügt die Kardiotokographie über eine geringe Spezifität mit einer hohen Rate falsch-positiver Gefahrenhinweise (Abb. 4).

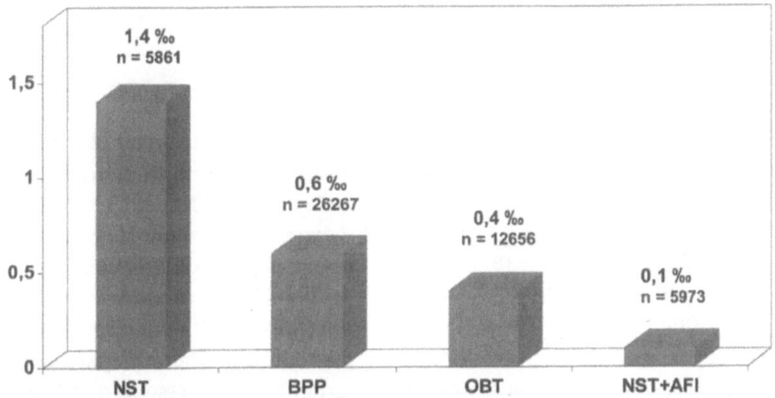

Abb. 3. Anzahl antepartualer Todesfälle in einem Zeitraum von einer Woche nach unauffälligem Test im Sinne von NST (Non-Stresstest), BPP (biophysikalisches Profil), OBT (Oxytocinbelastungstest) und modifiziertem NST unter Zuhilfenahme von der Fruchtwassermenge kalkuliert nach dem Amnionfluidindex (NST + AFI). (Nach Manning, Miller, Loy und Queenan)

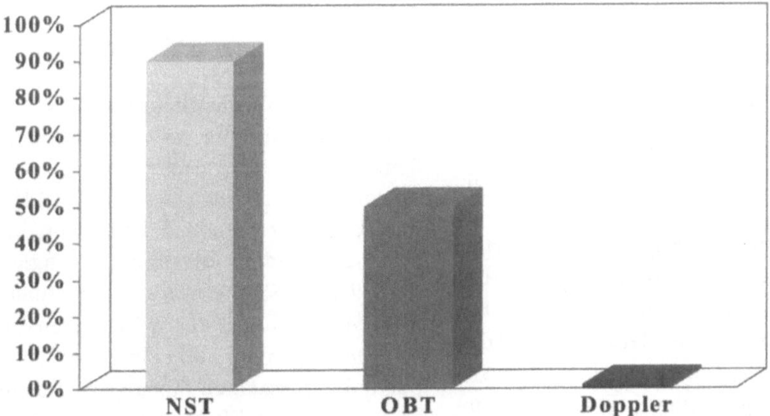

Abb. 4. Es ergibt sich ein ungünstigeres Bild bei der Analyse des CTGs bzgl. der falsch-positiven Befunde (Spezifität). Hierbei findet sich in Modifikation der Ergebnisse von Clark und Smith für den NST in 90%, den OBT in nahezu 50% ein falsch-positiver Gefahrenhinweis bei Durchführung dieser biophysikalischen antepartualen Überwachungsverfahren. Aus diesem Grunde ist die dopplersonographische Analyse im Rahmen der Ultrasonographie von Bedeutung. Hierbei findet sich bei Hüllkurvennalysen im Vergleich zu den Untersuchungen bei der Kardiotokographie ein günstiges Ergebnis bzgl. der Reproduzierbarkeit und hinsichtlich der Spezifität. (Nach Clark und Smith)

Tabelle 1. Metaanalyse des klinischen Nutzens der Dopplersonographie im Risikokollektiv. Es zeigt sich eine Absenkung der perinatalen Mortalität um 50%

Erstautor	Doppler	Kontrolle	OR	95%-KI
Trudinger (111)	1/133	5/167	0,32	0,06-1,62
McParland	6/254	20/255	0,32	0,15-0,71
Omtzigt (86)	16/809	28/789	0,56	0,31-1,01
Almström (2)	0/214	3/212	0,13	0,01-1,28
Hofmeyr (58)	4/438	8/459	0,53	0,17-1,67
Newnham (83)	9/254	9/251	0,99	0,39-2,53
Metaanalyse	-	-	0,50	0,34-0,73

Wie eine von Voigt durchgeführte ROC-Analyse (Receiver Operator Curve) zeigt, findet sich bzgl. der Analytik der pH-Metrie durch die Messung aus der Nabelschnurarterie das günstigste Ergebnis für die Durchführung einer PI-Analytik bei insgesamt signifikanter Diskriminierung und günstiger Spezifität.

Als Ergebnis der Untersuchung des klinischen Nutzens im Sinne der Reduktion der perinatalen Mortalität fand sich bei einer Metaanalyse, durchgeführt von den Autoren Giles und Bisits, als Effekt im Risikokollektiv - vermuteter gefährdeter Fetus aufgrund der Anamnese oder Befundung - eine Senkung der perinatalen Mortalität von 50% [10, 16] (Tabelle 1).

Hingegen konnte bei einer von Goffinet analog durchgeführten Analyse im Kollektiv der Schwangeren ohne Risiko kein perinatologischer Nutzen gefunden werden.

Von besonderer Bedeutung für die Beurteilung der klinischen Wertigkeit ist die Frühzeitigkeit des Warnhinweises beim Einsatz des biophysikalischen Überwachungsverfahrens. Hier kommt der Dopplersonographie die Indikation der langfristigen Veränderung zu Gute: Bei direktem Vergleich zwischen dem Zeitpunkt des 1. Gefahrenhinweises zeigt sich eine Vorwarnzeit von bis zu 26 Tagen. Allerdings ist diese Vorwarnzeit sowohl nach der 29. SSW als auch bei Vorliegen eines SIH-Syndroms verkürzt [3].

Die somit in der Literatur gefundenen Ergebnisse lassen sich wie folgt zusammenfassen:

1. Die vorliegenden prospektiv randomisierten klinisch kontrollierten Studien der fetalen Gefäße zeigen derzeit keinen Nutzen eines dopplersonographischen Screenings in unausgewählten Kollektiven (Goffinet).
2. Durch den gezielten Einsatz der Dopplersonographie in Risikokollektiven kann eine signifikante Verringerung der fetalen Morbidität und Mortalität erzielt werden (Giles).
3. Der Nutzen einer antepartualen Kardiotokographie ist einerseits durch prospektiv randomisierte Studien nicht belegt (Thacker).
4. Die Daten der Qualitätssicherung zeigen jedoch potenziell eine Senkung der antepartualen Mortalität durch Einsatz der Kardiotokographie auf.

Schlussfolgerung und Diskussion

Sowohl die Kardiotokographie als auch die Dopplersonographie sollen mit dem Ziel der Senkung der antepartalen Mortalität und der Morbidität eingesetzt werden [12, 14]. Problematisch erscheint jedoch die im Non-Risikokollektiv und zudem mit einem Häufigkeitsgipfel nach der 36. SSW erfasste antepartuale Mortalität. Mit dem Ziel der frühzeitigen Erfassung von Störungen im Sinne der Senkung von antepartual verursachten Störungen, die eine Zerebralparese oder diffizilere neurologische Veränderungen hervorrufen, erfordern biophysikalische Überwachungsverfahren somit eine frühzeitige Indikation im Bereich zwischen der 36. und 40. SSW. Die Kardiotokographie kann dann dieses u. U. nicht leisten, weil sie erst die Dekompensationsphase im NST erfasst [7, 16].

Die Potenz der OBT-Analyse liegt in der Indikation der ansonsten okkulten fetalen Grenzadaptation.

Im Rahmen der Schwangerenvorsorge erscheint zunächst die Dopplersonographie als ein Verfahren mit hoher prospektiver Wertigkeit und langer zeitlicher Vorlaufstrecke im Risikokollektiv besonders geeignet [5].

Die Datenlage mit nachweisbarem Nutzen nur im Non-Risikokollektiv lässt allerdings hier Einschränkungen der Effektivität erwarten. Darüber hinaus ergibt sich durch den sog. Termineffekt (nach Vetter) eine reduzierte Interpretationsmöglichkeit von Dopplerflusskurven nach der 37. SSW – also im Gipfel der Häufigkeit antepartualer Mortalität.

Aus diesem Grunde kann bei Durchsicht der Datenlage derzeit nicht die Frage im Sinne des Themas lauten *Dopplersonographie oder CTG*, vielmehr ist ein Stufenkonzept unter Einschluss von Dopplersonographie und CTG in Abhängigkeit vom Gestationsalter zu fordern.

Hierbei wird unter Beachtung des ALARA-Prinzips die Dopplersonographie ab der 20. SSW sowohl zur Erfassung von Störungen der maternen Perfusion (A. uterina) als auch zur frühen Erfassung fetaler Kreislaufanteile (Aa. uterina, cerebri media) nach der 24. SSW eine frühzeitige Aussage über mögliche Gefährdung ergeben.

Als einfach durchzuführendes und gemäß der Geräteverfügbarkeit überlegenes System ist die Durchführung der Kardiotokographie sowohl im Non-Risiko- als auch im Risikokollektiv aufgrund der Datenlage der Hessischen Perinatalerhebung möglicherweise in der Lage, zusätzliche Sicherheit bei der antepartalen Überwachung zu gewährleisten. Es sei in diesem Zusammenhang darauf hingewiesen, dass aufgrund der Erhebung der Hessischen Perinatalerhebung, in ähnlicher Weise wie von K.T.M. Schneider für die bayrische Datenlage berichtet, die Screenig-CTG-Untersuchung in der Praxis derzeit in über 90% der Fälle erfolgt.

Vorteil der Kardiotokographie ist die bleibende Relevanz zur Anzeige von akuten Störungen auch nach der 36. SSW, wobei, die CTG-Kontrolle eine hohe Sensitivität dieses Verfahrens aufweist. Als problematisch anzusehen ist jedoch die geringe Spezifität mit der möglicherweise durch Kumulation von CTG-Screening-Einsätzen verursachten operativen Interventionen. Dies gilt insbesondere bei hoher inter- und intraindividuellen Varianz der CTG-Interpretation [12].

Es ist zu erwarten, dass die Verbesserung der Sicherheit durch *Kombination von CTG und Dopplersonographie* in Abhängigkeit von der Situation des Gestationsalters zur Sicherheit der Kinder hinsichtlich antepartual entstehender später manifester neurologischer Schäden, als auch bzgl. der antepartualen Mortalität zu verbessern ist.

Von besonderer Bedeutung ist deshalb der Hinweis, dass durch die europäische Multizenterstudie (GRIT) zwar zunächst festgestellt werden konnte, dass unterschiedliche Rationale zur fetalen Überwachung unter Einsatz dieser beider biophysikalischer Methoden bestehen.

Ein Ergebnis der GRIT-Interventionsstudie könnte jedoch möglicherweise die Basis schaffen, im Sinne der Evidence based medicine (EBM) eine Empfehlung für den Einsatz der Kardiotokographie und Dopplersonographie zu bekräftigen.

Literatur

1. Alfirevic Z, Neilson JP (1995) Doppler ultrasonography in high risk pregnancies: systemtiv review with meta-analysis. Am J Obstet Gynecol 172: 179–187
2. Almström H, Axelsson O, Cnattingius S, Ekman G, Maesel A, Ulmsten U, Arström K, Marsal K (1992) Comparison of umbilical-artery velocimetry and cardotocography for surveillance of small-for-gestational-age fetuses. Lancet 340: 936–940
3. Arduini D, Montenegro N, Todros T (1994) Clinical significance of absent or reveersed end diastolic velocity waveforms in umbilical artery. Lancet 344: 1664–1668
4. Barduini D, Rizzo G, Romanini C (1993) The development of abnormal heart rate patterns after absent end-diastolic velocity inumbilical artery: analysis of risk factors. Am J Obstet Gynecol 168: 43–50
5. Black RS, Campbell S (1997) Cardiotocography versus Doppler. Ultrasound Obstet Gynecol 9: 148–151

6. Clark SL, Sabey P, Jolley K (1989) Nonstress testing with acoustic stimulation and fluid volume assessment: 5973 tests without unexpected fetal death. Am J Obstet Gynecol 160: 694–697
7. Flynn AM, Kelly J, Matthews K, O'Connor M, Viegas O (1982) Predictive value of, and observer variability in, several ways of reporting antepartum cardiotocographs. Br J Obstet Gynaecol 89: 434–440
8. Gonser M (1997) Effekt der Dopplersonographie auf die perinatale Mortalität von Risikoschwangerschaften: erforderliche Patientenzahl? Z Geburtsh Neonatal 201: 136–140
9. Haley J, Tuffnell DJ, Johnson N (1997) Randomised cntrolled trial of cardiotocography versus umbilical artery Doppler in the management of small for gestational age fetuses. Br J Obstet Gynecol 104: 431–435
10. Karsdorp VHM, van Vugt JMG, van Geijn HP, Kostens PJ, Arduini D, Mentenegro N, Todros T (1994) Clinical significance of absent and reversed enddiastolic flow velocity waveforms in umbilical artery. Lancet 344: 1664–1668
11. Manning FA, Harman C, Menticoglou S (1996) Fetal biophysical score and cerebral palsy at age 3 years. Am J Obstet Gynecol 174: 319
12. Street P, Dawes GS, Moulden M, Redman CWG (1991) Short term variation in abnormal fetal heart rate records. Am J Obstet Gynecol 165: 515–523
13. Thacker SB, Berkelmann RL (1986) Assessing the diagnostik accuracy and efficacy of selected fetal surveillance techniques. Obstet Gyncol Surv 41: 121–141
14. Thornton JG, Lilford RJ (1993) Do we need randomised trials of antenatal test of fetal wellbeing? Br J Obstet Gynaecol 100: 197–200
15. Thornton JG, Pickles, GRIT Study Group (1996) When do obstetricians recommend delivery for a high-risk preterm growth-retarded fetus? Eur J Obstet Gynecol Reprod Biol 67: 121–126
16. Visser GHA, Stighter RH, Bruinse HW (1991) Management of the growth retarded fetus. Eur J Obstet Gynecol Reprod Biol 42
17. Weiner Z, Divon MY, Katz N, Minior VK, Nasseri A, Girz B (1996) Multivvariant analysis of antepartum fetal test in predicting neonatal outcome of growth retarded fetuses. Am J Obstet Gynecol 174: 338

Lactatmessung als Ersatz für die pH-Metrie während der Geburt?

F. Oehmke, W. Künzel

MERKE:

1. Ein anderer bzw. zusätzlicher Parameter zur Zustandsdiagnostik des Feten kann Lactat (Milchsäure) sein.
2. Lactat ist das anaerobe Stoffwechselprodukt der anaeroben Glykolyse. Wesentliche Organe der Lactatbildung sind der arbeitende Muskel, die Erythrozyten, das Gehirn und das Nebennierenmark.
3. Die Lactathomöostase wird im Wesentlichen durch den Zyklus der Glukoneogenese aufrechterhalten.
4. Die Lactatbestimmung ist mittels der elektrochemischen Teststreifenmethode möglich. Es werden lediglich 5 ml Blut und 60 s Zeit benötigt (ähnlich der Blutzuckerselbstkontrolle).
5. Die Indikationen bzw. Kontraindikationen zur Lactatbestimmung sub partu sind die gleichen wie zur Durchführung der Mikroblutanalyse.
6. Die Lactatwerte (arteriell) für das Normalkollektiv (Einlingsschwangerschaft, Schädellage, vaginaler Geburtsmodus, SSW ≥37+1, Apgar ≥9-10-10, Geburtsgewicht ≥2800 g) lagen zwischen 3,23±1,12 mmol, der pH-art. 7,28±0,05.
7. Es müssen für den Bereich sub partu Grenzwerte festgelegt werden, mit den daraus ggf. erforderlichen Konsequenzen hinsichtlich der Geburtsleitung.
8. Die Bestimmung des Lactatwertes ist auf jeden Fall z.Z. als Ergänzung zur pH-Bestimmung sinnvoll.

Während der Geburt wird der Fet mittels der kontinuierlichen Registrierung der fetalen Herzfrequenz überwacht. Die Kardiotokographie ist heute das Standardverfahren für die Überwachung des Feten sub partu mit dem Ziel, die Zeichen einer O_2-Mangelversorgung möglichst früh zu erkennen. Ein CTG mit einem normalen fetalen Herzfrequenzmuster ist eine gute Rückversicherung für fetales Wohlbefinden, es kann aber auch durch Veränderungen der basalen Herzfrequenz, der Oszillationsamplitude, dem Auftreten von Dezelerationenen und Abnahme von Akzelerationen eine fetale Zustandsverschlechterung anzeigen.

Bei Interpretation durch Experten liegt die Sensitivität der Hypoxie-/Azidose-Vorhersage zwischen 80–91%. Diesem Vorteil steht die geringe Spezifität (9–63%) der Methode gegenüber, die v.a. in der großen Zahl falsch-positiver Befunde zum Ausdruck kommt. Entsprechend niedrig ist auch der positive Vorhersagewert pathologischer CTG-Befunde, bei denen sich nur in ca. 15–20% der Fälle tatsächlich Geburtsazidosen finden.

Hier bedarf es einer Interpretationshilfe durch additiven Einsatz anderer, möglichst spezifischer Überwachungsverfahren. Die Deutsche Gesellschaft für Perinatale Medizin empfiehlt zur Abklärung suspekter bzw. pathologischer FHF-Muster sub partu die fetale Mikroblutanalyse (MBU). Die Mikroblutanalyse (MBU) wurde von Saling 1964 noch vor der Etablierung der CTG-Überwachung in die Geburtsmedizin integriert.

Nach Daten der Hessischen Perinatalerhebung wird die Mikroblutanalyse während der Geburt in weniger als 10% der Fälle vorgenommen.

Die MBU ist heute ohne Einschränkung der Goldstandard für die Überprüfung des fetalen Säure-Basen-Status und der Verifizierung einer Hypoxämie/Azidose unter der Geburt. Sie bietet nicht nur die Möglichkeit, den pH-Wert zu bestimmen, sondern auch die Gesamtpufferbasen und den Basenüberschuss (Base excess). Kein intrapartales Überwachungsverfahren liefert derzeit eine so zuverlässige intrauterine Zustandsbeurteilung des Fetus wie diese Methode. Die Indikation zur MBU sollte bei unklaren Herzfrequenzmustern großzügig gestellt werden, um Veränderungen des Säure-Basen-Haushalts bei möglichen Sauerstoffmangel frühzeitig zu erkennen und um einen Sauerstoffmangel des Feten auszuschließen.

Indikationen für eine Mikroblutanalyse sind u.a. anhaltende unklare oder pathologische CTG-Muster (z.B. Dezelerationen, Abnahme der Oszillationsfrequenz/Oszillationsamplitude, Bradykardien, Tachykardien), ein protrahierter Geburtsverlauf mit unklaren CTG-Muster und grünes Fruchtwasser mit suspektem CTG-Muster.

Kontraindikationen sind die terminale Bradykardie (Zeitfaktor) und wenn der vorangehende Kindsteil sich auf Beckenboden befindet. Weiterhin Infektionen der Mutter mit dem HI-Virus, Hepatitis B und C.

Die MBU ist eine diskontinuierlich einzusetzende Methode. Eine einmalige Punktmessung, die nur eine Momentaufnahme ist und die bei anhaltend pathologischem FHF-Muster keine Aussage über den Trend einer kindlichen Zustandsverschlechterung zulässt, ist nicht ausreichend. Deshalb muss in solchen Fällen die Untersuchung in Intervallen (20/30/60 min) wiederholt werden.

Die MBU erfordert eine entsprechende Ausrüstung, geübtes Personal, sowie ein jederzeit einsatzbereites Gerät für die Blutgasanalyse. Die dabei erforderliche Blutmenge schwankt je nach Gerät zwischen 30–80 µl Blut, welches nicht geronnen sein darf. Falsch-positive Ergebnisse können bei ungenügender Hyperämisierung des Gewebes (z.B. Entnahme aus größerer Kopfgeschwulst mit Stauungsödem) zustande kommen, weiterhin durch Verunreinigungen der Probe mit Fruchtwasser. Komplikationen wie Hämatombildung und Infektionen durch die MBU-Entnahme sind sehr selten. Manchmal ist die Entnahme der MBU speziell in der frühen Eröffnungsphase und bei hochstehendem vorangehendem Kindsteil schwierig. Häufig wird die angebliche „Invasvität" der MBU überbewertet. Die Akzeptanz dieser Methode ist v.a. bei ungeübten Ärzten und Hebammen eher gering.

Zur Erkennung einer Hypoxiegefährdung eignet sich die pH-Messung. Die Validität der Mikroblutanalyse ist in vielen Untersuchungen bestätigt worden. Nach Saling kann die Azidität des Fetus in verschiedene Schweregrade unterteilt werden:

- pH-Wert ≥7,30: normaler Zustand,
- pH-Wert 7,25–7,20: Präazidose,
- pH-Wert 7,20–7,10: Azidose,
- pH-Wert <7,10: schwere Azidose.

Neben diesem Verfahren sind inzwischen auch andere intrapartale Überwachungsverfahren entwickelt worden (u.a. Pulsoxymetrie, Nahinfrarotspektroskopie, kontinuierliche transkutane Messung des pO_2-, pCO_2- und pH-Wertes) deren klinischer Nutzen noch nicht anhand ausreichend großer Fallzahlen und statistisch valider Studien gesichert ist und z. T. sehr aufwendig und störanfällig ist.

Bei der Geburt wird der fetale Zustand nach dem von Virginia Apgar 1952 entwickelten Schema beurteilt. Zu definierten Zeiten (nach 1, 5 und 10 min) werden Puls, Atmung, Hautfarbe, Muskeltonus und Reaktion beim Absaugen bewertet. Für jeden Teilbefund werden 0, 1 oder 2 Punkte vergeben, deren Summe dann den entsprechenden Minutenscore ergibt (maximal 10 Punkte):

- 10–8 Punkte: lebensfrisch,
- 7–5 Punkte: leichte Depression,
- 4–0 Punkte: schwere Depression.

Der Apgar-Score dient der schnellen Erfassung von Adaptationsstörungen und den evtl. daraus resultierenden neonatologischen Maßnahmen. Ein erniedrigter Apgar-Score ist Ausdruck einer gestörten Anpassung und kann verschiedene Ursachen haben. Der Wert allein kann aber keinen Rückschluss auf die Ursache der Anpassungsstörung geben.

Neben der Erfassung der Vitalparameter ist der Säure-Basen-Status im Nabelarterienblut ein weiteres Kriterium für die Zustandsbeurteilung des Neugeborenen. Ein pH-Wert von >7,20 gilt als physiologisch. Ein pH-Wert von 7,10–7,20 zeigt eine leichte Azidose, ein pH-Wert von <7,10–7,00 eine mittelgradige und ein pH-Wert von <7,00 eine schwere Azidose an.

Die Analyse des pH-Wertes, die Bestimmung des Basenüberschusses und der Gaspartialdrucke im Nabelschnurblut bei Geburt sind in der Regel problemlos durchzuführen. Bei der Entnahme der Blutprobe gibt es in der Regel kaum Schwierigkeiten (gelegentliche Ausnahme: extreme Frühgeburten). Die pH-Metrie wird als objektives diagnostisches Kriterium in der Zustandsdiagnostik des Neugeboren angesehen.

Die Bestimmung von Lactat ist aus der inneren Medizin bekannt zur Verlaufsbeurteilung und Prognose bei Kreislaufschock und Vergiftungen, zur Diagnose intestinaler Gefäßverschlüsse, zur Erkennung von Gewebshypoxydosen u. a.

In der Geburtshilfe kann Lactat ein zusätzlichen Parameter zur Zustandsdiagnostik des Feten sein. Die Prinzipien der Säure-Basen-Regulation und der Lactatproduktion beim Feten sind die selben wie bei Erwachsenen.

Lactat ist das Stoffwechselprodukt der anaeroben Glykolyse. Die Glykolyse beinhaltet den Abbau der Glucose bis zum Lactat (Milchsäure). Die wesentlichen Organe der Lactatbildung sind der arbeitende Muskel, die Erythrozyten, das Gehirn und das Nebennierenmark. Der Herzmuskel deckt bis zu 60 % seines Energiebedarfes aus Lactat. Die Lactathomöostase wird im Wesentlichen durch den Zyklus der Glukoneogenese (Glukosebildung aus Nicht-Kohlenhydratvorstufen, z. B. Lactat, Glyzerin) aufrecht erhalten. Die Glukoneogenese ist prinzipiell eine Umkehrung der Glykolyse.

Lactat entsteht aus Pyruvat (Salze der Brenztraubensäure). Regulatoren der Lactatbildung sind die Pyruvatkonzentration, der zelluläre Redoxstatus und die aktuelle H-Ionen-Konzentration. Unter ausgeglichenen Bedingungen ist das Verhältnis Pyruvat/Lactat ausgeglichen.

Unter mangelnder O_2-Versorgung kann der Energiebedarf des Gewebes nur zum Teil und nur für kurze Zeit durch die Glykolyse gedeckt werden. Es kommt zur vermehrten Lactatbildung, welches nur verzögert aus den Zellen abtransportiert und z. B. in der Leber, in der Niere und im Myokard abgebaut oder zur Bildung von Glykogen verwertet werden kann. Die Folge ist ein Anstieg der Lactatkonzentration im Gewebe und im Blut mit nachfolgender Azidose und Abfall des Blut-pH-Wertes.

Es wurden elektrochemische Teststreifenmethoden zur Lactatbestimmung entwickelt, ähnlich den bekannten Blutzuckermessgeräten. Solch ein Messgerät ist das Lactate Pro, ein transportables, handliches Messgerät für die Lactatbestimmung, welches in der Geburtshilfe eingesetzt werden kann. Das Gerät hat die Größe einer Kreditkarte. Die Bedienung ist vergleichbar mit der Handhabung der Blutzuckermessgeräte. Man benötigt einen speziellen Teststreifen, 5 µl Blut und 60 s Zeit. Im Vergleich zu den mit einem normalen Blutgasanalysator benötigten Blutmengen (30–80 µl) ist das hier benötigte Probenvolumen minimal. Der Messbereich der mittels des Lactate Pro erfasst wird, liegt minimal bei 0,8 mmo/l und maximal bei 23,3 mmol/l.

Die „Normwerte" zur Beurteilung des Kindes anhand der pH-Analyse unter der Geburt und bei Partus sind eindeutig definiert. Die „Normwerte" für die Beurteilung des Fetal outcomes anhand der Lactatwertbestimmung müssen erst ermittelt werden.

Die Referenzbereiche für Lactat liegen beim Erwachsenen zwischen 1,0–1,8 mmol/l, die beim Neugeborenen zwischen 0,8–1,8 mmol/l.

In einem 1. Schritt wurde versucht, die Normwerte von Lactat bei Geburt anhand eines Normalkollektives zu ermitteln. Die Einschlusskriterien für das Normalkollektiv waren: Einlingsschwangerschaft, vaginaler Spontanpartus, Schädellage, SSW ≥37+1, Apgar ≥9-10-10, Geburtsgewicht ≥2800 g.

Der Mittelwert von Lactat im Nabelschnurarterienblut dieses Normalkollektives (n = 127) liegt bei 3,27 mmol/l bei einer Standardabweichung von ±1,19 mmol/l und einem mittleren arteriellen pH-Wert von 7,28±0,06.

Gleichzeitig wurde die Lactatkonzentration im Nabelvenenblut bestimmt. Der Mittelwert der Lactatkonzentration in der Nabelvene liegt bei 2,96 mmol/l bei einer Standardabweichung von ±1,15 mmol/l und einem mittleren venösen pH-Wert von 7,36±0,06 (Tabelle 1).

Bei 20 Geburten mit den gleichen Einschlusskriterien wurden zusätzlich der venöse Astrup der Mutter und die venöse Lactatkonzentration bestimmt. Die Bestimmungen wurden direkt nach Partus vorgenommen. Der arterielle Lactatwert im Nabelarterienblut lag bei 3,83±1,58 mmol/l bei einem arteriellen pH-Wert von 7,23±0,07. Die Lactatkonzentration im Nabelvenenblut lag bei 3,52±1,58 mmol/l, der venöse pH bei 7,34±0,06. Die mütterliche venöse Lactatkonzentration betrug 4,12±2,28 mmol/l bei einem venösen mütterlichen pH-Wert von 7,36±0,05 (Tabelle 2).

Tabelle 2. Lactatwert arteriell und venös Fet – Lactatwert Mutter, Mittelwert +/– Standardabweichung, n = 20

Lactat arteriell Fet	3,83±1,58
Lactat venös Fet	3,52±1,58
Lactat Mutter	4,12±2,28
pH arteriell	7,23±0,07
pH venös	7,34±0,06
pH Mutter	7,36±0,05

Mittels des Statistikprogramms SPSS wurden verschiedene Korrelationen berechnet. Abbildung 1 zeigt eine lineare Regression zwischen der Lactatkonzentrationen im Nabelschnurarterienblut und dem pH-Wert im Nabelarterienblut bei Partus mit einem R-Qu. = 0,2775. In Abb. 2 wird die arterielle Lactatkonzentration zum arteriellen Base excess korreliert mit einem R-Qu. = 0,4216.

Wenn man dieses Normalkollektiv nach den Gesichtspunkten der kumulativen Häufung untersucht, liegt die 50. Perzentile der Lactatkonzentration in Nabelschnurarterienblut bei 3,27 mmol/l, die 90. Perzentile bei 4,8 mmol/l (Abb. 3).

In einem weiteren Schritt müssen Untersuchungen zur Lactatwertbestimmung sub partu

Tabelle 1. Lactat arteriell, Lactat venös sowie der Säure-Basen-Status arteriell und venös bei Partus, n = 127, Mittelwert und Standardabweichung

Arteriell		Venös	
Lactat (mmol/l)	3,27±1,19	Lactat (mmol/l)	2,96±1,15
pH	7,28±0,06	pH	7,36±0,06
pCO_2 (mmHg)	48,52±6,55	pCO_2 (mmHg)	36,42±6,49
pO_2 (mmHg)	16,12±4,94	pO_2 (mmHg)	26,20±7,86
BE (meq/l)	-4,46±2,96	BE (meq/l)	-3,45±2,81
Gewicht (g)	3489±369	Gewicht (g)	3489±369

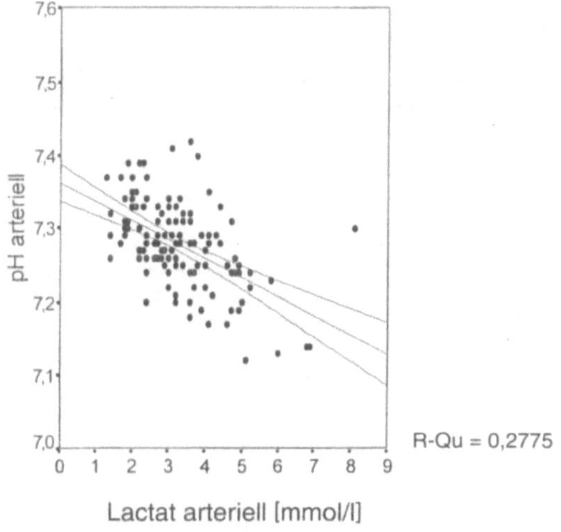

Abb. 1. Lactat arteriell zu pH-arteriell – SPSS, lineare Regression

Abb. 2. Lactat arteriell zu Base excess – SPSS, lineare Regression

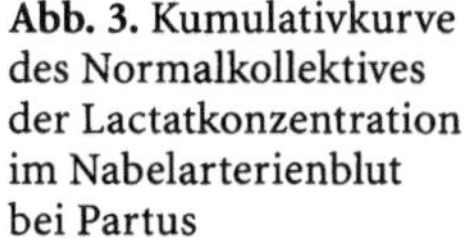

Abb. 3. Kumulativkurve des Normalkollektives der Lactatkonzentration im Nabelarterienblut bei Partus

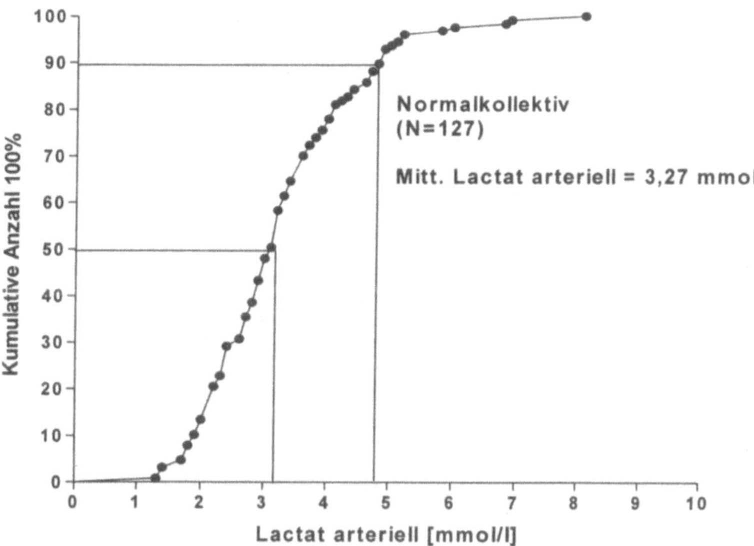

durchgeführt werden. Die Indikationen bzw. Kontraindikationen zur Durchführung der Lactatwertbestimmung sub partu sind die gleichen wie die zur Durchführung der Mikroblutanalyse.

Ob die pH-Metrie durch die Bestimmung des Lactatwertes, welche mit dem Lactate-Pro-Gerät sehr einfach ist, ersetzt werden kann, muss noch in weiteren Untersuchungen geprüft werden. Die Bestimmung des Lactatwertes ist auf jeden Fall z. Z. als Ergänzung sinnvoll. Zu berücksichtigen ist sicherlich, dass diese Methode bei einer Zustandsverschlechterung des Kindes verzögert anspricht, da sie eine ausgeprägte Azidose mit metabolischer Komponente voraussetzt. Weiterhin muss man daran denken, dass es bei einer ausgeprägten Azidose der Mutter zu einem transplazentaren Übertritt von Lactat der mütterlichen Seite zum Feten kommen kann (Infusionsazidose).

Es müssen jetzt sog. akzeptierte Grenzwerte etabliert werden, welche dann eindeutige Aussagen zum fetalen Zustand bei Geburt zulassen. Für den Bereich sub partu müssen Grenzwerte festgelegt werden mit den daraus ggf. erforderlichen Konsequenzen hinsichtlich der Geburtsleitung.

Literatur

1. Nordstöm L, Chua S, Roy A, Arulkumaran S (1998) Quality assessement of two lactate test strip methods suitable for obstetric use. J Perinat Med 26
2. Roemer VM, Wesseler K (1991) Anmerkungen zur pH-Metrie im Nabelschnurblut. Geburtsh Frauenheilkd 51: 607–613
3. Shimojo N, Naka K, Uenoyama H, Hamamoto K, Yoshioko K, Okuda K (1993) Electrochemical assay system with single-use electrode strip for measuring lactate in whole blood. Clin Chem 39: 11
4. Westgren M, Divon M, Horal M et al. (1995) Routine measurement of umbilical artery lactate levels in the prediction of perinatal outcome. Am J Obstet Gynecol 173: 16–22
5. Westgren M, Kruger K, Ek S, Grunevald C, Kublickas M, Naka K, Wolff K, Persson B (1998) Lactate compared with pH analysis at fetal scalp blood sampling: a prospective randomised study. Brit J Obstet Gynecol 105: 29–33

Hexenwahn und Hebammen

E. Petri

MERKE:

Der Glaube an die Hexerei ist in der Volksethik verwurzelt und alt. Das Hexenwesen begleitet in unterschiedlichen Intervallen und Ausformungen die Kulturgeschichte der Menschen. Die allgemeine Vorstellung über das Hexenwesen ist oberflächlich, die über Jahrhunderte weitergegebenen Erkenntnisse *„die Erkenntnisse"* sind durchweg falsch:

1. Das Wüten gegen die angeblichen Hexen gehört dem finsteren Mittelalter an.
2. Man hat überwiegend Frauen verbrannt.
3. Die Opfer gehen in die Hunderttausende.
4. Die zum Tode verurteilten Frauen sind allesamt hässlich und alt gewesen, auf ihrem Buckel sitzt üblicherweise ein Rabe oder eine schwarze Katze.
5. Die zum Tode verurteilten Frauen sind alle jung, hübsch und rothaarig.
6. Hebammen hatten Zugang zu allen Utensilien und besitzen teuflische Kräfte.

Keine dieser Behauptungen ist richtig, und v.a. die angebliche Verfolgung von Hebammen ist ideologischer Teil feministischer Strömungen, nach denen die männlichen Ärzte den weisen Frauen und Hebammen Kenntnisse und handwerkliche Fähigkeit neiden.

Einleitung

Schweriner Volkszeitung 16.8.1995: „Hexenglaube und Ritualmorde haben in der Nordprovinz Südafrikas in zwölf Monaten 277 Menschenleben gekostet. Hunderte weitere seien laut einer Untersuchungskommission vom Mob angegriffen worden, weil sie der Hexerei verdächtigt worden seien. Die Nordprovinz ist eines der ärmsten Gebiete Südafrikas".

Schweriner Volkszeitung 12.2.1998: „In Papua-Neuguinea sind fünf Frauen wegen angeblicher Hexerei ermordet worden. Wie die Polizei berichtete, hatten Dorfbewohner die Frauen bezichtigt, sie seien dafür verantwortlich, daß Menschen und Schweine unter mysteriösen Umständen ums Leben kamen".

Das frühe Christentum übernahm, wie manches andere auch, die Personifikation des Bösen aus der indischen, persischen und ägyptischen Mythologie. Schon bei den Evangelisten tritt der Teufel als unermüdlicher Widersacher Gottes auf (Exodus 22,18). Im Mittelalter brach dann im Gefolge dieses Teufelsglaubens, der inzwischen altorientalische, jüdisch-christliche, antik-heidnische und nordisch-mythologische

Begriffe und Vorstellungen zusammengeworfen hatte, eine Flut abergläubischer Vorstellungen über Europa herein.

Der Vielfachliebesverkehr der Himmlischen und Halbgötter mit den Menschen, von dem das klassische Altertum erzählt, blieb innerhalb der Mythologie, Poesie und Volkssage. Keinem Lebenden in Griechenland oder Rom hat man hieraus jemals einen Vorzug oder ein Verbrechen abgeleitet. Als aber in den ersten Jahrhunderten des Christentums Kirchenlehrer, Rabbiner und heidnische Philosophen sich fast um die Wette in dämonologische Spekulationen vertieften, wurde der Grund zu einem perfiden System gelegt. Bei den Griechen war nicht nur von männlichen und weiblichen Göttern und Dämonen die Rede, sondern auch von doppelgeschlechtlicher und zwiefacher Geschlechtsfunktion, so z.B. bei Selene und Bacchus. Das Buch Hennoch kennt den Umgang der Geister mit Gott, der Talmud bemühte sich aber im Sinne einer strengen monotheistischen Weltanschauung, die Dämonen und Engel als Personifikation von Ideen hinzustellen. Lediglich 2 Wesen bildeten hier eine Ausnahme, so die Lilith und die Sehirim (Isaias 34,14). Die Vorstellung und der Name waren von den Assyrern zu den Hebräern gelangt und wurden von den Rabbinern als kinderfressendes Gegenstück zu den bekannten Gestalten der Mythologie dargestellt. Lilith war Adams 1. Frau und verließ ihn aus Hochmut, um ihm nicht untertan sein zu müssen. Gott sandte der Fliehenden 3 Engel nach, die sie am Roten Meer einholten und drohten, wenn sie die Rückkehr verweigere, sie ins Meer zu werfen und täglich 100 ihrer Kinder zu töten. Sie ging die Bedingung bzgl. der Kinder ein und sprach: „Lass mich ziehen, weil es nun einmal meine Bestimmung ist, Kindern nach dem Leben zu trachten, und zwar den Knaben vor dem 8. Tag nach der Geburt, den Mädchen vor dem 20. Doch verspreche ich und schwöre, dass ich die Kinder verschonen will, so oft ich entweder euch selbst oder eure Namen oder euer Zeichen auf einem Amulett erblicke“.

So kommt es, dass täglich 100 Teufel sterben und dass man den neugeborenen Kindern in Israel ein Amulett mit dem Namen der 3 Engel Senoi, Sansenoi und Samangaloph umhängt und diese Namen auch in die 4 Ecken einer Wohnstube schreibt.

Teufelsbuhlschaft

Der Vorwurf gemeiner Unzucht war bereits von den älteren Ketzern verbraucht worden, den deutschen Ketzern hatte man dann das Verbrechen der Sodomie aufgebürdet, was bleibt also übrig: Der Vorwurf des Geschlechtsverkehrs mit dem Teufel selbst. Ein 1. Beispiel gibt der Inquisitionsprozess aus dem Jahre 1295 in Toulouse. Hier soll unter den lebendig verbrannten die 56-jährige Angela, Herrin von Labareth, gewesen sein, die man hatte gestehen lassen, allnächtlich fleischlichen Umgang mit dem Satan gehabt zu haben; seine Frucht sei ein Ungeheuer mit Wolfskopf- und Schlangenschwanz gewesen, zu dessen Ernährung sie jede Nacht kleine Kinder habe stehlen müssen. Die Beschuldigung der fleischlichen Vermischung mit den Dämonen war der entscheidende Schritt zu den folgenden Hexenprozessen; in den Prozessen bestand (unter Verwendung der Folter) die Aufgabe darin, der „Hexe“ nachzuweisen:

1. einen Pakt mit dem Teufel,
2. die Eheschließung mit ihm,
3. der ausgeübete Schadenzauber und
4. die Teilnahme am Hexensabbat.

Den Teufel stellte man sich später in Bocksgestalt vor, ähnlich den Satyrn der Griechen, wobei sich hier Bibel und heidnische Mythologie wieder gegenseitig bestätigten, indem man in dem Inkubus den lüsternen bocksfüßigen Faun wiedererkannte. Daneben gesellte sich die orientalische Ansicht, dass Drachen in Menschengestalt mit den Weibern buhlten.

Die Kreuzfahrer lernten griechische Spekulationen ebenso kennen wie diese sehr materiellen Geister des Islam, so dass mit Anfang des 13. Jahrhunderts auch das Abendland plötzlich mit zahllosen Buhlgeschichten von Dämonen und Feen überflutet wurde. Widerstreit gab es zunächst über die Zeugungsfähigkeit des Teufels, Cäsarius von Heisterbach leugnete sie schlichtweg, auch Mohammedaner und Byzantiner hielten sie für völlig körperlos und damit zeugungsunfähig. Die alten Kirchenväter bis zu den Scholastikern erkannten dem Dämon zu, fremde Körper anzunehmen und durch diesen auf die Sinnenwelt zu wirken. Durch die Feinheit ihrer Materie könnten sie jede beliebige Gestalt annehmen und in jede Öffnung eindringen. Auch hätten sie keinen bestimmten Geschlechtscharakter, könnten sowohl männliche als auch weibliche Gestalt annehmen. Von Natur aus kalt, suchen sie gerne Lebenswärme in Badestuben und in menschlichen und tierischen Körpern, in die sie einzudringen pflegen. Durch Befruchtung mit den Dämonen entstehe ein eigentümliches Gewürm, was an die Elben in der Mythologie erinnert. Spätestens Thomas von Aquin räumte dann ein, dass es dem Dämon nicht um Befriedigung der eigenen Wollust gehe, sondern um die Verführung der Menschen zum Laster und damit Vergrößerung seiner Herrschaft. Die Frage, wie sich der Teufel seine Hexen zur Stelle schaffe, macht dabei keine Schwierigkeiten; nach dem Evangelium hat der Satan den Erlöser durch die Luft getragen und ihn auf eine Zinne des Tempels gestellt. Thomas von Aquin meint daher, wenn der Teufel dieses mit einem Körper tun könne, so auch mit vielen anderen. Schließlich habe der unkörperliche Geist die Fähigkeit, einen Körper anzunehmen und mit diesem den Koitus zu vollziehen; die hierdurch erfolgte Zeugung wird jedoch weder durch den aus dem angenommenen Körper abgesonderten Samen, noch durch den eigenen Organismus des Dämons bewirkt, sondern so, dass der Dämon sich zuerst einem Mann als *Succubus* hingibt und dann den in diesem Beischlaf in sich aufgenommenen Samen in ein Weib überträgt, mit dem er sich als *Incubus* vermischt. Dabei werden Frauen oft vom Teufel missbraucht, ohne dass der daneben im Bett liegende Ehemann etwas davon bemerkt. Der Einwand, dass der Samen zwischen den beiden Vermischungen erkalten und die belebenden Kraft verlieren könne, wird durch die Annahme beseitigt, dass der Dämon dies durch Schnelligkeit der Bewegung und Anwendung von erwärmenden Mitteln verhindern könne. Den auf diesem Wege gezeugten Sohn z.B. betrachtet Thomas von Aquin zwar folgerichtig als Sohn desjenigen Mannes, von dem der verwendete Samen stammt, räumt jedoch ein, dass solche Kinder an Größe und Stärke die gewöhnlichen übertreffen können, weil der dämonische Erzeuger mit Hilfe seiner höheren Kenntnisse den günstigen Augenblick richtiger treffe. Von einem so gezeugten Incubuskind, das 1249 in Herfordshire geboren wurde, berichtet Matheus Paris, dass es vor Ablauf eines halben Jahres die Größe eines 17-jährigen Jünglings erreicht hätte. Die Mutter aber sei sogleich nach der Geburt schwindsüchtig geworden und auf eine jammervolle Weise gestorben.

Man muss sich die voyeuristische Konstellation eines solchen Tribunals aus Priestern, Dominikanern und anderen hochgestellten Ordenspersonen vorstellen, bei dem zunächst unter Schilderung der Folter und Vorzeigen der Werkzeuge die zu gestehende Aussage vom Inquisitor vorgesagt wird und sich dann beschreiben lässt, dass die Beklagte einem riesigen Bock begegnete, der sie fragte, ob sie sich ihm hingeben wolle. Nach detaillierter Beschreibung des Geschlechtsaktes und des Genitale muss dann gestanden werden, dass der Teufel sich dadurch revanchiert, dass er eine Menge schädlicher Geheimnisse lehrt: Die Kenntnis giftiger Pflanzen, Zauberworte, und die Art, wie man in den Nächten vor Johannes, Weihnachten und an allen ersten Feiertagen des Monats zaubert.

Hexenhammer – Hebammen

Innozenz VIII. beauftragte Jakob Sprenger und Heinrich Institoris mit der Abfassung einer Schrift über die zunehmende Bedrohung durch Hexen, welche 1487 in 1. Auflage erschien, Dank der Erfindung der Druckkunst mit mobilen Lettern von Johannes Gutenberg in 29 Auflagen von 1487–1669 gedruckt, ohne dass je ein Widerruf der Amtskirche erfolgte. Darin sind mehrere

Kapitel den „Hexenhebammen" und ihrem unheimlichen Tun gewidmet. Es war in diesen Zeiten üblich, einen unglücklichen Ausgang bei der Geburt nicht auf Fahrlässigkeit oder Kunstfehler zurückzuführen, sondern auf böse Absicht. Der „Schadenzauber" ist letztlich die einzige Bedingung zur Definition „Hexe", die den Hebammen vorgeworfen wurde. Ärzte spielten in der Zeit der größten Hexenverfolgungen in der Geburtshilfe keinerlei Rolle, auch alle „Frauenbüchlein" und Rezeptsammlungen waren von Frauen verfasst. In den „Secreta mulierum" werden überlieferte Künste der Heilpraktik ebenso dargestellt wie dem Aberglauben entstammende Formulierungen für Zauber- und Segenssprüche und Zettel für die sog. Geburtssäckchen. Neben kasuistischen, zumeist erst unter der Folter gestandenen Missetaten und Verwünschungen, Misshandlungen und Tötungen durch Hebammen, waren es banale Argumente, die Hebammen vereinzelt als Hexen anklagen ließen; die Tatsache, dass sie den besten Zugang zu den Utensilien der „Hexensalbe" hatten, nämlich Plazenten, Nabelschnüre, Käseschmiere und tote Föten, ließ sie als Hexen prädestiniert erscheinen. Die Salbe wurde für den Hexenritt auf dem Besenstiel zum Hexensabbat auf den Blocksberg oder andere teuflische Versammlungsplätze gebraucht, ebenso zum Verzaubern von Knechten, welche dann als Reitpferd oder sonstige Tiere dienten. Wenngleich auch unbestritten ökonomisches Konkurrenzverhalten und Neid anderer medizinischer Berufe die Hysterie schürten, muss nochmals festgehalten werden, dass Ärzte z. B. bei Hexenprozessen erst dann hinzugezogen wurden, wenn sich eine gefolterte Frau durch vorzeitiges Ableben dem Verbrennen oder Erdrosseln entziehen wollte.

„Die neue europäische Ärzteschaft spielte eine wichtige Rolle bei den Hexenjagden und stand den Hexenjägern mit medizinischen Fachurteilen zur Seite" ist eine der Frauenbewegung entstammende Äußerung, die historisch durch nichts zu belegen ist. Die Prozessakten lassen eine gewisse Sonderstellung der Hebammen erkennen, sie sind zweifellos auch überrepräsentiert, bilden im Ganzen aber eine kleine Minderheit. Ohnehin ist es eine jener Fehlinformationen, dass nur Frauen verfolgt worden seien; 12% der Hingerichteten waren Männer, 8% Kinder.

Hexenprozess und Folter

In den Inquisitionsverfahren, die schon im 13. Jahrhundert begonnen hatten, galten Indizien, wie die voyeuristisch zunächst von Priestern, später durch weltliche Gerichte durch Ganzkörperinspektionen gesuchten Hexenmale, nur als Teilbeweise. Dabei wurde nach Leberflecken und Muttermalen, v. a. auf dem Schulterblatt gefahndet, dem sog. Drudenzeichen des Teufels. Sicherheit konnte nur durch die „regina probationum", das Geständnis des Beschuldigten, erlangt werden. Bei Kapitalverbrechen durfte überhaupt nur auf der Grundlage eines Geständnisses eine Verurteilung ausgesprochen werden. Aus diesem Grund rückte ein Prozessmittel in den Vordergrund, nämlich die Folter. Nach den Handbüchern für Inquisitoren war es erlaubt, einem Verhafteten das Leben zu garantieren, wenn er freiwillig gestand; hinterher konnte man den Fall einem anderen Inquisitor übergeben, der ja keine derartige Garantie gegeben hatte. Es gibt ganze Handbücher zu den Techniken der Tortur, welche von schlichten Daumenschrauben, Überdehnungen und Brechen der Extremitäten, Einbrennen heißer Eisen bis zur Wasserprobe reichten, bei der der Delinquent mit auf dem Rücken gebundenen Händen und Füßen ins Wasser geworden wurde: ertrank er, war er frei von Schuld, schwamm er auf dem Wasser und überlebte, war er des Teufels und wurde hingerichtet.

Der Höhepunkt der Hexenprozesse, v. a. in protestantischen Gebieten, war um 1600 zu verzeichnen, wobei die ordentlichen Gerichte der Städte sowie der geistlichen und weltlichen Fürstentümer zuständig waren. Schwangere durften erst 6 Wochen nach der Entbindung gefoltert werden, Aussätzige und Taubstumme wurden verschont, Blinde und alte Leute dagegen nicht.

Über Jahrhunderte war das Strafmaß festgelegt, indem mit dem Feuer und lebendiger Verbrennung „gestraffet" wurde, als besondere Gunst war es in das Ermessen des vorsitzenden Richters gestellt, bei Geständigkeit dem Opfer die Gunst des vorherigen Erdrosselns zu gönnen. Unbekannt blieb wegen mangelhafter Erforschung die Zahl der Opfer. Sicher waren es nicht Millionen, eher ca. 150000–200000. So wurden in Hamburg im ganzen 15. Jahrhundert nur 4 Hexen verbrannt, in Heidelberg nur 2, in Gerolzhofen zwischen 1615 und 1618 aber 261 „hexische Personen", im Hochstift Würzburg gar 898, darunter 219 aus der Stadt. Selbst im 18. Jahrhundert kamen noch einzelne Hexenverbrennungen vor, so 1749 in Würzburg, 1751 in Endingen, 1775 in Kempten und 1793 in Posen. Die Tortur als legales Foltermittel wurden in Preußen 1740, in Österreich 1776 und in Bayern erst 1806 abgeschafft.

Literatur

1. Diefenbach J (1886) Der Hexenwahn. Kirchheim, Mainz
2. Ehrenreich B, English D (1975) Hexen, Hebammen und Krankenschwestern. Frauen-offensive, München
3. Grigulevic JR (1995) Ketzer – Hexen – Inquisitoren. Ahriman, Freiburg
4. König BE (1870) Hexenprozesse – Ausgeburten des Menschenwahns. Bock, Berlin
5. Soldan WG, Heppe H (1986) Geschichte der Hexenprozesse, 2 Bd. Magnus, Kettwig
6. Sprenger J, Institoris H (1982) Malleus maleficarum (Der Hexenhammer). DTV, München
7. Wolf H-J (1990) Hexenwahn. Historia, Dornstadt
8. Wolf H-J (1995) Sünden der Kirche. Nikol, Hamburg

Pelvic-pain-Syndrom – der Unterbauchschmerz

Akuter und chronischer Unterbauchschmerz

D. Weisner

MERKE:

Der akute und der chronische Unterbauchschmerz stellen eine interdisziplinäre Herausforderung für den behandelnden Frauenarzt dar. Als tiefster Punkt im weiblichen Abdomen sind der Douglas und die benachbarten Genitalorgane primär erkrankt oder sekundär beteiligt und reagieren mit Schmerzauslösung. Neben den primären Erkrankungen des inneren Genitale, z. B. Extrauteringravidität, Fehlgeburten, Infektionen oder Stieldrehung, sind an Erkrankungen des Darmes, z. B. Appendizitis, der Nieren und ableitenden Harnwege, z. B. Konkrementinfektion, der Wirbelsäule und aus dem neurologischen und psychiatrischen Formenkreis zu denken.

Mit Anamnese, klinischer, gynäkologischer und rektaler Untersuchung, abdominaler und vaginaler Ultraschallexploration sowie Bestimmung von Temperatur, Blutbild, Entzündungsparametern, Sediment und β-HCG bzw. Schwangerschaftstest stehen unkomplizierte Methoden zur differenzialdiagnostischen Abklärung des Unterbauschmerzes zur Verfügung. Auf der Basis dieser Untersuchungen lassen sich weitere konservative bzw. operativ-diagnostische oder therapeutische Maßnahmen planen.

Der akute und der chronische Unterbauchschmerz stellen für die betroffene Frau eine außerordentliche Bedrohung dar und haben einen großen Krankheitswert. Im Bereich der Frauenheilkunde gilt dies besonders. Dabei stellen der akute und der chronische Unterbauchschmerz nur das Symptom verschiedenster Erkrankungen dar.

Die subjektive Bedeutung für die Patientin, die teilweise akute Bedrohung, aber auch die forensischen Konsequenzen erfordern eine systematische Auseinandersetzung mit dieser Problematik.

Da der akute und der chronische Unterbauchschmerz deutlich unterschiedliche Ansatzpunkte aufweisen, werden beide Schmerzerlebnisse getrennt abgehandelt.

Bevor auf die Einzelheiten eingegangen werden soll, erscheint eine Rekapitulation des Phänomens Schmerz erforderlich.

Bei den akuten abdominellen Schmerzen unterscheidet man zwischen viszeralem Schmerz und somatischem Schmerz. Der viszerale Schmerz stellt sich als krampfartig oder bohrend dar, ist wenig lokalisierbar und projiziert sich häufig in die Mitte des Abdomens in der Nabelregion.

Der somatische Schmerz ist dumpf, besser lokalisierbar, weist eine typische Lage und Bewegungsabhängigkeit auf. Durch Schonhaltung kann eine Schmerzlinderung auftreten.

Der viszerale Schmerz entsteht durch Reizung des vegetativen Nervensystems, das die Bauchorgane und das viszerale Peritoneum versorgt. Der somatische Schmerz wird durch Reizung sensibler Fasern des zentralen Nervensystems ausgelöst, die die Bauchwand und das parietale Peritoneum sowie die Mesenterialwurzel versorgen. Unterschiedliche Schmerzqualitäten weisen auf verschiedene pathogenetische Ursachen hin.

Ein kontinuierlicher Schmerz mit unexakter Primärlokalisation und Übertragung in den Mittelbauch um die Nabelregion entspricht der Erkrankung eines parenchymatösen Hohlorgans.

Der intermittierende Schmerz weist auf eine Erkrankung eines Hohlorgans hin, und der kolikartige Schmerz auf einen Verschluss eines Hohlorgans.

Das Punctum maximum liegt nicht immer am Entstehungsort. Eine akuter Vernichtungsschmerz mit Übergang in einen Dauerschmerz weist auf Perforation eines Hohlorgans hin. Der lageabhängige Schmerz mit Minderung durch Schonhaltung gilt als Hinweis für die Beteiligung des parietalen Peritoneums.

Insgesamt ist festzustellen, dass eine frühzeitige Gabe von Schmerzmitteln die Schmerzen verschleiert und diese wichtige klinische Symptomatik nicht mehr zum Tragen kommen lässt.

Für den akuten viszeralen Schmerz gibt es zahlreiche Ursachen. Wie vielschichtig das Problem ist und an was alles gedacht werden muss, gibt Tabelle 1 wieder. Dabei spielt selbstverständlich auch die Frage der Häufigkeit des Auftretens verschiedener Ursachen eine wesentliche Rolle.

Akute Schmerzen im Oberbauch erfordern in nicht wenigen Fällen eine umfangreiche spezielle Diagnostik, dasselbe gilt für den akuten Schmerz im Unterbauch, der nicht gynäkologisch verursacht wird. Die spezielle Diagnostik kann an dieser Stelle nicht abgehandelt werden.

Akuter Unterbauchschmerz

Wurden bislang der akute abdominelle Schmerz und das akute Abdomen allgemein abgehandelt, um die Vielschichtigkeit des Problems darzustellen, soll im Nachfolgenden auf den gynäkologisch-geburtshilflich verursachten Unterbauchschmerz eingegangen werden.

Diagnostisches Vorgehen

Das diagnostische Vorgehen lässt sich schematisch in Anamnese, klinische Untersuchung, Laboruntersuchung und Diagnosesicherung aufgliedern. Dieses systematische Vorgehen ist eigentlich allgemein bekannt, die Praxis zeigt, dass immer wieder die Systematik verlassen wird und damit unnötige Unsicherheiten entstehen.

Anamnese

In der Anamnese sind besonders von Bedeutung: die Frage nach der Vorgeschichte und

Tabelle 1. Wichtige Ursachen akuter viszeraler Schmerzen

Häufig	Weniger häufig	Selten
Gastroenteritis	Peritonitis	Milzinfarkt
Appendizitis	Mesenterialinfarkt	Diabetische Ketoazidose
Gallenkolik	Ovarialzystentorsion/-ruptur	Porphyrie, Addison-Krise
Cholezystitis	Rupturiertes Aortenaneurysma	Urämie
Divertikulitits	Ektope Schwangerschaft	Toxine
Pankreatitis	Intraabdominaler Abszess	Medikamente
Nierenkolik	Herpes zoster	–
Darmobstruktion	Pyelonephritis	–
Pleuritis	Hämolytische Krise	–
Adnexitis	Herzinfarkt	–
Perforation	–	–

eventuellen Operationen, der Zyklus, die letzte Regel, die Art der Unterbauchbeschwerden, wie wir sie bereits aufgeschlüsselt haben, und die Frage nach einer vaginalen Blutung.

Klinische Untersuchung

Die klinischen Untersuchungen umfassen Temperatur, Puls, Blutdruck, Abtasten des Abdomens, direkte vaginale Untersuchung und die vaginale Sonographie, ggf. abdominelle Sonographie. Die Ultraschalluntersuchung im Zusammenhang mit einer gynäkologischen Untersuchung, insbesondere bei akuten Beschwerden, halte ich heute für eine Selbstverständlichkeit und zähle sie somit zu den klinischen Untersuchungen.

Labor

An Laboruntersuchungen sind Blutbild, CRP, BSG und β-HGC bei entsprechender Anamnese erforderlich.

Diagnosesicherung

Die Sicherung der Diagnose geschieht in bestimmten Fällen, aber auch in Zweifelsfällen, mittels Pelviskopie oder Laparoskopie. Bei verschiedenen Diagnosen ist mit dieser Maßnahme bereits Therapie verbunden, z. B. bei der Extrauteringravidität oder Stieldrehung.

Die Systematisierung der Ursachen der gynäkologisch-geburtshilflich bedingten Schmerzen ist schwierig. Sie kann organbezogen vorgenommen werden oder kann sich an den Symptomen orientieren.

Die Orientierung an den Symptomen Fieber, Blutung und Schmerzen weist deswegen eine besondere Akzeptanz auf, weil sie in klinischen Zusammenhängen die möglichen Ursachen abbildet. Aus diesem Grund soll im Weiteren so vorgegangen werden, dass die gynäkologischen und geburtshilflichen Ursachen nach Symptomen geordnet dargestellt und differenzialdiagnostisch gegen andere Ursachen abgegrenzt werden.

Unterbauchschmerzen und Fieber

Ursachen für *gynäkologisch bedingte Schmerzen in Verbindung mit Fieber* können eine akute Keimaszension, Adnexitis, Pelvioperitonitis, Pyosalpinx, Ruptur einer Pyosalpinx oder eines Tuboovarialabszesses sein. Infizierte Myome oder zerfallene Karzinome treten in unserem Patientengut sehr selten auf.

Die akute Adnexitis stellt die häufigste Diagnose dieser Erkrankungsgruppe dar. Ihre Symptome sind Unterbauchschmerzen, Übelkeit und Erbrechen bei einer begleitenden Peritonitis, Schmierblutung und putridem Fluor. Die Untersuchung ergibt je nach Schwere der Erkrankung einen Druckschmerz und eine Resistenz im Adnexbereich, Portioschiebeschmerz, schmerzhafter Unterbauch und ggf. Abwehrspannung.

Mittels einer Ultraschalluntersuchung können Tumoren oder freie Flüssigkeit nachgewiesen werden. Es besteht eine Leukozytose und CRP- oder BSG-Erhöhung.

Da sich in verschiedenen Untersuchungen gezeigt hat, dass die klinische Diagnose akute Adnexitis nur in ca. 50 % der Fälle zutrifft, sollte pelviskopische oder laparoskopische Sicherung bzw. Abklärung der Differenzialdiagnostik in zweifelhaften Fällen angestrebt werden.

Diffenzialdiagnostisch kommen eine Extrauteringravidität, Appendizitis, Nephrolithiasis, Stieldrehung, Divertikulitis, Tuberkulose oder Karzinom in Betracht.

Als *geburtshilfliche Ursachen von Schmerzen mit Fieber* sind die infizierte alte Extrauteringravidität, ein fibriler/septischer Abort, Amnioninfektionssyndrom, Puerperealfieber, Douglas-Abszess oder Peritonitis zu nennen.

Als *nichtgynäkologisch bedingte Ursachen* sei noch einmal an die Appendizitis, akuten Schub eines Morbus Crohn, Divertikulitis und Harnweginfekt erinnert. Eine ausführliche

Anamnese sollte Hinweise für den Morbus Crohn, die Divertikultis oder Harnwegsinfekt ergeben. Die wirklich problematische Differenzialdiagnose ist die Appendizitis. Dieses gilt insbesondere auch, weil verschiedene Untersuchungen gezeigt haben, dass die akute Appendizitis mittels klinischer und laborchemischer Diagnostik sowie Einsatz von Ultraschall oder Röntgen auch von erfahrenen Chirurgen nur eine Treffsicherheit von 50–60% aufweist. Eine solche diagnostische Sicherheit entspricht eher dem Zufallsprinzip. Im Rahmen dieser Umstände erscheint eine endoskopische Abklärung der Diagnose „akute Adnexitis" in unklaren Fällen von besonderer Bedeutung.

Unterbauchschmerzen und Blutungen

Retrograde Menstruation, Ovulationsblutung, Ruptur einer Ovarial- oder Luteinzyste, postoperative Nahtdehiszenz oder Perforation eines Karzinoms stellen *gynäkologische Ursachen* für einen akuten abdominellen Schmerz in Verbindung mit Blutungen dar.

Die wichtigsten *geburtshilflichen Diagnosen* akuter abdomineller Schmerzen in Verbindung mit Blutungen sind die Extrauteringravidität, die Uterusruptur und vorzeitige Lösung der Plazenta.

Exemplarisch für diese Ursachen soll die Extrauteringravidität abgehandelt werden. Wieder geben Anamnese und Klinik wichtige Hinweise. Schmerzen, Zyklusunregelmäßigkeit, Schmierblutungen und ein subjektives Gefühl, schwanger zu sein, veranlassen zur Konsultation des Frauenarztes.

Die Zyklusunregelmäßigkeit kann sich in einer verspätet oder geringer aufgetretenen Regelblutung äußern.

Schmerzen können als einmaliger „Vernichtungsschmerz" bei der Ruptur der betroffenen Tube oder als rezidivierendes Ereignis in Verbindung mit Kreislaufschwäche und Kaltschweißigkeit bei einem Abortgeschehen aus der Tube erlebt werden.

Die klinische Diagnosestellung erfolgt mittels vaginaler Untersuchung, wobei besonders auf den Portioschiebeschmerz und die fehlenden Uteruszeichen für eine intrauterine Schwangerschaft geachtet werden soll. Vaginalsonographie, Abdominalsonographie, β-HCG und Blutbild ergänzen die Untersuchung. Die Diagnosesicherung erfolgt mittels Pelviskopie bzw. Laparoskopie, die auch in den allermeisten Fällen zur Therapie eingesetzt werden können.

Das Ultraschallbild einer vaginalsonographischen Darstellung der rechten Adnexe zeigt teils echoreiche, teils zystische Strukturen, eine umschriebene Schwangerschaft ist nicht darstellbar. Der Verdacht auf eine Extrauteringravidität ergab sich in diesem Fall klinisch und laborchemisch und aufgrund eines im Ultraschall leeren Uterus ohne Zeichen für eine Schwangerschaft. Bei der durchgeführten Pelviskopie zeigten sich eine Tubargravidität im mittleren Tubenabschnitt sowie ein großes Koagel im rechten Adnexbereich (Abb. 1 und 2).

In diesem Fall stellt sich vaginalsonographisch eine Tubargravidität im ampullären Teil der Tube ohne wesentliche Blutung in den Douglas dar. Auch pelviskopisch bestätigte sich dies.

Die sonographische Untersuchung des Uterus ist bei Verdacht auf Extrauteringravidität von besonderer Bedeutung. Ist der Uterus ohne Hinweis für eine uterine Gravidität und bestehen darüber hinaus eine entsprechende Klinik und ein positiver Schwangerschaftstest sowie ein sonographisch darstellbarer Adnexbefund, ist die Diagnose sehr sicher.

Bei dem dringenden Verdacht auf Vorliegen einer Extrauteringravidität ist die Abdominalsonographie des rechten Oberbauches von besonderer Bedeutung (Abb. 3). Stellt sich im Oberbauch – wie im vorliegenden Fall – freie Flüssigkeit zwischen Leber und Niere dar, ist die konkrete Indikation für ein umgehendes operatives Vorgehen gegeben. Freie Flüssigkeit, Blut im Oberbauch, ist Ausdruck für eine verstärkte Blutung ins Abdomen und zeigt eine erhöhte Gefährdung der Patientin an. Freie Flüssigkeit

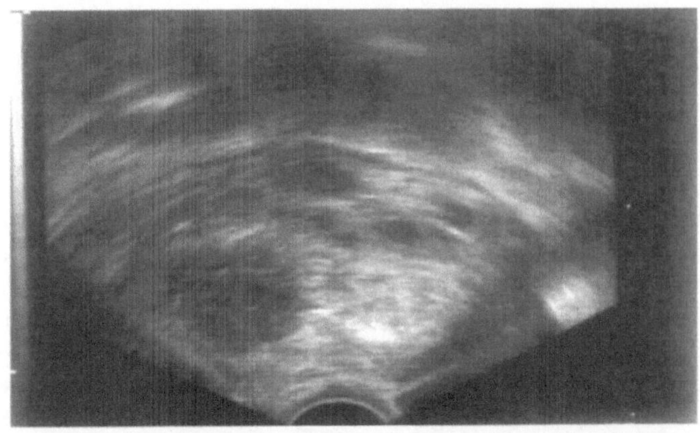

Abb. 1. Tubargravidität rechts mit Koagel im Douglas

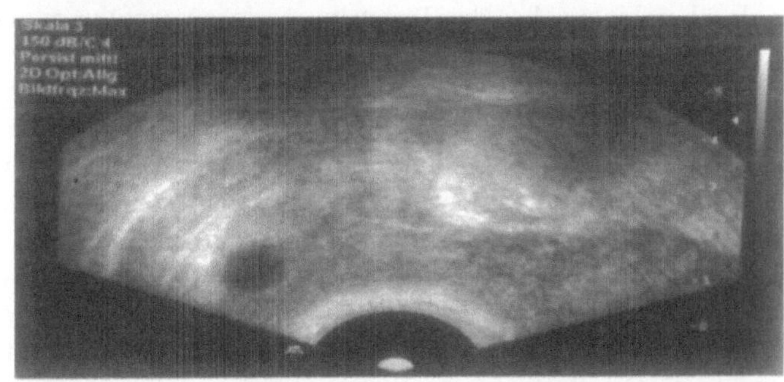

Abb. 2. Tubargravidität ampullär rechts

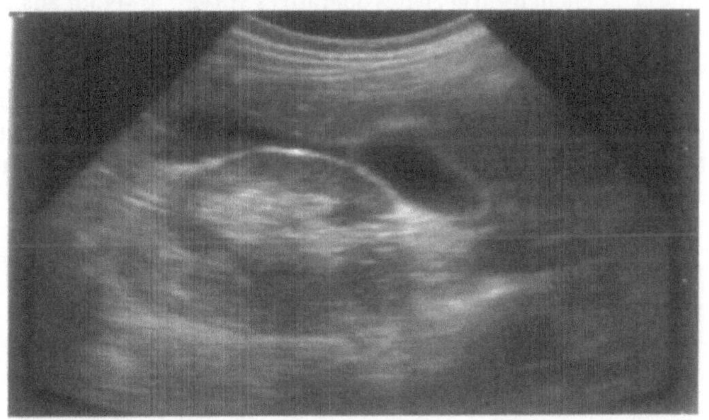

Abb. 3. Längsschnitt durch den rechten Oberbauch mit Darstellung von Leber, Niere und freier Flüssigkeit

im Oberbauch stellt für uns den wichtigsten Grund für eine umgehende Intervention bei Verdacht auf Eileiterschwangerschaft dar.

Bei akuten abdominellen Schmerzen in Verbindung mit einer intraabdominellen Blutung muss differenzialdiagnostisch auch an eine andere Organruptur gedacht werden.

Abdominelle Schmerzen

Gynäkologische Ursachen für abdominelle Schmerzen ohne Fieber, ohne Blutung sind eine Hyminal- oder Vaginalatresie, Ovulation, Dysmenorrhö, Stieldrehung oder ein Myom in statu nascendi.

Beispielhaft für diese Diagnosegruppe sei die Klinik der akuten Stieldrehung eines Tumors dargestellt. Der Schmerz tritt plötzlich mit oder nach einer Körperdrehung auf. Er ist gut lokalisierbar und oft von einer peritonealen Schockreaktion begleitet. Es kommt zur Tachykardie und langsamem Temperaturanstieg. Bei der vaginalen Untersuchung treten Schmerzen bis zum akuten Abdomen auf. Sonographisch lässt sich ein Tumor darstellen. Diese Verdachtsdiagnose verlangt einen zügigen Entschluss zur endoskopischen Abklärung und ggf. Therapie, da andernfalls das stielgedrehte Organ gefährdet ist. Das endokopische Vorgehen ermöglicht es darüber hinaus, bei der Feststellung eines stielgedrehten Tumors und erfolgter Rückdrehung die Wiederaufnahme der Perfusion zu beobachten.

Eine andere Diagnose stellt das Myom in statu nascendi dar. Die Vaginalsonographie zeigt den Uterus im Längsschnitt (Abb. 4). Das Myom in statu nascendi ist mit den 4 Markern markiert und liegt in der Zervix. Die Kenntnis dieser Möglichkeit von akuten Unterbauchschmerzen und die Diagnostik bei der Vaginalsonographie ermöglichen ein gezieltes operatives Vorgehen und eine schnelle Schmerzbeseitigung für die Patientin.

Geburtshilfliche Ursachen für Schmerzen ohne Fieber und ohne Blutung sind selten. Myomnekrosen bzw. ernährungsgestörte Myome in der Schwangerschaft kommen gelegentlich vor. Ihre Behandlung erfolgt bei uns lokal mit Kälteanwendung. Mit diesen Maßnahmen konnten wir bislang von jeder operativen Intervention Abstand nehmen und eine erfolgreiche Schmerztherapie durchführen.

Die Retroflexio uteri in gravidata stellt dagegen eine die Schwangerschaft bedrohende Situation dar. Bei dieser vaginalsonographischen Aufnahme zeigt sich links im Bild die Blase, oberhalb des Schallkopfes die Zervix und der darüberliegende, in den Douglas flektierte Uterus mit der Schwangerschaft (Abb. 5). In diesem Fall musste in Narkose eine Aufrichtung durchgeführt werden.

Eine sehr seltene Diagnose stellt die Organeinklemmung in der Schwangerschaft dar. Im vorliegenden Abbild handelt es sich um eine Drillingsschwangerschaft in der 23. Schwangerschaftswoche mit einem tief liegenden Hinterwandmyom (Abb. 6). Dieses Myom gelangte nicht mehr alleine aus dem Douglas und war durch das Wachstum eingeklemmt. Die Patientin kam mit sehr starken Schmerzen zur stationären Aufnahme. Wir haben in Narkose das Myom aus dem Douglas heraus luxiert und die Schmerzen mit dieser Maßnahme erfolgreich behandelt.

Differenzialdiagnostisch muss bei diesem Beschwerdebild an einen Ileus oder an Koliken des Harnleiters gedacht werden.

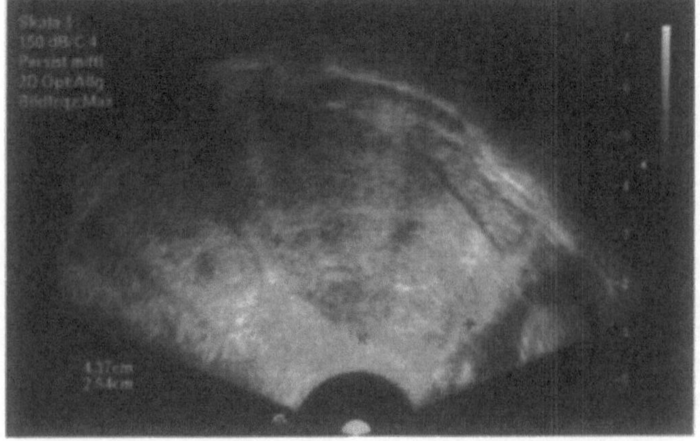

Abb. 4. Vaginalsonographie des Uterus im Längsschnitt und Darstellung des Myoms in der Zervix

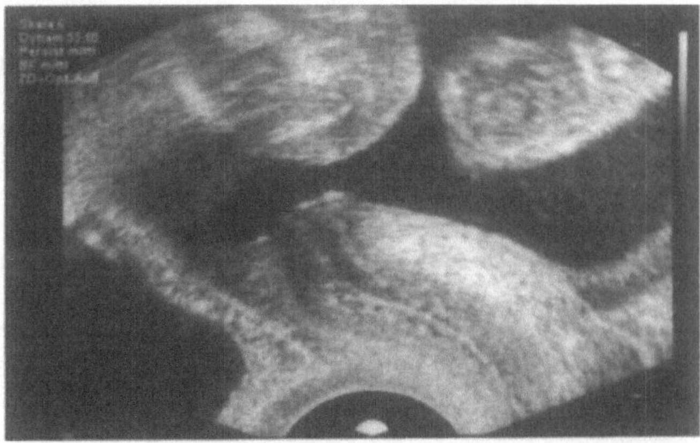

Abb. 5. Vaginalsonographischer Längsschnitt mit retroflektiertem Uterus, Zervix und Blase

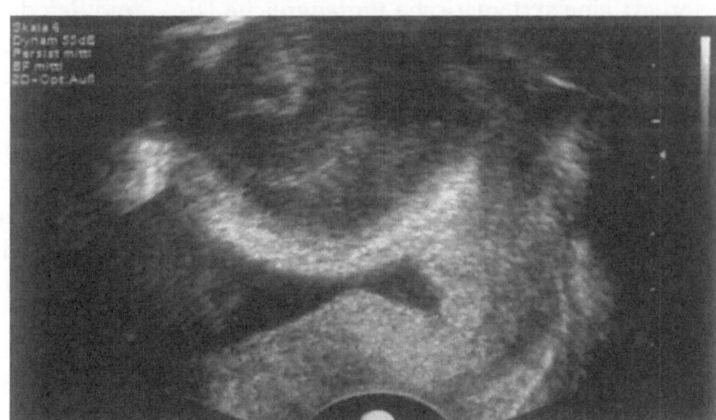

Abb. 6. Vaginalsonographischer Längsschnitt durch die Zervix mit Trichterbilung sowie unterem Uterinsegment mit am Promontorium fest sitzendem Myom

Chronischer Unterbauchschmerz

Der chronische Unterbauchschmerz oder das „Chronic-pelvic-pain-Syndrom" stellt einen Krankheitskomplex mit differenzierter Diagnostik und differenzialdiagnostischen und therapeutischen Überlegungen dar.

Der chronische Unterbauchschmerz wird dann diagnostiziert, wenn er über 6 Monate besteht. Er kann zyklusabhängig oder -unabhängig auftreten.

Die Ursachen für den chronischen Unterbauchschmerz der Frau sind vielschichtig und häufig multifaktoriell. Es kommen psychosomatische, psychische, gynäkologische, organische Ursachen, Schmerzen ohne Organbezug und Krankheitsbilder aus der Urologie, Gastroenterologie und Orthopädie in Frage.

Der chronische Unterbauchschmerz hat eine besondere epidemiologische Bedeutung in der Frauenheilkunde (nach Reiter u. Gambone 1990):

- 10% der ambulanten Vorstellungen der Frauen beim Frauenarzt,
- 20% aller Laparoskopien,
- 12% aller Hysterektomien,
- multiple Operationen, häufig ohne langfristige Besserung.

Dies kommt in der Häufigkeit der Gründe für eine ambulante Vorstellung beim Frauenarzt, bei Laparoskopie oder bei Hysterektomie zum Ausdruck. Anamnestisch finden sich häufig multiple Operationen ohne langanhaltende Besserung.

An gynäkologischen Krankheitsbildern stehen im Vordergrund die Endometriose, Adhäsionen, die Congestio pelvine oder ein Zustand nach Missbrauch.

Die Differenzialdiagnostik hat bei diesem Symptombild und chronischen Unterbauchschmerzen eine besondere Bedeutung, so sollen 7–60% der Beschwerden nach Aufsuchen eines Gynäkologen gastrointestinalen Ursprungs (nach Hogsten 1987) gewesen sein. Urologische Erkrankungen (nach Summit 1993), Erkrankungen aus dem Muskelskelettkreis (nach Baker 1998) und selbst Depressionen treten gehäuft auf.

Das große Spektrum an Ursachen für das klinische Bild chronischer Unterbauchschmerz erfordert eine systematische umfangreiche Diagnostik, die die Auswirkung von Erkrankungen benachbarter Disziplinen unbedingt mit einbeziehen muss.

Diagnostik

Modifiziert nach Bodden-Heidrich:

- Symptomanamnese,
- psychsoziale Anamnese,
- allgemeine und gynäkologische Anamnese,
- gynäkologische Diagnostik,
- orthopädische Differenzialdiagnostik,
- internistische Differenzialdiagnostik,
- urologische Differenzialdiagnostik,
- chirurgische Differenzialdiagnostik.

Die Anamnese gewinnt dabei eine besondere Bedeutung. Neben der allgemeinen Anamnese und der Erfahrung der vorausgegangenen Operationen ist insbesondere die Anamnese des Schmerzes zu hinterfragen. Die Auslösesituation, die Charakterisierung der Schmerzen und die Auswirkung des Schmerzes auf den Patienten und sein vielfältiges Umfeld, einschließlich Sexualleben, Berufsleben, Freizeit und Hobby sind von weiterführender Bedeutung.

Die psychosoziale Anamnese ist als gestufte biographische Anamnese – auch in mehreren Sitzungen – zu erheben.

Die Anamnese sollte neben der Berufsanamnese, Medikamentenamanese und Symptomen aus anderen Disziplinen auch ein Recherchieren nach Operationsberichten beinhalten. Die Operationsberichte scheinen dabei wichtiger und aussagefähiger als Arztbriefe zu sein.

Die gynäkologische Diagnostik ist um die mikrobiologische Untersuchung des Vaginalabstrichs mit Ausschluss von Chlamydien oder Mykoplasmen zu ergänzen. Die Bedeutung der endoskopischen Abklärung wird widersprüchlich gesehen. Endometriose, Verwachsungsbauch oder Congestio pelvine sind nur mittels Pelviskopie oder Laparoskopie zu diagnostizieren. In Anbetracht der häufig sehr langen Vorgeschichte mit vielen operativen Interventionen und den damit vielmals beschriebenen lokalen Befunden erscheint die Indikation zur operativen Diagnostik und Intervention nicht an 1. Stelle zu stehen. Dies gilt insbesondere auch für Verwachsungen, da verschiedene Untersuchungen gezeigt haben, dass die Rezidivgefahr der Schmerzen nach Verwachsungslösungen mit dem zeitlichen Abstand der Interventionen deutlich zunimmt.

Therapeutische Optionen

Hier sind zu nennen:

- komplexes Vorgehen bei komplexer Ursache,
- Behandlung somatischer Befunde,
- integrierte psychosomatische Behandlung,
- Indikationsstellung zu Operationen zurückhaltend, vorausgehende psychosomatisch orientierte Diagnostik zu empfehlen,
- Psychotherapie,
- antidepressive Therapie.

Die therapeutischen Optionen sollten als ein komplexes Vorgehen angesehen werden, bei dem konservative Maßnahmen im Vordergrund stehen. Der Stellenwert des operativ-endoskopischen Vorgehens ist bei chronischen Unterbauchschmerzen häufig nur als Bestandteil des komplexen Vorgehens zu sehen.

Labordiagnostik bei akutem und chronischem Unterbauchschmerz

U. B. Hoyme

MERKE:

1. Der Schweregrad einer Salpingitis korreliert nicht mit Leukozytose, CRP-Anstieg, Blutsenkungsgeschwindigkeit, Fieber, Dauer der Erkrankung und der Symptomatik! Die Salpingitis ohne zeitgleiche Zeichen der Zervizitis ist eine Rarität.
2. Der mikrobiologische Nachweis von Erregern der Cervix uteri ist mit Ausnahme von C. trachomatis und N. gonorrhoeae für die Therapie irrelevant.
3. Die repräsentative intraperitoneale mikrobiologische Probe wird mittels Laparoskopie von den Fimbrien gewonnen; Douglas-Flüssigkeit ist ungeeignet.
4. Die mikrobiologische Analyse der Proben muss das gesamte Spektrum der in Betracht kommenden Erreger erfassen.
5. Chlamydienserologie ist hinsichtlich der Tubenbeurteilung „malpractice". Sowohl die hohe Sensitivität von PCR/LCR als auch die mäßige Sensitivität/Spezifität des EIA führen zu Fehlbeurteilungen.
6. Der Nitritnachweis ist bei maximal 70% aller Patientinnen mit Harnweginfektion positiv, eine Kultur in 95–100%. Die Rate der falsch-positiven Befunde beträgt für beide Verfahren 0,1–2%. Für adäquat gewonnenen Mittelstrahlurin gilt eine Keimkonzentration von $\geq 10^5$/ml als Infektionsbeleg; beim Urethralsydrom bzw. bei Dysurie liegt die Grenze bei 10^2/ml.

Das Spektrum der Diagnosen bei Schmerzen im kleinen Becken ist breit und reicht über das Fachgebiet Frauenheilkunde hinaus bis in den Bereich urologischer und gastrointestinaler Erkrankungen (Tabelle 1). Bei Akuzität muss der Bogen hinsichtlich der in Betracht kommenden Differenzialdiagnosen noch weiter gespannt werden:

Akute Schmerzen im kleinen Becken – extragenitale Ursachen. (Nach [1])

- Meckel-Divertikel
- Bandscheibenvorfall
- Subileus – Ileus
- Aneurysma dissecans
- Beckenvenenthrombose
- Mesenterialinfarkt

Tabelle 1. Organische Ursachen für chronische Schmerzen im kleinen Becken. (Nach [1])

Extrauterin	Endometriose Chronische Entzündung im kleinen Becken Adhäsionen Chronische ektopische Schwangerschaft Ovarial-Rest-Syndrom
Intrauterin	Chronische Endometritis IUP
Urologisch	Chronische urogenitale Infektion Detrusorüberreaktion Interstitielle Zystitis Nieren- oder Uretersteine Suburethrale Divertikulitis
Gastrointestinal	Cholelithiasis Chronische Appendizitis Divertikulose Enterokolitis Magen-Darm-Geschwür

Wird dagegen auf die gynäkologisch-geburtshilflichen Ursachen fokussiert, kommen an Labormethoden neben der histomorphologischen Beurteilung in der Praxis die *Entzündungsreaktionen* sowie die *mikrobiologischen Untersuchungen* in Betracht.

Schmerz ist neben Blutung und Ausfluss eines der Leitsymptome in der Gynäkologie. Dolor ist aber zugleich auch neben Rubor, Tumor, Kalor und Functio laesa charakteristisch für die Entzündung und namentlich für die Infektion. So ist der Schmerz in der Praxis in der Mehrzahl der Fälle Anlass für eine Diagnostik, an deren Ende der Nachweis der *Salpingitis* im engeren oder der der *Pelvic inflammatory disease* im weiteren Sinne steht, die aber auch frustran verlaufen kann. Ausdruck für diese wohlbekannte Tatsache ist nicht zuletzt die Vielfalt der in der Praxis üblichen mehr oder weniger konkreten Benennungen für die Pelvipathie:

Bezeichnungen für die Pelvipathie. (Nach [1])

- Parametritis posterior chronica (Freud 1903)
- Parametropathia spastica (Martius 1939)
- Pelvipathia spastica
- Pelvipathia vegetativa
- Pseudoadnexitis
- Beckenkongestion
- Neurovegetative Stauung
- Pelvic-congestion-Syndrom
- und viele andere

Das Problem wird dadurch noch verschärft, dass die Schmerzintensität keinen Hinweis auf die Akuzität oder den Schweregrad einer Erkrankung erlaubt; wohlbekannt ist die Tatsache, dass die Abwesenheit von Schmerz die Salpingitis nicht ausschließt.

Das Spektrum der Manifestationsformen der Salpingitis ist breit und reicht von der symptomarmen oder verkannten Erkrankung bis zum lebensbedrohlichen Zustand. Die Diagnose ist klinisch oft nicht eindeutig zu stellen und mit hoher Unsicherheit behaftet. Die *klassischen Symptome* schmerzhafte Adnexschwellung, Fieber und pathologische Entzündungsreaktion sind in dieser Trias bei der Mehrzahl der Patientinnen nicht zu finden. Andererseits wird ein beträchtlicher Anteil der Frauen, bei denen die klinische Diagnose Salpingitis gestellt ist, laut Laparoskopiebefund fehlbeurteilt [5, 10]. Auch die Heranziehung weiterer *unspezifischer Entzündungsparameter* (C-reaktives Protein, Antichymotrypsin, Orosomukoid, Fibrinogen, CA 12-5 u.a.) kann die Treffsicherheit der klinischen Diagnostik nicht wesentlich verbessern.

Mit Hilfe der von Weström [7, 10] angegebenen Kriterien kann aber in vielen Fällen die Diagnose auch mit klinischen Mitteln ausreichend sicher gestellt werden (Tabelle 2). Besondere Bedeutung in dieser im Vergleich zu allen angegebenen Adnexitisscores unkomplizierten Checkliste kommt dabei dem *Nachweis der Zervizitis* zu, die für eine Salpingitis geradezu

Tabelle 2. Klinischer Nachweis einer Salpingitis in Korrelation zum laparoskopischen Befund. (Nach [10])

	Salpingitis bestätigt [%]	Prävalenz [%]
Unterleibschmerzen + Kolpitis/Zervizitis + druckempfindliche Adnexe	61	16
O. g. Symtome und folgende Parameter: Blutsenkungsreaktion > 15 mm/h, Fieber > 38 °C rektal, Adnexverdickung		
Ein Symptom zusätzlich	78	28
Zwei Symptome zusätzlich	90	39
Alle 3 Symptome zusätzlich	96	17

pathognomonisch ist bzw. im negativen Fall diese weitestgehend ausschließt. Erster Hinweis auf eine Zervizitis kann ein auffälliges Nativpräparat des Scheideninhaltes, besser der Zervix, sein. Hier gelten *25 Leukozyten/Gesichtsfeld bei 400facher Vergrößerung* als die Diagnose beweisend [5, 10].

Der Nachweis der Salpingitis mittels Laparoskopie erfolgt zweifelsfrei und ermöglicht zugleich den *repräsentativen mikrobiologischen Abstrich aus den Fimbrientrichtern.* Nur bei der gonorrhoischen- oder bei der Chlamydiensalpingitis ist der Keimnachweis auch aus der Cervix uteri und der Urethra üblich und sinnvoll. Es besteht eine ausgesprochene Diskrepanz zwischen mikrobiologischen Befunden von der Zervix/Urethra und von den Eileitern in dem Sinne, dass Keime, die peripher nicht nachweisbar sind, durchaus von den Tuben isoliert werden können [2, 5]. Dabei hat sich nach unserer Erfahrung eine laparoskopische Technik, die mittels eines speziellen Instruments [5] die Probenentnahme unter visueller Kontrolle ermöglicht, bewährt. Nachdem insbesondere die Möglichkeit des Chlamydiennachweises von den Tuben generell bestätigt ist (Tabelle 3), sollte konzeptionell so vorgegangen werden, dass sowohl zervikale und urethrale als auch Tubenabstriche auf Chlamydien und Gonokokken untersucht werden. Die Isolierung sonstiger Keime aus Zervix und Urethra ist weitgehend ohne Bedeutung, da die Abgrenzung gegen die normale Genitalflora schwierig ist und sich unmittelbare therapeutische Konsequenzen nicht ergeben.

Der Keimnachweis bei der Salpingitis ist problematisch, da die *Ätiologie polymikrobiell* ist [3] und die Gewinnung *repräsentativer Proben* den direkten Zugang zu den Eileitern erfordert [5, 9]. Aus diesem Grunde sollte die mikrobiologische Diagnostik auf der mittels Laparoskopie gewonnenen intraabdominalen Probe beruhen [2, 5, 9]. *Douglas-Flüssigkeit* ist aufgrund der Zellarmut als mikrobiologische Probe nicht geeignet. Hinzu kommt ihre im Wesentlichen auf Zink zurückzuführende antimikrobielle Aktivität, die kulturelle Nachweisverfahren erheblich beeinträchtigt.

Chlamydia trachomatis ist der häufigste Erreger der Salpingitis in den westlichen industrialisierten Ländern. Die Nachweisraten betragen zwischen 20 und 60% in Zervixabstrichen und bis zu 30% in adäquat laparoskopisch gewonnenen Tubenproben (s. Tabelle 3). Im Gegensatz zu Gonokokken finden sich Chlamydien in erheblicher Prävalenz sowohl bei Frauen mit chronischer Salpingitis als auch bei laparoskopisch unauffällig wirkenden Eileitern [2, 5].

Chlamydia trachomatis wurde primär und in klassischer Weise zellkulturell nachgewiesen, wobei diese Methode als der Standard gilt, an dem andere Verfahren gemessen werden. Diese Einschätzung ist aber in jüngster Zeit von namhaften Autoren unter bestimmten Voraussetzungen auf den Enzymimmunoassay, die Polymerase chain reaction und auf die Ligase chain reaction ausgeweitet worden.

Für die *Zellkultur* gilt, dass sie eine Sensitivität von theoretisch 100% bei hoher Spezifität aufweist, für die tägliche Praxis aber wegen ihres hohen technischen Aufwandes wenig geeignet ist. In den letzten Jahren ist deshalb eine Reihe alternativer, preiswerter und ausreichend zuverlässiger Methoden entwickelt und in die

Tabelle 3. Mikrobiologische Befunde bei Frauen mit laparoskopisch nachgewiesener Salpingitis

	Brihmer et al. 1989	Brunham et al. 1988	Hoyme, Essen 1994	Hoyme, Erfurt 2000
n	64	36	71	191
C. trachomatis				
Zervix	36	4	11	16
Urethra	n. d.	n. d.	10	4
Tuben	12	2	8	33
Tuben ausschließlich	0	1	3	29
Summe	36	5	17	37
N. gonorrhoeae				
Zervix	15	18	5	0
Tuben	2	6	0	1
Tuben ausschließlich	0	0	0	1
Summe	15	18	5	1
Bacteroides spp.				
Tuben	3	7	1	0
H. influenzae				
Zervix	0	3	0	0
Tuben	0	3	0	0

n. d. nicht durchgeführt.

Praxis eingeführt worden. Bezogen auf die Referenzmethode Zellkultur (Tabelle 4) betragen so im Schrifttum beim *Enzymimmunoassay* die Sensitivität 65–95% und die Spezifität 92–100%, bei der *DNS-Hybridisation* 60–93 bzw. 95–99%. Im Vergleich dazu sind die Parameter des *Immunfluoreszenztestes*, der stark dem subjektivem Faktor Untersucher unterliegt, mit 50–91% bzw. aber auch 96–98% weniger günstig. Als neue treffsicherere, aber in erheblichem Maße aufwendige und teurere Verfahren kommen *Polymerase chain reaction* und *Ligase chain reaction* in Betracht. Hier beträgt die Sensitivität theoretisch 100% bei ausgesprochen hoher Spezifität. Für die zuletzt genannten Verfahren spricht insbesondere der geringe Bedarf an Chlamydienpartikeln für einen positiven Nachweis: Selbst bei weniger als 10 spezifischen DNA-Molekülen reagiert das Testsystem bereits mit einem zweifelsfreien Resultat, während zum Vergleich dies beim Enzymimmunoassay erst bei einer um den Faktor 1000 größeren Zahl von Antigenmolekülen der Fall ist. Gegen die DNA-Nachweisverfahren spricht allerdings noch in erheblichem Maße der Kostenaspekt.

Die genannten Testcharakteristika müssen aber auch so interpretiert werden, dass mit Ausnahme der Zellkultur bei jedem Verfahren *falsch-positive Befunde* auftreten können. Geben Anamnese oder Klinik Anlass zu Zweifel an der Diagnose Chlamydia trachomatis, muss unbedingt mit einem alternativen Testverfahren gegenkontrolliert werden, auch unter dem forensischen Aspekt. Es ist nicht zulässig, die Patientin ohne ausreichende Evidenz mit der *psychosozial stark belasteten Mitteilung* des Nachweises einer durch den Geschlechtsverkehr übertragenen Erkrankung zu konfrontieren, wenn dieser nicht frei von Zweifeln ist.

In der Praxis dürfte die *Entscheidung für ein Testverfahren* von den lokalen Gegebenheiten bzw. dem Angebot des Referenzlabors abhängig sein, wenn nicht die Chlamydiendiagnostik unmittelbar in der gynäkologischen Sprechstunde mit einem der konfektioniert angebotenen und zum Teil kostengünstigen sowie abrechenbaren Immunoassays erfolgt. Ein weiteres Entscheidungskriterium bei der Testauswahl muss die zu analysierende Probe sein. In der Regel wird ein zellreicher Abstrich aus Zervix, Urethra, Fim-

Tabelle 4. Charakteristika der direkten Nachweisverfahren für Chlamydia trachomatis

Methode	Sensitivität	Spezifität	Bewertung	Sonstiges
Gewebekultur	80-95%	Hoch	Relativ aufwendig, evtl. mehrere Passagen	„Goldener Standard"
Immunfluoreszenz-mikroskopie	50-91%	Theoretisch über 99% (96-98%)	Subjektive Faktoren erheblich	Falsch-negativ bei niedriger AG-Konzentration; falsch-positiv bei unspezifischer AK-Bindung
Enzymimmunoassay	65-95%	92-96% höher bei blockierenden AK	Praktikabel, objektiv	Falsch-positiv/negativ analog IFT
DNS-Hybridisierung	60-93%, Amplifikation durch PCR	95-99%, Amplifikation durch PCR	Praktikabel, objektiv,	Falsch-negativ analog IFT; falsch-positiv bei hoher DNS-Dichte (z.B. bakterielle Vaginose, Kolpitis)
Polymerase chain reaction; Ligase chain reaction	Hoch	Hoch	Praktikabel, objektiv; aufwendig hinsichtlich Logistik und Kosten	Besonders PCR störanfällig durch Verunreinigung, falsch-negative nahezu ausgeschlossen

brie und/oder Konjunktiva zum Einsatz kommen. Bei hoher Keimkonzentration ergeben sich bei keinem der beschriebenen Verfahren wesentliche Probleme. Anders jedoch bei niedrigen Konzentrationen, wie sie für chronische Infektionen typisch sind. Hier dürfte auch die Domäne der Polymerase chain reaction bzw. Ligase chain reaction liegen, evtl. auch bei der Analyse von Harnproben und bei Vulvaabstrichen. Eine kostengünstige Chlamydiendiagnostik ist derzeit also nur mit Verfahren möglich, für die eine hohe Partikelmenge Voraussetzung ist. Diese wird in der Regel durch sachgerechte, von den Patientinnen allerdings auch häufig als unangenehm empfundene Entnahmetechnik gewährleistet, kann aber auch durch das Poolen von mehreren Proben, z.B. aus Zervix und Urethra, beim EIA erreicht werden.

Neisseria gonorrhoeae wird in Deutschland bei der akuten Salpingitis in ca. 5% nachgewiesen. Aus den USA wird weiterhin von einer deutlich höheren Prävalenz berichtet. Nicht selten bestehen Gonokokken und Chlamydieninfektionen gleichzeitig [5, 10]. Bei der gonorrhoischen Salpingitis sinkt im Übrigen die Nachweisrate des Mikroorganismus von den Tuben mit der Dauer der Symptome. Der Gonokokkennachweis von normalen Eileitern ist allerdings stets negativ. Er sollte nicht zuletzt unter forensischem Aspekt auch weiterhin mittels *Kultur* erfolgen. Dabei ist einerseits ein adäquates Transportmedium (z.B. Stuarts), andererseits auch eine differenzierte Bewertung der Kultur mittels Oxydasereaktion und Glukosevergärung unabdingbare Voraussetzung. Anders gesprochen: Antigennachweise oder serologische Verfahren kommen nicht oder nur mit Einschränkungen in Betracht.

Wird die Diagnose anhand eines Antigennachweises gestellt, muss berücksichtigt werden, dass dieser falsch-positiv oder -negativ ausfallen kann, im Zweifelsfall also wiederholt und mit einem alternativen Verfahren kontrolliert werden muss, bevor die venerische Infektion als gesichert oder ausgeschlossen angesehen wird. Im positiven Falle wie bei der Chlamydieninfektion sollten auch *Partnerdiagnostik* und die serologischen Untersuchungen zum Nachweis von u.a. *Syphilis, Hepatitis und HIV* veranlasst werden. Der Gonokokken-„Nachweis" mittels Gram-Präparat oder gar Methylenblaufärbung ist im Übrigen obsolet.

Die Chlamydieninfektion bedingt eine humorale Immunantwort mit der Produktion von lokalen und Serumimmunglobulinen der *IgA-, IgG- und IgM-Klasse* [8, 10]. Diese Immunglobuline können unterschiedlich lange persistieren. So waren spezifische IgG-Serumantikörper bis zu 6 Jahre lang nachweisbar. Diese Beobachtung ist auch Mitbegründung dafür, dass der serologische Nachweis von IgA- und IgG-Antikörpern gegen Chlamydien für eine floride Infektion nicht beweisend ist (Tabelle 5), was für die Praxis bedeutet, dass der Wert der Serologie derzeit allenfalls darin gesehen werden kann, dass sie mit einigen Unsicherheiten zur Identifikation jener Patienten über einen negativen Testausfall führt, die bei nachgewiesener Salpingitis nicht zugleich an einer Chlamydieninfektion erkrankt sind, bei denen also mit einiger Wahrscheinlichkeit der Direktnachweis des Erregers ebenfalls negativ ausfällt.

Hinzu kommt, dass serologische Befunde ausgesprochen schwer hinsichtlich *Akuzität* und *Lokalisation* der Erkrankung interpretierbar sind, ebenso hinsichtlich des Übertragungsmodus, so dass ihre Anwendung weiterhin *epidemiologischen Betrachtungen* vorbehalten bleiben muss. Im Übrigen schließt ein negatives serologisches Resultat eine Infektion nicht sicher aus. Zahlreiche kommerziell verfügbare Tests unterscheiden zudem noch nicht einmal zwischen Chlamydia trachomatis und Chlamydia pneumoniae, was besonders bei Patientinnen nach dem 20. Lebensjahr, bei denen die Prävalenz dieses Pneumonieerregers höher als die der genitalen Stämme zu sein scheint, zusätzlich verwirrt. Es ist nicht zulässig, die Patientin ohne ausreichende Evidenz mit der psychosozial stark belastenden Mitteilung des Nachweises einer durch den Geschlechtsverkehr übertragenen Erkrankung zu konfrontieren, wenn dieser nicht frei von Zweifeln ist.

Tabelle 5. C. trachomatis bei unkomplizierter Salpingitis, Kultur/EIA vs. Nachweis spezifischer IgA- und IgG-Antikörper

	IgA- und IgG-Antikörper		
	Pos.	Neg.	Summe
Kultur/EIA pos.	6	8	14
Neg.	4	33	37
Summe	10	41	51

Sensititivität 43%
Pos. Vorhersagewert 60%
Spezifität 89%
Neg. Vorhersagewert 80%

Unter dieser Prämisse muss im Übrigen auch der *zytologische Chlamydiennachweis* gesehen werden. Er ist entgegen anders lautenden Berichten nicht möglich, auch nicht unter Berücksichtigung zusätzlicher spezieller Kriterien.

Die Rate der falsch-positiven Befunde beträgt für beide Verfahren 0,1–2%. Für adäquat gewonnenen *Mittelstrahlurin* gilt eine *Keimkonzentration von* $>10^5/ml$ als Infektionsbeleg. Beim Urethralsyndrom bzw. bei der Dysurie liegt die Grenze bei 10^2. Das *Keimspektrum* bei unkomplizierten oder postoperativen Harnweginfektionen weist in den meisten Untersuchungen E. coli mit einem Anteil von etwa 75% auf, daneben zu jeweils ca. 1% Proteus, Pseudomonas und Klebsiella spp.. Staphylococcus spp. machen knapp 10% und Streptococcus/Enterococcus spp. rund 12% aus [6].

Der Nachweis von *Nitrit* bzw. von Leukozytenesterase ist eine praktikable Methode in der Diagnostik einer Harnweginfektion, wobei der negative Test die Erkrankung nicht ausschließt. Die Sensitivität des häufig angewendeten Nitrittests liegt bei ca. 85%, so dass er bei entsprechendem klinischen Bild auch häufig zur Bestätigung der Diagnose genutzt werden kann. Ohne Zweifel ist die *Kultur* jedoch bei den folgenden Indikationen unverzichtbar:

- ungesicherte Diagnose,
- komplizierte Harnweginfektion,
- rezidivierende Harnweginfektion,
- Symptome für mehr als 7 Tage,
- vorangegangene Katheterisierung,

- vorangegangene urogenitale Operationen,
- Schwangerschaft,
- Diabetes mellitus.

Ein besonderes Problem stellt die sog. *sterile Pyurie* bei Frauen mit, aber auch ohne Symptome einer Harnweginfektion dar. Sie ist, nach Ausschluss möglicher Fehlerquellen in der Diagnostik, auf die Infektion mit Neisseria gonorrhoeae oder Chlamydia trachomatis zurückzuführen. Dabei ist das *(akute) Urethralsyndrom* eine typische Erkrankungsform. Die Infektion stellt hinsichtlich der mikrobiologischen Diagnostik erhebliche Anforderungen, die einerseits mit der Verantwortung bei der Mitteilung des zweifelsfreien Befundes einer sog. Geschlechtskrankheit, andererseits mit der relativ aufwendigen und störanfälligen Untersuchung auf die genannten Bakterien im Zusammenhang steht.

Ein weiteres Problem ist die *Harnweginfektion in der Schwangerschaft*, die in Form der Bakteriurie heute aufgrund des Screenings keine wesentliche Rolle mehr spielt, in Form der Pyelonephritis aber insbesondere wegen der Komplikationen weiterhin von Relevanz ist. Hier sind unter dem Aspekt Labordiagnostik sowohl die *Bakteriämie* (positive Blutkultur in 15%) sowie die seltene *Thrombozytopenie* zu nennen.

Literatur

1. Beller FK (1996) Pelvipathie. In: Beller FK (Hrsg) Der chronische Schmerz im kleinen Becken. pro service & verlag, Hofstetten, S 13–36
2. Brunham LC, Binns B, Guijon F et al. (1988) Etiology and outcome of acute pelvic inflammatory disease. J Infect Dis 158: 510–517
3. Eschenbach DA, Buchanan TM, Pollack HM et al. (1975) Polymicrobial etiology of acute pelvic inflammatory disease. New Engl J Med 293: 166–171
4. Hager WD, Eschenbach DA, Spence MR, Sweet L (1983) Criteria of diagnosis and grading of salpingitis. Obstet Gynecol 61: 113–114
5. Hoyme UB (1996) Aktuelles Konzept der Pathogenese, Diagnostik und Therapie der Adnexitis. Gynäkologe 29: 88–95
6. Hoyme UB (1996) Harnweginfektionen aus der Sicht des Frauenarztes. Frauenarzt 4: 613–617
7. Jacobson L, Weström L (1969) Objectivized diagnosis of acute pelvic inflammatory disease. Am J Obstet Gynecol 105: 1088–1090
8. Marana R, Lucisano A, Leone F, Sanna A, DelAcqua S, Mancuso S (1990) High prevalence of silent chlamydia colonization of the tubal mucosa in infertile women. Fertil Steril 53: 354–356
9. Sweet RL, Millss J, Hadley KW, Blumenstock E, Schachter J, Robbie MO, Drooper DL (1979) Use of laparoscopy to determine the microbiologic etiology of acute salpingitis. Am J Obstet Gynecol 134: 68–74
10. Weström L, Mardh PA (1990) Acute pelvic inflammatory disease (PID). In: Holmes KK, Mardh PA, Sparling PF (eds) Sexually transmitted diseases. McGraw-Hill, New York, pp 593–613

Therapie der Extrauteringravidität

K. J. Neis, C. Zwank

MERKE:

1. Die Extrauteringravidität ist aufgrund der differenzierten Ultraschalldiagnostik, insbesondere des Transvaginalschalls, heute sehr frühzeitig erkennbar. Einen weiteren wichtigen Parameter stellt die β-hCG-Verlaufskontrolle dar.
2. Die Laparotomie ist bei Vorliegen einer Extrauteringravidität heute nur noch in besonders begründbaren Einzelfällen indiziert.
3. Auch bei Patientinnen mit schwerer intraperitonealer Blutung und Schock kann mit dem heute zur Verfügung stehenden Equipment eine schnelle und suffiziente Blutungsstillung auf laparoskopischem Wege durchgeführt werden.
4. Je nach Sachlage sind endoskopisch sowohl eine Salpingektomie, eine partielle Salpingektomie, als auch eine tubenerhaltende operative Therapie möglich. Bei Schlitzung der Tube im antimesenterialen Bereich über der Extrauterinegravidität ist eine Versorgung mittels endoskopischer Nähte nicht notwendig.
5. Nicht jede Extrauteringravidität bedarf der operativen Revision. Bei Hinweisen auf einen Tubarabort kann auch unter engmaschiger Kontrolle zugewartet werden. Die Gabe von Methotrexat stellt ebenso eine echte Alternative zur operativen Therapie dar. Bei besonderer Lokalisation (intramural) ist sie bereits heute der Operation überlegen.
6. Die Indikationsbereiche für das expektative Vorgehen, die operative Therapie oder die Gabe von Medikamenten zur Therapie der Extrauteringravidität sind heute noch nicht sicher abgegrenzt.
7. Als Methode der Wahl ist derzeit immer noch die operative Laparoskopie anzusehen.

Genese der Extrauteringravidität

Die genaue zeitliche Abstimmung zwischen der Reifung eines befruchteten Eies und seinem Transport durch die Tuba uterina, die unter physiologischen Bedingungen dafür sorgt, dass die Zygote just mit dem Eintritt ihrer Implantationsreife das nidationsbereite Cavum uteri erreicht, kann durch eine Vielzahl von Faktoren gestört werden. Die Folge ist die Implantation der Zygote außerhalb des Cavum uteri, die Extrauteringravidität. In über 90% der Fälle ist sie in der Tube lokalisiert, daneben aber auch im Ovar, in der Zervix oder in der Bauchhöhle.

Die häufigste Ursache (über 90%) für das Eintreten einer ektopen Schwangerschaft besteht in einem mechanischen Hindernis in der Tube, meist infolge von Salpingitiden mit nachfolgenden Adhäsionen der Schleimhaut und ihres Flimmerepithels. Daneben werden aber auch entzündliche Schädigungen der Tubenmuskulatur, die Beeinträchtigung von Motilität und Zilienaktivität der Tuben durch Rauchen, sowie der begünstigende Einfluss von IUDs und oralen Kontrazeptiva auf alleiniger Gestagenbasis diskutiert.

In den vergangenen 10–15 Jahren ist eine Häufigkeitszunahme der Extrauteringraviditäten zu beobachten: kamen sie früher nur in ca. 0,5% aller Schwangerschaften vor, sind es heute 2%. Dies ist einerseits mit dem Anstieg sexuell übertragbarer Infektionen, beispielsweise von Chlamydieninfektionen, zu erklären, andererseits aber möglicherweise auch mit der Verbreitung der intrauterinen Kontrazeption. Eine ektope Schwangerschaft wiederum erhöht die Wahrscheinlichkeit einer neuerlichen Extrauteringravidität: Das Wiederholungsrisiko liegt in der 1. folgenden Schwangerschaft bei 20, in der 2. bei 70%. Hingegen ist die Mortalität von früher 1,7 auf heute 0,3% gesunken.

Diagnose

Der klinische Verlauf einer ektopen Schwangerschaft ist ausgesprochen variabel. Bei sehr frühzeitigem Untergang der Zygote wegen besonders ungünstiger Nidationsbedingungen kann sie klinisch unentdeckt bleiben; finden eine Penetration in die Tubarwand und eine Usurierung von Blutgefäßen statt, resultieren eine intraabdominale Blutung und ein akutes Abdomen.

Typischerweise macht sich die Extrauteringravidität durch Unterleibsschmerzen, meist einseitig, in Verbindung mit einer vorangegangenen kurzfristigen Amenorrhö und neu aufgetretenen Schmierblutungen bemerkbar.

Außerdem fällt ein positiver Schwangerschaftstest auf, wobei im Vergleich zum rechnerischen Schwangerschaftsalter relativ niedrige β-HCG-Werte und subjektiv schwach ausgeprägte Schwangerschaftszeichen imponieren.

Bei der gynäkologischen Untersuchung zeigen sich häufig eine Schmierblutung sowie ein einseitiger Druckschmerz.

Die Diagnose wird gestellt anhand der Kombination aus β-HCG-Werten bzw. -Verlauf und den Ergebnissen der transvaginalen Sonographie, idealerweise ergänzt durch die farbkodierte Dopplersonographie. Hier stellt sich typischerweise eine extrauterine Fruchtblase mit einem echogenen Randsaum dar; hinzu kommen das Fehlen einer intrauterinen Gravidität, ein hoch aufgebautes Endometrium und freie Flüssigkeit im Cavum Douglasii (Abb. 1).

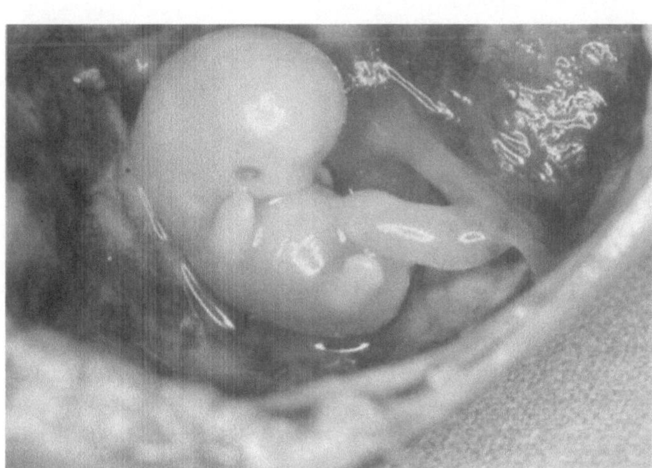

Abb. 1. Ektope Schwangerschaft, Embryo in der Tuba uterina

Therapie

Noch vor ca. 15 Jahren wurde die Extrauteringravidität meist erst klinisch diagnostiziert. Es handelte sich um fortgeschrittene Befunde; oft war es bereits zu einer Ruptur gekommen. Dies zog sehr häufig eine Laparatomie und nicht selten auch eine ablative Therapie, d.h. eine Salpingektomie, nach sich.

Heute ruht das therapeutische Vorgehen auf 3 Säulen: Operation, medikamentöse Therapie sowie das Konzept des Zuwartens („Watch and wait").

Operative Therapie

Die noch vor 15 Jahren gängige Praxis der Laparatomie gilt heute als verlassen und ist individuellen Ausnahmefällen vorbehalten.

Die operative Therapie der Wahl stellt heute die Laparoskopie dar. Hier wiederum kann ein tubenerhaltendes Vorgehen, d.h. Extraktion des Schwangerschaftsproduktes, Milking-out der Tube oder Salpingotomie, von einem destruktiven Vorgehen unterschieden werden, der kompletten oder partiellen Salpingektomie bzw. Tubensegmentresektion.

Aus Deutschland liegen derzeit keine Zahlen zur prozentualen Verteilung der jeweiligen Vorgehensweisen vor. Mol et al. berichten 1996 über die Therapie der extrauterinen Schwangerschaft in den Niederlanden. Dort werden in 62% der gynäkologischen Abteilungen extrauterine Schwangerschaften per laparoscopiam und in 9% per laparotomiam behandelt. In 28% der Abteilungen wird das Vorgehen von der Erfahrung des Operateurs mit der operativen Laparoskopie abhängig gemacht. Bei bestehendem Kinderwunsch wird in 53% der Abteilungen grundsätzlich organerhaltend operiert (Mol et al. 1996) (Abb. 2).

Medikamentöse Therapie

Mit der verbesserten Frühdiagnostik hat der Einsatz medikamentöser Therapien bei der Behandlung der Extrauteringravidität an Bedeutung gewonnen. Durch Injektion von Methotrexat oder Prostaglandinen in den Trophoblasten per laparoscopiam bzw. unter Ultraschallsicht oder durch systemische Gabe von Methotrexat wird ein Absterben mit konsekutiver Resorption des Schwangerschaftsproduktes induziert. Heute wird die systemische Gabe der laparoskopischen Applikation vorgezogen, da letztere ja auch wieder ein invasives Vorgehen darstellt. Tabelle 1 zeigt die beschriebenen Verabreichungsschemata.

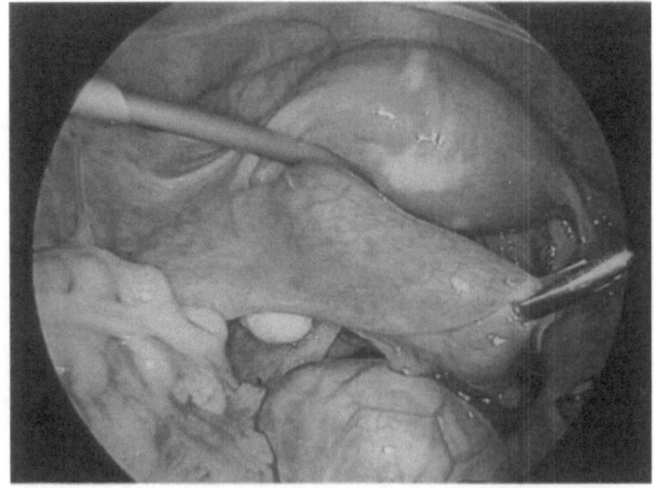

Abb. 2. Laparoskopischer Situs mit durch eine extrauterine Schwangerschaft aufgetriebenen rechten Tube

Tabelle 1. Verabreichungsschemata für Methotrexat

Single shot	50 mg/m² Körperoberfläche
Single shot	1 mg/kg KG
Ggf. Wiederholung Tag 7	
0,5 mg/kg über 5 Tage + 12,5 mg in die Gravidität	

Auch die interstitielle Gravidität, die einer operativen Therapie nur schwer zugänglich ist, lässt sich mit Methotrexat elegant und erfolgreich behandeln.

Indikationen für die Gabe von Methotrexat sind klinisch und ultrasonographisch avitale Extrauteringraviditäten sowie persistierend erhöhte β-HCG-Spiegel nach bereits erfolgter laparoskopisch-operativer Therapie. Auch hierzu liegen Untersuchungen von Mol et al. aus den Niederlanden vor: Dort wird Methotrexat heute in 38% der gynäkologischen Abteilungen bei persistierendem Trophoblasten eingesetzt, in 16% der Kliniken als primäre Behandlungsmethode bei interstitieller Gravidität, und in 13% der Abteilungen als primäre Therapie der Tubargravidität (Mol et al. 1996).

Eine Single-shot-Gabe reduziert zwar die Nebenwirkungen, weist aber andererseits erniedrigte Erfolgsraten auf (Vejtorp et al. 1996).

Erfolgsraten

Die Chance einer Frau, innerhalb von 12 Monaten nach behandelter Extrauteringravidität eine intrauterine Schwangerschaft zu erreichen, liegt bei ca. 60% (Kock et al. 1999).

Im Zustand nach Salpingostomie und Fibrinklebung tritt nach einer Studie von Rudelstorfer et al. (1997) in 92% der Fälle wieder eine Schwangerschaft ein, davon in 62% der Fälle eine intrauterine Schwangerschaft und in 15% der Fälle ein Rezidiv auf der operierten Seite.

Bei einem Vergleich zwischen Methotrexat und laparoskopischer Salpingostomie zeigen beide Methoden gleich hohe primäre Erfolgsraten von 85–95% (Mayman et al. 1996).

Nach einer kombiniert 5-tägig systemischen und laparoskopisch-lokalen Applikation von Methotrexat bei nichtrupturierter Tubargravidität sind bei knapp 90% aller Frauen keine weiteren chirurgischen Maßnahmen notwendig; bei 81% der so therapierten Patientinnen tritt in der Folge eine intrauterine Schwangerschaft ein (Debby et al. 2000).

Patientenselektion

Bei der Frage, welcher der 3 therapeutischen Wege einzuschlagen ist, muss eine Patientenselektion erfolgen.

Bei Patientinnen mit weniger stark ausgeprägter abdominaler Symptomatik gibt es keine genau definierten Entscheidungskriterien für eine operative bzw. konservative Therapie. Es gilt im Individualfall abzuwägen zwischen dem Verzicht auf einen invasiven Eingriff und der mit der Gabe von Methotrexat möglicherweise verbundenen Komplikation der Tubenruptur. Andererseits ist zu bedenken, dass es beim tubenerhaltenden, operativen Vorgehen in ca. 10% der Fälle zu einer Trophoblastpersistenz kommen kann, welche ebenfalls die Gefahr der Tubenruptur mit sich bringt (Kemp u. Rath 2000).

Bei Symptomen, die für eine Tubenruptur sprechen, bei hohen β-HCG-Werten von über 2500 oder sogar über 5000 IU/l, und bei ultrasonographisch gesicherter Extrauteringravidität von mehr als 4–5 cm Größe ist eine operative Therapie ratsam. Bei bestehendem Kinderwunsch sollte wenn möglich ein tubenerhaltendes Vorgehen erfolgen. So ist bei geringem Tubenschaden, bei eher kleiner Extrauteringravidität im Vergleich zur Resttube sowie bei isthmoampullärer Lokalisation, ein Erhalt der Tube fast immer möglich.

Ein medikamentöses Vorgehen ist gerechtfertigt bei unauffälliger Klinik, fehlenden Anzeichen für eine Ruptur, kleiner Extrauteringravidität und β-HCG-Werten von unter 2500 bzw. 5000 IU/l.

Ist die Patientin völlig beschwerdefrei und lässt sich ultrasonographisch nur eine sehr kleine Struktur nachweisen, ist sogar ein expektatives Vorgehen zu vertreten. Voraussetzung ist,

Tabelle 2. Patientenselektion

Medikamentös	Expektativ
Unauffällige Klinik HCG <2500? <5000? Aufklärung der Patientin!	Unauffällige Klinik HCG <2000 Fallende Tendenz

dass die β-HCG-Werte unter 2000 IU/ml liegen bzw. im Absinken begriffen sind.

Die Entscheidung zwischen operativer, medikamentöser und expektativer Therapie erfordert ein sorgfältiges Abwägen zwischen individueller Konstellation, forensischen Gesichtspunkten und den aus der Behandlung entstehenden Kosten. In jedem Fall muss eine ausführliche Aufklärung der Patientin über die jeweiligen Vor- und Nachteile und die Risiken der ihr vorgeschlagenen Strategie erfolgen (Tabelle 2).

Zusammenfassung

Zusammenfassend lässt sich feststellen, dass die Therapie der Extrauteringravidität in den letzten Jahren eine Wandlung hin zum minimalinvasiven Vorgehen erfahren hat. Die Laparoskopie stellt heute die Therapie der Wahl dar. Im Gegensatz zu anderen europäischen Ländern haben sich die selektive medikamentöse Therapie oder sogar das expektative Vorgehen in Deutschland noch nicht durchgesetzt. Derzeit werden hier jedoch Studien vorbereitet, die die unterschiedlichen Therapieverfahren prospektiv randomisiert gegeneinander vergleichen sollen. Es steht daher zu erwarten, dass sich auch die nichtoperativen Therapiemöglichkeiten der Extrauteringravidität in Deutschland zunehmend etablieren werden. Auch über bisher noch nicht publizierte Ansätze wie den Gebrauch von RU-486 sowie von GnRH-Analoga wird seit neuestem nachgedacht.

Es bleibt somit abzuwarten, welche Therapieform sich in Deutschland zukünftig durchsetzen wird.

Literatur

Debby A, Golan A, Sadan O, Zakut H, Glezerman M (2000) Fertility outcome following combined methotrexate treatment of unruptured extrauterine pregnancy. BJOG 107: 626-630

Kemp B, Rath W (2000) Die Extrauteringravidität - Differentialdiagnose akuter Unterbauchschmerzen. Geburtsh Frauenheilkd 60: 33-35

Kock HC, Kooi GS, Drogtrop AP, van Dessel HJ (1999) Extrauterine pregnancy in Netherlands: patient characteristics, treatment, and pregnancy prognosis, Ned Tijdschr Geneeskd 143: 1364-1368

Maymon R, Shulman A (1996) Controversies and problems in the current management of tubal pregnancy, Hum Reprod 2: 541-551

Mol BW, Hajenius PJ, Engelsbel S, Ankum WM, van der Veen F, Bossuyt PM (1996) Diagnosis and treatment of extrauterine pregnancy in the Netherlands, Ned Tijdschr Geneeskd 140: 1358-1361

Rudelstorfer B, Loidl K, Heider R (1997) Wound closure of the fallopian tube with fibrin glue: endoscopic organ preserving therapy of extrauterine pregnancy, Gynäkol Geburtshilfliche Rundsch 37: 62-67

Vejtorp M (1996) Extrauterine pregnancy, diagnosis and treatment. Ugeskr Laeger 158: 6424-6431

Therapie der Pelveoperitonitis

E. Siebzehnrübl

MERKE:

1. Eine effektive Therapie der Pelveoperitonitis ist nur auf der Grundlage einer gesicherten Diagnose möglich.
2. Wegen der möglichen und schweren Folgeschäden ist die Indikation zur Diagnosesicherung großzügig zu stellen.
3. Zur Sicherung der Diagnose ist eine Laparoskopie erforderlich, die auch dazu dient, einen Abstrich zur Erregerdifferenzierung zu entnehmen. Finden sich operationsbedürftige Befunde wie Pyosalpingen, sollte eine operative Therapie in der gleichen Sitzung erfolgen können.
4. Da viele Patientinnen zum Zeitpunkt der Laparoskopie schon mit oraler Antibiose anbehandelt sind, ist bei einem entsprechenden klinischen Bild auch dann typisch zu behandeln, wenn die intraoperativen Abstriche negativ sind.
5. Eckpfeiler der Pelveoperitonitistherapie ist die hochdosierte, möglichst erregerspezifische Antibiose. Wo dies nicht möglich ist, muss ein Breitspektrumantibiotikum zum Einsatz kommen, dessen Spektrum möglichst auch Anaerobier und Chlamydien umfasst.
6. Eiteransammlungen wie Pyosalpingen oder Abszesse in den Ovarien sind zu entleeren und die Foci breit zu eröffnen. Anschließend wird mit mehreren Litern Ringer- oder Kochsalzlösung gespült und für eine ausreichende Drainage nach außen gesorgt. In schweren Fällen ist eine kontinuierliche Spülung zu erwägen. In seltenen, sehr ausgeprägten Fällen, kann die operative Sanierung bedeuten, dass Uterus und Adnexe entfernt werden müssen.
7. Nach der operativen Sanierung wird die Antibiose über längere Zeit, mindestens jedoch für 2 Tage nach Entfieberung verabreicht.
8. Eine Kontrolllaparoskopie (Second look) ist nur bei fortbestehenden Beschwerden oder Sterilität und frühestens nach 6–9 Monaten indiziert.

Einleitung

Die Pelveoperitonitis ist eine häufige und in den Industrieländern auch zunehmende Erkrankung von Frauen im reproduktionsfähigen Alter. Alleine in den Vereinigten Staaten von Amerika erkranken jährlich ca. 1 Mio. Frauen, und es entstehen direkte und indirekte Kosten für das Gesundheitswesen von über 4,2 Mrd. Dollar [5]. Trotzdem, oder gerade deshalb, gibt es keine Studien zur operativen und kaum Studien zur medikamentösen Therapie, die den Standards der „Evidence based medicine" (EBM) genügen. In diesem Beitrag soll daher auf der Grundlage größerer Studien und eigener Erfahrungen eine Therapieempfehlung gegeben werden, die aber auch nicht streng den Regeln der EBM genügt, nämlich nur prospektive, randomisierte und möglichst auch noch doppeltblind durchgeführte Multizenterstudien in die Analyse einzuschließen.

Ätiologie und Klassifikation

Nach der 257. Auflage des „Pschyrembel", die übrigens den Begriff „Pelveoperitonitis" nicht kennt, wird die Salpingitis v.a. durch Erreger verursacht, die aszendierend in die Tuben und schließlich in den Peritonelraum gelangen. Dies sind v.a. Neisseria gonorrhoeae, aerobe und anaerobe Bakterien, Chlamydien und Mykoplasmen. In Mitteleuropa spielt dagegen die hämatogen übertragene Tuberculosis genitalis praktisch keine Rolle mehr. Gerade die Chlamydien werden in den letzten Jahren zunehmend auch für klinisch okkulte Infektionen verantwortlich gemacht. Ihre Erfassung ist v.a. wegen der notwendigen Modifizierung der Antibiotikagabe wichtig.

Während im deutschen Sprachraum kein Klassifizierungsschema für die Pelveoperitonitis und ihre Vorgängererkrankung, die Adnexitis, üblich ist, werden im angloamerikanischen Sprachraum verschiedene Klassifikationen verwendet. Allen gemeinsam ist, dass sie unterscheiden zwischen

a) nur die Tuben sind betroffen,
b) Verklebung des Fimbrientrichters und beginnende Mitbeteiligung des Peritoneums,
c) Saktosalpinx, Pus im kleinen Becken,
d) Tuboovarialabszess mit Bildung eines Konglomerattumors.

Wegen der fehlenden Differenzierung im deutschen Sprachgebrauch wird auch in diesem Beitrag eine Beschränkung auf die Gruppen b) und c) vermieden und, wo nötig, auf die Ausbreitung der Infektion eingegangen.

Diagnostik

Auch wenn sich dieser Beitrag mit der Therapie der Pelveoperitonitis beschäftigen soll, darf ein Abschnitt über die Diagnostik dieser Erkrankung nicht fehlen. Die leichte Verfügbarkeit der Antibiotika verführt heute viele Kolleginnen und Kollegen, ohne Sicherung der Diagnose „Adnexitis" mit einer Therapie zu beginnen. Wegen der Limitierungen einer oralen Antibiose, der fast immer erfolgenden Verschleierung der Symptome und der häufigen Fehldiagnosen (s.u.), ist dieser Trend gefährlich und muss trotz der Zwänge der aktuellen Gesundheitspolitik sehr kritisch gesehen werden.

Sicherheit der klinischen Diagnose

Mit der Zuverlässigkeit der klinischen Diagnose „Adnexitis" oder „Pelveoperitonitis" haben sich verschiedene Studien in vielen Ländern beschäftigt. Sie kommen übereinstimmend zu dem Ergebnis, dass nur ca. (50) 70–80% der Diagnosen richtig gestellt werden [2]. Die restlichen Fälle umfassen Erkrankungen von der akuten Appendizitis bis zur Ovulationsblutung, und die „blinde" orale Antibiose ist hier im besten Fall kein Schaden.

Diagnostisches Vorgehen

Bei akut aufgetretenen, häufig diffusen, oft auch lokalisierten Unterbauchschmerzen ist eine sichere Diagnostik immer erforderlich. Da die klinischen Zeichen unsicher sind, wie die Tabelle 1 deutlich zeigt, kann nur die Laparoskopie Klarheit schaffen. Diese sollte sobald als möglich nach dem 1. Patientenkontakt erfolgen, in jedem Fall vor Beginn einer Antibiose.

Im Rahmen dieser diagnostischen Laparoskopie wird die anatomische Situation im kleinen Becken beurteilt und wenn nötig auch korrigiert. Natürlich wird auch eine andere Ursache der Beschwerden ausgeschlossen. Schon an dieser Stelle muss darauf hingewiesen werden, dass

Tabelle 1. Gegenüberstellung der Häufigkeit klinischer Symptome der Pelveoperitonitis bei laparoskopisch bestätigter und nicht bestätigter Diagnose. Nur der Anteil der Patientinnen mit erhöhter Körpertemperatur und Abwehrspannung war signifikant verschieden

Symptome	Pelveoperitonitis	
	Nein [%]	Ja [%]
Putrides Scheidensekret	60	61
Temperatur ≥ 38 °C	20	43 [a]
Auffälliger Tastbefund	30	30
Abwehrspannung	70	96 [a]
Portio	90	100
Leukozytenzahl	60	61

[a] $p < 0{,}05$.

Laparoskopien/Pelviskopien zur operativen Sanierung bei einer ausgeprägten Pelveoperitonitis zu den schwierigsten endoskopischen Eingriffen zählen und nur von wirklich erfahrenen Operateuren durchgeführt werden sollten.

Bestätigt sich die Verdachtsdiagnose Pelveoperitonitis nicht, kann natürlich die Ursache der Beschwerden behandelt werden. Unabdingbar sind bei Verdacht auf Adnexitis/Pelveoperitonitis die Entnahme von Abstrichen auf Bakterien und Chlamydien. Es muss durch eine entsprechende Ablauforganisation sicher gestellt sein, dass die Abstriche zügig zur Untersuchung gelangen und das Ergebnis schnell zur Verfügung steht.

Chlamydienabstriche sollen so entnommen werden, dass Zellmaterial gewonnen werden kann, was etwas kräftigeres Abreiben von der Tubenoberfläche erfordert. Findet sich Exsudat im Douglas, sollte diese Flüssigkeit zur mikrobiologischen Untersuchung eingesendet werden.

Nur ein positiver Abstrich ist verwertbar, besonders wenn bereits präoperativ mit der Antibiose begonnen wurde. Findet sich im kleinen Becken eine Situation, die auf eine Pelveoperitonitis deutet, sollte trotz des negativen Abstrichs mit einer Antibiose begonnen, bzw. die in schweren Fällen unmittelbar postoperative Breitspektrumantibiose fortgesetzt werden.

Therapie

Zur Therapie der Pelveoperitonitis liegen keine kontrollierten, randomisierten Studien vor. Lediglich die Wirksamkeit verschiedener Antibiotikatherapien wurde in Metaanalysen ausgewertet. Entsprechend ist die Behandlungsstrategie uneinheitlich und wird weitgehend von der „Schule“ bestimmt, aus der der behandelnde Arzt kommt. Zunehmend wird auch auf eine ausführliche Diagnostik verzichtet und alleine aufgrund klinischer Symptome eine Antibiose begonnen, die meist auch noch unzureichend ist, da sie oral verabreicht wird. Dadurch kann nicht nur eine Resistenzbildung bei den Erregern induziert werden, meist werden auch die Symptome verschleiert, so dass eine spätere richtige Einschätzung der Dringlichkeit der Therapie erschwert wird.

Operatives Vorgehen

Auch wenn eine Laparoskopie durchgeführt wird, unterscheidet sich das weitere Vorgehen doch sehr. Während ein Teil der Kollegen nach der diagnostischen Sicherung den Eingriff beendet und alleine auf die Wirkung der Antibiose vertraut, geht der Trend bei den endoskopischen Operateuren dahin, in der gleichen Operation die Konglomerattumoren aufzulösen, Eiteransammlungen durch breite Eröffnung der betroffenen Organe aufzulösen und sehr sorgfältig zu spülen. Dabei können mehrere Liter Ringer-Lactatlösung verbraucht werden. Schließlich werden ein oder mehrere Drainagen eingelegt.

Gerade bei ausgeprägter Pelveoperitonitis und der Bildung von Tuboovarialabszessen wird auch heute noch die Laparotomie mit Entfernung der betroffenen Organe, bis hin zur Hysterektomie und Adnexektomie, beidseits durchgeführt. Wenn auch ein solches Vorgehen in verzweifelten Fällen, oder auf Wunsch einer perimenopausalen Patientin akzeptabel erscheint, sollte es heute doch die Ausnahme bilden.

Der rein konservative Weg, also der Verzicht auf operative Maßnahmen, widerspricht elementaren Prinzipien der Chirurgie und sollte daher nur gewählt werden, wenn die Adnexitis gerade beginnt, in eine Pelveoperitonitis überzugehen, oder wenn der Operateur sich nicht in der Lage sieht, die Situation technisch zu beherrschen. In letzterem Fall ist aber, mindestens wenn die Antibiose nicht sofort eine deutliche Verbesserung der Symptomatik bewirkt, die Überweisung bzw. Verlegung in ein entsprechendes Zentrum notwendig.

Die operative Standardtherapie der Pelveoperitonitis sollte heute darin bestehen, nach Durchführung der diagnostischen Laparoskopie die notwendigen operativen Schritte anzuschließen. Diese Schritte umfassen v.a. die Auflösung der Adhäsionen zwischen dem inneren Genitale und Darmanteilen. Abszesse werden gespalten und Pyosalpingen längs eröffnet und sehr sorgfältig gespült. Wichtig als Adhäsionsprophylaxe ist die Entfernung organisierter Fibrinbeläge von betroffenen Organen im kleinen Becken. Kurz zusammengefasst soll durch das operative Vorgehen die normale Anatomie des kleinen Beckens wieder hergestellt werden. Natürlich wird kontinuierlich und sehr ausführlich am Ende der Operation gespült, um Fibrin, nekrotisches Material, und v. a. Pus gründlich zu entfernen. Durch die Einlage mindestens einer dicken Drainage wird der Eingriff beendet. Ist eine postoperative Dauerspülung geplant, müssen 2, besser 3 Drainagen eingelegt werden, eine davon möglichst in den Douglas-Raum, die andere in den Oberbauch.

Wenn es auch einem Operateur mit viel Erfahrung und einem geschulten Auge oft gelingt, die Adhäsionen stumpf oder mit wenig chirurgischem Aufwand zu lösen, gehören diese Eingriffe doch zu den schwierigsten laparoskopischen Operationen, v.a. durch das hohe Risiko einer Darmverletzung. Die Spaltung von Pyosalpingen und von Ovarialabszessen sollte großzügig und breit erfolgen, da die Höhlen sich sehr schnell wieder schließen. Auch ohne Naht heilen die Adnexwunden meist folgenlos.

Postoperative Spülbehandlung

D. Raatz hat Anfang der 90er-Jahre auf der Grundlage einer 10-jährigen Erfahrung vorgeschlagen, am Ende einer laparoskopischen Operation wegen Pelveoperitonitis ein Flüssigkeitsdepot von 2 l in der Bauchhöhle zu belassen. In den folgenden Tagen soll dieses Depot durch kontinuierliches Ablassen und Wiederauffüllen erhalten bleiben, bis klare Flüssigkeit abgelassen werden kann. In über 250 beobachteten Fällen kam es nur zu sehr wenigen Therapieversagern, und bei den Patientinnen, bei denen Second-look-Laparoskopien durchgeführt wurden, zeigten sich erstaunliche Heilungen der Organe, allerdings waren häufig Adhäsiolysen nötig [4]. Wegen des erheblichen, v.a. pflegerischen Aufwands konnte sich dieses Vorgehen in Deutschland bisher aber nicht als Standard etablieren.

Alternativ kann eine größere Menge Spülflüssigkeit für einige Zeit im Abdomen belassen und dann über die Drainage abgelassen werden. Bewährt hat sich ein Volumen von 2 l Ringer-Lactatlösung, das für 2 h belassen wird.

Antibiotische Therapie

Im Gegensatz zur operativen Therapie gibt es eine Reihe von Studien zur Wirksamkeit verschiedener Antibiotikaregime bei Pelveoperitonitis. Auch Metaanalysen gibt es, so dass in diesem Bereich Erkenntnisse der „evidence based medicine" genutzt werden können.

So stellte Dodson 1994 eine Metaanalyse von 58 Studien vor, in die über 4000 Patientinnen eingeschlossen wurden. Diese Analyse zeigte keinen signifikanten Unterschied in der Wirksamkeit von Mono- oder Kombinationstherapien. Auch die Wirksamkeit der Antibiotika gegen Chlamydia trachomatis verbesserte die Ergebnisse nicht. Signifikant bessere Ergebnisse erzielten hingegen moderne Breitspektrumantibiotika, besonders wenn sie gegen Anaerobier wirksam waren [1].

Wichtig ist aber immer eine ausreichend lange Therapiezeit, die in der Regel 10 Tage betragen sollte. Bis zum Eintreffen des Antibiogramms, oder wenn kein Wachstum von Bakterien nachweisbar ist, weil z. B. präoperativ orale Antibiose verabreicht wurde, kombinieren wir immer, wo dies möglich ist (Allergie!), ein Breitspektrumpenicillin mit Metronidazol und geben diese Kombination intravenös, mindestens, bis 2 Tage Fieberfreiheit erreicht ist.

Ist ein Antibiogramm vorhanden, kann eine erregerspezifische Therapie versucht werden. Es ist aber zu bedenken, dass der bakteriologische Nachweis eines Keimes nicht beweist, dass keine Mischinfektion vorliegt, da gerade Anaerobier in der Kultur häufig schwer anwachsen.

Nachbehandlung

Eine Nachbehandlung der Patientin, die eine Therapie erhalten hat, wie sie oben besprochen wurde, ist in der Regel nicht erforderlich.

Lediglich Patientinnen mit Kinderwunsch sollte eine Second-look-Laparoskopie angeboten werden, da doch häufig Adhäsionen gefunden werden. Das gilt auch bei ausgedehnter Adhäsiolyse bei der Primäroperation [4]. Der Zeitpunkt für diesen Zweiteingriff sollte ca. 6–9 Monate nach der Pelveoperitonitis liegen, wenn nicht andere Faktoren, z.B. ein etwas höheres Alter der Patientin, ein anderes Vorgehen nahe legen.

Natürlich bedarf auch eine Persistenz der Beschwerden einer Klärung. Sprechen die klinischen und laborchemischen Parameter, v. a. das CRP, gegen eine Exarzerbation der Infektion, sind auch hier Adhäsionen die wahrscheinlichste Ursache der Beschwerden. In jedem Fall sollte nicht zu lange mit einer erneuten Operation gezögert werden. Ist die Pelveoperitonitis erneut aufgeflackert, sind mit einiger Sicherheit hoch resistente Keime dafür verantwortlich, ein bakteriologischer Abstrich und ein Antibiogramm sind also sehr notwendig. Sind Adhäsionen für die Beschwerden verantwortlich, können diese um so besser gelöst werden, je frischer sie sind. Außerdem wird sich durch Zuwarten keine Verbesserung der Beschwerden der Patientin erreichen lassen.

Literatur

1. Dodson MG (1994) Antibiotic regimes for treating acute pelvic inflammatory disease. An evaluation. J Reprod Med 39: 285–296
2. Kupesik S, Kurjak A, Pasalic L, Benic S, Iliias M (1995) The value of transvaginal color Doppler in the assessment of pelvic inflammatory disease. Ultrasound Med Biol 21: 733–738
3. Raatz D (1989) Die endoskopische organerhaltende Therapie der aszendierenden Infektion – 10-jährige Erfahrung in der Frauenklinik Berlin-Neukölln. Geburtsh Frauenheilkd 50: 982–985
4. Raatz D (1992) Die Systematik der Depot-Peritoneallavage in der Gynäkologie. Geburtsh Frauenheilkd 52: 684–687
5. Quan M (1994) Pelvic inflammatory disease: diagnosis and management. J Am Board Fam Pract 7:110–123

Diagnostik und Therapie der Endometriose

F. Husmann

MERKE:

1. Diagnostisches Vorgehen.
2. Neue Erkenntnisse zur Pathogenese der Endometriose.
3. Bisher nicht bekannte Unterschiede im Metabolismus der Östrogene im eutopen und ektopen Endometrium und die Bedeutung des Progesterons.
4. Neue Erkenntnisse über die Regulation der Aromatase im eutopen und ektopen Endometrium.
5. Die aufgeführten Mechanismen erfordern ein Überdenken unseres therapeutischen Vorgehens – insbesondere bei schweren und/oder therapieresistenten Verlaufsformen. Alternativen werden dargelegt unter Einbeziehung der Nebenwirkungen und des sog. „therapeutischen Fensters".

Vorbemerkungen

Die Endometriose wird definiert als Absiedelung von Endometriumdrüsen und -stroma außerhalb des Cavum uteri und des Myometriums. Zur Diagnose haben sich in den letzten Jahren keine wesentlichen neuen Gesichtspunkte ergeben, so dass unverändert das Vorgehen gilt: Anamnese mit Symptomatologie ⇒ Laparoskopie ⇒ Biopsie ⇒ Histologie ⇒ Therapie.

Ätiologie und Pathogenese der Endometriose

Nach Zeitoun et al. ist die retrograde Menstruation für den 1. Schritt in der Pathogenese der Endometriose verantwortlich [7]. Eine gestörte Antwort des Immunsystems könnte bedingen, dass der abgelagerte Detritus mit vitalen Endometriumzellen nicht von Makrophagen aufgenommen werden kann. So sind abnorme Reaktionen der T-Zell-modulierten Zytotoxizität, gestörte Aktivitäten der natürlichen Killer- und B-Zellen sowie die Ablagerung von Komplement bei Patientinnen mit Endometriose nachgewiesen. Für die Implantation sind extrazelluläre Matrixproteine essentiell (Integrin, Fibronektin, Laminin, Kollagen Typ I und IV) [2] sowie zelluläre Rezeptoren für Integrine, aber auch endometriale Glykoproteine.

Einen weiteren Faktor entdeckten Zeitoun et al. [7]. Nach ihren Ergebnissen ist davon auszugehen, dass eine Implantation nur erfolgt, wenn die versprengten Endometriumzellen einen Defekt der 17β-Hydroxysteroiddehydrogenase Typ 2 (17β-HSD 2) aufweisen. Die Autoren konnten in den von ihnen untersuchten Endometrioseherden diesen Defekt nachweisen, der erklärt, weshalb die Endometriose einerseits auf

Östrogene und Progesteron wie das bodenständige Endometrium reagiert, und die Krankheit andererseits einen völlig abweichenden und z.T. unvorhersehbaren Verlauf nehmen kann.

Defekt der 17β-Hydroxysteroiddehydrogenase Typ 2 in Endometriosezellen

Neuere Untersuchungen über den Stoffwechsel des Estradiols im eutopen Endometrium und in Endometrioseherden haben einen überraschenden Befund ergeben. Andersson et al. konnten nachweisen, dass in der Proliferationsphase sowohl im eutopen als auch im ektopen Endometrium keine Aktivität der 17β-HSD 2 nachweisbar ist [1]. Das Enzym überführt das biologisch aktive proliferationsinduzierende Estradiol in das in dieser Hinsicht inaktive Estron. Während in der Sekretionsphase im eutopen Endometrium die Enzymaktivität durch Progesteron gesteigert und damit die Proliferation gestoppt wird, lässt sich keine Aktivität der 17β-HSD 2 in Endometriosezellen nachweisen (Abb. 1).

In den Endometrioseherden kommt es aufgrund des Enzymdefektes zu einer überschießenden und andauernden Zellproliferation, die sich über die gesamte Sekretionsphase fortsetzt und die nicht nur durch das zirkulierende Estradiol, sondern auch durch das in den Zellen aus Vorläufersubstanzen (Androstendion, Testosteron) gebildtete Estradiol initiiert wird, zumal 17β-HSD 1 (überführt Estron – aus Androstendion in der Peripherie gebildet – in Estradiol) vorhanden ist.

Offen ist, ob das Enzym in Endometrioseherden resistent gegen Progesteron ist, denn Änderungen der Durchblutung oder der Progesteronrezeptordichte ließen sich gegenüber eutopem Endometrium nicht nachweisen. In Betracht kommen auch Punktmutationen des Gens, das für die Expression der 17β-HSD 2 verantwortlich ist, oder Alterationen von Transkriptionsfaktoren. Das Defizit an 17β-HSD 2 löst eine ungehemmte Proliferation aus, die unter der Einwirkung des Progesterons nur unzureichend transformiert werden kann, so dass die anschließende Desquamation mehr oder weniger unvollständig bleibt – im Gegensatz zum Endometrium im Uterus, das „normal" proliferiert und vollständig transformiert werden kann mit kompletter Desquamation (s. Abb. 1).

Bedeutung der Aromatase

In Endometriosezellen findet sich eine weitere Stoffwechselanomalie, nämlich eine aberrante Aromatasebildung, die in eutopen Endometriumzellen nicht vorkommt [1, 4]. In Abb. 2 ist dargestellt, dass in Endometrioseherden der Zyklooxigenase eine besondere Bedeutung zukommt, da sie für die Bildung von Prostaglandin H_2 aus Polyensäuren verantwortlich ist. Prostaglandin H_2 wird in Prostaglandin E_2 überführt. Es sind das Prostaglandin E_2 und die Zyklooxigenasen, die in diesen Herden die Aromatase aktivieren, so dass eine überschießende Estradiolaktivität resultiert [4]. Ist dieser Mechanismus erst einmal initiiert, verstärkt er sich selbst über eine positive Rückkoppelung, da Estradiol die Prostaglandin-E_2-Bildung stimuliert.

Weitgehend geklärt sind die auslösenden Mechanismen. Sowohl in eutopen als auch in ektopen Endometriumzellen bindet ein inhibitorischer Transkriptionsfaktor an die Promotorregion II des Aromatasegens und hemmt die Aktivität. In ektopen Endometriumzellen wird jedoch die Hemmwirkung aufgehoben durch SF-I (Steroidhormonbildender Faktor-I), der in überschießenden Mengen in ektopen – nicht aber in eutopen – Endometriumzellen gebildet wird. Offen ist aber, welche Mechanismen für die überschießende Bildung von SF-I verantwortlich sind.

Durch die aberrante Aromatase wird die Konversion von Testosteron, Androstendion (17β-HSD 1) und anderen adrenalen Präkursoren aus dem Blutkreislauf zu Estradiol selbst dann aufrecht erhalten, wenn die Ovarfunktion ausgeschaltet und mit GnRH-Analoga behandelt wurde. Daraus ergibt sich, dass bei Frauen

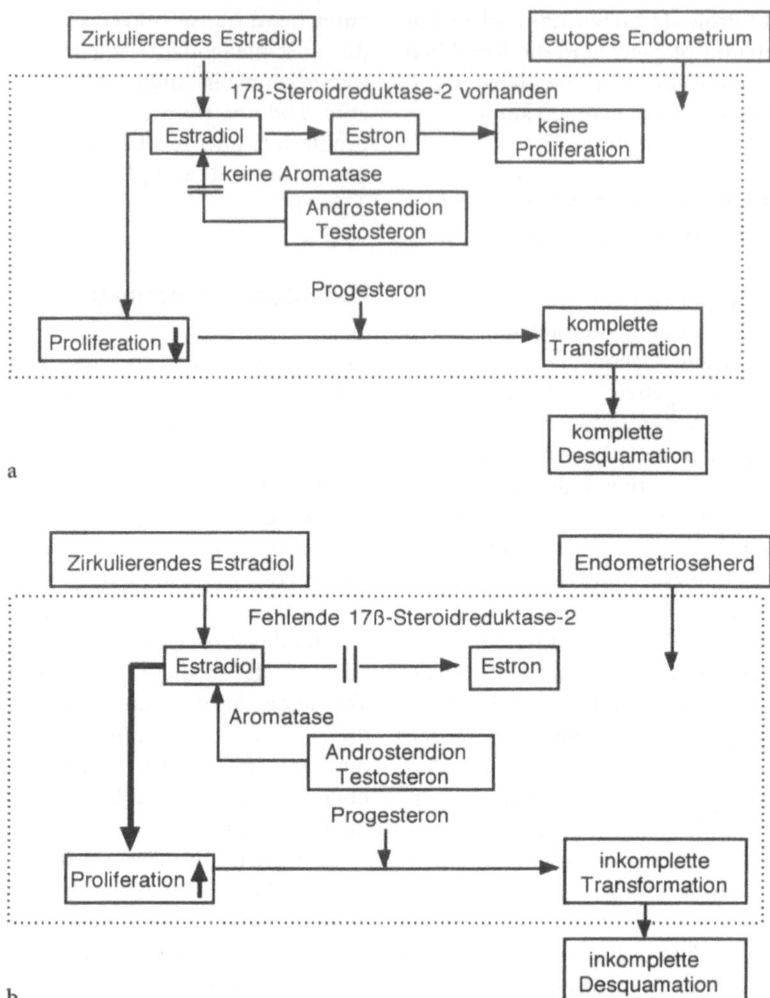

Abb. 1. a Im eutopen Endometrium wird in der Lutealphase die17β-Steroiddehydrognase aktiviert, die Estradiol in das inaktive Estron überführt. Da auch die Aromataseaktivität eingeschränkt wird, nehmen proliferative Prozesse ab, so dass das Endometrium durch Progesteron komplett transformiert werden kann und eine komplette Desquamation erfolgt. (Grafik: F. Husmann). **b** In Endometrioseherden wird in der Lutealphase die 17β-Steroiddehydrogenase nicht oder nicht ausreichend aktiviert, eine Konversion von Estradiol in Estron unterbleibt, so dass proliferative Prozesse nicht nur uneingeschränkt ablaufen, sondern sogar verstärkt werden, da durch eine aberrante Aromataseaktivität auch adrenale Androgene in Estradiol konvertiert werden. Das übermäßig stark proliferierte Endometrium kann allenfalls unvollständig transformiert werden, so dass die anschließende Desquamation inkomplett verläuft. (Grafik: F. Husmann)

in der Postmenopause eine Endometriose rezidivieren kann. Es kann nicht überraschen, wenn die Aromatase als das „Schlüsselmolekül" für einen erfolgreichen Therapieansatz zur Behandlung der Erkrankung bezeichnet wird [6].

Ohne Aromatasehemmer wird es in den Endometrioseherden zu einer überschießenden Proliferation ektoper endometrialer Zellen kommen, einmal durch das ovarielle Estradiol, das über den Blutkreislauf die Endometriose-

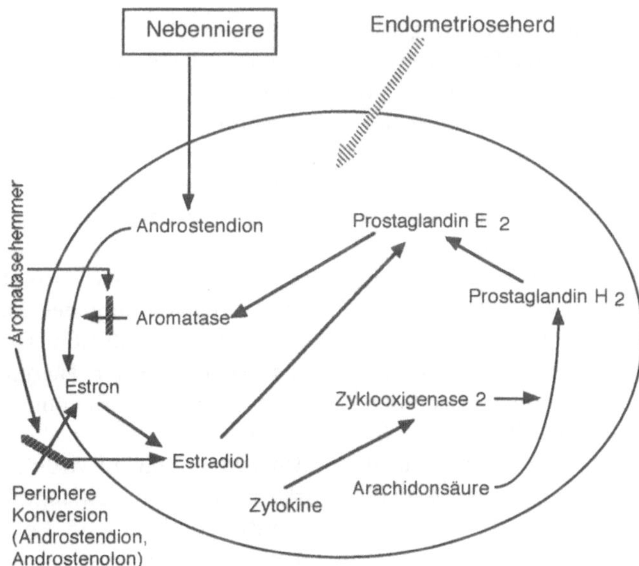

Abb. 2. Estradiolmetabolismus in Endometrioseherden. Die ubiquitäre Arachidonsäure wird durch die Zyklooxigenase zunächst in Prostaglandin H_2 umgewandelt, das in Prostaglandin E_2 übergeht. Prostaglandin E_2 stimuliert die Aromatase, die aus adrenalem Androstendion Estron und Estradiol bildet. Die Aktivierung der Aromatase erfolgt in Endometriosezellen nicht durch Gonadotropine, sondern durch ubiquitär vorkommende Zytokine. Der hier aufgezeigte Stoffwechselweg der Estrogenbildung, der vorwiegend im Endometriumgewebe abläuft, kann nur durch Aromatasehemmer vollständig durchbrochen werden. Die Substanzen unterbinden auch die periphere Konversion von Androstendion in Estron und damit auch die Aufnahme von Estron aus dem strömenden Blut. Da auch die ovarielle Estradiolbiosynthese komplett gehemmt wird, kommt es zu einem kompletten Substratenzug für die Endometrioseherde. (Grafik: F. Husmann)

herde erreicht. Dieser Effekt wird verstärkt durch das Fehlen der 17β-HSD 2, denn weder das in den Zellen gebildete Estradiol noch das Hormon aus dem Blutkreislauf können in Estron überführt und inaktiviert werden.

Eine kausale Therapie des Enzymdefektes ist nicht möglich, wohl aber ein Substratentzug, d.h. über eine Hemmung der Aromataseaktivität ist dafür zu sorgen, dass in der Endometriosezelle keine Umwandlung von Vorläufersubstanzen in Estradiol mehr erfolgt (s. Abb. 1). Auf dieser Stufe greifen Aromatasehemmer in die pathogenetische Kette der Endometriose ein und durchbrechen sie, da auch die Estradiolbiosynthese im Ovar blockiert wird, so dass die Konzentration an Estradiol in der Zirkulation auf extrem niedrige Werte absinkt und ein Substratnachschub nicht mehr erfolgt.

Aberrante Proteinsynthese in Endometrioseherden

Das Endometriosegewebe weist eine hohe biochemische Aktivität auf und produziert und sezerniert eine Vielzahl von Proteinen, darunter die Endometrioseproteine I und -II, ENDO I und -II, von denen ENDO II vom eutopen Endometrium hormon- und zyklusabhängig, vom Endometriosegewebe jedoch zyklusunabhängig, kontinuierlich gebildet wird [5]. Die Aufschlüsselung der Aminosäuresequenz des ENDO II und ein Vergleich dieser Befunde mit in den Datenbanken gespeicherten Sequenzen ergab eine signifikante Homologie mit tierischem und menschlichem Gewebehemmer der Metalloproteinasen I (tissue inhibitor of metalloproteinases I, TIMP I) [5].

ENDO II reguliert die Remodellierung der extrazellulären Matrix, steuert die Proliferation, Differenzierung, Migration und Adhäsion der Zellen, während Metalloproteinasen alle Bestandteile der extrazellulären Matrix abbauen können [5]. Wenn im eutopen Endometrium die rasche Abnahme der Estradiolsekretion gegen Ende des Zyklus verantwortlich ist für den Rückgang der ENDO-II-Sekretion und damit für den Anstieg der Aktivität der Metalloproteinasen, wird die komplette Desquamation des ektopen Endometriums durch einen weiteren Mechanismus erklärt. In Endometrioseherden unterbleibt die Abnahme des ENDO II, so dass Metalloproteinasen nicht oder unzureichend aktiv werden, so dass eine komplette Desquamation nicht möglich ist.

Ein neuer Therapieansatz zur Behandlung der Endometriose

Die Therapie der Endometriose stellt auch heute noch in vielen Fällen eine echte Herausforderung für die Gynäkologinnen/-en dar, denn trotz der uns zur Verfügung stehenden Behandlungsmethoden mit unterschiedlichen Angriffspunkten gelingt es durchaus nicht immer, das Krankheitsbild zuverlässig zu beherrschen, ein Problem, auf dessen Lösung v. a. aber Patientinnen mit langem Leidensweg bisher mehr oder weniger vergeblich gewartet haben.

Nach den vorstehenden Überlegungen müsste die Therapie der Endometriose mit Aromatasehemmern einen sehr erfolgversprechenden Ansatz darstellen und eine bessere Wirkung haben als die Therapie mit GnRH-Analoga. Die Hemmung der hypothalamisch-hypophysären Gonadotropinsekretion unterbindet zwar zuverlässig die ovarielle Estradiolsekretion, erreicht aber durchaus nicht in allen Fällen die Estradiolbiosynthese in Endometrioseherden, die z. T. gonadotropinunabhängig abläuft.

Eine Alternative, die sich möglicherweise als „Therapie der Wahl" insbesondere bei schweren Verlaufsformen der Endometriose erweisen wird, besteht in der Gabe von Aromatasehemmern der 3. Generation, zu denen Anastrozol (Arimidex), Exemestran und Letrozol (Femara) gehören. Es handelt sich um Substanzen mit ungewöhnlich hoher Spezifität. Darüber hinaus sind sie 1000- bis 10 000-mal wirksamer als Glutethimid, einem Aromatasehemmer der 1. Generation. Die Präparate sind besser verträglich als Glutethimid und lösen zumeist nur leichtere Nebenwirkungen aus. Arimidex und Femara sind zur Behandlung des Mammakarzinoms zugelassen. Eine Indikationserweiterung dürfte – insbesonderere zur Therapie der schweren Verlaufsformen der Endometriose – vordringlich sein.

Die Behandlung mit Aromatasehemmern bewirkt nicht nur eine durchgreifende Hemmung der Estradiolbildung in Endometrioseherden mit überschießender Aktivität dieses Enzyms, sondern auch in Zellen mit einem Defekt der 17β-HSD 2. Es ist denkbar, dass bei Patientinnen mit sehr schweren Verlaufsformen der Endometriose sowohl der Hydroxylasemangel als auch die überschießende Aromataseaktivität voll ausgeprägt sind und sich in ihren ungünstigen Auswirkungen wechselseitig verstärken.

Da unter der Gabe von Aromatasehemmern die ovarielle, periphere und endometriosebedingte Estradiolbiosynthese komplett blockiert wird, kann nach Abklingen der Symptome unter der Gabe von Aromatasehemmern Estradiol in niedriger Dosierung zusätzlich appliziert werden, um stärkeren klimakterischen Ausfallerscheinungen und einer Atrophie des Vaginalepithels zu begegnen – ohne ein Rezidiv der Endometriose auszulösen. Dieses sog. „therapeutische Fenster" liegt bei 0,5 mg Estradiol/-valerat. Da bei peroraler Applikation der größte Teil des Estradiols bei der Leberpassage in Estron umgewandelt wird, sollte dieser Applikationsweg bevorzugt werden.

Die 1. Mitteilung über einen durchgreifenden Therapieerfolg bei einer fortgeschrittenen Endometriose mit einem Aromatasehemmer wurde von Takayama et al. bereits im Jahre 1998 vorgelegt [6]. Es handelte sich um eine 57-jährige Patientin mit einer ungewöhnlich schweren Verlaufsform einer Endometriose (Rezidive trotz Hysterektomie, bilateraler Ovarektomie und zweier weiterer Laparotomien sowie verschiedener medikamentöser Therapiestrategien) und persistierenden, starken Unterbauchbeschwerden. Die Patientin wurde mit 1 mg Anastrozol/Tag sowie mit Alendronat wegen einer Osteoporose behandelt, die sich unter GnRH-Analoga entwickelt hatte. Unter Gabe von Aromatasehemmern klangen die Schmerzen sehr rasch ab; ein florider Endometrioseherd (30×30×20 mm) in der Vagina war nach 6-monatiger Therapie in ein 3×3 mm großes, flaches, graues, narbiges Areal übergegangen.

Zusammenfassung

Neuere Untersuchungen haben ergeben, dass der Stoffwechsel in ektopen Endometriumzellen sich grundlegend vom Metabolismus in eutopen Endometriumzellen unterscheidet. Zum einen haben die Befunde ergeben, dass in ektopen Endometriumzellen eine abweichende Regulierung der Sekretion der 17β-Hydroxysteroiddehydrogenase Typ 2 (17β-HSD 2) vorliegt, die in der Sekretionsphase nicht gebildet wird, so dass eine ungehemmte Proliferation der Endometriosezellen resultiert. Das ektope Endometrium kann daher durch Progesteron nur inkomplett transformiert werden, so dass eine inkomplette Desquamation resultiert. Darüber hinaus findet sich im ektopen Endometrium eine aberrante Aktivierung der Aromatase, die über Zytokine, Zyklooxigenase, Prostaglandin H_2 und -E_2 gonadotropinunabhängig verläuft. Die unzureichende Desquamation des ektopen Endometriums wird verstärkt durch die fehlende Aktivierung von Metalloproteasen. Eine aberrante Aromataseaktivität in Endometrioseherden ist verantwortlich für eine zusätzliche Estradiolbildung. Da die Aktivierung der Aromatase GnRH-unabhängig verläuft, kann sie durch GnRH-Analoga nicht gehemmt werden. Aromatasehemmer sind daher bei schweren Verlaufsformen der Endometriose den GnRH-Analoga überlegen.

Literatur

1. Andersson S, Geisler VM, Wu L, Davis DL, Grumbach MM, New MI, Schwarz HW et al. (1996) Molecular genetics and pathophysiology of 17β-hydroxysteroid dehydrogenase 3 deficiency. J Clin Endocrinol Metab 81: 130–136
2. Lessey BA, Castelbaum AJ, Sawein SW, Buck CA, Schinnar R, Bilker W, Strom BL (1994) Aberrant integrin expression in the endometrium of women with endometriosis. J Clin Endocrinol Metab 79: 643–649
3. Noble LS, Simpson ER, Johns, Bulun SE (1996) Aromatase expression in endometriosis. J Clin Endocrinol Metab 81: 174–179
4. Noble LS, Takayama K, Zeitoun M, Putman JM, Johns DA, Hinshelwood MM, Agarval VR et al. (1997) Prostaglandin E2 stimulates aromatase expression in endometriosis-derived stroma cells. J Clin Endocrinol Metab 82: 600–606
5. Sharpe-Timms KL, Penney LL, Zimmer RL, Wright JA, Zhang Y, Surewicz K (1995) Partial purfication and amino acid sequence analysis of endometriosis protein-II (ENDO-II) reveals homology with tissue inhibitor of metalloproteinases-I (TMP-I). J Clin Endocrinol Metab 80: 3784–3787
6. Takayama K, Zeitoun K, Gunby RT, Sasano H, Karr BR, Bulun SE (1998) Treatment of severe postmenopausal endometriosis with aromatase inhibitor. Fertil Steril 89: 709–713
7. Zeitoun K, Takayama K, Sasano H, Suzuki T, Moghrabi N, Andersson S, Johns A et al. (1998) Deficient 17β-hydroxysteroid dehydrogenase type 2 expression in endometriosis: failure to metabolize 17β-estradiol. J Clin Endocrinol Metab: 83: 4474–4480

Psychosomatik des Unterbauchschmerzes

W. E. Milch

Beim chronischen Pelvipathiesyndrom ohne nachweisbare körperliche Ursache handelt es sich um eine psychosomatische Reaktion, häufig im Zusammenhang mit Traumata in der Vorgeschichte. Diagnostisch ist zwischen Somatisierungsstörungen (ICD 10: F 45.0), anhaltender somatoformer Schmerzstörung (ICD 10: F 45.4) und posttraumatischer Belastungsstörung (ICD 10: F 43.1) zu unterscheiden. Vielen Pelvipathiesyndromen liegt eine verleugnete Depression zugrunde. Diese Frauen leiden an ihren Minderwertigkeitsgefühlen, Versagens- und Verlassensängsten, die sie aber bewusst nicht zulassen können. Charakteristisch sind Selbstwertregulationsstörungen, ein reduzierter Antrieb und ein negatives Selbstverständnis, das sich in selbstquälerischen, selbstentwertenden oder selbstbestrafenden Tendenzen zeigt. Die körperlichen Beschwerden scheinen für diese Frauen immer noch erträglicher zu sein, als mit Trauer, Leere, Krankheit oder Verzweiflung konfrontiert zu werden. Die Konflikte haben sich in die körperliche Sphäre verschoben, weil sie mit psychischen Mitteln nicht gelöst werden können. Der Schmerz schützt damit das brüchige Selbst dieser Frauen und vermeidet eine Krise in der Selbstwertregulation. Da das Körpersymptom zu einem wertvollen Stabilisator geworden ist und eine zwar schmerzhafte, aber verlässliche Struktur ermöglicht, verteidigen die Patienten unbewusst häufig ihre Schmerzen gegen die therapeutischen Eingriffe des Arztes. Entsprechend verhalten sie sich konfliktabwehrend und auf die organische Ursache ihrer Symptomatik fixiert. Durch eine latente Vorwurfshaltung können sie ihren behandelnden Arzt provozieren, der sich bei der häufig enttäuschenden Diagnostik und Behandlung hilflos fühlt. Patientinnen mit chronischen Unterbauchschmerzen werden dann zu Problempatientinnen, und der Umgang mit ihnen führt zu Gefühlen der Hilflosigkeit, der Frustration oder der Verärgerung bei den Behandelnden.

Verschiedene Ergebnisse legen die Annahme nahe, dass eine größere Untergruppe von Frauen mit Unterleibsbeschwerden Missbrauchs- und Gewalterfahrungen in ihrer Lebensgeschichte aufweist. Nach den Traumatisierungen kann es zu fundamentalen Störungen im Aufbau von Vertrauen und Stabilität in den Objektbeziehungen kommen. Deshalb muss der therapeutische Ansatz darauf ausgerichtet sein, durch ein kontinuierliches und langfristiges Beziehungsangebot dieses Vertrauen zu entwickeln.

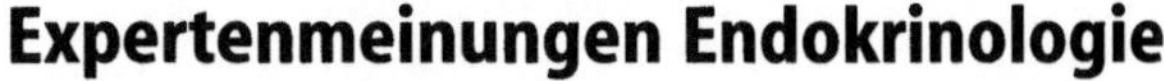

Expertenmeinungen Endokrinologie

Wirkt die Einnahme von DHEA und Melatonin als „Anti-aging-Therapie"?

H. Gips

Grundlage einer sog. „Anti-aging-Therapie" ist die Erhaltung der zerebralen, kardialen und körperlichen Funktion bei steigender Lebenserwartung, mit dem Ziel der Steigerung der Lebensqualität.

DHEA (Dehydroepiandrosteron)

DHEA und sein Sulfatester (DHEAS) werden nahezu ausschließlich von der Zona reticularis in der Nebennierenrinde produziert. Die Maximumsekretion erfolgt zwischen dem 20. und 30. Lebensjahr, mit dann beginnendem Abfall. In der 8. Dekade des Lebens zeigen sich nur noch Serumkonzentrationen zwischen 10 und 15% der Maximalkonzentrationen der 2. Dekade. Der Abfall des DHEAS wird als sog. „Adrenopause" bezeichnet.

Tierexperimentell wurde unter der Gabe von DHEA eine Verminderung der Arteriosklerose, Reduktion der Adipositas, Steigerung der Insulinsensitivität und Merkfähigkeit ebenso eine Immunaugmentation nachgewiesen. In der Zellkultur konnte ein mitogener Effekt auf die Osteoblasten nachgewiesen werden.

Bisherige Untersuchungen beim Menschen zeigten unterschiedliche Ergebnisse, wohl auch mit bedingt durch den Einsatz ausgeprägt differenter Dosen des DHEA. Ein Trend zur leichten Erhöhung der Insulinsensitivität ließ sich primär bei Frauen nachweisen. Ein positiver Effekt bei der Immunmodulation wurde partiell nachgewiesen, konnte jedoch nicht in sämtlichen Untersuchungen bestätigt werden, ebenso zeigten sich bei dem Einfluss auf den Knochenmineralgehalt differente Untersuchungsergebnisse.

Eine Reduktion des Körpergewichts mit Zunahme der freien Fettmasse konnte beim Mann nachgewiesen werden, jedoch nicht bei der Frau [2].

Ein kardioprotektiver Effekt ließ sich beim Mann, nicht jedoch bei der Frau nachweisen.

Bei der Frau zeigte sich unter der derzeit üblichen Dosis von 25 und 50 mg/Tag sogar ein Abfall der HDL-Fraktion sowie der Apolipoproteine-1-Fraktion. Dieses Verhalten würde auf ein erhöhtes kardiovaskuläres Risiko bei der Frau unter dieser Therapie deuten [1, 2].

Melatonin

Melatonin ist ein Hormon der Epiphyse. Es wird während der Dunkelheit produziert und sezerniert, zeigt somit einen Licht-Dunkelheit-Zyklus.

Die Biosynthese erfolgt aus dem Tryptophan über das Serotonin, mit anschließender Konversion zum Melatonin. Der Anstieg in der Dunkelheit geht somit parallel einher mit einem Abfall des Serotonins. Melatonin wird in den Pinealozyten nicht gespeichert, sondern direkt in die Kapillaren der Hypophyse sezerniert.

Melatonin wirkt als Antioxidans durch die Bindung freier Radikaler (OH) und verhindert somit eine Zell- und DNA-Schädigung [4].

Melatonin beeinflusst das Schlafverhalten und fördert insbesondere die Tiefschlafphasen. Eine Verminderung der Melatoninsekretion im Alter führt zu den Schlafstörungen älterer Menschen. Die verminderte Melatoninproduktion ist bedingt durch eine Verminderung des Serotonins als Vorstufe, dieses bewirkt eine gleichzeitige Disposition zur Depression.

Ein diskutierter Zusammenhang zwischen Melatonin und dem Immunsystem mag über eine Veränderung der Schlafphasen hervorgerufen sein. Eine Zunahme der REM-Phasen sowie der Schlafphasen I und II sowie die Verminderung der Tiefschlafphasen führen zu einem überproportionalen Anstieg des Interleukin-6, wohl über eine Erhöhung des Noradrenalins. Ein altersentsprechender Abfall des Melatonins mit einer Verminderung der Tiefschlafphasen und unphysiologischer Erhöhung des Interleukin-6 in den REM-Phasen und Schlafphasen I und II mag mit eine der Ursachen für die Diposition zu entzündlichen und kardiovaskulären Erkrankungen, der Alzheimer-Demenz sowie zum Parkinson- und Karzinomrisiko sein [3].

Kritik an der Therapie

Keine kontrollierten Langzeitstudien; Risiken und Nebenwirkungen bei Langzeiteinnahme sind daher nicht bekannt. Melatonin und DHEA sind Hormone mit Wirkung und Nebenwirkung, keine Nahrungsmittelergänzung.

Zukunftsperspektiven

Kontrollierte Langzeitstudien, Indikationskatalog, Dosisfindung, ärztliche Kontrollen und Überwachung der Therapie.

Literatur

1. Barnhart KT, Freeman E, Grisso JA, Rader DJ, Sammel M, Kapoor S, Nestler JE (1999) The effect of dehydroepiandrosterone supplementation to symptomatic perimenopausal women on serum endocrine profiles, lipid parameters, and health-related quality of life. J Clin Endocrinol Metab 84: 3896–3902
2. Casson PR, Santoro N, Elkind-Hirsch K, Carson SA, Hornsby PJ, Abraham G, Buster JE (1998). Postmenopausal dehydroepiandrosterone administration increases free insulin-like growth factor-I and decreases high-density lipoprotein: a six-month trial. Fertil Steril 70: 107–110
3. Redwine L, Hauger RL, Gillin JC, Irwin M (2000) Effects of sleep and sleep deprivation on Interleukin-6, growth hormone, cortisol, and melatonin levels in humans. J Clin Endocrinol Metab 85: 3597–3603
4. Reiter RJ, Melchiorri D, Sewerynek E, Poeggeler B, Barlow-Walder LR, Chuang JI, Ortiz GG, Acuna-Castroviejo D (1995) A review of the evidence supporting melatonin's role as an antioxidant. J Pineal Res 18: 1–11

Lebenslange Hormonsubstitution erhöht nicht das Krebsrisiko?

J. KLEINSTEIN

Es gibt Evidenzen dafür, dass ein langdauernder Östrogeneinfluss, wie er bei der frühen Menarche, späten Menopause und hohem BMI gegeben ist, das Risiko für ein Mammakarzinom (Mamma-Ca) erhöht.

Erste Daten, dass eine Hormonersatztherapie (HRT) eine Risikoerhöhung für ein Mamma-Ca in sich birgt, ergab die Nurses' Health Studie [1] aus dem Jahre 1995. Gegenüber Frauen, die niemals eine HRT eingenommen hatten, erhöhte sich das Mamma-Ca-Risiko für aktuelle Nutzer einer HRT zeitabhängig. Nach 2 Jahren Einnahmedauer war das relative Risiko (RR) auf 1,14, nach 5 Jahren auf 1,20, und nach 10 Jahren auf 1,46 angestiegen.

Die Daten von 52705 Frauen mit Mamma-Ca und 108411 Frauen ohne Mamma-Ca wurden 1997 publiziert [2]. Demnach erhöht sich das jährliche Mamma-Ca-Risiko um 2,8% für jedes Jahr einer verzögerten Menopause. Analog dazu berechnet sich die Mamma-Ca-Risikoerhöhung für jedes der Einnahme von HRT auf 2,3%. Nach 5 oder mehr Jahren einer HRT erhöht sich das RR für ein Mamma-Ca auf 1,35, und es dauert 5 Jahre nach Absetzen der HRT, bis das Risiko, das Frauen ohne jemalige HRT innehaben, erreicht ist.

Anhand von Zahlen soll die Risikoerhöhung nach 5 Jahren HRT verdeutlicht werden. Bis zum 50. Lebensjahr erkranken 18 von 1000 Frauen an einem Mamma-Ca und bis zum 70. Lebensjahr sind es 64/1000 Frauen. Das Risiko erhöht sich für Frauen im Alter von 50–70 Lebensjahren mit maximal 5-jähriger HRT auf 2 zusätzliche Mamma-Ca-Fälle. Bei einer HRT-Dauer von 5–10 Jahren kommen 6 Fälle und nach 15 Jahren HRT 15 Fälle dazu. Allerdings gilt es als erwiesen, dass Mammakarzinome unter HRT weniger fortgeschritten, höher differenziert und seltener metastasiert sind [3].

Für die Praxis bedeuten diese Erkenntnisse, dass eine bis zu 5 Jahren dauernde HRT das Risiko für Brustkrebs nicht erhöht. Diese Aussage gilt auch für Risikogruppen für ein Mamma-Ca (frühe Menarche, später Menopause, hoher BMI, Nulliparität). Bei einer länger dauernden HRT muss eine Risiko-Nutzen-Abwägung mit der Patientin vorgenommen werden. Einer möglichen Risikoerhöhung an einem Mamma-Ca stehen die verringerte Sterblichkeit an Brustkrebs selbst und an kardiovaskulären Komplikationen gegenüber. In die Verordnungspraxis sollten Innovationen im HRT-Bereich in Form der selektiven Östrogenrezeptor-Modulatoren (SERM) einbezogen werden.

Literatur

1. Colditz GA, Hankinson SE, Hunter DJ (1995) The use of estrogens and progestins an the risk of breast cancer in postmenopausal women. N Engl J Med 322: 1589–1593
2. Collaborative Group on Hormonal Factors in Breast Cancer (1997) Breast cancer and hormone replacement therapy: collaborative analysis of data from 51 epidemiological studies of 52705 women with breast cancer and 108411 women without breast cancer. Lancet 350: 1047–1059
3. Gapster SM, Morrow M, Sellers TA (1999) Hormone replacement therapy and risk of breast cancer with favorable histology: results of the Iowa Women's Health Study. JAMA 281: 2091–2097

Beeinflussen Gestagene die Psyche?

J. Kleinstein

Diese Frage ist mit ja zu beantworten. Eine Reihe von Evidenzen spricht dafür, dass Gestagene zu den Neurosteroiden, die die Psyche beeinflussen, zu zählen sind. So gibt es klassische Erkrankungen, bei denen Imbalanzen des Progesteronstoffwechsels im Zentrum der Pathophysiologie stehen. Das prämenstruelle Syndrom, postpartale Depressionen und depressive Verstimmungen in der Perimenopause und dem Klimakterium sollen für diese Erkrankungen stehen. Zudem ist nachgewiesen, dass sich psychische Erkrankungen wie endogene Depressionen, manisch-depressive Zustände, Angstattacken und Psychosen in der Lutealphase verschlechtern.

Progesteron und seine 3α- und 5α-reduzierten Metaboliten entfalten als neuroaktive Steroide neben der genomischen Wirkung am Zellkern eine schnellwirksame, nichtgenomische Wirkung an der Zellmembran. In diesem Zusammenhang ist die Bindung dieser Metaboliten an GABA-Rezeptoren gesichert [2]. Diese Interaktion bewirkt einen verlängerten Chlorideinstrom in die Zelle.

In der Praxis entsteht dadurch ein nicht zu unterschätzender sedierender Effekt [1]. Vielfach ist dieser Effekt, z.B. bei Schlafstörungen im Klimakterium, erwünscht. Er entspricht dem der Benzodiazepine. Gleichzeitig bestehen aber durch einen progesteroninduzierten, verstärkten Abbau des Serotonins, Tendenzen zu depressiven Verstimmungen und Angstzuständen.

Hier wirken Gestagene dem euphorisierenden Effekt des Estradiols engegen.

Für die Praxis bedeuten diese Gestageneffekte, dass 10–15% der Frauen „ihr" Gestagen in der „Pille" oder im Hormonersatzpräparat wegen psychischer Symptome nicht vertragen. Auf diese Problematik sollte bei der Verschreibung gestagenhaltiger Medikamente eingegangen werden. Die niedrigste, effektive Gestagendosis sollte für jede Patientin gefunden werden [3].

Literatur

1. Arafat ES, Hargrove JT, Maxson WS, Desiderio DM, Wentz AC, Andersen RN (1988) Sedative and hypnotic effects of oral administration of micronized progesterone may be mediated through ist metabolites. Am J Obstet Gynecol 159: 1203–1209
2. Genazzani AR et al. (2000) Progesterone, progestagens and the central nervous system. In: de Ziegler D, Buletti C (eds) Progesterone: a natural, life-supportin hormone. Hum Reprod 15 [suppl 1]: 14–27
3. Sitruk-Ware R, de Lignieres B, Mauvais-Jarvis P (1986) Progestogen treatment in post-menopausal women. Maturitas 8: 95–100

Hormontherapie macht nicht dick

H. Gips

Nach dem Übergang in die Postmenopause zeigt sich bei der Frau ein Trend zur Zunahme des Body-Mass-Index (BMI) [2].

In einer vergleichenden prospektiven Studie bei Frauen in der frühen Postmenopause konnten Gambacciani et al. [4] nachweisen, dass in der Gruppe der hormonsubstituierten Frauen (2 mg Estradiolvalerat) keine signifikante Zunahme des BMI sowie des Körpergewichts nachweisbar war, dagegen jedoch bei den Frauen ohne Substitutionstherapie. In dieser Gruppe zeigten sich ebenfalls ein signifikanter Anstieg des Gesamtkörperfetts sowie eine Zunahme des Fettgewebes am Stamm und an den Armen. Diese androide Fettverteilung zeigt sich nicht bei den hormonsubstituierten Frauen. Bei diesen zeigte sich eine Zunahme des Fettgewebes am Oberschenkel und somit eine Erhaltung der gynoiden Fettverteilung und Körperkonfiguration.

Zu ähnlichen Ergebnissen kommt die PEPI-Studie (Postmenopausal-Estrogen/Progestin Intervention Trial) unter der Therapie mit 0,6 mg konjugierten Östrogenen [3].

Natürliche Östrogene führen zusätzlich zu einer Verhinderung des Muskelabbaus (freie Fettmasse) und somit ebenfalls zur Erhaltung der Körperkonfiguration. Zusätzlich zeigt sich eine Steigerung der Kraft der Skelettmuskulatur [5, 6].

Der positive Effekt der natürlichen Östrogene auf die Gewichtsstabilisierung bzw. Verhinderung der Adipositas lässt sich primär durch eine Verhinderung der Insulinresistenz erklären, bedingt durch eine Erhöhung der Insulinrezeptoren an der Muskulatur sowie der zusätzlich induzierten erhöhten kapillaren Perfusion [1].

Literatur

1. Björntorp P (1992) Regional obesity. In: Björntorp P, Brodoff B (eds) Obesity. Lippinocott; Philadelphia, pp 579-586
2. Burger HG, Dudley EC, Hopper JL, Shelley JM, Green A, Smith A, Dennerstein L, Morse C (1995) The endocrinology of the menopausal transition: a cross-sectional study of a population-based sample. J Clin Endocrinol Metab 80: 3537-3545
3. Espeland MA, Stefanick ML, Kritz-Silverstein D, Fineberg, SE, Waclawiw MA, James KJ, Greendale GA (1997) Effect of postmenopausal hormone therapy on body weight and waist and hip girths. J Clin Endocrinol Metab 82: 1549-1556
4. Gambacciani M, Ciaponi M, Cappagli B, Piaggesi L, De Simone L, Orlandi R, Genazzani A (1997) Body weight, body fat distribution, and hormonal replacement therapy in early postmenopausal women. J Clin Endocrinol Metab 82: 414-417
5. Meeuwsen IB, Samson MM, Verhaar HJ (2000) Evaluation of the applicability of HRT as a preservative of musle strength in women. Maturitas 36: 49-61
6. Toth MJ, Tchernof A, Rosen CJ, Matthews DE, Poehlman ET (2000) Regulation of protein metabolism in middle-aged, premenopausal women: roles of adiposity and estradiol. J Clin Endocrinol Metab 85: 1382-1387

Die Osteoporoseprophylaxe soll nicht nur hormonell erfolgen

E. Siebzehnrübl

MERKE:

Die Osteoporose ist eine zwar altersabhängige, aber nicht monofaktorielle Störung im Knochenstoffwechsel. Eine erfolgreiche Osteoporoseprophylaxe muss daher nicht nur die Hormonspiegel normalisieren, sondern auch dafür sorgen, dass ausreichend Stimuli der Osteogenese vorhanden sind. Neben einer ausgewogenen Ernährung und Zufuhr von Vitaminen und Spurenelementen, zählt die körperliche Aktivität zu den wichtigsten Stimuli des Knochenaufbaus.

Diagnostik

Die Knochendichtemessung gibt schon vor dem Auftreten klinischer Symptome Auskunft über die Knochenstruktur. Die Unterscheidung zwischen zu geringer Osteoblasten- oder zu hoher Osteoklastenaktivität ist durch Bestimmung von alkalischer Phospatase, Osetokalzin und Desoxypyridinolin möglich.

Prophylaxe und Therapie

Die Prophylaxe der Osteoporose beginnt schon im Kindesalter und bei den Jugendlichen, wo durch sportliche Aktivität und gesunde Ernährung eine möglichst hohe Knochendichte erreicht werden soll, so dass ein beginnender Knochenabbau nach der Menopause weniger schnell zu pathologisch niedriger Knochendichte oder sogar zu einer Frakturgefährdung führt.

In diesem Zusammenhang erweisen sich die Bestrebungen in einigen Bundesländern, durch die Kürzung von Sportunterricht Einsparungen zu erzielen, als sehr kurzsichtig.

Ein Problem ist sicher auch der Trend zu Fast food, v.a. bei den Jugendlichen. Diese fettreiche und inhaltsarme Kost ist auch im Hinblick auf den Knochenaufbau alles andere als günstig.

Peri- und postmenopausal sollten immer Östrogene, meist in Kombination mit Gestagenen, gegeben werden. Die Kombination, die bei vorhandenem Endometrium notwendig ist, hat generell den Vorteil, dass beide Substanzen niedriger dosiert werden können. Alternativ sind seit kurzem Steroide auf dem Markt, die keine östrogene Partialwirkung haben. Die Steroidhormone blockieren nicht nur den Knochenabbau, sondern beseitigen auch die übrigen Symptome der Menopause effektiv. Für die Dosierung gilt, dass so wenig Hormon wie möglich und so viel wie nötig gegeben werden soll, um die Wechseljahresbeschwerden zu behandeln.

Die unter Hormonersatztherapie nicht selten auftretenden gynäkologischen Probleme, vom „ultrasonographisch suspektem Endometrium" bis zum Wiederaufflackern von Endometriose nach der Menopause zeigen, dass eine generelle Dosierungsempfehlung (noch) nicht gegeben werden kann und die heute üblichen Dosen oft zu hoch sind.

Reicht die Hormongabe nicht aus, um den Knochenabbau zu stoppen bzw. umzukehren, ist eine Kombinationstherapie mit Biphosphonaten, Calcitonin und Fluoriden sinnvoll.

Liegt eine „Low-turnover-Situation" vor, wird also zu wenig Knochen aufgebaut, hat sich eine Kombination von Hormongabe und einer Fixkombination von Natriumfluorophosphat und Kalzium bewährt. Die Entscheidung für eine Zusatztherapie ist allerdings nur möglich, wenn wiederholte Osteodensitometrie betrieben wird.

Natürlich gilt auch in dieser Altersklasse, dass eine gesunde Ernährung und ausreichend Bewegung wichtig sind.

Während eine gesunde Ernährung – gerade in Zeiten von BSE und Schweinemastskandal – häufig ein Anliegen der Patientinnen ist, sind die körperlichen Aktivitäten in diesem Alter ebenso häufig rückläufig. Hier kann eine gezielte Aufklärung durch den Gynäkologen vielleicht helfen, besonders wenn man konkret Anlaufstellen, wie z. B. Gymnastikgruppen im örtlichen Sportverein, oder noch besser Patientengruppen mit Osteoporoseproblemen nennen kann.

Die Prophylaxe der Osteoporose muss der aktuellen Lebenserwartung angepasst werden und sollte heute mindestens bis zum 75. Lebensjahr erfolgen, da etwa 10 Jahre nach der Beendigung der Medikation kein Effekt mehr nachweisbar ist. Allerdings existieren keine Verlaufsbeobachtungen über einen derartig langen Zeitraum, und auch die Frage nach der Compliance der Patientinnen muss unbeantwortet bleiben.

Sterilitätsberatung und -therapie in der Praxis

Fertilitätsstörung des Mannes

F.-M. Köhn, W.-B. Schill

MERKE:

Die Weltgesundheitsorganisation (WHO) definiert Gesundheit als physisches, psychisches und soziales Wohlergehen, so dass die Einordnung der Infertilität des Mannes als Krankheit in 3facher Hinsicht möglich ist:

- Patienten mit reduzierter Spermaqualität weisen objektivierbare Symptome auf,
- ihr psychisches Wohlergehen kann beeinträchtigt sein und
- häufig erleben die Patienten Kinderlosigkeit als soziale Benachteiligung,
- „Reproductive health" wird nach WHO (1991) definiert als: Fähigkeit, seine Fortpflanzungswünsche zu erfüllen; intakte sexuelle Beziehungen, Erhalt der Gesundheit nachfolgender Generationen.

Definitionen von Infertilität

Primäre Infertilität

Infertilität besteht definitionsgemäß dann, wenn trotz ungeschützten Geschlechtsverkehrs nach einem festgelegten Zeitraum auf natürlichem Wege keine Schwangerschaft eingetreten ist. Hierbei werden von der Weltgesundheitsorganisation WHO und der Europäischen Gesellschaft für menschliche Reproduktion und Embryologie (European Society of Human Reproduction and Embryology, ESHRE) unterschiedliche Angaben gemacht. Nach WHO-Standard liegt Infertilität dann vor, wenn die Schwangerschaft nach einem Jahr ausbleibt, während die ESHRE einen Zeitraum von 2 Jahren ansetzt [3, 14, 15]. Schwangerschaften innerhalb dieser definierten Zeiträume sind aber nicht beweisend für eine ungestörte männliche (oder weibliche) Fertilität. Optimale Fertilität, z.B. bei der Frau, kann suboptimale Bedingungen des Partners ausgleichen, so dass die Wahrscheinlichkeit für eine Konzeption auf natürlichem Wege nicht vermindert ist. Eine primäre Infertilität des Mannes liegt dann vor, wenn er bisher noch nie eine Schwangerschaft induziert hat.

Sekundäre Infertilität

Sekundäre Infertilität des Mannes besteht definitionsgemäß, wenn es in der aktuellen oder einer vorhergehenden Beziehung zu einer Konzeption der Partnerin gekommen ist. Für die Definition ist es unerheblich, ob die Schwangerschaft auch ausgetragen wurde. Sekundäre Infertilität ist insofern ein wertvoller anamnestischer Hinweis, als er die vorhergehende Fertilität des Mannes beweist und bestimmte Ursachen für männliche Infertilität, wie z.B. angeborene Fehlanlagen der Samenleiter, ausschließt. Andere mögliche Gründe für Störungen der Spermatogenese sind dann wahrscheinlicher, wie z.B. zwischenzeitliche entzündliche Prozesse oder Nebenwirkungen von Noxen wie Medikamenten oder Umweltsubstanzen.

Häufigkeit männlicher Infertilität

Der Anteil ungewollt kinderloser Ehepaare wurde zuletzt 1988 für die Bundesrepublik Deutschland auf ca. 600000 geschätzt [1]. Damit beträgt die Prävalenz ungewollter Kinderlosigkeit bei Paaren im reproduktionsfähigen Alter ca. 15%. Ähnliche Angaben finden sich auch für vergleichbare Populationen anderer Industrienationen. Weltweit haben ca. 50–80 Mio. Menschen eine eingeschränkte Fertilität. Die WHO rechnet mit ca. 2 Mio. neuen infertilen Paaren/Jahr [14]. Dabei kann in ca. 40% von einem männlichen und in ca. 20% von kombinierten männlichen und weiblichen Sterilitätsfaktoren ausgegangen werden. Nach Evaluierung von ca. 5700 Paaren gemäß den WHO-Empfehlungen für die standardisierte Untersuchung infertiler Paare [14] wurden leichtere Einschränkungen oder vollständiger Verlust der Fertilität bei ca. 50% der Männer diagnostiziert [3].

Eine besondere Bedeutung hat die Frage nach der Abnahme der Fertilität von Männern während der letzten 60 Jahre gewonnen. Ausgangspunkt war die Studie von Carlsen et al. [2], die anhand einer Metaanalyse von 61 Publikationen aus den Jahren 1938–1990 für den genannten Zeitraum eine Abnahme der Spermatozoenkonzentration von 113 auf 66×10^6/ml berechneten. Die Autoren stellten einen Zusammenhang her zwischen diesem Trend und vermehrt in die Umwelt eingebrachten Östrogenen oder östrogenartig wirkenden Noxen [16]. In der Folgezeit sind die Ergebnisse dieser Studie kontrovers diskutiert worden. Sowohl die Auswahl der untersuchten Populationen als auch die statistische Auswertung wurden bemängelt. Swan et al. [19] bestätigten aber in ihrer erneuten statistischen Auswertung der Metaanalyse mit verschiedenen statistischen Modellen den Abwärtstrend der Ejakulatqualität. Besondere Bedeutung haben auf jeden Fall die z.T. erheblichen geographischen Unterschiede der Spermaqualität in den USA und Europa.

In einer Reihe neuerer retrospektiver Studien an fertilen Männer sowie Patienten mit unerfülltem Kinderwunsch wurde eine Abnahme der Spermatozoenzahlen in verschiedenen Regionen der Erde entweder widerlegt oder bestätigt (s. Übersicht bei Köhn et al. [11]).

Andrologische Diagnostik bei der Infertilität des Mannes

Anamnese

Neben Informationen über relevante Befunde der Partnerin (Alter, Zyklus, Ovulation, Tubendurchgängigkeit, Inseminationen oder In-vitro-Fertilisationen, bisherige Schwangerschaften, Aborte) muss nach der Dauer des Kinderwunsches und der Häufigkeit des Geschlechtsverkehrs gefragt werden. Es empfiehlt sich auch, die Kenntnisse über den optimalen Konzeptionszeitpunkt zu überprüfen. Die Anamnese des Patienten selbst umfasst Kinderkrankheiten (insbesondere Mumps mit Begleitorchitis), Hodenhochstand, Orchitis, Epididymitis, Prostatitis, Adnexitis, Geschlechtskrankheiten, Allgemeinerkrankungen, Voroperationen (z.B. Hodentumoren, Orchidopexie, Hodenbiopsie, Herniotomie), Medikamenteneinnnahme, Genussmittelverbrauch, erektile Dysfunktionen und Ejakulationsstörungen (z.B. Ejaculatio praecox). Kürzlich zurückliegende fieberhafte Infektionen (z.B. grippale Infekte, Sinusitis, Tonsillitis) können zu einer vorübergehenden Hemmung der Spermatogenese führen, die in der Regel reversibel ist und keiner spezifischen Therapie bedarf. Darüber hinaus sollten auch berufliche oder private Stressfaktoren sowie eine mögliche Exposition gegenüber Umweltnoxen angesprochen werden.

Körperliche Untersuchung

Die andrologische Befundaufnahme umfasst die Inspektion von Körperproportionen, Verteilung von Fett- und Körperbehaarung, Muskulatur, männlicher Brust und äußerem Genitale (Phimose, Epispadie, Hypospadie). Durch Palpation werden Hoden (weich, prall-elastisch, Resistenzen), Nebenhoden (Spermatozelen, Aplasien), Ductus deferens (Agenesien), Plexus pampiniformis (Varikozele), Penis (Induratio penis plastica) und Prostata beurteilt. Die Hodengröße lässt sich mit dem Orchidometer nach Prader oder Hynie bestimmen (Normwert: 15–30 ml). Aussagen zu morphologischen Veränderungen von Hoden-, Nebenhoden- und Prostataparenchym sowie zur Struktur der Bläschendrüsen sind nur durch sonographische Untersuchung möglich. Die Hodensonographie erlaubt außerdem Größenbestimmungen des Hodens und eine Beurteilung des Parenchyms, wenn krankhafte Zustände, z. B. Hydrozelen, die Palpation erschweren. Da andrologische Patienten meist zur Altersgruppe mit hoher Prävalenz für Hodentumoren gehören, kann dieser pathologische Befund mit der Sonographie u. U. durch Zufall entdeckt werden. Besonders bei Hodenhochstand in der Krankenvorgeschichte sollte die Hodensonographie durchgeführt werden.

Neben der Palpation des Plexus pampiniformis muss zum Ausschluss einer Varikozele eine dopplersonographische oder duplexsonographische Untersuchung erfolgen.

Weiterführende Untersuchungen wie z. B. eine Kernspintomographie des Schädels sind speziellen Fragestellungen vorbehalten.

Ejakulatdiagnostik

Spermiogramm mit Standardsamenparametern nach WHO

Gewinnung des Ejakulates

Die Ejakulatqualität weist auch bei gesunden Männern erhebliche intraindividuelle Schwankungen auf. Die WHO empfiehlt daher in ihrem „Laborhandbuch zur Untersuchung des menschlichen Ejakulates und der Spermien-Zervikalschleim-Interaktion“ (WHO 1999) immer 2 Spermiogramme im Abstand von mindestens 7 Tagen bis maximal 3 Wochen. Zum Zwecke der Standardisierung und Vergleichbarkeit wird eine sexuelle Karenz von 2–7 Tagen gefordert. Die Patienten müssen darauf aufmerksam gemacht werden, dass es bei der Spermagewinnung z. B. durch Coitus interruptus oder Benutzung von Detergenzien oder Kondomen zu artefiziellen Qualitätseinschränkungen kommen kann.

Standardsamenparameter (Tabelle 1)

Nach vollständiger Verflüssigung des Ejakulates innerhalb von 60 min werden zunächst Volumen und Konsistenz des Ejakulates bestimmt [17]. Hierbei sollte die von einer Plastikpipette durch einen herabfallenden Ejakulattropfen erzeugte Fadenlänge nicht mehr als 2 cm betragen. Ansonsten besteht eine Viskosipathie. Der pH wird durch den Farbumschlag eines pH-Indikatorpapiers gemessen.

Die Bestimmung der Spermatozoenkonzentration sollte im Hämozytometer an zuvor immobilisierten Spermatozoen erfolgen, um Mehrfachzählungen durch bewegliche Samenzellen zu vermeiden. Die WHO empfiehlt für das Pipettieren von Ejakulat Kolbenhubpipetten, die auch bei erhöhter Viskosität exakte Verdünnungen erlauben.

Tabelle 1. Normwerte für Ejakulatuntersuchungen nach den WHO-Richtlinien. (Nach [25])

Volumen	≥2 ml
pH	≥7,2
Spermatozoenkonzentration	≥20-mal 10^6/ml
Gesamtspermatozoenzahl	≥40-mal 10^6
Motilität	≥50 % Beweglichkeit der Kategorien a + b ≥25 % Beweglichkeit der Kategorie a
Morphologie	Derzeit kein Grenzwert durch die WHO
Vitalität	≥75 % lebende Spermatozoen
Leukozyten	<1-mal 10^6

Bei der Beurteilung der Spermatozoenbeweglichkeit werden gemäß den Empfehlungen der WHO 4 Motilitätskriterien differenziert:

- schnelle progressive Motilität,
- langsame oder träge progressive Motilität,
- nicht progressive Motilität,
- Immotilität.

Für wissenschaftliche Zwecke, z. T. aber auch für Routineuntersuchungen, kommen außerdem durch Computer und Videosysteme gesteuerte Motilitätsgeräte zum Einsatz, mit deren Hilfe verschiedene Motilitätsparameter relativ (in %) und absolut (in µm/s) gemessen werden können.

Bei der Beurteilung des Nativejakulates sollte auf Agglutinationen geachtet werden; in diesem Fall haften motile Spermatozoen jeweils an den Köpfen und/oder den Schwänzen aneinander. Dies kann, muss aber nicht auf einen immunologischen Sterilitätsfaktor, d.h. Vorliegen von Antikörpern gegen Spermatozoen, hinweisen. Der gezielte Nachweis von IgG- oder IgA-Spermatozoenantikörpern auf der Spermatozoenoberfläche erfolgt mit Hilfe des Immunobead- oder MAR-Testes (Mixed antiglobulin reaction). Beide Tests basieren auf der im Phasenkontrastmikroskop nachweisbaren Bindung von Polyacrylamid- oder Latexkügelchen an motile Spermatozoen mit entsprechenden Antikörpern.

Da nicht jedes immotile Spermatozoon tot ist, muss der Anteil nicht mehr lebender Spermatozoen durch spezielle Färbeverfahren bestimmt werden. Hierzu eignet sich z.B. eine Supravitalfärbung mit Eosin Y (0,5% in 0,9%iger NaCl-Lösung). Normalerweise wird bei lebenden Spermatozoen mit intakten Membranen der Farbstoff nicht in die Zelle aufgenommen. Nach Eintreten des Zelltodes hingegen werden die Membranen durchlässig für Eosin, so dass es zur Rotfärbung des Spermatozoenkopfes kommt.

Die Kriterien zur Beurteilung der Spermatozoenmorphologie wurden in den letzten Jahren von der WHO aufgrund neu vorliegender wissenschaftlicher Daten verändert. Bei Herausgabe der deutschen Übersetzung des WHO-Manuals 1987 sollte der Anteil morphologisch normaler Spermatozoen im Ejakulat noch mindestens 50% betragen. Im Jahre 1993 wurde der Grenzwert für normale Spermatozoenmorphologie auf 30% reduziert. In der neuesten Ausgabe des WHO-Laborhandbuches von 1999 ist kein unterer Grenzwert für eine normale Spermatozoenmorphologie mehr angegeben. Statt dessen wird darauf verwiesen, dass die Fertilisierungsraten erst bei <15% morphologisch normalen Spermatozoen abnehmen [25].

Leukozyten im Ejakulat weisen auf eine Infektion der samenableitenden Wege hin. Da die exakte Bestimmung der Leukozyten mit immunologischen Methoden in der Praxis nicht durchführbar ist, erfolgt deren Identifizierung durch den Nachweis intrazellulärer Peroxidase. Aktivierte polymorphkernige Zellen ohne Granula, Lymphozyten und Leukozyten ohne Peroxidase werden nicht gefärbt.

Biochemische Untersuchungen im Ejakulat

Fruktose

Die Fruktose (>13 µM/Ejakulat) ist eine Markersubstanz für die Bläschendrüsenfunktion. Sie fehlt im Seminalplasma bei Verschlüssen der Ductus ejaculatorii oder wird bei Fehlbildungen der Bläschendrüsen erniedrigt gemessen.

α-Glukosidase

Die α-Glukosidase wird in Korpus und Kauda des Nebenhodens sezerniert und kann im Seminalplasma photometrisch bestimmt werden. Werte <20 mU/Ejakulat weisen auf Verschlüsse im Bereich der samenableitenden Wege hin.

Zink, Zitronensäure, saure Prostataphosphatase

Zink (≥2,4 µMol/Ejakulat), Zitronensäure (≥52 µMol/Ejakulat) und saure Prostataphosphatase (≥200 U/Ejakulat) werden ebenfalls photometrisch im Seminalplasma gemessen und korrelieren mit der sekretorischen Funktion der Prostata.

Akrosinaktivität

Akrosin ist ein Enzym, das im Akrosom, der lysosymalen „Kappe" des Spermatozoons, enthalten ist, und die Penetration der Samenzelle durch die Zona pellucida ermöglicht. Nach der Kapazitation der Spermatozoen werden Akrosin und andere Penetrationsenzyme aus dem Akrosom im Verlauf der akrosomalen Reaktion freigesetzt. Die Bestimmung der Akrosinaktivität erfolgt spektrophotometrisch oder semiquantitativ durch den Gelatinolysetest, der mit den Fertilisierungsraten im IVF-Programm korreliert.

Reaktive Sauerstoffspezies (ROS)

Da die Membranen von Spermatozoen einen höheren Anteil mehrfach ungesättigter Fettsäuren enthalten als somatische Zellen, sind sie gegenüber reaktiven Sauerstoffspezies empfindlich. Unter dem Einfluss von ROS kommt es zur Lipidperoxidation, d.h. Membranschädigung, und somit zu Funktionsstörungen der Spermatozoen. Reaktive Sauerstoffspezies können aus Leukozyten, aber auch aus den Spermatozoen selbst freigesetzt werden. Ihre Messung erfolgt durch Chemoluminiszenz.

Granulozytenelastase

Die Granulozytenelastase wird aus Granulozyten in das Seminalplasma sezerniert. Werte über 250 ng/ml weisen auf entzündliche Prozesse im Bereich der Adnexe hin.

Funktionelle Spermadiagnostik

Chromatinkondensation

Während der Spermatogenese verdichtet sich das im Spermatozoenkopf enthaltene genetische Material (Chromatinkondensation). Dabei werden lysinreiche Histone durch Nukleoproteine (Protamine) ersetzt. Ist die Chromatinkondensation gestört, färben sich die lysinreichen Histone durch den sauren Farbstoff Anilinblau. Ein erhöhter Anteil (>25%) blau gefärbter Spermatozoenköpfe deutet damit auf eine gestörte Chromatinkondensation hin. Solche „unreifen" Spermatozoen sind in ihrer Fertilisierungskapazität beeinträchtigt.

Akrosomale Reaktion (AR)

Die akrosomale Reaktion ist ein exozytotischer Prozess, in dessen Verlauf die akrosomalen Enzyme freigesetzt werden. Erst dann ist das Spermatozoon in der Lage, die Zona pellucida der Eizelle zu penetrieren. Zu diagnostischen Zwecken wird die akrosomale Reaktion durch physiologische Induktoren (Follikelflüssigkeit, Progesteron, Zona-pellucida-Proteine) oder artifizielle Systeme (Kalzium-Ionophor, Kälteexposition) stimuliert und der Anteil spontan akrosomal reagierter Spermatozoen (Kontrolle) subtrahiert. Daraus errechnet sich die Induzierbarkeit der AR, die mit den Fertilisierungsraten im IVF-Programm korreliert. Die Anzahl akrosomal reagierter Spermatozoen kann mit Hilfe des sog. Triple staining, durch fluoreszierende Lektine, bzw. Antikörper, die an Bestandteile der akrosomalen Membranen oder an die akrosomale Matrix binden, bestimmt werden [7].

Hemizona Assay (HZA)

Die Bindung der Spermatozoen an die Zona pellucida wird durch den sog. Hemizona Assay untersucht. Nach symmetrischer Teilung einer devitalisierten menschlichen Eizelle mit Hilfe eines Mikromanipulators werden durch Waschvorgänge 2 identische Hälften der Zona pellucida isoliert. Eine Hälfte wird mit Spermatozoen des Patienten, die andere mit Spermatozoen eines sicher fertilen Spenders inkubiert. Durch Auszählung der an die Zona pellucida gebundenen Patienten- und Spender-Spermatozoen ergibt sich ein Index, der mit der Fertilisierungskapazität von Spermatozoen korreliert.

Hamster-Ovum-Penetrations-(HOP-)Test

Mit dem HOP-Test wird die Fähigkeit menschlicher Spermatozoen untersucht, mit der Plasmamembran einer Eizelle zu fusionieren und anschließend zu dekondensieren. Hierzu werden Hamster-Eizellen verwendet, deren Zona pellucida zuvor entfernt wurde.

Endokrinologische Diagnostik

Bestimmungen der Hormone im Serum erlauben in Ergänzung zum klinischen Gesamtbild eine Differenzierung der verschiedenen mit Infertilität einhergehenden Formen des männlichen Hypogonadismus.

Endokrinologische Basisdiagnostik

Bei Verdacht auf einen Hypogonadismus sollten zunächst Testosteron (Grenzbereich 10–12 nmol/l, Normbereich 12–35 nmol/l), LH (Normbereich 1–8 mIU/ml) und FSH (Normbereich 1–10 mIU/ml) bestimmt werden. Die Aussagekraft von Einzelbestimmungen des LH ist im Gegensatz zu denen des Testosterons aufgrund der pulsatilen Freistzung des Gonadotropins nicht so hoch. Insbesondere erniedrigte oder niedrig-normale LH-Konzentrationen sollten daher wiederholt werden. Die LH- bzw. FSH-Werte erlauben erst die Unterscheidung in hypogonadotropen oder hypergonadotropen Hypogonadismus und damit die Differenzierung zwischen testikulären oder hypothalamisch-hypophysären Ursachen des Hypogonadismus.

Endokrinologische Funktionsdiagnostik

In der Praxis werden der GnRH- und der HCG-Test als Funktionstests häufig angewendet. Der GnRH-Test wird bei reduzierten oder niedrig-normalen Konzentrationen der Gonadotropine durchgeführt. Er dient der Unterscheidung zwischen hypothalamisch oder hypophysär bedingten verminderten Gonadotropinkonzentrationen im Serum. Steigen die Gonadotropine nach Injektion von GnRH an, liegt ein hypothalamischer Schaden vor; bleibt der Anstieg der Gonadotropinkonzentrationen im Serum nach Injektion von GnRH aus, ist die Störung in der Hypophyse lokalisiert. Der GnRH-Test kann in 2 modifizierten Versionen durchgeführt werden. Beim Kurzzeittest erfolgt die Bestimmung der Gonadotropine 30 min nach Injektion von GnRH. Der Pumpentest empfiehlt sich bei Verdacht auf hypothalamische Ursachen des hypogonadotropen Hypogonadismus.

Die in diesen Fällen für längere Zeit ausgebliebene Stimulation der Hypophyse kann dazu führen, dass im „Kurzzeit-GnRH-Test" ein Anstieg der Gonadotropine zunächst ausbleibt, obwohl die Hypophyse funktionsfähig ist.

Mit dem HCG-Test kann die Funktion der Leydig-Zellen und somit die endokrine Reservekapazität des Hodens überprüft werden. Seine klinische Aussagekraft bei der weiteren Abklärung eines Hypogonadismus ist aber mit Ausnahme von Sonderindikationen (z. B. Anorchie, Pubertas tarda) eingeschränkt.

Hodenbiopsie

Die Indikationen für Hodenbiopsien haben sich durch die Möglichkeiten der testikulären Spermatozoenextraktion mit nachfolgender intrazytoplasmatischer Spermatozoeninjektion verändert. Hodenbiopsien werden nun auch aus therapeutischen Gründen durchgeführt, z. B. wenn bei obstruktiver Azoospermie Nebenhodenspermatozoen nicht gewonnen werden können. Darüber hinaus sind weitere Indikationen aber auch nichtobstruktive Azoospermien. Es ist heute bekannt, dass die Spermatogenesestörung im Hoden inhomogen verteilt sein kann, d. h. neben Regionen mit vollständig fehlender Spermatogenese („Sertoli-cell-only-Syndrom", Depopulationssyndrom) gibt es einzelne Tubuli mit noch erhaltener Restspermatogenese. Die Anatomie der testikulären Blutgefäßversorgung sollte bei der Anordnung der Biopsiestellen berücksichtigt werden, um Perfusionsstörungen zu vermeiden.

Bei obstruktiver Azoospermie oder Hypospermatogenese lassen sich immer Spermatozoen aus testikulärem Gewebe gewinnen. Im Falle nichtobstruktiver Azoospermie hängt die Wahrscheinlichkeit, mit der Spermatozoen im Hodengewebe gefunden werden können, von der Art der Spermatogenestörung ab. Bei inkompletter Keimzellaplasie und Reifungsarrest werden in bis zu 84% Spermatozoen gefunden. Insgesamt kann in ca. 50% mit dem Nachweis testikulärer Spermatozoen bei nichtobstruktiver Azoospermie gerechnet werden [20]. FSH-Wert und Hodengröße haben hierbei keinen wesentlichen Einfluss auf die „recovery rate“ der Spermatozoen.

Humangenetische Untersuchungen

Bei Störungen der Spermatogenese werden in bis zu 30% genetisch determinierte Schäden angenommen [22]. Aus älteren Untersuchungen ist bekannt, dass chromosomale Abnormalitäten bei infertilen Männern mit Azoospermie in 8–15% und bei hochgradiger Oligozoospermie in 1,5–6,1% vorkommen [23].

Besondere Aufmerksamkeit wurde in den letzten Jahren Mikrodeletionen auf dem langen Arm des Y-Chromosoms (Region Yq11) geschenkt. In dieser Region sind Gene lokalisiert, die für die Steuerung der Spermatogenese von Bedeutung sind. Die für die Spermatogenese verantwortlichen Gene wurden in verschiedenen Bereichen dieser Region identifiziert. Die gesamte Region wurde als AZF (Azoospermiefaktor) bezeichnet und in AZFa, AZFb und AZFc differenziert. Nach neueren Erkenntnissen können einzelne Gene den unterschiedlichen Regionen zugeordnet werden (RBM-I für AZFb, DAZ für AZFc, DFFRY für AZFa). Am häufigsten werden Deletionen in der AZFc-Region beobachtet und betreffen dann das DAZ-Gen („deleted in azoospermia“). Die Klinik umfasst hierbei Azoospermie ebenso wie Oligozoospermie. Die Häufigkeit von Deletionen auf dem langen Arm des Y-Chromosoms wird bei Männern mit Azoospermie oder hochgradiger Oligozoospermie (<1-mal 10^6/ml) in der Literatur mit 3,5–18% angegeben [12]. Bei unselektionierten Männern aus der andrologischen Sprechstunde beträgt die Häufigkeit der Deletionen 0,6%. In einer neuen Untersuchung wurden Mikrodeletionen bei 35% der Männer mit idiopathischem Sertoli-cell-only-Syndrom und 25% der Patienten mit hochgradiger Hypospermatogenese gefunden [4]. Werden die Spermatozoen eines Mannes mit einer solchen Deletion für eine Mikroinjektion eingesetzt, ist später mit dem Auftreten gleichartiger Fertilitätsstörungen bei den männlichen Nachkommen zu rechnen [5].

Kongenitale Aplasie beider Samenleiter (CBAVD) tritt bei infertilen Männern mit einer Häufigkeit von 1–2% auf. Diese milde Form der autosomal rezessiv vererbbaren zystischen Fibrose kann auch mit anderen Fehlbildungen, z. B. der Nebenhoden oder Bläschendrüsen einhergehen, und ist mit Azoospermie assoziiert. Da durch MESA und TESE auch bei diesen Patienten Spermatozoen gewonnen und damit Schwangerschaften induziert werden können, besteht die Möglichkeit der Übertragung des Defektes auf die Nachkommenschaft. Mehr als 300 Mutationen des zystischen Fibrosegens sind bekannt. Die häufigste Mutation ist das Delta F508, das in 70% der Fälle gefunden wird. Nicht nur die Patienten mit CBAVD, sondern auch ihre Partnerinnen müssen auf mehrere typische Mutationen des CFTR („cystic fibrosis transmembrane conductance regulator“) gescreent werden, da 4–5% der Bevölkerung heterozygote Überträger sind. Untersuchungen haben gezeigt, dass 17,5% gesunder Männer mit Fertilitätsproblemen und reduzierter Ejakulatqualität mindestens eine Mutation des CF-Gens aufweisen können [21].

Ursachen für Fertilitätsstörungen beim Mann

Bisher existiert keine einheitliche Einteilung der den männlichen Fertilitätsstörungen zugrundeliegenden Erkrankungen. Häufig erfolgt die Zuordnung durch die Kombination von befallenem Organ (z. B. Hypothalamus, Hypophyse, Hoden, Nebenhoden, Bläschendrüsen, Prostata, äußeres Genitale), schädigenden Einflüssen (z.B. Medikamente, Infektionen, Noxen) und definierten Erkrankungen (z.B. Enzymdefekte, genetisch bedingte Erkrankungen) [13, 18]. Das Spektrum der Ursachen für Fertilitätsstörungen beim Mann ist somit breit und umfasst neben entzündlichen Veränderungen, endokrinologischen Störungen, erworbenen (postoperativ, postentzündlich) oder angeborenen (fehlende Anlage von Nebenhoden oder Samenleitern) obstruktiven Prozessen, Störungen der Samendeposition (retrograde Ejakulation) und genetischen Erkrankungen auch testikuläre Schäden in Zusammenhang mit Hodenhochstand oder iatrogen gesetzte Schäden des Keimepithels (Medikamente). In 30–40% der Patienten mit ungewollter Kinderlosigkeit finden sich aber keine nachweisbaren Ursachen für die Fertilitätsstörung („idiopathisch"). Nachfolgend werden einige ausgewählte andrologische Befunde aufgeführt, die mit Infertilität assoziiert sein können.

Störungen der Samendeposition

Verschlüsse der ableitenden Samenwege

Angeborene oder erworbene Verschlüsse im Bereich der Ductuli efferentes, der Nebenhoden, des Samenleiters und der Ductus ejaculatorii finden sich bei ca. 3% aller andrologischen Patienten und führen zur sog. Verschlussazoospermie.

Bei angeborenen Verschlüssen handelt es sich meistens um Aplasien des Ductus deferens bzw. Agenesien des Nebenhodenschwanzes und der Samenleiter in Kombination mit fehlenden Bläschendrüsen als Folge einer Fehlbildung der gemeinsamen Anlage aus dem Wolff-Gang (s. Abschnitt „Humangenetische Untersuchungen). Angeborene bilaterale Agenesien der Ductus deferentes treten gehäuft in Kombination mit zystischer Fibrose auf. Erworbene Verschlüsse sind meist Folge einer gonorrhoischen oder nichtgonorrhoischen akuten bzw. chronischen Epididymitis, von Traumen oder chirurgischen Eingriffen (Herniotomie).

Inkomplette Verschlüsse (Stenosen) führen zu hochgradiger Oligozoospermie bei normaler endokriner Situation und regelrechten Spermatogenesebefunden in der Hodenbiopsie.

Transportstörungen

Eine Emissionsstörung liegt vor, wenn der Spermatozoentransport aus den Nebenhodenspeichern zusammen mit dem Sekret der akzessorischen Geschlechtsdrüsen in die hintere Harnröhre unterbleibt: es resultiert ein „trockener" Orgasmus (Aspermie). Ist lediglich der Blasenhalsverschluss gestört, resultiert eine retrograde Ejakulation des Spermas in die Blase [18]. Ursachen können sein: Rückenmarksverletzungen, Neuropathien bei multipler Sklerose oder Diabetes mellitus, postoperativ nach retroperitonealer Lymphadenektomie, Prostataresektionen oder Blasenhalsoperationen, kongenitale Missbildungen, Urethralklappen, Urethralstrikturen, Medikamente (Psychopharmaka, Antihypertensiva).

Lageanomalien der Hoden

Hierunter fallen alle Formen des Maldescensus testis sowie die Ectopia testis. Beim Maldescensus testis unterscheidet man den Kryptorchismus (Bauchhoden), den Leistenhoden und den Gleithoden (lässt sich ins Skrotum luxieren, springt jedoch sofort in die Leiste zurück). Ein Kryptorchismus ist bei 4–6% der Neugeborenen vorhanden und wird bis zum Ende des 1. Lebensjahres ebenso wie ein Pendelhoden zu den physiologischen Varianten gerechnet. Am Ende des 1. Lebensjahres findet sich ein Leistenhoden nur noch bei 0,8% der männlichen Säuglinge. Beim ein- oder beidseitigem Maldescensus testis kann der Hodenschaden bereits primär bestehen; auch der kontralaterale, normal deszendierte Hoden kann in 40–50% der Fälle über bisher undefinierte Mechanismen beeinträchtigt werden [18]. Außerdem ist das Auftreten von Hodentumoren erhöht. Lageanomalien der Hoden finden sich bei 5–10% der andrologischen Patienten.

Varikozele

Die Varikozele ist eine tast- und sichtbare Erweiterung der Venen des Plexus pampiniformis. Nach WHO [14] werden 4 Schweregrade unterschieden:

- subklinische Varikozele, nur dopplersonographisch oder durch Thermographie nachweisbar,
- nur durch Valsalvamanöver sichtbare oder palpierbare Erweiterung,
- tastbares, aber nicht sichtbares erweitertes Venenkonvolut,
- durch die Skrotalhaut sichtbare Erweiterung der Venen des Plexus pampiniformis.

Die Häufigkeit der Varikozele bei Patienten andrologischer Sprechstunden beträgt 25–40%, während sie bei unselektionierten Männern in bis zu 17% nachweisbar ist.

Varikozelen führen nur bei einem Teil der Männer zu Fertilitätsstörungen; außerdem stehen Einschränkungen der Spermaqualität bei Patienten mit Varikozele nicht immer mit diesem Befund in Verbindung. Der Effekt einer Therapie von Varikozelen auf die Schwangerschaftsraten wird kontrovers diskutiert [6].

Hypogonadismus

Ein Hypogonadismus wird in Abhängigkeit von der Ausrichtung der andrologischen Abteilung bei bis zu ca. 10% der Männer mit Fertilitätsstörungen diagnostiziert. Nur bei einem kleinen Teil liegt aber ein hypogonadotroper Hypogonadismus, z.B. nach Operationen, Traumata, Fehlanlagen, Kallmann-Syndrom oder ohne erkennbare Ursache (idiopathisch) vor. Therapeutisch spricht der hypogonadotrope Hypogonadismus gut auf Gonadotropine oder pulsatile Gabe von GnRH an. In bis zu über 90% setzt die Spermatogenese wieder ein, so dass Spermatozoen im Ejakulat gefunden werden [9].

Infektionen

Orchitis, Prostatitis und Epididymitis können zu einer Einschränkung der Spermaqualität oder sogar zur bleibenden Einschränkung der männlichen Fertilität führen [10]. Der Einfluss asymptomatischer Bakteriospermien auf die Fertilität ist aber umstritten, obwohl bakterielle Infektionen bei infertilen Patienten häufiger als bei fertilen Männern nachweisbar sind. Infektionen der samenableitenden Wege finden sich bei ca. 5–10% der Männer andrologischer Sprechstunden. Negative Einflüsse sind nicht nur auf die Spermatozoenkonzentration, sondern auch auf Spermatozoenfunktionen diskutiert worden [8].

Immunologische Ursachen

Die am besten untersuchte Ursache immunologischer Sterilität ist das Vorkommen zirkulierender Autoantikörper (IgG, IgA) gegen Spermatozoenantigene (Nachweis im Serum und Seminalplasma). Spermatozoen-Autoantikörper können Spermatozoenfunktionen wie Kapazitation, akrosomale Reaktion und Interaktion mit der Oozyte beeinträchtigen, zur Asthenozoospermie oder zu Agglutinationsphänomenen führen. Dadurch kann das Eindringen der Spermatozoen in den Zervixmukus behindert werden. Spermatozoenantikörper finden sich im Serum gehäuft nach entzündlichen Adnexprozessen, nach Hodentraumen und Verschlüssen der ableitenden Samenwege (Vasektomie!). Klinisch relevant sind aber nur die im Seminalplasma nachweisbaren Antikörper. Eine immunologisch bedingte Sterilität wird in bis zu 10% der Männer in andrologischen Ambulanzen vermutet.

Therapie männlicher Fertilitätsstörungen

Moderne Methoden der assistierten Reproduktion wie die intrazytoplasmatische Spermatozoeninjektion haben empirische Therapieversuche in den Hintergrund treten lassen. In über 80% wird die intrazytoplasmatische Spermatozoeninjektion heute aus andrologischer Indikation durchgeführt.

Kausale medikamentöse Therapieregime mit in kontrollierten Studien zweifelsfrei nachgewiesener Wirksamkeit stehen nur bei männlicher Infertilität als Folge des hypogonadotropen Hypogonadismus zu Verfügung. Eine medikamentöse Therapie der retrograden Ejakulation ist ebenfalls effektiv, wurde aber bisher nicht durch doppelblinde, placebokontrollierte, randomisierte Studien überprüft.

Im Gegensatz dazu sind die Angaben bei empirischer Therapie mit z. B. Kallikrein, Tamoxifen, Clomiphen, Acetyl- oder L-Carnitin, Pentoxifyllin, Mastzellblockern, Testolakton, Vitamin E, Captopril, α-Rezeptoren-Blockern, Glutathion, Indometacin, Interferon-α, Wachstumshormon, Zinksalzen, Ketoprofen, Mesterolon oder Testosteronundecanoat entweder widersprüchlich, oder die vorgelegten Studien reichen für eine abschließende Bewertung noch nicht aus. Neuere Studien weisen möglicherweise auf eine Beeinflussung von Spermatozoenfunktionen durch pures FSH hin.

Literatur

1. Bruckert E (1991) Wie häufig ist ungewollte Kinderlosigkeit? Andrologia 23: 245-250
2. Carlsen E, Giwercman A, Keiding N, Skakkebaek NE (1992) Evidence for decreasing quality of semen during past 50 years. BMJ 305: 609-613
3. ESHRE Capri Workshop (1996) Infertility revisited: the state of the art today and tomorrow. Hum Reprod 11: 1779-1807
4. Ferlin A, Moro E, Garolla A, Foresta C (1999) Human male infertility and Y chromosome deletions: role of the AZF-candidate genes DAZ, RBM, DFFRY. Hum Reprod 14: 1710-1716
5. Kamischke A, Gromoll J, Simoni M, Behre HM, Nieschlag E (1999) Transmission of a Y chromosomal deletion involving the deleted in azoospermia (DAZ) and chromodomain (CDY1) genes from father to son through intracytoplasmic sperm injection: case report. Hum Reprod 14: 2320-2322
6. Kamischke A, Nieschlag E (2000) Varicocele treatment in the light of evidence-based andrology. Hum Reprod 7: 1-5
7. Köhn FM, Mack SR, Schill WB, Zaneveld LJD (1997) Detection of human sperm acrosome reaction: comparison between methods using double staining, pisum sativum agglutinin, concanavalin A and transmission electron microscopy. Hum Reprod 12: 101-108
8. Köhn FM, Erdmann I, Oeda T, El-Mulla KF, Schiefer HG, Schill WB (1998) Influence of urogenital infections on sperm functions. Andrologia 30 [suppl 1]: 73-80
9. Köhn FM, Schill WB (2000a) Kinderwunsch – Nichtmedikamentöse und naturheilkundliche Ansätze in der Andrologie. Gynäkologe 33: 55-58
10. Köhn FM, Schill WB (2000b) Andrological approach in assisted reproduction. In: Rabe T, Diedrich K, Strowitzki T (eds) Manual on assisted reproduction. Springer, Berlin Heidelberg New York, pp 223-287
11. Köhn FM, Schuppe HC, Schill WB (2000c) Welchen Einfluß haben Umweltfaktoren auf die Ejakulatqualität? J Fertil Reprod 4: 14-21
12. Meschede D, Horst J (1997) The molecular genetics of male infertility. Mol Hum Reprod 3: 419-430
13. Nieschlag E (1996) Nosologie andrologischer Erkrankungen. In: Nieschlag E, Behre HM (Hrsg) Andrologie. Springer, Berlin Heidelberg New York, S 85-88
14. Rowe PJ, Comhaire FH, Hargreave TB, Mellows HJ (1993) WHO manual for the standardized investigation and diagnosis of the infertile couple. Cambridge University Press, Cambridge, New York, Melbourne
15. Rowe PJ, Comhaire FH, Hargreave TB, Mahmoud AMA (2000) WHO manual for the standardized investigation, diagnosis and managment of the infertile male. Cambridge University Press, Cambridge, New York, Melbourne, Madrid
16. Sharpe RM, Skakkebaek NE (1993) Are oestrogens involved in falling sperm counts and disorders of the male reproductive tract? Lancet 341: 1392-1395
17. Schill WB, Köhn FM (1997) Spermiogramm. In: Korting HC, Sterry W (Hrsg) Diagnostische Verfahren in der Dermatologie. Blackwell Wissenschafts-Verlag, Berlin Wien, S 253-260
18. Schill WB, Köhn FM (1998) Andrologie. In: Fritsch P (Hrsg) Dermatologie und Venerologie. Springer, Berlin Heidelberg New York, S 757-793
19. Swan SH, Elkin EP, Fenster L (1997) Have sperm densities declined? A reanalysis of global trend data. Environ Health Perspect 105: 1228-1232
20. Tournaye H, Liu J, Nagy PZ, Camus M, Goossens A, Silber S, Van Steirteghem AC, Devroey P (1997) Correlation between testicular histology and outcome after intracytoplasmic sperm injection using testicular spermatozoa. Hum Reprod 11: 127-132

21. Van der Ven K, Messer L, van der Ven H, Jeyendran RS, Ober C (1996) Cystic fibrosis mutation screening in healthy men with reduced sperm quality. Hum Reprod 11: 513-517
22. Vogt PH (1997) Genetic disorders of human spermatogenesis. In: Waites GMH, Frick J, Baker GWH (eds) Current advances in andrology. Monduzzi Editore, Bologna, pp 51-73
23. Wilkins-Haug LE, Rein MS, Hornstein MD (1997) Oligozoospermic men: the role of karyotype analysis prior to intracytoplasmic sperm injection. Fertil Steril 67: 612-614
24. World Health Organization (1991) Impact of the environment on reproductive health. Report and recommendations of a WHO international workshop. Dan Med Bull 38: 425-426
25. World Health Organization (1999) WHO Laborhandbuch zur Untersuchung des menschlichen Ejakulates und der Spermien-Zervikalschleim-Interaktion. Springer, Berlin Heidelberg New York

Stufendiagnostik der weiblichen Sterilität

J. Kleinstein

MERKE:

1. Das Durchschnittsalter von Kinderwunschpatienten liegt heute über 30 Jahre. Die Verschiebung der Fortpflanzung in das fortgeschrittene reproduktionsbiologische Alter birgt eine erhöhte Gefahr für Sterilitätsursachen (z. B. Endometriose, Myome, Tubenverschlüsse, PCO-Syndrom).
2. Zur Verbesserung der „Compliance" der Kinderwunschpaare sollte die Diagnosephase so kurzzeitig und effektiv wie möglich sein (schlechter Rat: „Üben Sie mal schön und kommen in einem Jahr wieder").
3. Die Standarddiagnostik umfasst das Spermiogramm nach WHO-Kriterien, die Hormonanalyse (LH, FSH, Prolaktin, TSH, Testosteron, Androstendion, DHEA-Sulfat) und Hysteroskopie, Laparoskopie mit Chromopertubation (alternativ Hysterosalpingokontrastsonographie, transvaginale Hydrolaparoskopie).
4. Spezielle Fragestellungen betreffen die Ovarialfunktion bei Frauen >40 Jahre, die Ovarialreserve bei „non responder", das PCO-Syndrom, die mikrobiologische Austestung auf pathogene Keime und Chlamydien und die Funktionstüchtigkeit von Spermatozoen.
5. Die Standarddiagnostik genügt den Anforderungen an junge Frauen <30 Jahre mit Kinderwunsch seit 1–2 Jahren und unbelasteter Anamnese. Bei auffälliger Anamnese und primärer Sterilität >2 Jahre Dauer sollten multifaktorielle Sterilitätsursachen durch eine erweiterte Diagnostik evaluiert werden.
6. Es gibt Evidenzen dafür, dass durch die Diagnostik und Therapie von „klassischen" Sterilitätsfaktoren wie Endometriose, Hydrosalpingen, Myome die Ergebnisse der assistierten Reproduktion verbessert werden können.

Einleitung

Sozioepidemiologische Überlegungen zur Infertilität wie die Frage, ob Infertilität zunimmt oder ob häufiger Männer oder Frauen Infertilität verursachen, sind nicht exakt zu beantworten. Am ehesten kann noch die regionale primäre Sterilität von Frauen beurteilt werden [2]. Demnach schneiden afrikanische Frauen am schlechtesten ab, indem jede 10. Frau ungewollt kinderlos ist. Die geringste Häufigkeit an primärer Sterilität mit 3,1% weisen Frauen im Nahen Osten auf, und Europäerinnen nehmen eine Mittelstellung mit einer Prävalenz von 5,4% ein. Der Anteil an sekundärer Sterilität in der Gesellschaft ist schwieriger einzuschätzen, weil sich hier erfahrungsgemäß ein schneller Wechsel von intensiven zu ambivalenten bzw. nicht vorhandenem Kinderwunsch vollzieht.

Es ist das Paar in seiner Gesamtheit, das Fertilität, Subfertilität oder auch Sterilität bedingt. Nur selten vermag der eine Partner die Subfertilität des anderen Partners auszugleichen. Vielmehr fällt auf, dass über zufällig häufig, nämlich in mehr als 75% der Fälle, bei Subfertilität des einen Partners, auch eine eingeschränkte Fertilität des anderen Partners nachweisbar ist, wenn nach WHO-Kriterien untersucht wurde [2]. Daraus ist bzgl. der Diagnostik der Infertilität die Konsequenz zu ziehen, dass Frau und Mann gleichzeitig untersucht werden sollen.

Prinzipiell kann die ungewollte Kinderlosigkeit bei eindeutig sterilen Paaren leichter diagnostiziert werden. Eindeutig steril ist ein Mann, wenn eine Aspermie oder Azoospermie vorliegt. Gleiches gilt für die Frau, wenn bilaterale Tubenverschlüsse oder eine Amenorrhö mit eleviertem FSH diagnostiziert wurden. Bei Subfertilität gilt es zwischen der ungeklärten Sterilität, die nur einen Anteil von 5–10% bei den betroffenen Paaren ausmachen sollte, und der erklärbaren Sterilität zu unterscheiden.

Rationelle Sterilitätsdiagnostik

Das Diagnostikschema der WHO (Übersicht bei [6]) hat sich wegen seiner Umständlichkeit und des Zeitaufwandes in der vorliegenden Form nicht in der Praxis durchgesetzt. Tatsächlich hat sich eine Testbatterie etabliert, deren Befundung sehr eng mit Subfertilität und Sterilität korreliert werden können (Tabelle 1). Folgerichtig führt die Beseitigung pathologischer Befunde oder die Umgehung dieser Befunde z.B. mit den Techniken der assistierten Reproduktion zur Verbesserung der Fekundibilität. Zu dieser Testserie sind das Spermiogramm, der laboranalytische Nachweis von Ovulationen und die Laparoskopie mit Chromopertubation zu zählen. In der 2. Gruppe stehen Testverfahren, deren pathologische Testergebnisse nicht unbedingt eingeschränkte Fertilität widerspiegeln: Dazu

Tabelle 1. Wertigkeit von Tests in der Sterilitätsdiagnostik

Wertigkeit	Testverfahren
Enge Korrelation zur Infertilität	Spermiogramm Ovulationsnachweis Chromolaparoskopie
Geringe Korrelation zur Infertilität	Postkoitaltest Spermaantikörper Zervixmukuspenetrationstest Hamster-Oozyten-Penetrationstest
Fehlende Korrelation zur Infertilität	Endometriumbiopsie Falloposkopie Varikozelennachweis

gehören der Postkoitaltest, Zervix-Mukus-Penetrationstest, Antisperm-Antikörper-Test und der Hamster-Oozyten-Penetrationstest. Positiv gesehen kommt es trotz pathologischer Testergebnisse häufig zu Schwangerschaften, ohne dass therapeutische Maßnahmen ergriffen wurden. Eine 3. Gruppe von Testverfahren ist den Nachweis schuldig geblieben, eingeschränkte Fertilität aufzudecken. Im Einzelnen ist es die Endometriumbiopsie, die Falloposkopie und der Nachweis einer Varikozele. Der Nachweis pathologischer Befunde durch diese Verfahren korreliert nicht mit Schwangerschaftsraten.

Fehlende Zeit und knappe finanzielle Ressourcen zwingen zu einer rationellen Diagnostik, deren Grundzüge nachfolgend aufgeführt werden sollen. Wie bei allen medizinischen Problemstellungen, steht am Anfang der Sterilitätsdiagnostik die Anamneseerhebung. Wesentliche Pfeiler der Anamneseerhebung schließen die allgemeine und gynäkologische Anamnese, die Zyklusstabilität, Ovulationsnachweise sowie den Lebensstil und die Sexualität ein. Das 2. Instrument der Diagnostik stellt die körperliche Untersuchung dar. Generelle Aspekte der Untersuchung berücksichtigen die Körpergröße, das Körpergewicht und den Körpermassenindex (BMI) sowie den Haarstatus, die Brustentwicklung inklusive einer eventuellen Galaktorrhö. Der Blutdruckwert sollte bekannt sein. Die pelvine Untersuchung bedient sich gängiger Techniken wie der Spekulumeinstellung, des bimanuellen Tastbefundes, der rektalen Untersuchung und der Vaginalsonographie. Dabei ist der Wert der Vaginalsonographie hoch einzuschätzen, wenn es darum geht, Ovarialzysten, Endometriome oder Hydrosalpingen nachzuweisen. In diesen Fällen ist die Sonographie der bimanuellen Tastuntersuchung überlegen.

Hormonanalyse

Während die Anamneseerhebung und körperliche (pelvine) Untersuchung standardisiert ablaufen, bedarf es für die danach anstehende Hormonanalyse einiger differenzialdiagnostischer Überlegungen. Prinzipiell lohnt es sich, bevor man eine Hormonanalyse indiziert, nachfolgende Fragen im Geiste anhand einer individuellen Patientin ablaufen zu lassen (Tabelle 2):

1. Liegt eine ausreichende Östrogenisierung vor? Hinweise auf eine ausreichende Östrogenisierung geben u.a. ein guter Hautturgor, normaler Haarstatus und eine normale Brustentwicklung. Der Nachweis eines weiblichen Fettverteilungstypus mit Betonung der gluteal-femoralen Region und der Ausschluss einer Vaginalatrophie sprechen ebenfalls für einen normalen Östrogenhaushalt. Ein ausreichender Östrogeneffekt ist am Endometrium gegeben, wenn es nach einer Progesteroneinnahme über 10–12 Tagen zu einer Blutung kommt.
2. Kann eine Lutealinsuffizienz ausgeschlossen werden? Zeichen einer Lutealphaseninsuffizienz bestehen, wenn Frauen über verkürzte Zyklen oder ein prämenstruelles Spotting berichten. In der BTK sind entsprechend häufig Zyklen mit verkürzten hyperthermen Phasen und/oder kletternde Temperaturanstiege dokumentiert.
3. Besteht eine zyklische Gonadotropinsekretion? Eine zyklische Gonadotropinsekretion ist anzunehmen, wenn eine Eumenorrhö vorliegt. Nach allgemeiner Erfahrung gehen Eumenorrhöen in einem hohen Prozentsatz (90%) mit einer regelrechten Gonadotropinsekretion einher. Indirekte Hinweise auf eine intakte Gonadotropinsekretion ergaben sich aus einem zyklusgerechten Follikelwachstum (Vaginalsonographie) oder Ovulationen (BTK).
4. Besteht eine überschüssige Prolaktinsekretion? Zeichen der Lutealphaseninsuffizienz in der BTK, Oligo- und Amenorrhöen, spontane oder nach Provokation nachweisbare Galaktorrhöen können mit einer Hyperprolaktinämie in Zusammenhang stehen. Dabei sind Sehstörungen als Auswirkung eines Makroprolaktinoms ein eher seltenes Ereignis.
5. Bestehen Zeichen der Androgenisierung? Androgenisierungserscheinungen lassen sich an der Haut in Form von Akne, Hirsutismus, Seborrhö und Alopezie ablesen. Am Habitus fällt die Androgenisierung durch Adipositas, Virilisierung und selten durch Kleinwuchs auf. Ein großer Anteil androgenisierter Frauen haben Zyklusstörungen und beklagen Infertilität. Im Falle von Androgenisierungserscheinungen kommt eine differenzierte Testserie zur Anwendung, die wegen ihres Zeit aufwandes in einer Spezialsprechstunde ablaufen sollte [3].

Tabelle 2. Sinnvolle Fragen vor der Hormonanalyse

Liegt eine ausreichende Östrogenisierung vor?	Hautturgor, Haar- und Bruststatus, Fettverteilungstyp, Vaginalepithel, Entzugsblutung nach Progesteron
Kann eine Lutealinsuffizienz ausgeschlossen werden?	Verkürzter Zyklus, prämenstruelles Spotting, Klettertyp in der BTK
Besteht eine zyklische Gonadotropinsekretion?	Follikelwachstum, Ovulationsnachweis in der BTK
Besteht eine überschüssige Prolaktinsekretion?	Lutealinsuffizienz, Anovulation, Galaktorrhö
Bestehen Zeichen der Androgenisierung?	Akne, Hirsutismus, Seborrhö, Alopezie, Zyklusstörung, androide Fettverteilung

Ovulationsstörungen

Ergeben sich in der bislang durchgeführten Diagnostik Hinweise auf eine Ovulationsstörung, lassen sich diese prinzipiell auf 4 Bereiche eingrenzen:

1. Hyperprolaktinämie: Die Diagnose sollte auf mindestens 2 Messungen unter Ausschluss von Stressfaktoren und Vermeidung von Antidepressivaeinnahme beruhen. Gleichzeitig sollte die TSH-Bestimmung eine Hypothyreose ausschließen. Persistierende erhöhte Prolaktinwerte sollten Anlass sein, ein Mikro- oder Makroprolaktinom durch bildgebende Verfahren (CT, MRT) auszuschließen oder nachzuweisen.
2. Hypogonadotrope Ovarialinsuffizienz (WHO-I): Diese Konstellation geht mit erniedrigten Estradiolwerten von <40 pg/ml (<110 pmol/l) und niedrigen FSH- und LH-Werten einher. Im Gestagentest kommt es bei diesen Frauen nicht zu einer Abbruchblutung.
3. Hypergonadotrope Ovarialinsuffizienz: Auch hier liegt ein hypoestrogener Status, aber mit erhöhten FSH- und LH-Werten vor. Der Gestagentest fällt ebenfalls negativ aus.
4. Normogonadotrope Ovarialinsuffizienz (WHO-II): Diese Konstellation ist typisch für die meisten Oligo- und Anovulationen. In diese Gruppen fallen u.a. die Ovarialinsuffizienzen, die mit einem PCO-Syndrom einhergehen. Aufgrund der normalen Östrogenwerte ist der Gestagentest meistens positiv.

Basisdiagnostik

Für das praktische Vorgehen in der Diagnostik wird der überwiegende Teil der Ovulationsstörungen mit einer Basisdiagnostik, wenn möglich am 3. Zyklustag mit der Bestimmung von LH, FSH, TSH, Prolaktin, Estradiol, Testosteron gesamt, Androstendion und DHEA-S erfasst [4]. Mit dieser Analyse kann eine Reihe von Fragen beantwortet werden:

- liegt eine normogonadotrope Konstellation vor?
- besteht eine Normoprolaktinämie?
- ist eine euthyreote Stoffwechsellage gegeben?
- besteht eine physiologische Androgenproduktion der Ovarien und der NNR?

Eine normale Basishormonanalyse lässt Ovulationen wahrscheinlich werden. Bewiesen wird eine Ovulation durch die mittluteale Progesteronbestimmung. Dabei sollte der Progesteronwert am 25. Zyklustag 10 ng/ml oder 3 Bestimmungen über die Lutealphase verteilt einen Gesamtwert von 25 ng/ml ergeben.

Spermaanalyse

Zum Goldstandard der Sterilitätsdiagnostik gehört die Spermaanalyse zum frühestmöglichem Zeitpunkt des diagnostischen Prozedere. Dabei besteht eine hohe Akzeptanz für diese Maßnahme bei den betroffenen Männern. Entscheidend ist, dass das Spermiogramm nach WHO-Kriterien angefertigt wird [8]. Die endgültige Diagnose sollte wegen der Variabilität der Parameter und der Konsequenzen für das betroffene Paar auf 2 zeitlich different erstellten Spermiogrammen beruhen.

Hysteroskopie, Laparoskopie und Chromopertubation

Neben dem Ovulationsnachweis und dem Spermiogramm stellt die Abklärung tuboperitonealer Faktoren durch Laparoskopie und Chromopertubation die entscheidende Maßnahme der Sterilitätsdiagnostik dar. Dabei sollte diese Maßnahme mit der Hysteroskopie kombiniert werden, um zusätzliche Informationen über das Cavum uteri zu erhalten. Die Vorteile der Chromolaparoskopie gegenüber der Hysterosalpingographie (HSG) bzw. Hysterosalpingokontrastsonographie (HSKS) liegen auf der Hand. Die Überlegenheit der Laparoskopie im Vergleich mit der HSG wird deutlich, wenn es darum geht, Tubendurchgängigkeit zu demons-

Tabelle 3. Chromolaparoskopie. Vor- und Nachteile, Indikationsstellung

Vorteile	Diagnostik der Tubenpassage *und* tuboperitonealer Faktoren Kombination mit Hysteroskopie
Indikationen	Sterilität >1 Jahr St. n. Adnexentzündung St. n. OP am inneren Genitale Dysmenorrhöen Frauen über 30 Jahre
Nachteile	Invasive Maßnahme

trieren. Hier kommt es bei der HSG zu oft zu der falschen Diagnose eines peripheren Tubenverschlusses beidseits [1]. Außerdem hat die Laparoskopie den Vorteil, dass Aussagen über peritubare, periovarielle und peritoneale Faktoren in Form von Verwachsungen und der Endometriose möglich sind [5]. Bezüglich der Tubendurchgängigkeit fehlt es der HSG an Sensitivität, d. h. die Wahrscheinlichkeit, dass die Tubenpassage korrekt diagnostiziert wird, ist zu gering, und bzgl. des Nachweises tubarer Verwachsungen besteht eine zu geringe Spezifität, d.h. Frauen ohne tubare Verwachsungen werden nicht mit ausreichender Sicherheit erkannt [7]. Die Vorteile, Indikationen und Nachteile der Laparoskopie und Chromopertubation sind in Tabelle 3 dargestellt.

Zusammenfassung

Die von der WHO vorgeschlagene Stufendiagnostik der Sterilität sollte durch eine rationelle Diagnostik, die beide Partner sofort berücksichtigt, ersetzt werden. Die wichtigsten Instrumente im diagnostischen Vorgehen sind dabei die Anamneseerhebung, die gynäkologische Untersuchung, der Ovulationsnachweis, das Spermiogramm und die Hysteroskopie, Laparoskopie mit Chromopertubation. Im günstigen Fall kann diese Diagnostik innerhalb eines Zyklus durchgezogen werden. Dieses Vorgehen trägt zur Motivation des ungewollt kinderlosen Paares bei und ermöglicht schon nach kurzer Zeit die Beratung des Paares zu einer der konventionellen oder invasiven Maßnahmen der Kinderwunschbehandlung.

Literatur

1. Adelusi B et al. (1995) Accuracy of hysterosalpingography and laparoscopic hydrotubation in diagnosis of tubal patency. Ferti Steril 63: 1016–1020
2. ESHRE Capri Workshop (1996) Guidelines to the prevalence, diagnosis, treatment and management of infertility. Hum Reprod 11: 1775–1807
3. Kleinstein J (2001) Endokrinologische Funktionsdiagnostik. In: Diedrich K (Hrsg) Endokrinologie und Reproduktionsmedizin. I. Klinik der Frauenheilkunde und Geburtshilfe, 4. Aufl. Urban & Fischer, München Jena, S 121–135
4. Kleinstein J (2001) Rationelles diagnostisches Vorgehen in der Praxis. In: Diedrich K (Hrsg) Endokrinologie und Reproduktionsmedizin. I. Klinik der Frauenheilkunde und Geburtshilfe, 4. Aufl. Urban & Fischer, München Jena, S 275–281
5. Kleinstein J, Gaevert K (1997) Zur Diagnostik der Zervix-, Uterus- und Tubenfunktion. Arch Gyn Obstet 260: 489–495
6. Runnebaum B, Rabe T (1987) Sterilität. In: Runnebaum B, Rabe T (Hrsg) Gynäkologische Endokrinologie. Springer, Berlin Heidelberg New York, S 327–338
7. Swart P et al. (1995) The accuracy of hysterosalpingography in the diagnosis of tubal pathology: a meta-analysis. Fertil Steril 64: 486–491
8. WHO-Laborhandbuch (1999) zur Untersuchung des menschlichen Ejakulates und der Spermien-Zervixschleim-Interaktion, 4. Aufl. Springer, Berlin Heidelberg New York

Sterilitätstherapie in der Praxis

M. Ludwig, J. M. Weiss, K. Diedrich

MERKE:

1. Vor der Sterilitätstherapie steht die Diagnostik.
2. Die Therapie, die mit der geringsten Belastung und am einfachsten zum Ziel Schwangerschaft führt, ist die beste.
3. Therapie ovarieller Funktionsstörungen:
   - hypothalamisch-hypophysär: Clomifen, wenn erfolglos, Gonadotropine,
   - hyperandrogenämische Störung: Clomifen, wenn erfolglos, Low-dose-Gonadotropin-Stimulation,
   - hyperprolaktinämische Störung: Ausschluss eines Hypophysentumors und prolaktinhemmende Therapie.
4. Tubare Funktionsstörung: Therapie durch Mikrochirurgie, endoskopische Operation oder IVF.
5. Männliche Subfertilität: Intrauterine Insemination mit und ohne ovarielle Stimulation. Wenn Stimulation erfolglos – in Abhängigkeit von Spermiogramm, Alter der Patientin und Dauer des Kinderwunsches, Vorschlag zur assistierten Reproduktion (ICSI).

Einleitung

Die Sterilitätstherapie umfasst alle Maßnahmen, die im Rahmen einer ungewollten Kinderlosigkeit eingesetzt werden. Von einer Sterilität spricht man dann, wenn nach 2 Jahren ungeschütztem regelmäßigem Geschlechtsverkehr keine Schwangerschaft eingetreten ist. Davon kann man die Infertilität abgrenzen, wenn es zwar zum Eintritt einer Schwangerschaft bzw. von Schwangerschaft gekommen ist, aber diese Schwangerschaften nicht bis zur Geburt eines Kindes weitergelaufen sind.

Die Bedeutung, die eine Sterilitätsbehandlung heute einnimmt, kann man sich leicht daran verdeutlichen, wenn man bedenkt, dass mehr als jedes 100. Kind in Deutschland nach einer künstlichen Befruchtung (IVF, In-vitro-Fertilisation) oder anderen reproduktionsmedizinischen Maßnahmen geboren wird.

Der Gesetzgeber hat ferner bereits vor fast 10 Jahren im Sozialgesetzbuch V die ungewollte Kinderlosigkeit und deren Behandlung als Gegenstand der kassenärztlichen Versorgung festgeschrieben.

Maßnahmen der Sterilitätsbehandlung

Die Maßnahmen der Sterilitätsbehandlung umfassen auf der einen Seite die hormonelle Stimulation zur Optimierung der Konzeption durch natürlichen Geschlechtsverkehr, d.h. die genaue Festlegung des Ovulationszeitpunktes und seine Abgleichung mit dem Vollzug eines Geschlechtsverkehrs. Auf der anderen Seite stehen die Maßnahmen der assistierten Reproduktion (ART, assisted reproductive technologies), die diejenigen Maßnahmen bezeichnen, die zusätzlich zum Geschlechtsverkehr weitere Techniken zur Konzeption einsetzten.

Intrauterine Insemination

Die intrauterine Insemination (IUI) beschreibt das Einspülen von Spermien in die Gebärmutterhöhle nach deren Aufbereitung und Konzentration derjenigen Gameten, die eine höhere Chance haben, die Eizelle zu befruchten. Die Wahrscheinlichkeit, durch eine IUI eine Schwangerschaft zu erzielen, steigt mit der Kombination mit einer hormonellen Stimulation.

In-vitro-Fertilisation – IVF

Die In-vitro-Fertilisation (IVF) wurde erstmalig erfolgreich beim Menschen 1978 eingesetzt. Steptoe u. Edwards berichteten in diesem Jahr über die Geburt von Louise Brown, dem 1. Kind nach einer IVF, welches in Großbritannien geboren wurde [4].

Prinzipiell wurde die IVF entwickelt, um solchen Paaren zu helfen, bei denen die Partnerin keine funktionierenden Eileiter mehr besitzt. Ursächlich kommen hier z.B. frühere Operationen an den Eileitern oder deren operative Entfernung, entzündliche Veränderungen der Eileiter oder vorangegangene Extrauteringraviditäten in Frage.

Die Idee der IVF beruht darauf, die funktionell fehlenden Eileiter zu umgehen bzw. in ihrer Funktion – nämlich dem Transport von Gameten und Embryonen – zu ersetzen.

Hierzu werden nach ovarieller Stimulation der Eierstöcke unter ständigem Monitoring die einzelnen Follikel unter Ultraschallsicht transvaginal punktiert und die darin enthaltenen Eizellen abgesaugt. Im Labor werden diese dann mit Spermien des Partners zusammengebracht. Man spricht von einem homologen System. Werden Spermien eines Dritten verwendet, so handelt es sich um ein heterologes System.

Nach ca. 18–22 h können in den Eizellen bei erfolgreicher IVF die sog. Vorkerne gesehen werden. Diese stellen das morphologische Korrelat des organisierten genetischen Materials von weiblichem und männlichem Partner dar. Die Vorkerne verschwinden im weiteren Verlauf nach Verschmelzung der genetischen Information der beiden Partner. Sobald die Vorkerne nicht mehr darstellbar sind, spricht man von einer befruchteten Eizelle, einer Zygote, während vorher die Eizelle als imprägniert oder als im Vorkernstadium befindlich bezeichnet wird. Die genaue Trennung dieser Stadien ist insofern von Bedeutung, als der deutsche Gesetzgeber im Embryonenschutzgesetz (ESchG) für eine befruchtete Eizelle oder einen Embryo sehr viel stärkere Restriktionen festlegt als für eine unbefruchtete oder imprägnierte Eizelle.

So dürfen z.B. imprägnierte Eizellen für eine spätere Übertragung auf die Frau eingefroren werden. Dies erhöht die Chance im einzelnen Behandlungszyklus, reduziert aber die Belastung durch die hormonelle Stimulation, da eine solche im Falle einer Übertragung von zuvor eingefrorenen imprägnierten Eizellen in der Regel nicht notwendig ist.

Werden nun im Rahmen der IVF imprägnierte Eizellen identifiziert, muss in diesem Stadium die Auswahl derjenigen Zellen erfolgen, die für einen späteren Embryotransfer in Frage kommen. Maximal 3 Eizellen dürfen ausgewählt werden, alle anderen müssen entweder verworfen werden oder können – wie oben bereits erwähnt – für einen späteren Transferversuch eingefroren werden. Die Gefrierlagerung führt offensichtlich nicht zu einer Schädigung der Zellen. Allerdings ist der Einfrier- und Auftauvorgang selbst schon mit einer gewissen Reduktion der zur Verfügung stehenden Zellen verbunden, da eine Rate von ca. 30% der Eizellen hingenommen werden muss, die danach aufgrund morphologischer Veränderungen nicht mehr für einen Transfer in Frage kommen, da die Etablierung einer Schwangerschaft durch eben diese Eizellen extrem unwahrscheinlich wird.

Die ausgewählten Zellen werden dann in der Regel für weitere 24 h kultiviert, bevor sie dann in die Gebärmutterhöhle übertragen werden. Dieser Vorgang wird als Embryotransfer bezeichnet.

Intrazytoplasmatische Spermieninjektion (ICSI)

Nachdem die IVF ursprünglich für die tubare Sterilität entwickelt worden war, zeigte sich relativ rasch, dass auch andere Indikationsbereiche zunehmend erschlossen wurden – so insbesondere die männliche Infertilität.

Tabelle 1 zeigt diese Entwicklung eindrücklich an einer großen Zahl von Behandlungszyklen in der Zeit von fast 10 Jahren. Es wird aber aus den Angaben der Tabelle 2 deutlich, dass in den Fällen der männlichen Infertilität, d.h. insbesondere bei auffälligem Spermiogramm, in einem deutlich reduzierten Prozentsatz mit einer Befruchtung von Eizellen und mit einem Embryotransfer und schließlich auch mit einer Schwangerschaft zu rechnen war.

Somit eröffnete zwar die IVF auch solchen Paaren eine gewisse Chance auf die Konzeption eines genetisch eigenen Kindes, diese Chance war aber bei Berücksichtigung des Aufwandes sehr gering. Auf der anderen Seite stand bis vor wenigen Jahren eigentlich keine Therapiealternative zur Verfügung.

1992 wurde allerdings in einem Beitrag im Lancet von einer Brüsseler Arbeitsgruppe über die 1. Schwangerschaften und Geburten nach ICSI berichtet. Es war den Reproduktionsmedizinern gelungen, einzelne Spermien in Eizellen zu injizieren und so eine Befruchtungsrate zu erreichen, die – bei allerdings hochpathologischem Spermiogramm – derjenigen entsprach, die ansonsten auch mit einer herkömmlichen IVF-Behandlung zu erreichen war. Ebenso war – und dies wiederum belegen Zahlen des deutschen IVF-Registers mit Behandlungszyklen aus dem Jahr 1999 – die Schwangerschaftsrate in dem Rahmen, wie sie ebenfalls nach einer herkömmlichen IVF zu erwarten war (s. Tabelle 2).

Tabelle 1. Die Entwicklung der Indikationsspektren zur IVF spiegelt wieder, welche Bedeutung die männliche Komponente in diesem Rahmen im Verlauf der Jahre in einem IVF-Programm gewonnen hat. 4169 Zyklen. (Daten der Universitätsfrauenklinik Bonn, nach Diedrich, mündliche Mitteilung)

Ursache	1981–1984 [%]	1985–1987 [%]	1988–1991 [%]
Tubar	92	75	67
Andrologisch	3	18	29
Idiopathisch	5	7	4

Tabelle 2. Gezeigt sind die Ergebnisse der IVF bei unauffälligem Spermiogramm (Normozoospermie) sowie bei verschiedenen Spermiogrammpathologien. Es wird deutlich, dass im 2. Falle mit einem deutlich reduzierten Therapieerfolg zu rechnen ist. Dahingehend zeigen die Daten des Deutschen IVF-Registers, dass bei Anwendung der ICSI bei gleichzeitiger Spermiogrammpathologie dieselben Erfolge wie nach einer herkömmlichen IVF mit unauffälligen Spermien erwartet werden können. (Daten nach [1, 2])

	Normozoospermie	Spermiogramm-pathologie + IVF	Spermiogramm-pathologie + ICSI
Patientinnen [n]	625	530	20658
Fertilisation [%]	98	51	96
Transferrate [%]	96	48	95
Schwangerschaften/Transfer [%]	19	4	25

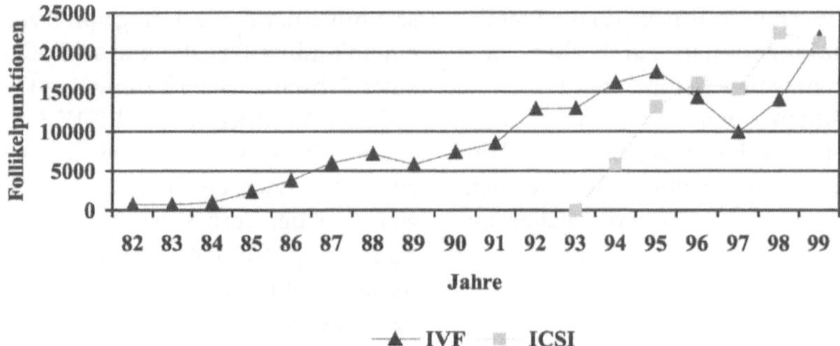

Abb. 1. Gezeigt sind die Zahlen der Behandlungszyklen zur herkömmlichen IVF und ICSI im Laufe der vergangenen Jahre in Deutschland. Mittlerweile werden über 20000 Behandlungen zur IVF und ICSI durchgeführt, mehr als 50000/Jahr. (Daten nach [2])

Mittlerweile sind mehrere 100000 Kinder nach ICSI weltweit geboren worden. Über 20 Studien konnten kein erhöhtes Risiko für angeborene Fehlbildungen zeigen. Auch die postpartale Entwicklung scheint bei kritischer Bewertung prospektiv kontrollierter Studie keine Auffälligkeiten zu bieten.

Sicherlich sind weitere, umfangreiche Studien notwendig, die Statistik des Deutschen IVF-Registers zeigt jedoch eindrücklich, welche Bedeutung mittlerweile die ICSI-Behandlung auch in Deutschland gewonnen hat: die Zahl der Zyklen entspricht im Wesentlichen derjenigen der herkömmlichen IVF und liegt bei über 20000 Behandlungen/Jahr (Abb. 1).

Die ovarielle Stimulation

Die ovarielle Stimulation hat die Induktion einer simultanen Reifung einzelner oder mehrerer Follikel zum Ziel. So kann die Aussicht auf die Etablierung einer Schwangerschaft im Rahmen einer Sterilitätstherapie erhöht werden.

Durchführung

Die einfachste Form der hormonellen Stimulation ist noch immer die unter Verwendung von Clomifenzitrat. Hier können 50–150 mg täglich vom 3. bis zum 7. Zyklustag eingesetzt werden, um die Reifung von 1–2 Follikeln zu induzieren. Eine Reifung multipler Follikel ist jedoch auch mit dieser Medikation nicht ausgeschlossen. Aufgrund der oralen Anwendbarkeit ist dieses Medikament zu Beginn einer Behandlung ideal geeignet. Allerdings ist eine Anwendung über mehr als 6 Zyklen – bei Ansprechen der Ovarien, aber Ausbleiben einer Schwangerschaft – wenig sinnvoll.

Im nächsten Schritt bietet sich die Stimulation unter Verwendung von Gonadotropinen an, die ab dem 2. oder 3. Zyklustag als i.m.- oder s.c.-Applikation gegeben werden. Wird eine monofollikuläre Reifung angestrebt, wie z.B. bei einer Optimierung der Konzeption durch Geschlechtsverkehr oder im Rahmen einer IUI, so sollte die initiale Dosis mit einer Ampulle (d.h. 75 IE FSH) gewählt werden. Spätestens ab dem 9. oder 11. Zyklustag sollte eine sonographische Kontrolle erfolgen, um die Stimulationsbehandlung zu individualisieren. Auf dieses Monitoring wird weiter unten noch eingegangen werden.

Wird wie bei der IVF eine polyfollikuläre Reifung gewünscht, um den Behandlungserfolg zu optimieren, ist der Einsatz von GnRH-Analoga das Mittel der Wahl. Mehr als 70% aller Behandlungen in Deutschland werden im sog. langen Protokoll durchgeführt. Hier wird ein GnRH-Agonist in der Regel in der Lutealphase des vorangehenden Zyklus gegeben. Nach ca. 10–14 Tagen kann eine Suppression der hypophysären

Sekretion von endogenen Gonadotropinen erwartet werden, so dass dann ohne Gefahr eines vorzeitigen Anstiegs des endogenen LH mit konsekutiver zu früher Auslösung der Ovulation die ovarielle Stimulation mit Gonadotropinen begonnen werden kann. Mit diesem Protokoll sind optimale Schwangerschaftsraten erreichbar, die Notwendigkeit eines Abbruchs der aufwendigen Stimulation aufgrund eines vorzeitigen LH-Anstieges liegt bei unter 1%.

Schließlich existiert mit Einführung der GnRH-Antagonisten eine interessante und für die Patientinnen sehr angenehme Alternative zum langen Protokoll. GnRH-Antagonisten können während der ovariellen Stimulation gegeben werden und führen innerhalb von wenigen Stunden zu einer kompletten Suppression der hypophysären Gonadotropinsekretion. Dies bedeutet, dass im Spontanzyklus die Stimulationsbehandlung am 2. oder 3. Zyklustag begonnen werden kann und erst später der GnRH-Antagonist eingesetzt werden muss. Dies verkürzt die Behandlung und hat zu einer signifikanten Reduktion von Nebenwirkungen geführt. Eine ausführliche Darstellung der Möglichkeit der Stimulation im langen Protokoll bzw. unter Verwendung von GnRH-Antagonisten findet sich z.B. bei Ludwig et al. [3].

Kontrolle

Jede ovarielle Stimulation muss kontrolliert werden. Hier ist die transvaginale Befundung der ovariellen Follikelreifung das Mittel der Wahl. Hiermit kann beurteilt werden, wie viele Follikel heranreifen und wann mit einer reifen Eizellen in den jeweiligen Follikeln gerechnet werden kann.

Reifen in einem Zyklus zur IUI oder bei geplantem Geschlechtsverkehr mehr als 2 oder 3 Follikel heran, sollte die Stimulation abgebrochen und das betroffene Paar über das extrem erhöhte Risiko einer Mehrlingsschwangerschaft aufgeklärt werden. Bereits bei Vorliegen von 2 Follikeln mit einer Größe von über 15 mm muss ebenfalls eine Aufklärung über das Risiko einer Zwillingsschwangerschaft mit den etwa möglichen Folgen für die werdende Mutter und die Kinder – insbesondere auch hinsichtlich der Gefahren durch die Frühgeburtlichkeit – erfolgen.

Bei einer Follikelgröße von über 18 mm kann die Ovulation durch exogene Gabe von hCG (humanes Choriongonadotropin) in einer Dosis von 5000–10000 IE ausgelöst werden.

Eine zusätzliche Bestimmung von Estradiol unter der Stimulation hilft insbesondere dem Anfänger, den sonographischen Eindruck der reifenden Follikel von Tag zu Tag zu kontrollieren. Ferner kann der Estradiolspiegel Hinweise dahingehend liefern, inwieweit mit Komplikationen durch ein ovarielles Hyperstimulationssyndrom (OHSS) zu rechnen ist. Dies ist die wesentlichste Komplikationsmöglichkeit einer jeden ovariellen Stimulationsbehandlung.

Es muss klargestellt sein, dass die Durchführung einer ovariellen Stimulation ohne sonographische Follikulometrie verantwortungslos ist und einem ärztlichen Kunstfehler entspricht.

Komplikationen

Das OHSS ist – wie bereits erwähnt – die schwerwiegendste Komplikation der ovariellen Stimulation. Hierbei kommt es durch Produktion vasoaktiver Substanzen im stimulierten Ovar zu einer Verschiebung von Flüssigkeit aus dem Intravasalraum in den sog. „Dritten Raum". Das heißt, es kommt zur Bildung von Aszites, Pleuraergüssen, Ödemen und gelegentlich auch Perikardergüssen. Dies führt zu einer subjektiven Beeinträchtigung der Patientin, aber insbesondere auch zu einem Anstieg des Hämatokrits mit konsekutiver Erhöhung des Thromboembolierisikos. Dies nicht zuletzt auch deswegen, weil es zusätzlich zur Erhöhung des Hämatokrits zu einer Veränderung der Gerinnungseigenschaften des Blutes im Sinne einer Hyperkoagulabilität kommt.

Eine Patientin mit schwerem OHSS gehört in die stationäre Behandlung einer entsprechend erfahrenen und ausgestatteten Klinik. Die Absenkung des Hämatokrits durch intravasale Flüssigkeitszufuhr ist hierbei das 1. Mittel der Wahl, auf dem der gesamte therapeutische Ansatz beruht. Zusätzlich muss die Nierenfunktion durch strenge Bilanzierung kontrolliert und ggf. auch durch die Gabe von Dopamin unterstützt werden. Eine Thromboseprophylaxe durch niedermolekulares Heparin ist selbstverständlich. Eventuell muss bei entsprechender subjektiver Beeinträchtigung der Patientin eine Entlastung des Aszites oder der Pleuraergüsse durch Parazentese erfolgen.

Lutealphasenunterstützung

Aufgrund der bisher vorliegenden Daten muss die Lutealphase nach ovarieller Stimulation ebenfalls hormonell unterstützt werden. Hierzu bietet sich die Gabe von hCG oder Progesteron (transvaginal) an. Da die Gabe von hCG mit einer parenteralen Applikation verbunden ist und ein erhöhtes Risiko eines OHSS nach sich zieht, sollte der Gabe von Progesteron der Vorzug gegeben werden. Es ist nach prospektiv randomisierten Studien der Gabe von hCG gegenüber äquieffizient.

Komplikationen der Sterilitätsbehandlung

Neben dem OHSS ist das ratsuchende Paar über Komplikationen der Sterilitätsbehandlung, das genannte Mehrlingsrisiko und die Möglichkeit einer Verletzung im Rahmen der Follikelpunktion aufzuklären.

Das Mehrlingsrisiko ist deutlich abhängig von der Zahl der reifen Follikel bzw. der Zahl der transferierten Embryonen bei einer IVF-Therapie. Daher ist streng abzuwägen zwischen der Möglichkeit, die Schwangerschaftsraten durch eine hohe Zahl von Follikeln bzw. eine maximale Zahl transferierter Embryonen zu erhöhen und auf der anderen Seite, das Mehrlingsrisiko zu minimieren. Man kann – im Rahmen der IVF-Behandlung – davon ausgehen, dass bei Patientinnen unterhalb des 35. Lebensjahres bei ansonsten unauffälliger Anamnese der Transfer von 2 Embryonen mit demselben Erfolg verbunden ist wie derjenige von 3 Embryonen. Das Mehrlingsrisiko kann allerdings um bis zu 8% reduziert werden, wenn regelmäßig nur 2 Embryonen transferiert werden.

Das Risiko einer Verletzung im Rahmen der Follikelpunktion liegt in erfahrenen Händen eher im Promillebereich. Dennoch ist eine Aufklärung aufgrund des Wahlcharakters dieser Behandlung in besonderem Maße erforderlich.

Erfolge der Sterilitätsbehandlung

Bei der anovulatorischen Patientin kann in bis zu 90% – je nach Zusammensetzung des Kollektivs – allein durch die Anwendung von Clomifencitrat innerhalb eines halben Jahres eine Schwangerschaft erzielt werden. Die Erfolge der IVF- bzw. IVF/ICSI-Behandlung sind als gleich anzusehen, wobei aber, wie bereits weiter oben ausgeführt, bei einer schweren männlichen Infertilität mit einer IVF allein in weniger als 5% der Fälle überhaupt Schwangerschaften erzielt werden können.

Die Schwangerschaftsraten liegen bei ca. 23–25%/Embryotransfer, die Rate einer Geburt/Embryotransfer bei ca. 18%. Diese Erfolgsraten sind deutlich abhängig vom Alter der Patientin, wobei ca. bis zum 40. Lebensjahr die Rate relativ konstant bleibt, danach jedoch deutlich abfällt. Bereits ab dem 35. Lebensjahr ist jedoch mit einer Reduktion der Erfolgschance zu rechnen.

Jedes ratsuchende Paar ist darüber aufzuklären, dass je nach Zahl der transferierten Embryonen mit einer mehr oder weniger hohen Rate an Mehrlingsschwangerschaften zu rechnen ist. Beim Transfer von 3 Embryonen, was unter der Bedingungen des ESchG das Maximum darstellt, ist bei einer durchschnittlichen Konzeptionschance mit einer Zwillingsrate von 20% und einer Drillingsrate von 3–5% der Schwangerschaften zu rechnen. Dies kann, wie bereits erwähnt, durch eine restriktive individuelle Anpassung der Zahl transferierter Embryonen deutlich reduziert werden.

Insgesamt darf man annehmen, dass in 50% der Fälle einer IVF-Behandlung nach 3–4 Versuchen Paare auf die Geburt eines Kindes hoffen dürfen.

Fazit

Die Sterilitätsbehandlung ist eine Technik, die nunmehr auch in Deutschland eine breite Anwendung erfährt. Während die diagnostische Abklärung der Sterilitätsursachen, auf die hier aufgrund des begrenzten Umfanges nicht eingegangen werden soll, durchaus etwas ist, was auch in der frauenärztlichen Praxis erfolgen kann, ist die Durchführung einer hormonellen Stimulation und insbesondere die Anwendung von Techniken der assistierten Reproduktion mit einer zusätzlichen Ausrüstung, Kenntnis und entsprechenden Laboreinrichtungen verbunden. Sie gehört daher in die Hand eines Erfahrenen.

Wird eine ovarielle Stimulation in der täglichen Praxis durchgeführt, muss gewährleistet sein, dass – auch nach Applikation von Clomifencitrat – bis zur Ovulationsauslösung eine engmaschige Follikulometrie durchgeführt werden kann. Nur dann kann ein optimale Aussicht auf Erfolg bei Minimierung der Gefahr von Komplikationen gewährleistet werden.

Literatur

1. Alpüstün S, Al-Hasani S, Diedrich K, Bauer O, Werner A, Krebs D (1994) In-vitro-Fertilisation – Prognostische Faktoren. Geburtsh Frauenheilkd 53: 351–355
2. Felberbaum RE (1999) Das Deutsche IVF-Register (DIR). Reproduktionsmedizin 15: 249–253
3. Ludwig M, Felberbaum RE, Diedrich K (1999) Interactions of GnRH analogues and gonadotrophins. In: Adashi EY, Baird DT, Crosignani PG (eds) Gonadotrophins and fertility, 1st ed. Christengraf, Rom, pp 125–143
4. Steptoe PC, Edwards RG (1978) Birth after the reimplantation of a human embryo [letter]. Lancet 2: 366

Das IVF-Register der Bundesrepublik Deutschland

R. FELBERBAUM

MERKE:

1. Allein die zuverlässige Auswertung der durch die Fortpflanzungsmedizin erzielten Ergebnisse und deren öffentliche Diskussion kann es erlauben, deren gesellschaftliche Akzeptanz als sichere und erfolgreiche Behandlungsform zu erhöhen und gleichzeitig Missverständnissen vorzubeugen. Außerdem stellt eine solche Analyse ein wertvolles Hilfsmittel zur verlässlichen Beratung der betroffenen Paare dar.
2. Für Deutschland liegen Daten zu reproduktionsmedizinischen Behandlungen seit 1982 vor. Das Deutsche IVF-Register erlaubt neben einer hervorragenden Darstellung der historischen Entwicklung der Reproduktionsmedizin in Deutschland sehr exakte Aussagen zur aktuellen Situation.
3. 1999 wurden mindestens 21880 Behandlungen zur In-vitro-Fertilisation (IVF) und 21244 Behandlungen zur intrazytoplasmatischen Spermieninjektion (ICSI) durchgeführt. Die klinischen Schwangerschaftsraten/durchgeführtem Embryotransfer betrugen 24,28% nach IVF und 24,68% nach ICSI. 7661 Behandlungen zur Rücksetzung kryokonservierter Eizellen im Pronukleusstadium wurden dokumentiert, wobei die erzielte Schwangerschaftsrate 13,32%/Embryotransfer betrug.
4. Die sog. „Baby-take-home-Rate" (Anzahl der Geburten durch die Anzahl der durchgeführten Behandlungen in %) beträgt 13,6 nach IVF, 15,10 nach ICSI und 9,37% nach Kryotransferbehandlung.
5. Das Deutsche IVF-Register ermöglicht es, verlässliche Daten zu Geburtsgewicht und Schwangerschaftswoche von 13768 im Zeitraum von 1997–2000 geborenen Kindern nach IVF oder nach ICSI zu liefern, ohne dabei Unterschiede zwischen den beiden Verfahren festzustellen. 40% aller nach assistierter Reproduktion in Deutschland geborenen Kinder sind Mehrlinge.
6. Das Deutsche IVF-Register weist eine klare Korrelation zwischen der Zahl der geborenen Mehrlinge und der Zahl der zurückgesetzten Embryonen nach.

Einleitung

Durch die in den letzten 22 Jahren seit der Geburt von Louise Brown gemachten Fortschritte in der Methode der In-vitro-Fertilisation (IVF) und in der hierfür notwendigen Stimulationsbehandlung der menschlichen Eierstöcke ist es gelungen, aus einer ursprünglich experimentellen eine klinisch fest etablierte Behandlungsform mit akzeptabler Erfolgswahrscheinlichkeit zu machen [1]. Schließlich wurde es durch die 1992 erstmals publizierte Technik der Intracytoplasmatischen Spermieninjektion (ICSI) möglich, die Behandlung der männlich bedingten Unfruchtbarkeit zu revolutionieren [9]. Die Tatsache, dass die menschlichen Keimzellen und auch der menschliche Embryo medizinisch verfügbar geworden waren, weckten ein enormes öffentliches Interesse. Die moderne humane Reproduktionsmedizin focussiert auf die biologischen Grundlagen der menschlichen Existenz und führt damit zwangsläufig in Grenzgebiete der Rechtsprechung, Ethik und Religion. Gleichzeitig bestand von Anfang an die Sorge, dass die Schwangerschaftsmorbidität ebenso wie die neonatale Morbidität und Mortalität dieser durch assistierte Reproduktion entstandenen Kinder erhöht sein könnten. Daher erscheint die Forderung der Öffentlichkeit nach Information und Transparenz in diesem hochsensiblen Bereich der Humanmedizin mehr als gerechtfertigt. Allein die zuverlässige Auswertung der durch die Fortpflanzungsmedizin erzielten Ergebnisse und deren öffentliche Diskussion, ebenso wie die langfristige Verfolgung und Untersuchung der geborenen Kinder kann es erlauben, die gesellschaftliche Akzeptanz der humanen Reproduktionsmedizin als sichere und erfolgreiche Behandlungsform zu erhöhen und gleichzeitig Missverständnissen vorzubeugen.

Um dieser Aufgabe gerecht zu werden, bemühen sich nationale Register in 19 europäischen Staaten um die Datenerhebung und Datenauswertung für die durchgeführten Behandlungen, erzielten Schwangerschaften und geborenen Kinder. Dabei nimmt das britische IVF-Register der „Human Fertilisation and Embrology Authority (HFEA)“ eine Sonder- und Vorbildstellung ein. In diesem Fall wird das Register von einer behördlichen Einrichtung getragen und die verpflichtende Datenübermittlung durch die praktizierenden Zentren mit einer strengen Kontrollfunktion verknüpft. Dies erlaubt eine unvergleichliche Qualität und Härte der erhobenen Daten [2].

Für Deutschland liegen Daten des Deutschen IVF-Registers (DIR) zu reproduktionsmedizinischen Behandlungen seit 1982 vor. Die Tatsache, dass diese 1. Arbeitsgruppen, die 1982 noch alle universitäre Einrichtungen waren, die Notwendigkeit einer solchen zentralen Datenerfassung eingesehen haben, kann nicht hoch genug gewürdigt werden. Da zu diesem Zeitpunkt noch keinerlei rechtliche Regulatorien bestanden, war dies eine aus freien Stücken unternommene Anstrengung. Über die Jahre hat die Zahl der teilnehmenden Zentren und die der registrierten Behandlungen deutlich zugenommen. Die Tatsache, dass im Jahre 1999 93 reproduktionsmedizinische Einrichtungen an der Datenerhebung teilgenommen haben, zeigt, dass weitestgehend Einvernehmen in die Notwendigkeit einer solchen Maßnahme zur Qualitätssicherung besteht. Dies spiegelt sich auch in der hohen Zahl von 64617 dokumentierten Behandlungen wider. Sicherlich hat die 2. Novellierung der Richtlinien zur Durchführung der assistierten Reproduktion durch die Bundesärztekammer mit der ausdrücklichen Einbindung des Deutschen IVF-Registers wesentlich zu diesem Resultat beigetragen [12]. Wie bereits im vorherigen Jahr wurden die Behandlungsergebnisse für 1999 durch ein bundesweit eingesetztes Computererfassungsprogramm erhoben. Da dieses Erfassungsprogramm eine vollständige Eingabe aller relevanten Daten verlangt, um den jeweiligen Behandlungszyklus in die allgemeine Auswertung eingehen zu lassen, hat die Qualität der Daten ein hohes Niveau erreicht. Das Deutsche IVF-Register erlaubt neben einer hervorragenden Darstellung der historischen Entwicklung der Reproduktionsmedizin in Deutschland sehr exakte Aussagen zur aktuellen Situation [3–5].

Die Etablierung eines nationalen Standards in der Reproduktionsmedizin – ein lohnendes Ziel?

Die Qualität der erhobenen Daten, ihre „Härte", und die Möglichkeit, das Deutsche IVF-Register als Instrument zur Qualitätssicherung zu gebrauchen, war und ist auch weiterhin ein umstrittenes Thema. Um Qualität messen zu können, benötigt man in der Medizin klar definierte Standards. Aber solche Standards fehlen häufig in der assistierten Reproduktion, national und international. Fast jeder Schritt in der Behandlung eröffnet verschiedene Möglichkeiten, die wiederum Anlass zur Diskussion geben. Dies mag die korrekte Indikationsstellung für die IVF oder IVF mit intrazytoplasmatischer Spermieninjektion (ICSI) betreffen, die verschiedenen Stimulationsprotokolle, die Unterstützung der Gelbkörperphase, die Zahl der zurückzusetzenden Embryonen usw. Allerdings könnte ein valides nationales Register die Etablierung einer Art von nationalem Standard erlauben. Dies erscheint um so wichtiger, als die Bedingungen, unter denen die Techniken der assistierten Reproduktion angewendet werden können, von Land zu Land verschieden sind. Es stellt einen großen Unterschied dar, ob die Regelungen eines Embryonenschutzgesetzes wie in Deutschland greifen, oder aber keinerlei juristische Vereinbarungen getroffen wurden [6]. Dies wiederum kann von großer Bedeutung für die korrekte Information und Aufklärung der betroffenen Paare selbst sein. Die Vorstellungen, was die assistierte Reproduktion an Erfolgswahrscheinlichkeit und Schwangerschaftsraten zu erreichen vermag, sind oft deutlich überhöht gegenüber dem, was ein IVF-Zentrum leisten kann [2]. Ein nationaler Standard – in verständlicher Form publiziert – könnte den betroffenen Paaren helfen, ihre Wahl für ein IVF-Zentrum, dem sie ihre Behandlung anvertrauen wollen, zu treffen. Auf der anderen Seite könnte es ein Anreiz sein für solche Arbeitsgruppen, die den nationalen Standard nicht einhalten können, ihre Therapiemodalitäten entsprechend zu ändern.

Das Deutsche IVF-Register

Das Deutsche IVF-Register ist eine Einrichtung der Deutschen Gesellschaft für Gynäkologie und Geburtshilfe (DGGG e.V.) mit eigener Geschäftsordung. Das Deutsche IVF-Register wird getragen von der Deutschen Gesellschaft für Gynäkologische Endokrinologie und Fortpflanzungsmedizin (DGGEF) und dem Bundesverband Reproduktionsmedizinischer Zentren (BRZ). Sitz der Bundesgeschäftsstelle des Deutschen IVF-Registers ist z.Z. die Landesärztekammer Schleswig-Holstein, Bismarckallee 8–12, 23795 Bad Segeberg, unter der Schirmherrschaft der Bundesärztekammer in Köln. Das Deutsche IVF-Register stellte bisher einen freiwilligen Zusammenschluss aller in Deutschland die Techniken der assistierten Reproduktion ausübenden medizinischen Einrichtungen dar. Seit der 2. Novellierung der Richtlinien zur Durchführung der assistierten Reproduktion in Deutschland durch die Bundesärztekammer im Jahre 1998 ist die Teilnahme jedoch verpflichtend geworden [12]. So heißt es hier wörtlich: 4.3.1: „Zum Zwecke der Verfahrens- und Qualitätssicherung richten die Ärztekammern gemeinsam ein Dokumentationszentrum ein (Deutsches IVF-Register = DIR). Jede Arbeitsgruppe hat eine EDV-gestützte Dokumentation entsprechend dem Fragenkatalog des Deutschen IVF-Registers zu erstellen". Im Kommentar zu diesen novellierten Richtlinien zur Durchführung der assistierten Reproduktion wird sogar die prospektive Dateneingabe gefordert, was einen erheblichen qualitativen Fortschritt für das Register darstellt.

Material und Methode

Vor 1997 konnten die Behandlungsdaten und Behandlungsergebnisse als schriftlicher Fragebogen oder aber als Computerdatei unter Benutzung eines D-Base-Programms dem Deutschen IVF-Register zur Auswertung zur Verfügung gestellt werden. Seit 1997 wurde bei allen am DIR teilnehmenden Zentren ein auf der

Basis von „file-maker-pro®" entwickeltes neues Datenerfassungsprogramm installiert. Seit diesem Zeitpunkt ist die Dateneingabe über einen Fragebogen nicht mehr möglich. Dabei deckt der Fragenkatalog des Datenerfassungsprogramms alle relevanten Aspekte der Behandlung zur assistierten Reproduktion ab. Die Dateneingabe selbst kann in retrospektiver oder aber prospektiver Form erfolgen. Im letzteren Fall muss die Anlage der Datei innerhalb von 8 Tagen nach Beginn der Stimulationsbehandlung - also zu einem Zeitpunkt, zu dem der Ausgang der Behandlung noch nicht abgesehen werden kann - erfolgen, damit der Behandlungszyklus als prospektiv erfasst gelten kann. Das Register versucht also, Kriterien, wie wir sie aus prospektiven klinischen Studien her gewohnt sind, auf die bundesweite Datenerhebung zu übertragen. Dies allein stellt schon ein wichtiges Qualitätskriterium dar. Es ist als außerordentlich erfreulich zu bezeichnen, dass über 86% der vollständig dokumentierten Behandlungen in prospektiver Form erhoben werden konnten. Bei 51111 prospektiv registrierten Behandlungen war es möglich, bei vielen Auswertungen auf die retrospektiv erhobenen Daten zu verzichten. Hinter diesen Tatsachen verbergen sich eine enorme Anstrengung und Arbeitsleistung der einzelnen teilnehmenden Zentren.

Ergebnisse des Deutschen IVF-Registers 1998

Das Deutsche IVF-Register (DIR) gibt einen ausgezeichneten historischen Überblick zur Entwicklung der assistierten Reproduktion in Deutschland. Während 1982 nur 742 Behandlungen zur In-vitro-Fertilisation in 5 Zentren im gesamten damaligen Bundesgebiet durchgeführt wurden, wurden 1992 bereits 12867 solcher Behandlungen registriert. Während 1993 ICSI in Deutschland noch nicht als Behandlungsmodalität durch das DIR registriert wurde, belaufen sich die Zahlen für 1995 auf 13.598 Zyklen und im Jahre 1999 auf 21244 Behandlungen für IVF mit ICSI/Jahr. Bereits 1996 wurden erstmals mehr ovarielle Stimulationen für die IVF mit ICSI als für die konventionelle IVF durchgeführt. Dies spiegelt den revolutionären Einfluss der intrazytoplasmatischen Spermieninjektion auf die Behandlung der männlichen Subfertilität wider. 1992 erstmals von Palermo et al. beschrieben, wird diese Methode nun in allen Zentren, die die konventionelle In-vitro-Fertilisation durchführen, gleichfalls angewendet [9]. Die Tatsache, dass die Zahl der ICSI-Behandlungen im Vergleich zum Vorjahr (23578) stagnierte, während die Zahl der konventionellen IVF-Behandlungen deutlich zugenommen hat, nämlich von 16763 Behandlungen im Jahr 1998 auf 21880 Behandlungen im Jahr 1999, ist sicherlich auch darauf zurückzuführen, dass der Bundesausschuß der Ärzte und Krankenkassen mit seiner Entscheidung vom Oktober 1997 die ICSI-Behandlung aus dem Leistungskatalog der gesetzlichen Krankenkassen herausgenommen hat (Tabelle 1).

Im Jahre 1999 wurden mindestens 21880 Behandlungen zur IVF und 21244 Behandlungen zur ICSI durchgeführt. Diese Zahlen unterstreichen nochmals die Bedeutung der männlich bedingten Sterilität in Deutschland und lassen die Diskriminierung der Paare, die aufgrund einer Einschränkung des Spermiogramms des männlichen Partners kein Kind bekommen können gegenüber solchen, die z.B. aufgrund einer Schädigung des Eiauffangmechanismus sich in reproduktionsmedizinische Behandlung begeben müssen, als unerträglich erscheinen. Tatsächlich stellt jedoch die Entscheidung des Bundesausschusses der Ärzte und Krankenkassen, die intrazytoplasmatische Spermieninjektion (ICSI) aus dem Leistungskatalog der gesetzlichen Krankenkassen herauszunehmen, eine solche eklatante Diskriminierung dar. Die

Tabelle 1. Anzahl der durchgeführten Behandlungen 1982, 1993, 1998 und 1999

	1982	1993	1998	1999
IVF	742	12941	16763	21880
ICSI	0	0	23578	21244

Entscheidung, wer sich einer solchen Behandlung unterziehen darf, fällt somit auf der Grundlage monetärer Überlegungen. Dabei können die Registerdaten eindeutig zeigen, dass es sich nicht um die Behandlung alter, bisher als hoffnungslos betrachteter Fälle von Paaren mit männlicher Sterilitätsproblematik handelt, sondern ein aktuelles Problem junger Paare darstellt.

Die durchschnittliche Dauer des unerfüllten Kinderwunsches unterscheidet sich nicht bei IVF- und ICSI-Paaren und liegt im Durchschnitt in beiden Kollektiven zwischen 3 und 5 Jahren. Die klinischen Schwangerschaftsraten/durchgeführtem Embryotransfer betrugen 24,28 % nach IVF und 24,68 % nach ICSI. Nach der Rücksetzung kryokonservierter und zu einem späteren Zeitpunkt aufgetauter Eizellen im Pronukleusstadium betrug die durchschnittliche Schwangerschaftsrate/durchgeführtem Embryotransfer immerhin 13,32 %. Die Abortrate nach IVF betrug 22,27 % und nach ICSI vergleichbare 21,47 %, während sie nach Kryokonservierung von Eizellen im Pronukleusstadium 22,34 % betrug (Tabelle 2) In Anbetracht der Einschränkungen und Auflagen, die das Deutsche Embryonenschutzgesetz macht, sind das sehr gute Behandlungsergebnisse, die auch den internationalen Vergleich nicht scheuen müssen. Selbst bei Verwendung von Spermien aus dem Nebenhoden oder aus Hodenbiopsien können Schwangerschaftsraten von über 20 %/durchgeführtem Embryotransfer erzielt werden. Dabei zeigt sich die eminente Bedeutung des Lebensalters der betroffenen Frauen für die Wahrscheinlichkeit eines Behandlungserfolges. Liegen die Schwangerschaftsraten bis zum 39. Lebensjahr der Frau bei über 20 %, fallen sie danach dramatisch ab (Abb. 1 und Abb. 2). Dies bedeutet, dass es wichtig ist, bei der Behandlung

Tabelle 2. Schwangerschaftraten/Embryotransfer (%) nach IVF, ICSI und Kryokonservierung von Eizellen im Pronukleusstadium

	IVF	ICSI	Kryo
Behandlungszyklen [n]	21 468	20 658	2844
Klinische Schwangerschaften [n]	4400	4825	367
Schwangerschatsrate/ET [%]	24,28	24,68	13,32
Abortrate [%]	22,27	21,47	22,34

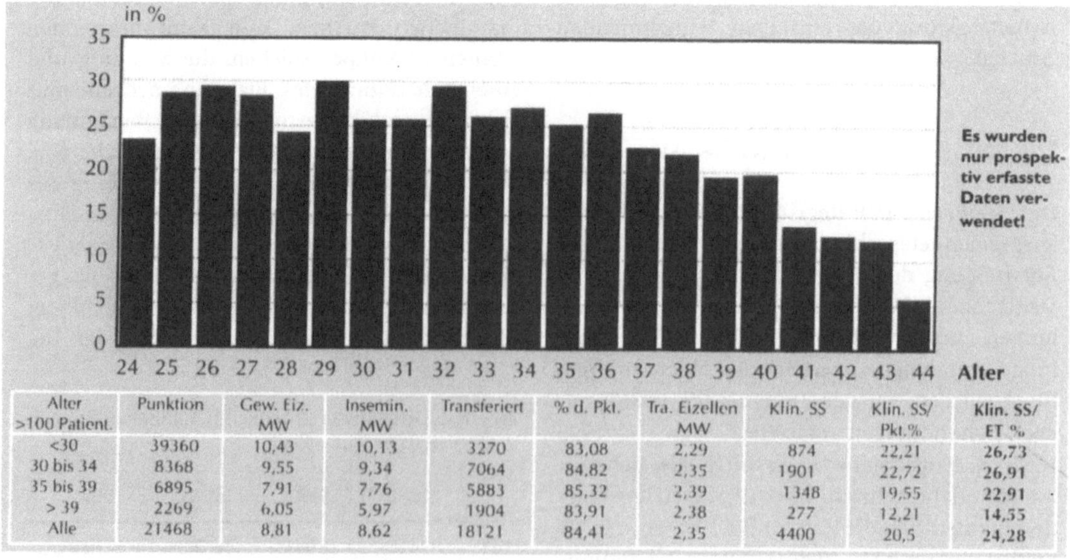

Alter >100 Patient.	Punktion	Gew. Eiz. MW	Insemin. MW	Transferiert	% d. Pkt.	Tra. Eizellen MW	Klin. SS	Klin. SS/ Pkt.%	Klin. SS/ ET %
<30	39360	10,43	10,13	3270	83,08	2,29	874	22,21	26,73
30 bis 34	8368	9,55	9,34	7064	84,82	2,35	1901	22,72	26,91
35 bis 39	6895	7,91	7,76	5883	85,32	2,39	1348	19,55	22,91
> 39	2269	6,05	5,97	1904	83,91	2,38	277	12,21	14,55
Alle	21468	8,81	8,62	18121	84,41	2,35	4400	20,5	24,28

Abb. 1. Behandlungsergebnisse in Abhängigkeit vom Alter der Frau – IVF, 1999

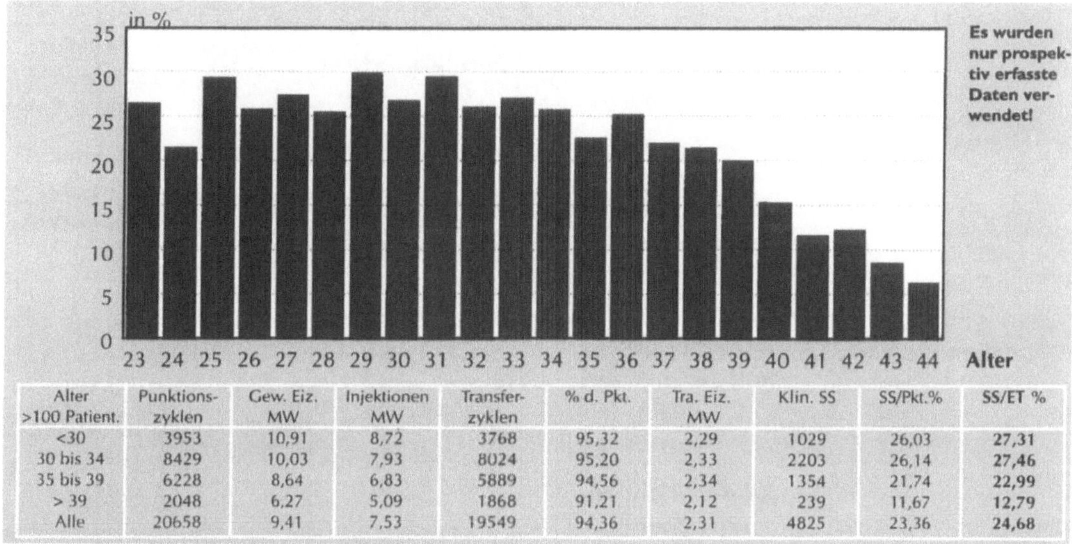

Alter >100 Patient.	Punktions-zyklen	Gew. Eiz. MW	Injektionen MW	Transfer-zyklen	% d. Pkt.	Tra. Eiz. MW	Klin. SS	SS/Pkt.%	SS/ET %
<30	3953	10,91	8,72	3768	95,32	2,29	1029	26,03	**27,31**
30 bis 34	8429	10,03	7,93	8024	95,20	2,33	2203	26,14	**27,46**
35 bis 39	6228	8,64	6,83	5889	94,56	2,34	1354	21,74	**22,99**
> 39	2048	6,27	5,09	1868	91,21	2,12	239	11,67	**12,79**
Alle	20658	9,41	7,53	19549	94,36	2,31	4825	23,36	**24,68**

Abb. 2. Behandlungsergebnisse in Abhängigkeit vom Alter der Frau – ICSI, 1999

steriler Paare keine wertvolle Zeit unnötig zu verlieren, z.B. durch Anwendung erwiesenermaßen nicht wirksamer konservativer Behandlungsformen.

Fertilisationsraten und Anzahl kryokonservierter Eizellen im Pronukleusstadium

Bei im Zeitintervall zwischen dem 1.1.1999 und dem 31.12.1999 durch Follikelpunktion in prospekiv dokumentierten Behandlungszyklen gewonnenen 397377 Eizellen wurden 189215 Eizellen für die IVF verwendet, während 194324 Eizellen durch ICSI behandelt wurden. Die Fertilisationsrate, berechnet als Zahl der normal fertilisierten Eizellen mit 2 Pronuklei, bezogen auf die Gesamtzahl der gewonnenen Eizellen, betrug 51,70 % nach IVF und 50,61 % nach ICSI. Im Durchschnitt wurden 1,99 Embryonen in den IVF-Behandlungen/Zyklus zurückgesetzt, während 2,31 Embryonen im Durchschnitt nach ICSI-Behandlung/Zyklus transferiert wurden (Abb. 3) Bei 97823 Eizellen mit 2 Pronuklei nach IVF wurden 45501 weiter für den Embyotransfer kultiviert, 21039 kryokonserviert und der Rest entsprechend 31.283 Eizellen im Pronukleusstadium (32 %) verworfen. Bei der ICSI-Behandlung stellen sich die Verhältnisse ähnlich dar. Bei 98357 Eizellen mit 2 Pronuklei nach ICSI wurden 50749 weiter für den Embryotransfer kultiviert, 25866 kryokonserviert, und der Rest entsprechend 21743 Eizellen im Pronukleusstadium (22 %) verworfen. Von einer mittleren Schwangerschaftsrate von 13,32 % per ET nach Rücksetzung kryokonservierter PN-Eizellen ausgehend, erscheint diese Politik schwierig zu akzeptieren, um so mehr angesichts der Tatsache, dass 75 von 92 Zentren die Kryotechnik vorhalten. Es erscheint unklar, ob hier finanzielle Probleme eine Rolle spielen, die die Paare dazu verleiten, auf diese Zusatzleistung zu verzichten, oder ob von den Zentren bewusst der „frische" Zyklus nach Möglichkeit angestrebt wird. Auf jeden Fall werden hier wertvolle natürliche Ressourcen verschwendet und eine Möglichkeit, die Effektivität der Behandlung bei geringer Belastung für die Patientinnen zu erhöhen, nicht wahrgenommen.

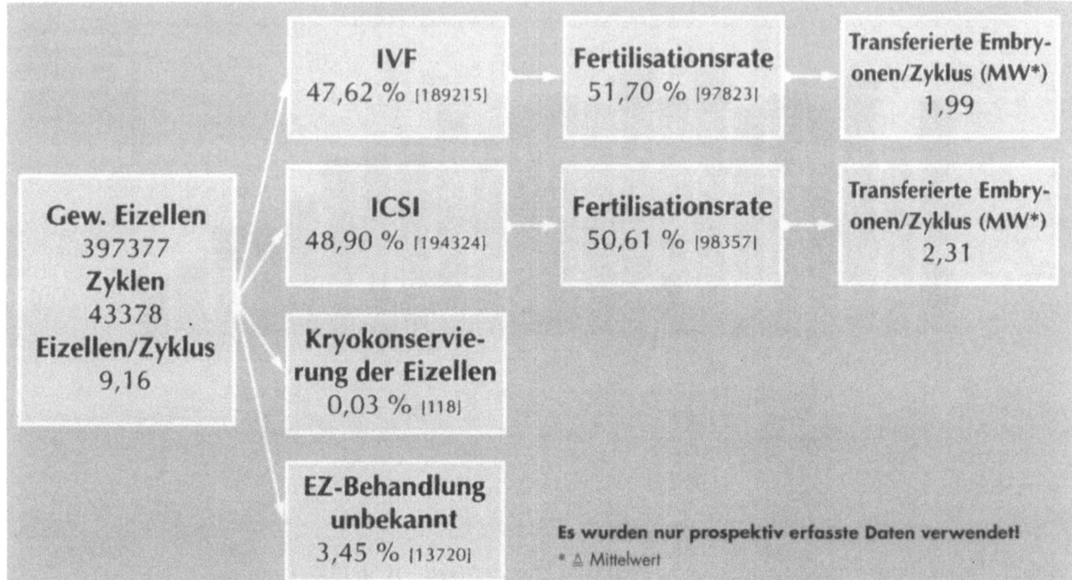

Abb. 3. Fertilisationsraten nach In-vitro-Fertilisation (IVF) und intrazytoplasmatischer Spermieninjektion (ICSI) für das Jahr 1999

In Deutschland geborene Kinder nach assistierter Reproduktion 1997–1999

Im Jahre 2000 war das Deutsche IVF-Register in der Lage, konkrete Angaben zu Geburtsgewicht und Gestationsalter von insgesamt 13768 zwischen 1997 und 2000 nach Maßnahmen der assistierten Reproduktion geborenen Kindern zu machen. Dabei konnte gezeigt werden, dass bei 2919 nach im Jahre 1999 durchgeführten reproduktionsmedizinischen Maßnahmen geborenen Einlingen das mediane Gestationsalter zum Zeitpunkt der Geburt 39 Schwangerschaftswochen betrug. Im Median wogen diese Einlinge zum Zeitpunkt der Geburt 3320 g (Abb. 4). Dies sind erfreulich normale Werte, die sich mit den Ergebnissen von Wennerholm et al. decken, die für eine Population von ICSI-Kindern ein mittleres Geburtsgewicht von 3470 g errechneten [13]. Allerdings weisen die deutschen Daten eine Frühgeburtlichkeit vor der vollendeten 37. SSW von 10% auf, was deutlich gegenüber der Verteilung in einer Normalpopulation erhöht ist (5,6%). Dabei gilt es zu berücksichtigen, dass die Daten des DIR in diesem Fall nicht nach IVF und ICSI differenzieren. Hier konnte wiederum die Gruppe von Wennerholm et al. eine höhere Inzidenz der Frühgeburtlichkeit im IVF-Kollektiv ermitteln gegenüber dem ICSI-Kollektiv. Diese wurde auf das durchschnittlich höhere Lebensalter der IVF-Patientinnen zurückgeführt.

Bei Zwillingen und Drillingen verändern sich die Verhältnisse dramatisch. Während die Zwillinge im Median in der 36. SSW geboren wurden und zu diesem Zeitpunkt im Median 2400 g wogen, lag der Median des Gestationsalters zum Zeitpunkt der Geburt bei den Drillingen bei nur 32 SSW. Die Drillinge wogen zu diesem Zeitpunkt im Median nur 1600 g. Dabei stieg die Frühgeburtlichkeit vor der vollendeten 37. SSW bei den Zwillingen auf 52%. Bei den Drillingen wiesen nur 1,2% der geborenen Kinder ein Gestationsalter jenseits der vollendeten 37. SSW auf (Abb. 5 und Abb. 6) Diese Daten bedürfen eigentlich keiner weiteren Kommentierung. Die Rate der Mehrlingsschwangerschaften nach assistierter Reproduktion muss gesenkt werden,

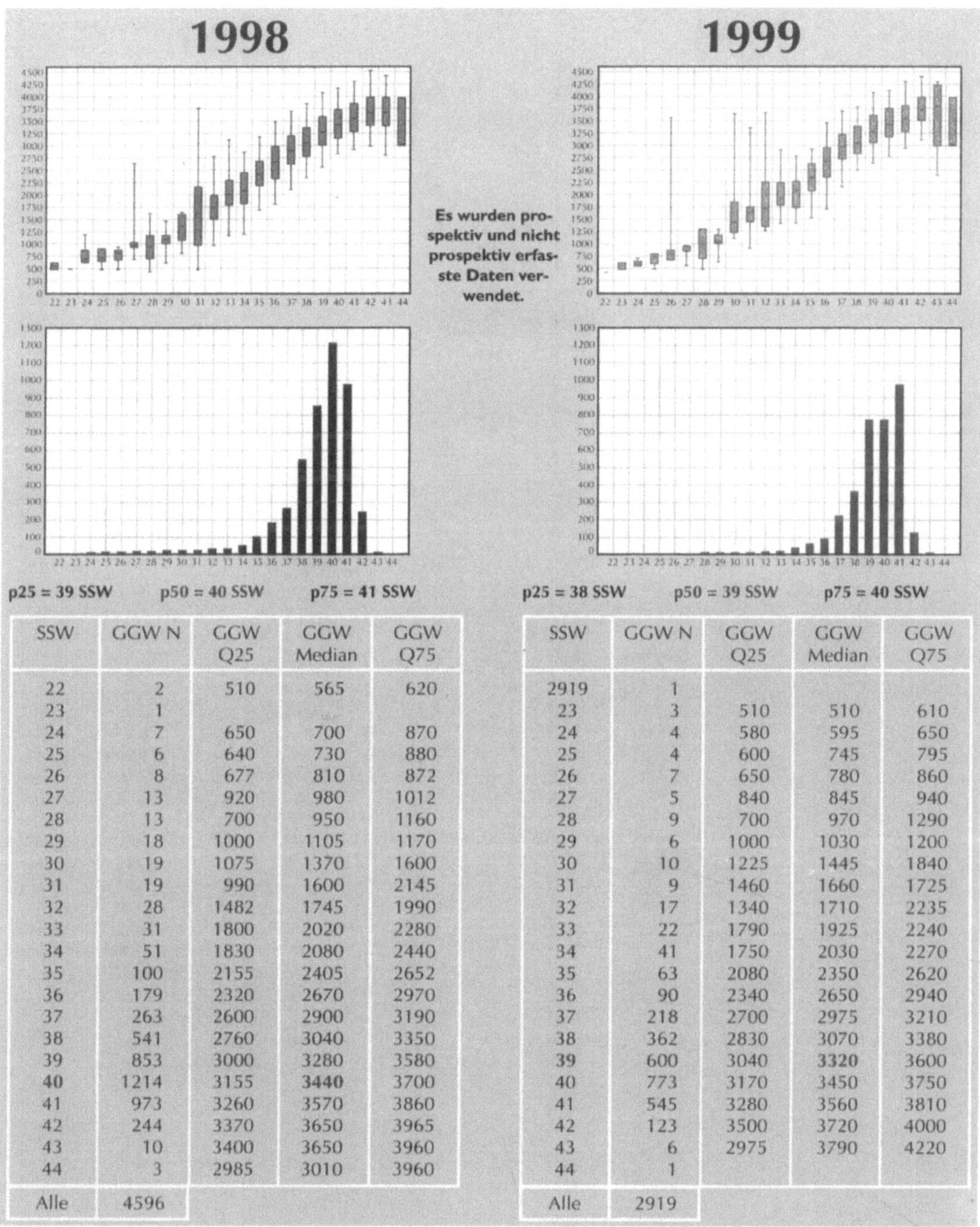

SSW	GGW N	GGW Q25	GGW Median	GGW Q75
22	2	510	565	620
23	1			
24	7	650	700	870
25	6	640	730	880
26	8	677	810	872
27	13	920	980	1012
28	13	700	950	1160
29	18	1000	1105	1170
30	19	1075	1370	1600
31	19	990	1600	2145
32	28	1482	1745	1990
33	31	1800	2020	2280
34	51	1830	2080	2440
35	100	2155	2405	2652
36	179	2320	2670	2970
37	263	2600	2900	3190
38	541	2760	3040	3350
39	853	3000	3280	3580
40	1214	3155	3440	3700
41	973	3260	3570	3860
42	244	3370	3650	3965
43	10	3400	3650	3960
44	3	2985	3010	3960
Alle	4596			

SSW	GGW N	GGW Q25	GGW Median	GGW Q75
2919	1			
23	3	510	510	610
24	4	580	595	650
25	4	600	745	795
26	7	650	780	860
27	5	840	845	940
28	9	700	970	1290
29	6	1000	1030	1200
30	10	1225	1445	1840
31	9	1460	1660	1725
32	17	1340	1710	2235
33	22	1790	1925	2240
34	41	1750	2030	2270
35	63	2080	2350	2620
36	90	2340	2650	2940
37	218	2700	2975	3210
38	362	2830	3070	3380
39	600	3040	3320	3600
40	773	3170	3450	3750
41	545	3280	3560	3810
42	123	3500	3720	4000
43	6	2975	3790	4220
44	1			
Alle	2919			

Abb. 4. Gestationsalter und Geburtsgewicht der nach im Jahre 1998 und 1999 durchgeführten reproduktionsmedizinischen Maßnahmen geborenen Einlinge. (Deutsches IVF-Register, Jahrbuch 1999)

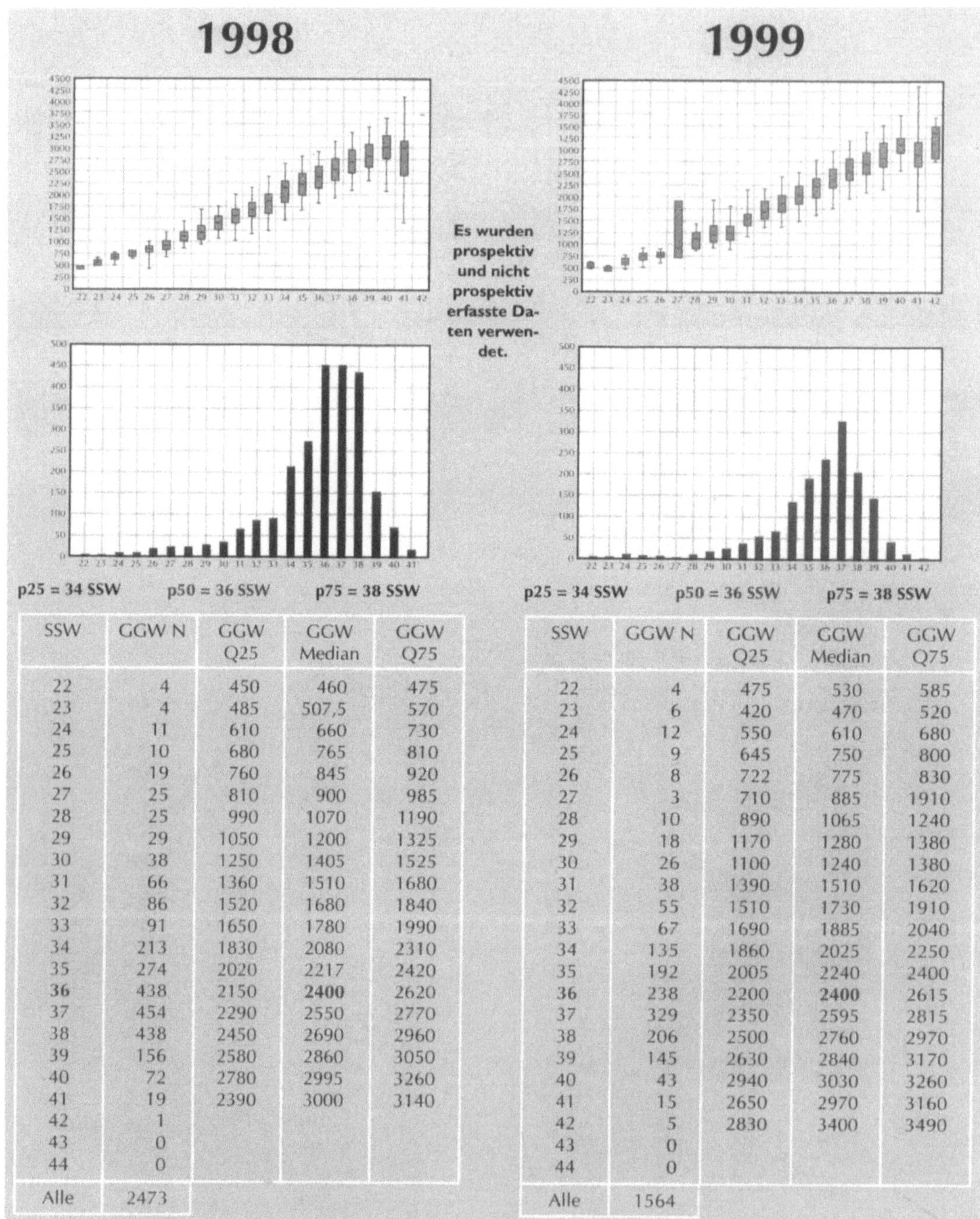

1998

SSW	GGW N	GGW Q25	GGW Median	GGW Q75
22	4	450	460	475
23	4	485	507,5	570
24	11	610	660	730
25	10	680	765	810
26	19	760	845	920
27	25	810	900	985
28	25	990	1070	1190
29	29	1050	1200	1325
30	38	1250	1405	1525
31	66	1360	1510	1680
32	86	1520	1680	1840
33	91	1650	1780	1990
34	213	1830	2080	2310
35	274	2020	2217	2420
36	438	2150	**2400**	2620
37	454	2290	2550	2770
38	438	2450	2690	2960
39	156	2580	2860	3050
40	72	2780	2995	3260
41	19	2390	3000	3140
42	1			
43	0			
44	0			
Alle	2473			

1999

SSW	GGW N	GGW Q25	GGW Median	GGW Q75
22	4	475	530	585
23	6	420	470	520
24	12	550	610	680
25	9	645	750	800
26	8	722	775	830
27	3	710	885	1910
28	10	890	1065	1240
29	18	1170	1280	1380
30	26	1100	1240	1380
31	38	1390	1510	1620
32	55	1510	1730	1910
33	67	1690	1885	2040
34	135	1860	2025	2250
35	192	2005	2240	2400
36	238	2200	**2400**	2615
37	329	2350	2595	2815
38	206	2500	2760	2970
39	145	2630	2840	3170
40	43	2940	3030	3260
41	15	2650	2970	3160
42	5	2830	3400	3490
43	0			
44	0			
Alle	1564			

Abb. 5. Gestationsalter und Geburtsgewicht der nach im Jahre 1998 und 1999 durchgeführten reproduktionsmedizinischen Maßnahmen geborenen Zwillinge. (Deutsches IVF-Register, Jahrbuch 1999)

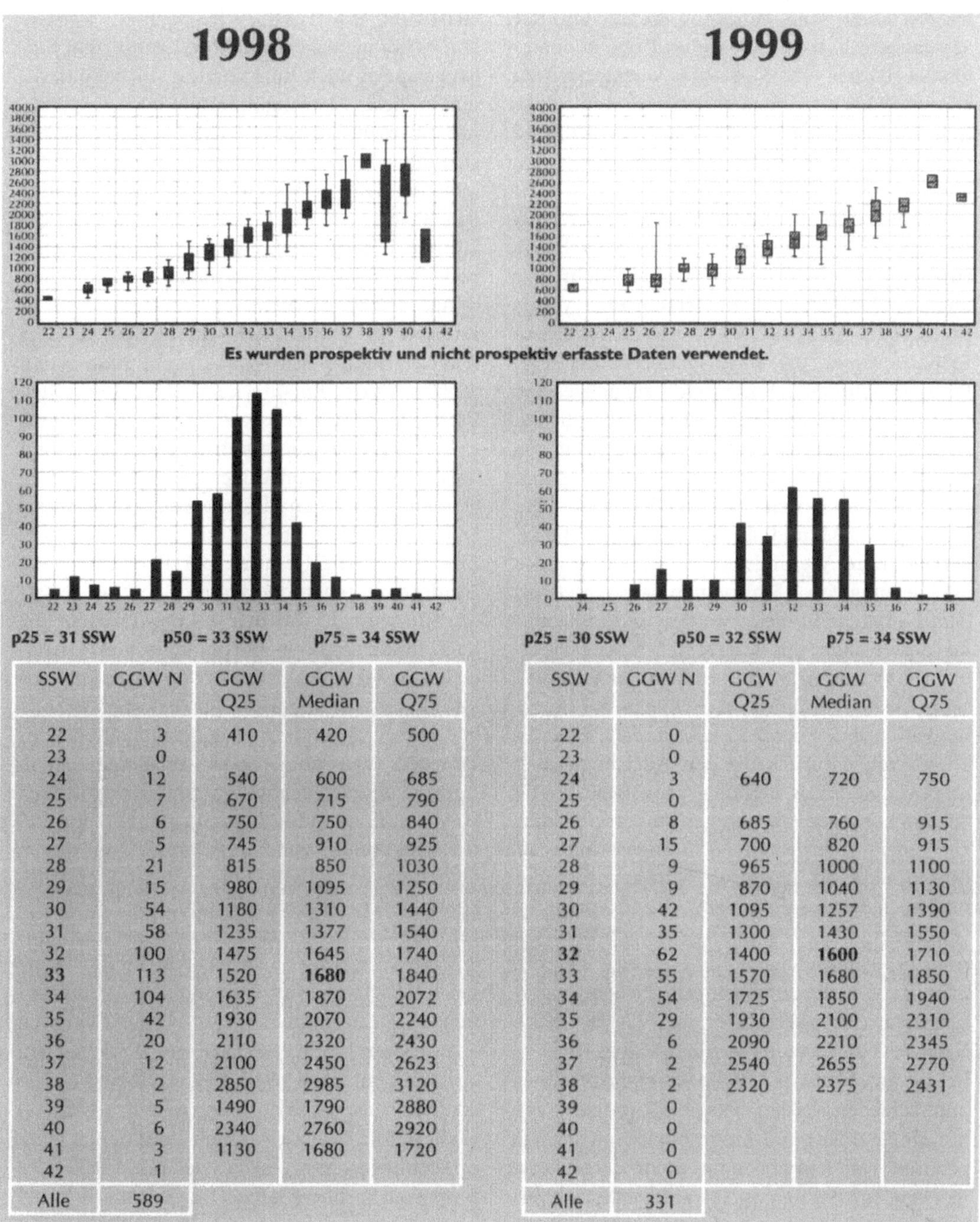

1998

SSW	GGW N	GGW Q25	GGW Median	GGW Q75
22	3	410	420	500
23	0			
24	12	540	600	685
25	7	670	715	790
26	6	750	750	840
27	5	745	910	925
28	21	815	850	1030
29	15	980	1095	1250
30	54	1180	1310	1440
31	58	1235	1377	1540
32	100	1475	1645	1740
33	113	1520	**1680**	1840
34	104	1635	1870	2072
35	42	1930	2070	2240
36	20	2110	2320	2430
37	12	2100	2450	2623
38	2	2850	2985	3120
39	5	1490	1790	2880
40	6	2340	2760	2920
41	3	1130	1680	1720
42	1			
Alle	589			

1999

SSW	GGW N	GGW Q25	GGW Median	GGW Q75
22	0			
23	0			
24	3	640	720	750
25	0			
26	8	685	760	915
27	15	700	820	915
28	9	965	1000	1100
29	9	870	1040	1130
30	42	1095	1257	1390
31	35	1300	1430	1550
32	62	1400	**1600**	1710
33	55	1570	1680	1850
34	54	1725	1850	1940
35	29	1930	2100	2310
36	6	2090	2210	2345
37	2	2540	2655	2770
38	2	2320	2375	2431
39	0			
40	0			
41	0			
42	0			
Alle	331			

Abb. 6. Gestationsalter und Geburtsgewicht der nach im Jahre 1998 und 1999 durchgeführten reproduktionsmedizinischen Maßnahmen geborenen Drillinge. (Deutsches IVF-Register, Jahrbuch 1999)

um das Risiko der Behandlung, die Inzidenz der Schwangerschaftspathologie und der neonatalen Morbidität und Mortalität vermindern zu können. 40% aller nach assistierter Reproduktion in Deutschland geborenen Kinder sind Mehrlinge. Dieser Prozentsatz ist zweifellos zu hoch.

Dabei konnte das Deutsche IVF-Register für das Jahr 1999 erstmals eine klare Korrelation zwischen der Zahl der geborenen Mehrlinge und der Zahl der zurückgesetzten Embryonen nachweisen. Bei der Rücksetzung von nur einem Embryo waren 100% der geborenen Kinder Einlinge. Wurden 2 Embryonen zurückgesetzt, stieg die Rate der Zwillinge auf 19,89 und die der Drillinge auf 0,4%. Bei der Rücksetzung von 3 Embryonen waren nur noch 71,59% der geborenen Kinder Einlinge, während die Rate der Zwillinge 23,73 und die der Drillinge 4,64% betrug. Eine Vierlingsgravidität wurde nach Rücksetzung von 3 Embryonen beobachtet. Vor dem Hintergrund dieser Zahlen und in Kenntnis der Risiken, die eine höhergradige Mehrlingsgravidität für Mutter und Kinder bedeutet, sollte die klare Empfehlung erfolgen, bei jüngeren Patientinnen unter 35 Jahren nicht mehr als 2 Embryonen zurückzusetzen. Allerdings muss man zur Kenntnis nehmen, dass diese Politik der Rücksetzung von weniger Embryonen auch zu einer reduzierten Schwangerschaftsrate führen kann. So betrug die Schwangerschaftsrate nach Rücksetzung von 3 Embryonen im Durchschnitt 27,77%/durchgeführtem Embryotransfer, während nach Rücksetzung von nur 2 Embryonen die durchschnittliche Schwangerschaftsrate/Embryotransfer auf 23,1% abfiel. Nach der Rücksetzung von nur einem Embryo fiel sie sogar auf nur 8,78%. Dabei muss jedoch unterschieden werden, ob die Rücksetzung von nur einem oder nur 2 Embryonen „aus der Not geboren war", wenn nicht mehr fertilisierte Eizellen zur Verfügung standen, oder ob Eizellen im Pronukleusstadium im Überschuss vorhanden waren. Lagen mehr als 2 normal fertilisierte Eizellen mit 2 Pronuklei „im Überschuss" vor, konnten nach Rücksetzung von nur 2 Embryonen Schwangerschaftsraten von 30,04%/Embryotransfer beobachtet werden. Die Schwangerschaftsrate/durchgeführtem Embryotransfer nach Rücksetzung von 3 Embryonen in dieser Ausgangssituation lag mit 31,55% nur unwesentlich höher. Diese Ergebisse decken sich mit solchen aus der Literatur [7, 8]. Auf der anderen Seite reflektieren die beschriebenen Ergebnisse auch die Tatsache, dass in Deutschland die Embryoselektion nicht erlaubt ist. Dies bedeutet, dass in Deutschland die Entscheidung, welche befruchteten Einzellen sich zu Embryonen weiterentwickeln dürfen, in dem frühen Stadium der Pronukleusbildung gefällt werden muss. Entsprechend dem Deutschen Embryonenschutzgesetz ist die Eizelle im Pronukleusstadium keine befruchtete Eizelle und darf sowohl kryokonserviert als auch verworfen werden. Auch wenn dies eine rein akademische Definition darstellt, hat sie doch massiven Einfluss auf die Resultate der Behandlung. In Ländern, in denen die Embryoselektion gestattet ist, können für den Embryotransfer die nach mikroskopisch-morphologischen Kriterien besten Embryonen mit der höchsten Implantationswahrscheinlichkeit für den Transfer ausgesucht werden, was die Erfolgsaussichten eines Transfers von nur 2 oder auch nur einem Embryo deutlich erhöht. Anhand der deutschen Daten kann zumindest gezeigt werden, dass bei der Rücksetzung von 2 „regulären" Embryonen, also Embryonen von guter Qualität entsprechend mikroskopisch-morphologischen Kriterien, die durchschnittliche Schwangerschaftsrate/Embryotransfer 25,98% beträgt, während sie bei Rücksetzung von 2 „irregulären" Embryonen, also Embryonen von schlechter Qualität entsprechend mikroskopisch-morphologischen Kriterien nur noch 8,94% beträgt. Dieser Unterschied ist statistisch hoch signifikant ($p < 0{,}005$) (Tabelle 3). Sollte im Rahmen eines neuen Fortpflanzungsmedizingesetzes das ganze Paket des Embryonenschutzgesetzes neu aufgeschnürt werden, würde eine Zulassung der Embryoselektion vor dem Embryotransfer einen wesentlichen Gewinn für die betroffenen Patientinnen darstellen. Ob Beurteilungskriterien im Pronukleusstadium allein die Selektion im Embryo-

Tabelle 3. Schwangerschaftsraten/Embryotransfer in Abhängigkeit von der Zahl und Qualität der zurückgesetzten Embryonen

Anzahl zurückgesetzter „regulärer Embryonen"	Anzahl zurückgesetzter „irregulärer Embryonen"	Zahl der Transferzyklen [n]	Schwangerschaftsraten/ Embryotransfer [%]
0	1	733	5,87
0	2	928	8,94
0	3	970	17,32
1	0	3604	9,79
1	1	1569	16,32
1	2	1070	20,75
2	0	11999	25,98
2	1	2218	25,38
3	0	15467	29,93

nalstadium gleichwertig ersetzen können, muss zum jetzigen Zeitpunkt als noch nicht endgültig entschieden bezeichnet werden.

Keine Unterschiede zwischen IVF und ICSI hinsichtlich Gestationsalter und Geburtsgewicht

Beim Vergleich der im Zeitraum von 1997–2000 in Deutschland nach IVF oder nach IVF mit ICSI geborenen Kinder konnte kein Unterschied hinsichtlich der Verteilung von Gestationsalter und Gewicht zum Zeitpunkt der Geburt nachgewiesen werden. Hinsichtlich der Bedeutung der Mehrlingsschwangerschaften für die Inzidenz der Frühgeburtlichkeit konnte ebenfalls kein Unterschied in den beiden Populationen aufgezeigt werden. Entscheidend ist also nicht die angewendete Methode, sondern die Rate der Mehrlingsschwangerschaften für das „Outcome" der erzielten Schwangerschaften (Abb. 7).

Fehlbildungsraten

Die entscheidenden Fragen in der Diskussion um die Entwicklung der Schwangerschaften nach Einsatz der Techniken zur assistierten Reproduktion sind die nach der Sicherheit dieser Behandlungsformen und die nach der Inzidenz der Fehlbildungen bei den geborenen Kindern, wobei in beiden Fällen v.a. die intrazytoplasmatische Spermieninjektion im Zentrum des Interesses steht. Die konventionelle IVF wird im Vergleich zur ICSI in weit geringerem Ausmaß in Frage gestellt. Simplifiziert ausgedrückt lautet die zentrale Frage: „Ist ICSI eine sichere Methode?" Die Tatsache, dass Spermien, z.T. von gestörter Morphologie, die unter normalen Bedingungen niemals eine Befruchtung erzielen könnten, bei der ICSI-Methode mechanisch unter Überwindung der Zellgrenzen in die weibliche Keimzelle eingebracht werden, hat viele, auch irrationale Ängste heraufbeschworen. Bei 2789 nach im Jahre 1998 durchgeführten IVF-Behandlungen geborenen und vom Deutschen IVF-Register erfassten Kindern betrug die Inzidenz der Fehlbildungen 1,04%, nach Anwendung der ICSI-Methode bei 4824 Kindern 1,18%. Beide Fehlbildungsraten liegen im Bereich der Norm. Diese Ergebnisse entsprechen den publizierten Daten des Centre for Reproductive Medicine der Freien Universität Brüssel, die weltweit über die sorgfältigst erhobenen Daten zu dieser Fragestellung verfügen. Bei 1987 geborenen Kindern betrug die Inzidenz der „major malformations" nach ICSI bei Einlingen 2,1, bei Zwillingen 2,7, und bei Drillingen 2,0% [1]. Auf der Grundlage dieser Daten sollte davon ausgegangen werden können, dass die Fehlbildungsrate bei den nach ICSI geborenen Kindern nicht erhöht ist.

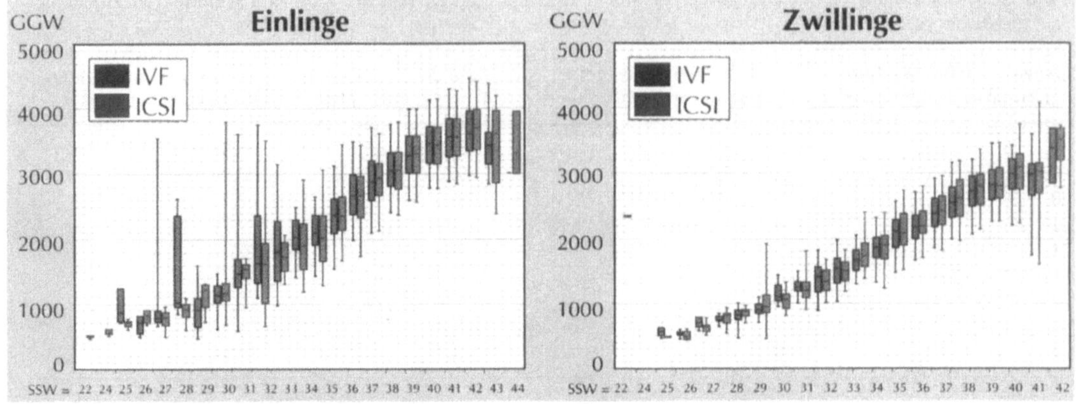

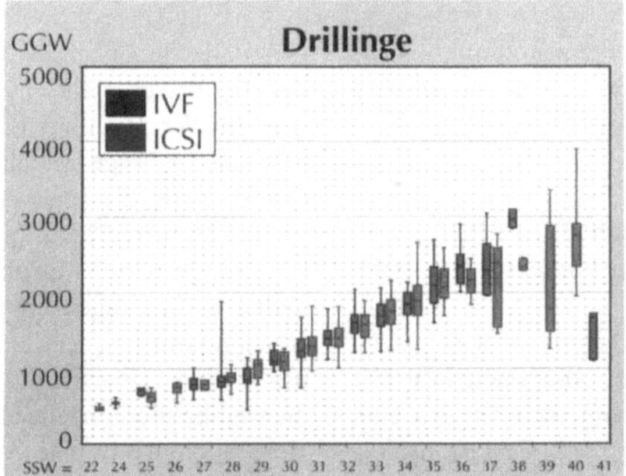

Alle Kinder mit plausibl. Geburtsgewicht und SSW
Zeitraum 1997–2000

	Durchgeführte Behandlung		
	IVF	ICSI	Gesamt
Einlinge	31533	4991	8144
Zwillinge	1828	2681	4509
Drillinge	464	635	1099
Vierlinge	12	4	16
Gesamt	5457	8311	13768

Abb. 7. Gestationsalter und Geburtsgewichte der im Zeitraum von 1997–2000 nach IVF oder ICSI geborenen Kinder. (Deutsches IVF-Register, Jahrbuch 1999)

Komplikationen

Neben der Inzidenz der Mehrlingsschwangerschaften registriert das DIR Komplikationen bei der Eizellgewinnung sowie Fälle eines schweren, hospitalisationsbedürftigen ovariellen Überstimulationssyndroms (OHSS III). Bezüglich der Inzidenz von Komplikationen bei der Eizellentnahme kann gesagt werden, dass die Follikelpunktion eine außerordentlich sichere Maßnahme darstellt. Bei 58388 registrierten Punktionen wurden nur 219 Komplikationen gemeldet, entsprechend einer Inzidenz von nur 0,38%. Von diesen Komplikationen wiederum waren 85% vaginale Blutungen nach der Punktion.

Nach wie vor ist die Inzidenz des schweren, hospitalisationsbedürftigen ovariellen Überstimulationssyndroms (OHSS III) nach einer Stimulation mit Gonadotropinen entsprechend dem sog. „langen" agonistischen Protokoll mit 0,91% doppelt so hoch wie nach einer Stimulation entsprechend dem sog. „kurzen" Protokoll (0,39%), oder aber nach einer Stimulation ohne die Verwendung von GnRH-Analoga (0,33%). Nimmt man jedoch zur Kenntnis, dass noch im Jahre 1997 die Inzidenz des OHSS III im sog. „langen Protokoll" 2,9% betragen hatte, deutet die im Jahre 1998 erheblich niedrigere Inzidenz möglicherweise eine Sensibilisierung der Kollegen für diese Problematik und eine Abkehr von ausgesprochen aggressiven Stimulationen an. Auf jeden Fall ist diese Entwicklung zu begrüßen.

Zusammenfassung und Ausblick

Das Jahrbuch 1999 des Deutschen IVF-Registers macht es möglich, verlässliche Daten zu Geburtsgewicht und Schwangerschaftswoche von 13768 im Zeitraum von 1997–2000 geborenen Kindern nach IVF oder nach ICSI zu liefern, ohne dabei Unterschiede zwischen den beiden Verfahren festzustellen. Die Fehlbildungsraten der geborenen Kinder lagen dabei im Bereich der Norm. Auch wenn die Ergebnisse des Deutschen IVF-Registers schon zum jetzigen Zeitpunkt bemerkenswert sind, bedarf es dennoch weiterer Verbesserungen. Eine verpflichtende vollständige Erfassung aller in Deutschland durchgeführten Behandlungen und eine vollständige Verfolgung aller erzielten Schwangerschaften und der geborenen Kinder sollten das Ziel sein. Das Instrument der Qualitätskontrolle sollte so sensibel werden, dass es erlaubt, Fehlentwicklungen und Gefahren frühzeitig zu erkennen. Dies erscheint deutlich sinnvoller als die Ausgrenzung einer erfolgversprechenden Therapieoption aufgrund unzuverlässiger Studienergebnisse, wie dies durch den Bundesausschuss der Ärzte und Krankenkassen im Falle der ICSI betrieben wurde. Hierzu sollte eine finanziell und personell entsprechend ausgestattete zentrale Beratungs- und Prüfstelle der Deutschen Fortpflanzungsmedizin, z.B. an der Bundesärztekammer, oder ein Bundesamt für Fortpflanzungsmedizin geschaffen werden, das auf dem bisher existierenden Deutschen IVF-Register aufbaut.

Literatur

1. Bonduelle M, Aytoz A, Wilikens A, Buysse A, Van Assche E, Devroey P, Van Steirteghem A, Liebaers I (1998) Prospective follow up study of 1987 children born after intracytoplasmic sperm injection (ICSI). In: Filicori M, Flamigni C (eds) Treatment of infertility: the new frontiers. Communications Media for Education Inc., New Jersey, p 445
2. Deech R (1996) A patient's giude to donor insemination and in-vitro fertilization clinics. Hum Reprod 11: 1363–1364
3. Deutsches IVF-Register-Jahrbuch (1996). Bundesgeschäftsstelle Bad Segeberg, Bismarckallee 116, 22535 Bad Segeberg
4. Deutsches IVF-Register-Jahrbuch (1997). Bundesgeschäftsstelle Bad Segeberg, Bismarckallee 116, 22535 Bad Segeberg
5. Deutsches IVF-Register-Jahrbuch (1998). Bundesgeschäftsstelle Bad Segeberg, Bismarckallee 116, 22535 Bad Segeberg
6. Keller R, Günther HL, Kaiser P (1992) Embryonenschutzgesetz. Kohlhammer, Stuttgart Berlin Köln
7. Ludwig M, Schöpper B, Katalinic A, Sturm R, Al-Hasani S, Diedrich K (2000) Experience with

the elective transfer of two embryos under the conditions of the German embryo protection law: results of a retrospective data analysis of 2573 transfer cycles. Hum Reprod 15: 319–324
8. Ludwig M, Schöpper B, Al-Hasani S, Diedrich K (2000) Clinical use of a pronuclear stage score following intracytoplasmic sperm injection: impact on pregnancy rates under the conditions of the German embryo protection law. Hum Reprod 15: 325–329
9. Palermo G, Joris H, Devroey P et al. (1992) Pregnancies after intracytoplasmic sperm injection of single spermatozoon into an oocyte. Lancet 340: 17–18
10. Staessen C, Janssenswillen C, Van den Abbel E, Devroey P, Van Steirteghem AC (1993) Avoidance of triplet pregnancy by elective transfer of two good quality embryos. Hum Reprod 8: 1650–1653
11. Steptoe PC, Edwards RG (1978) Birth after reimplantation of a human embryo. Lancet II: 366
12. Vilmar K, Bachmann KD (1998) Richtlinien zur Durchführung der assistierten Reproduktion. Dtsch Ärztebl 95: 3166–3171
13. Wennerholm UB, Bergh C, Hamberger L et al. (1996) Obstetric and perinatal outcome of pregnancies following intracytoplasmic sperm injection. Hum Reprod 12: 1113–1119

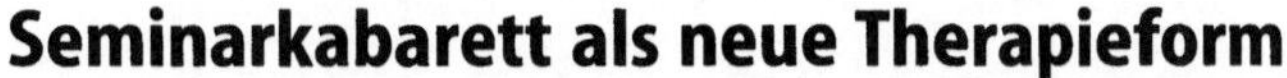

Seminarkabarett als neue Therapieform

Anleitung zur sexuellen Unzufriedenheit

B. Ludwig

Die neue Therapieform des Seminarkabaretts ist mehr als nur die Kombination von Seminar und Kabarett. Wie sich seit über 10 Jahren in der Praxis bestätigt, zeigt sich beim Thema „Sexuelle Unzufriedenheit" der seminarkabarettistische Zugang mit der Präsentation provokativer Therapieelemente, die sich aus Ergebnissen wissenschaftlicher Untersuchungen ableiten, bei den TeilnehmerInnen in der Großgruppe als leicht akzeptabel.

Entwicklung und wissenschaftliche Basis des Seminarkabaretts

Seit Mitte der 80er-Jahre stagnierte die Entwicklung neuer Formen in der Sexualtherapie. Ein neuer Ansatz kam mit David Schnarch (1991) und in Folge mit Ulrich Clement, Systemische Sexualtherapie, Heidelberg. Clements Ansatz der Sexualtherapie als Paartherapie des Begehrens fokussiert sich auf das erotische Potenzial des Paares und nicht auf die sexuelle Funktion der Partner. Die Symptomanalyse läuft auf eine Analyse des Nicht-Wollens statt des Nicht-Könnens hinaus. Aus systemischer Sicht wird dem Entstehungszusammenhang weniger Aufmerksamkeit geschenkt als den Mechanismen und Verhaltensmustern, die zu Aufrechterhaltung der Symptome beitragen. Diesen Ansatz verfolgen auch die Seminarkabaretts „Anleitung zur sexuellen Unzufriedenheit".

Die Form des Seminarkabaretts bringt die wissenschaftlich fundierten Studienergebnisse der jeweiligen Fachrichtung, im konkreten Fall Sexualtherapie, in eine kabarettistisch pointierte Form, und setzt sie im Sinne der provokativen Therapie Frank Farrellys in der Großgruppe ein. Ein Pfeiler des Erfolges von Seminarkabaretts entsteht durch die Mitarbeit der TeilnehmerInnen, die zu bestimmten Fragen zur Sexualität um ihre Meinung gebeten werden und damit dem einzelnen TeilnehmerIn ein Korrektiv der eigenen Einstellungen anbieten. Als Abstimmungsmethode kommt Summen zum Einsatz: Männer und Frauen, die im Saal nach Geschlechtern getrennt sitzen, geben ihre Meinung durch Summen ab. Der Saal (linke Seite Frauen, rechte Seite Männer) wird am Anfang kalibriert. Das Summen bei geschlossenem Mund wahrt außerdem die Anonymität der TeilnehmerInnen und auch durch Dunkelheit im Saal bleibt der einzelne TeilnehmerIn geschützt.

Grundziel des Seminarkabaretts ist, Denkfehler und Kommunikationsprobleme in der Sexualität von Paaren aufzuzeigen, sexuelle Erwartungshaltungen zu definieren und managen, und mit den Positiv-Auflösungen den TeilnehmerInnen ein Programm mit auf den weiteren Weg zu geben, das sie an Alltäglichkeiten ankern können, um letztlich wieder „mehr Spass am Leben" zu haben.

Auszüge aus dem Seminarkabarett „Anleitung zur sexuellen Unzufriedenheit"

... Was wir heute abend ausprobieren, ist ein Seminarkabarett „Anleitung zur sexuellen Unzufriedenheit". Wenn Sie noch nie bei mir waren, Lehrziel des heutigen Abend ist, dass Sie beim Hinausgehen nicht ganz sicher sind, ob Sie in einem Seminar, in einem Kabarett, oder möglicherweise sogar in einer Therapie gewesen sind. Es gelten eigene Spielregeln, dass wir gemeinsam das Optimale erreichen, was heute möglich ist. Geh bitte, mach ein bisserl Licht im Saal, ich wollte mir eh anschauen, wer das notwendig hat.

... Wenn ich bemerke, dass Sie sprechen, vereinbaren wir jetzt, dass ich's Programm unterbreche. Sie sagen dann ganz laut Ihren Namen und das, was Sie ihrem Nachbarn ins Ohr geflüstert haben. Und wir entscheiden als Gruppe gemeinsam, ob es wichtig war, oder nicht alle zu stören.

... Und messen wir die Veränderung, indem wir in die Formel „Sexuelle Unzufriedenheit" einsetzen und in 2, 3 Monaten schauen Sie nach, ob sich was geändert hat. Unzufriedenheit ist ja definiert aus dem Verhältnis Erwartetes dividiert durch Erreichtes. Und auch wenn Sie einen Fleck in Mathematik gehabt haben, sehen Sie, wie leicht es ist, egal was für ein Sexualleben Sie haben, Sie können es unzufrieden machen. Sie brauchen nur die Erwartungen noch höher hinaufschrauben. Und was Sie erreichen, wissen Sie eh selber.

... Schrauben Sie die Erwartungen hinauf, was Sie erreichen, wissen Sie zwar selber, aber nicht von ihren Freunden, Verwandten, Nachbarn, Chef, Mitarbeitern. Ich erzähl ihnen jetzt einen Trick, wie Sie das Sexualleben Ihrer Umgebung checken können. Das ist ein Riesenvorteil. Damit es nicht auffallt, leite ich die Formel mathematisch ab. Das ist die Orgasmustorte des heurigen Jahres: Jänner, Februar, März, April. Was haben Sie sich Silvester orgasmusmäßig vorgenommen, im 1. Trimester erwartet? Und wieviel haben Sie im Rückblick nun wirklich erreicht.

... Ob Sie so mickrig unterwegs sind, wissen Sie natürlich von sich selbst, aber nicht von den anderen. Die decken Sie ganz leicht auf, die verraten sich schon beim Begrüßen. Da sind die Jammerer, die sagen „Die Zeiten werden immer schlechter". Während die, die genau soviel erreicht haben, aber nur soviel erwartet haben, sagen auf „Wie geht's dir denn", „Danke, gut". Am besten geht's natürlich denen, die genauso viel erreicht haben, aber nur soviel erwartet haben. Die hängen an der Bar und sagen „Pfa, das Leben ist geil".

... Es wird so gemütlich, wenn man 4 Jahre verheiratet ist. Bitte mitdenken, das heißt, da sind schon alle weg, die es nicht 4 Jahre miteinander ausgehalten haben. Positive Vorselektion heißt das in der Statistik. Nach 4 Jahren Ehe, auch die Studie wurde übrigens von Lukas Möller gemacht, sagen 50% aller verheirateten Frauen in geheimen, anonymen Umfragen: „Den tät ich nimmer nehmen". Und das Irre an der Studie, die in der Studie dazugehörigen Männer sagen „Bei uns ist alles in Ordnung". Wir Männer haben ein anderes Konzept von funktionierender Partnerschaft. Wir sagen: „Ist alles in Ordnung, die wohnt eh noch da". Dass die nur deswegen da wohnt, weil die Marktsituation so beschissen ist!

... Und der Kinderarzt in Güssing, der Peter Arends, hat mir verraten, wie die Genitalorgane der Kinder genannt werden, bei den Buben heißt's der Stolz, und beim Mäderl die Schande. Da kommen die Eltern herein und fragen „Sollen wir die Schande auspacken?" Damit Sie das jetzt nicht als Burgenländerwitz abqualifizieren, schauen wir uns einmal unsere Ausdrücke an. Schämen, Scham, Schamlippen, pfui, grauslig ist für die weibliche Sexualität reserviert. Und die kleinen Mäderln kriegen das mit. Da sagt man „Das ist pickig, das glitscht, das riecht". Ein sauberes Mäderl ist trocken von Kopf bis Fuß, auch in der Mitte. Ein sauberes Mäderl riecht überall gleich, auch in der Mitte. Pass auf, dass dich die Männer nicht hereinlegen, die wollen eh nur das eine und dann sitzt da schwanger. Heb dir das Grauslige auf – für den, den du wirklich gern hast.

... Es muss nicht ungut sein, wenn man ein Sexualproblem hat, das kann super sein. Das kann geil sein. Ich hab mindestens 4 Frauen im Publikum entdeckt, mit denen ich gerne ein Sexproblem hätte. Blöd ist ja nur, wenn man sie mit jemanden hat, mit dem einen dann das Üben nicht freut.

Doppel-CDs „Anleitung zur sexuellen Unzufriedenheit", „Anleitung zum Herzinfarkt" und „Anleitung zum Diätwahnsinn" über
Hoanzl, A-1060 Wien
Telefon: +43 1 588 93 11
Fax: +43 1 588 93 58
E-mail: vertrieb@hoanzl.at

Seminarkabarett-Anfragen und Termine:
Bernhard Ludwig
Schottenfeldgasse 76/18, A-1070 Wien
Telefon: + 43 1 523 13 27
Fax: +43 1 523 13 27
E-mail: bernhard.ludwig@chello.at

Gutartige Erkrankungen der Brust – Diagnose und Therapie

Entzündliche Erkrankungen der Brust – Differenzialdiagnose zum inflammatorischen Mammakarzinom

C. Pedain

MERKE:

1. Differenzialdiagnostisch muss bei inflammatorischen Erkrankungen der Brust eine benigne entzündliche Erkrankung (Mastitis puerperalis und nonpuerperalis) von einem inflammatorischen Mammakarzinom abgegrenzt werden.
2. Die weiterführende Diagnostik sollte nicht durch langwierige Antibiotikatherapie oder lokale Behandlungsmaßnahmen verzögert werden.
3. Die Diagnosesicherung eines inflammatorischen Mammakarzinoms erfolgt durch Stanzbiopsie, Haut und Unterhaut sollten im Stanzzylinder mit erfasst sein.
4. Die Standardtherapie bei Nachweis eines inflammatorischen Mammakarzinoms stellt eine neoadjuvante Chemotherapie dar, bislang wurden überwiegend antrazyklinhaltige Kombinationsschemata eingesetzt (FEC, EC). Der Einsatz von Taxanen und der Effekt einer Dosisintensivierung in der neoadjuvanten Therapiesituation bzgl. des rezidivfreien und des Gesamtüberlebens werden intensiv in Studienprotokollen geprüft.
5. Bei Zeichen der Remission nach 3–4 Zyklen Chemotherapie erfolgt die eingeschränkte radikale Mastektomie, die Chemotherapie wird mit weiteren 3–4 Zyklen komplettiert. Die lokale Radiotherapie sollte mit in das Behandlungskonzept integriert werden, da nicht nur eine verbesserte lokoregionäre Kontrolle erreicht werden kann, sondern auch eine mögliche Verlängerung des rezidivfreien und des Gesamtüberlebens.
6. Durch den Einsatz multimodaler Therapiekonzepte sind bei 30–50% der Patientinnen krankheitsfreie Verläufe über 5 Jahre zu erreichen.

Bei allen Erkrankungen der weiblichen Brust, die sich klinisch wie eine Entzündung darstellen, gilt es, differenzialdiagnostisch inflammatorische Erscheinungen abzugrenzen, wie sie im Rahmen einer malignen Erkrankung auftreten. Im Folgenden sollen zunächst die benignen, entzündlichen Erkrankungen der weiblichen Brust betrachtet werden.

Entzündliche Erkrankungen der weiblichen Brust

Nonpuerperale Mastitis

Häufigkeit und Altersverteilung

Die Diagnose einer Mastitis wird bei Biopsien benigner Erkrankungen mit einer Häufigkeit von ca. 3% gestellt. Während die puerperale

Mastitis in Relation zur Geburtenzahl in ca. 1% der Fälle vorkommt, sind die unterschiedlichen Formen der nonpuerperalen Mastitis sowohl klinisch als auch histopathologisch ganz in den Vordergrund getreten. Das mittlere Alter bei der Diagnosestellung einer Mastitis liegt bei ca. 47 Jahren, $^2/_3$ der Frauen sind jünger als 50 Jahre [2].

Die nonpuerperale Mastitis ist ebenso wie die puerperale Form eine Erkrankung vorwiegend der reproduktiven Altersgruppen, jenseits des 40. Lebensjahres finden sich als morphologische Basis der nonpuerperalen Mastitis überwiegend Gangektasien [4]. Im Folgenden sollen insbesondere die verschiedenen Formen der nonpuerperalen Mastitis dargestellt werden.

Definition, Klassifikation und Ätiologie

Die Krankheitsbezeichnung der nonpuerperalen Mastitis umfasst alle nichtmalignen bakteriellen und abakteriellen Entzündungen außerhalb der Laktationsphase. Daraus resultiert ein Spektrum sehr unterschiedlicher Erscheinungsbilder, von der kurzdauernden Entzündung mit Abortivheilung bis zu chronisch rezidivierenden, eitrig einschmelzenden Mastitiden [4]. Eine nonpuerperale Mastitis ist in ca. 20% der Fälle mit einer persistierenden Hyperprolaktinämie korreliert, die z. T. auf Mikroprolaktinomen basiert. Bei unauffälligem Prolaktinspiegel könnte eine transiente Hyperprolaktinämie zugrunde gelegen haben.

Bei den abakteriellen Mastitisformen können nach pathogenetischen und histopathologischen Kriterien u. a. folgende Formen voneinander abgegrenzt werden [2]:

- zirkumduktale Mastitis (Galaktophoritis),
- granulomatöse Mastitiden.

Eine weitere Gruppe stellen die seltenen, spezifischen Mastitiden (z. B. bei Tuberkulose und Sarkoidose) und die Mykosen der Mamma dar.

Bakterielle eitrige nonpuerperale Mastitis

Wie auch bei der puerperalen Mastitis handelt es sich bei der bakteriell eitrigen nonpuerperalen Mastitis um eine kanalikulär-aszendierende Infektion, die sowohl die Milchgänge und deren Umgebung als auch die Drüsenläppchen einbezieht. Eine vorangegangene Östrogen-Gestagen-Therapie, ein Status post partum oder ein Status post abortum und Hyperprolaktinämie stellen Dispositionen für diese z. T. chronische Mastitis dar [2]. Während bei den puerperalen Mastitiden in 90% der Fälle Staph. aureus isoliert wird, finden sich bei der nonpuerperalen Mastitis neben den Monoinfektionen mit Staphylococcus aureus v. a. Mischinfektionen mit Staphylococcus epidermidis bzw. Koagulase-negative Staphylokokken und Peptokokken, Bacteroides und Proteus mirabilis [4].

Die nonpuerperale Mastitis zeigt aufgrund der gleichen Ätiologie ähnliche morphologische Befunde wie die puerperale Mastitis, die jedoch wegen der fehlenden Schwangerschaftsumwandlung der Brustdrüse weniger stark ausgeprägt sind. Es findet sich eitriges Exsudat im Gangsystem und Drüsengewebe sowie im Interstitium, bei Einschmelzung entstehen Abszesse. Die Abheilung führt im subakuten und chronischen Stadium zu tumorförmigen Infiltraten aus Histiozyten, Lymphozyten, Plasmazellen sowie aus Granulations- und Narbengewebe [7].

Abakterielle zirkumduktale Mastitis (Galaktophoritis)

Bei der abakteriellen zirkumduktalen Mastitis handelt es sich um eine Entzündungsreaktionen des periduktalen Gewebes unterschiedlichen Ausprägungsgrades, basierend auf einer Erweiterung und einem Sekretstau der subareolären Milchgänge.

Der Krankheitsprozess verläuft in mehreren Phasen, worauf die unterschiedlichen Synonyme (Retentionsmastitis, Duktektasie, Plasmazellmastitis, Galaktophoritis) der Erkrankung hinweisen. Die bevorzugt im 50. und 60. Lebensjahr auftretende Weitstellung der von Sekret mehr oder weniger angefüllten Milchgänge ist darauf zurückzuführen, dass die Mamma prä- und postmenopausal ein auf natürlichem Wege nicht entleerbares Sekret bildet, das im Gangsystem retiniert wird und in dessen Folgen sich dieses erweitert. Dieser Vorgang wird begünstigt durch altersbedingte Umbaureaktionen des Drüsenkörpers, durch Obstruktionen der Milchgänge und eine Inaktivität des Myoepithels. Das retinierte Sekret mit seinen biochemischen Komponenten übt einen Entzündungsreiz auf das periduktale Gewebe und Makrophagensystem aus, es resultiert eine reaktive, abakterielle periduktale Entzündung. Nur selten oder in bestimmten Phasen der Entzündung treten vermehrt Plasmazellen auf. In der Regel gehen diese Formen einer Galaktophoritis in zirkumduktale Fibrosoierungen über, die die Gänge mantelförmig umscheiden. Die Einbeziehung der Wandschichten des Ganges führt zur obliterierenden Galaktophoritis. Eine Sonderform der retentionsbedingten Galaktophoritis stellt die chronisch-granulomatöse Mastitis dar [2].

Granulomatöse Mastitis

Diese chronisch-granulomatöse (galaktostatisch destruierende) Mastitis manifestiert sich intraduktal oder führt durch Rupturen des Gangsystems zu einer floriden und chronisch fortdauernden Entzündung des Stromas mit tuberkuloiden, epitheloid- und riesenzellhaltigen Granulomen und mit Mikroabszessen um Lipidtropfen als Folge der Sekretretention und Resorption. Der diese Mastitis auslösende Sekretionsprozess wird durch hormonale Dysbalancen mit Verschiebung des Östrogen-Gestagen-Quotienten, medikamentös, oder durch östrogenbetonte Kontrazeptiva, ferner durch Psychopharmaka oder durch eine Hypothyreose als Voraussetzung einer vermehrten Prolaktinsekretion induziert. Eine Sonderform der granulomatösen Mastitis stellt die granulomatöse (postpartale) lobuläre Mastitis dar. Es handelt sich hierbei um eine nichtspezifische, granulomatöse Erkrankung der Brustdrüse ohne Beteiligung anderer Organe. Betroffen sind junge Frauen zwischen dem 25. und 40. Lebensjahr [7], meist wenige Jahre nach der letzten Geburt.

Die Ätiologie der Erkrankung ist ungeklärt, eine autoallergische Pathogenese (autoimmune Reaktion gegen Milch und Fettkomponenten) wird vermutet, Erreger und Fremdkörper können nicht nachgewiesen werden [2].

Klinisch imponiert die Erkrankung durch eine einseitige, diffuse („bretthartе“) Infiltration oder Verhärtung des Drüsenkörpers. Die Haut ist gerötet, Ulzerationen sind möglich. Mikroskopisch findet sich eine epitheloidzellige granulomatöse, auf die Läppchen begrenzte Entzündung mit zentralen granulozytären Mikroabszessen, peripherem Lymphozytenwall und mehrkernigen Riesenzellen, Gangektasien oder Sekretretentionen treten nicht auf. Mit klinischen Methoden kann die Diagnose nicht gestellt werden, die Unterscheidung zum inflammatorischen Mammakarzinom ist nur histologisch möglich [7]. Therapeutisch werden Kortikosteroide vor chirurgischen Maßnahmen empfohlen.

Symptome

Vom klinischen Erscheinungsbild her präsentiert sich die nonpuerperale Mastitis als eine meist retro- und periareolär lokalisierte Entzündung. Meist verspüren die Patientinnen zunächst eine Schmerzhaftigkeit in der Brust, innerhalb von 1–2 Tagen bildet sich ein schmerzhafter Tumor aus. Die darüberliegende Haut reagiert mit Rötung. Die Entzündung kann sich in diesem Stadium spontan zurückbilden oder zu einem Abszess einschmelzen [2, 4]. Neben der Verfärbung der Haut, meist am Rand des Warzenhofes, treten oft Retraktionsphänomene der Mamille auf. Weitere Symptome sind eine deutliche Überwärmung der Mamma gegenüber der gesunden Seite, Infiltrationen unterschiedlicher Größe, pathologische Sekretion aus der Mamille.

Abszessbildung und chronisch rezidivierende Fisteln können Folge der Erkrankung sein. Lymphknotenvergrößerungen sind bei $^{1}/_{3}$ der Patientinnen zu beobachten.

Fieber stellt bei der nonpuerperalen Mastitis im Vergleich zur puerperalen Mastitis die Ausnahme dar, eine Leukozytose und eine Beschleunigung der BSG sind selten [4]. Die nonpuerperale Mastitis tritt meistens einseitig auf, bevorzugt im oberen äußeren Quadranten [2], und ist oft mit präexistenten Mammaerkrankungen wie Mastopathie, pathologischer Mammasekretion (s.o.) und Makromastie kombiniert. Bei der nonpuerperalen Mastitis kommt es in 30–40% der Fälle zu Rezidiven, deren Behandlung schwierig ist [7].

Diagnostik

In der Regel können bakterielle und abakterielle Entzündungen aufgrund ihrer klinischen Erscheinungsform wie Eiterung oder Abszess voneinander unterschieden werden. Es ist jedoch in Einzelfällen schwierig, diese Differenzierung vorzunehmenm, insbesondere ohne histologische Untersuchung, Erregernachweis oder sichere Zeichen einer Abszessbildung, so dass die Zuordnung vielfach erst retrospektiv möglich ist. Als abakteriell werden normalerweise die Mastitiden eingestuft, bei denen keine Keime nachweisbar sind und sich kein infektiöser Abszess entwickelt. Die mamillenferne Lokalisation des Herdes und eine diffuse Entzündung sprechen eher für eine abakterielle Entzündung. Dementsprechend wurden bakterielle und abszedierende Entzündungen vorwiegend in der näheren Umgebung der Mamille gefunden. Eine Mamillensekretion kann auf eine kanalikuläre – bakterielle – Mastitis hinweisen. Die Abgrenzung zu einem inflammatorischen Mammakarzinom kann Schwierigkeiten bereiten. Die Sonographie kann durch den Nachweis eines Abszesses hilfreich sein [4]. Die Mammographie erlaubt oftmals primär keinen sicheren Ausschluss eines malignen Prozesses, insbesondere dann, wenn eine nonpuerperale Mastitis sich auf dem Boden einer Duktektasie entwickelt: Das Brustgewebe stellt sich durch die entzündungsbedingte periduktuläre und interstitielle Fibrose dicht und unübersichtlich dar. Wesentliches Unterscheidungsmerkmal gegenüber dem inflammatorischen Mammakarzinom ist die fehlende retikuläre Zeichnungsvermehrung im subkutanen Fettgewebe, wie sie beim inflammatorischen Mammakarzinom anzutreffen ist, der subkutane Fettgewebesaum bleibt frei.

Bei gleichzeitig vorliegender herdförmiger oder diffuser akuter Mastitis sind die diagnostischen Möglichkeiten der Mammographie stark eingeschränkt, hier ist zusätzlich das MRT erforderlich [1].

Oftmals bestätigt sich die Diagnose nonpuerperale Mastitis anhand des klinischen Verlaufs: Die rasche Besserung der Beschwerden und des objektiven Befundes und die mammographisch feststellbare Aufhellung des Mammaparenchyms sowie das Verschwinden der Hautverdickung sprechen für eine nonpuerperale Mastitis. Bei weiter bestehender Symptomatik muss eine histologische Klärung erfolgen [7].

Therapie

Da die nonpuerperale Mastitis in einem Großteil der Fälle mit einer persistierenden oder passageren Hyperprolaktinämie korreliert, wird der Einsatz von Prolaktinhemmern empfohlen, z.B. Bromocriptin (Pravidel) 2- bis 3-mal 2,5 mg/Tag oder Lisurid (Dopergin) 2- bis 3-mal 0,2 mg/Tag. Hormonale Kontrazeptiva, eine Östrogensubstitutionin der Postmenopause oder Psychopharmaka (wenn möglich) sollten abgesetzt werden [7]. Bezüglich der antibiotischen Therapie sollte ein Breitspektrumantibiotikum gewählt werden, das sowohl Staphylokokken als auch anaerobe Keime wie z.B. Bacteroides-Spezies miterfasst. Hat sich ein Abszess gebildet, sind die Entleerung und Drainage durch eine periareoläre Inzision unter Antibiotikabehandlung erforderlich, in der Regel aber nicht ausreichend. Bei 50–70% kommt es zu Rezidiven. Deshalb wird empfohlen, nach Abklingen der akuten Entzündungserscheinungen durch offene Wundbehandlung den ganzen retroareolären entzündeten Bereich im Gesunden zu exstirpieren.

Ein sichelförmiger Hautbezirk um die primäre Abszessöffnung herum wird mitentfernt. Wegen der hohen Rezidivgefahr wird die offene Wundbehandlung bis zur Sekundärheilung empfohlen, einige Autoren empfehlen nach vollständiger Entfernung allen veränderten Gewebes den primären Wundverschluss. Bei allen Eingriffen ist eine Gewebeentnahme für die histologische Untersuchung zum Ausschluss eines Karzinoms unbedingt empfehlenswert [3].

Panniculitis subcutanea mammae

Definition und Ätiologie

Pannikulitiden stellen eine heterogene Gruppe nichtinfektiöser, entzündlicher Erkrankungen des Fettgewebes dar, die durch fokale Fettgewebenekrosen mit nachfolgender Entzündung in der Subkutis gekennzeichnet sind. Die Pannikulitis tritt meist im Bereich des Rumpfes und an Oberamen und Oberschenkeln auf. Eine Sonderform ist die Erkrankung der Mammae, wobei neben der Subkutis das Corpus adiposum et fibrosum mammae sowie das Drüsenparenchym betroffen sein können. Grundsätzlich werden primäre und sekundäre Pannikulitiden unterschieden. Die primären Formen, wie z.B. die P. nodularis suppurativa febrilis et recidivans, treten spontan auf, ohne dass bisher infektiöse, traumatische oder medikamentöse Ursachen nachgewiesen wurden. Sekundäre Pannikulitiden treten insbesondere nach Traumata (z. B. Injektionen, stumpfe Gewalt, Druckeinwirkung) auf, seltener bei entzündlichen Gefäßerkrankungen oder in der Umgebung von Tumoren.

Die Erkrankung ist darauf zurückzuführen, dass es bei Traumata zu einer Verletzung der Fettgewebezellen und zum Austritt von Neutralfetten aus den verletzten Zellen kommt. Die Fette bewirken eine Phagozytosereaktion und damit eine reaktive, chronisch-fortdauernde lymphofollikuläre Mastitis. Im späteren Verlauf der Erkrankung entsteht ein Granulationsgewebe, bei Spontanheilung findet man eine zunehmende Fibrosierung mit späterer Ausbildung regelrechter Narben im betroffenen Fettgewebe [7].

Symptome

Klinisch imponieren die Herde als flachknotige Infiltrate, die nach mehreren Wochen abheilen, und flache, unterschiedlich große, hyperpigmentierte dellenförmige Retraktionen an der Haut hinterlassen. Im Akutstadium finden sich frisch gerötete, subkutane Knoten bzw. ein noch geröteter Randsaum [5, 7].

Diagnostik

Die Abgrenzung gegenüber einem malignen Befund ist auch mammographisch oft nicht möglich, da Mikrokalzifikationen auftreten können. Nach der Heilung bilden sich narbige Retraktionen der Haut, die den Verdacht auf einen malignen Prozess erwecken können. Im Zweifelsfall ist eine Exstirpation durchzuführen [5, 7].

Maligne Erkrankungen der weiblichen Brust

Inflammatorisches Mammakarzinom

Häufigkeit und Altersverteilung

Das Mammakarzinom ist der häufigste maligne Tumor bei Frauen. Das kumulative Risiko, an einem Mammakarzinom zu erkranken, beträgt in Westeuropa z.Z. ca. 1:9. Frauen unter 25 Jahren erkranken nur selten (<1%), ca. 10% der Frauen sind bei Diagnosestellung jünger als 45 Jahre (Basisdaten Tumorregister München). Nach dem 30. Lebensjahr steigt das Risiko kontinuierlich an, ca. 30% der Karzinompatientinnen sind bei Diagnosestellung zwischen 50 und 59 Jahre alt, weitere 21% der Betroffenen zwischen 60 und 69 Jahre und ca. 26% der Frauen haben das 70. Lebensjahr überschritten. Inflammatorische Mammakarzinome werden mit einem Anteil von ca. 1% selten diagnostiziert.

Definition

Das inflammatorischen Mammakarzinom ist durch die ungewöhnliche lymphangische Dissemination eines undifferenzierten Karzinoms von hohem Malignitätsgrad im subepidermalen Bindegewebe der Brustdrüse mit den Symptomen einer Entzündung gekennzeichnet.

Symptome

Typischerweise findet sich beim inflammatorischen Mammakarzinom eine gerötete Kutis mit Zeichen des Kutisödems und Apfelsinenhautphänomen. Durch die Schwellung der Haut entsteht oftmals der relative Eindruck einer Mamillenretraktion. Die Brust tastet sich meist diffus derb infiltriert, oft ist kein eigentlicher Tumor abgrenzbar. Patientinnen mit inflammatorischem Mammakarzinom sind in der Regel schmerzfrei (im Gegensatz zu Frauen mit nonpuerperaler Mastitis). Weitere Befunde können eine einseitige, rasche Umfangszunahme der Mamma sowie die Hyperthermie der betroffenen Mamma sein, axilläre Lymphknotenpakete sind oft palpabel [6].

Diagnostik

Die Diagnose „inflammatorisches Mammakarzinom" wird im Wesentlichen aufgrund des klinischen Erscheinungsbildes gestellt.

Mammographisch zeigen sich beim inflammatorischen Mammakarzinom neben der bereits oftmals klinisch sichtbaren Vergrößerung der Brust eine Verbreiterung der Kutis in Mamillennähe sowie eine verstärkte netzförmige Zeichnung im subkutanen Fettgewebe, da durch die Verlegung der Lymphbahnen die abfließende Lymphe blockiert ist. Ein umschriebener Tumor kann, muss aber nicht vorhanden sein. Gleiches gilt für Mikroverkalkungen [1].

Die histologische Diagnosesicherung sollte zügig erfolgen und nicht durch langwierige Antibiotikatherapie oder lokale Behandlungsmaßnahmen verzögert werden. Neben der offenen Probeexzision ist die Stanzbiopsie eine gute Alternative zum Malignitätsnachweis. Der Durchmesser von Stanzzylindern sollte so groß wie möglich gewählt werden, Haut und Unterhaut sollten miterfasst werden [6] (Tabelle 1).

Therapie

Bei akuten Entzündungszeichen und oftmals weiter Ausdehnung über große Hautareale ist eine radikale Operation nicht möglich. Wegen der schlechten Prognose mit früher Fernmetastasierung stellt die Standardtherapie bei Nachweis eines inflammatorischen Mammakarzinoms die neoadjuvante Chemotherapie dar. Bislang wurden überwiegend antrazyklinhaltige Kombinationsschemata eingesetzt, z.B. Epirubicin in Kombination mit Cyclophosphamid (EC-Schema) und Fluorouracil (FEC-Schema). Der Einsatz von Taxanen und der Effekt einer Dosisintensivierung in der neoadjuvanten Therapiesituation bzgl. des rezidivfreien- und des Gesamtüberlebens werden intensiv in Studienprotokollen geprüft.

Nach 3–4 Zyklen der Primärtherapie werden bei Ansprechen (komplette oder partielle Remission) die modifizierte radikale Mastektomie durchgeführt und eine Bestrahlung angeschlossen, danach die Chemotherapie bis zu einer Gesamtzahl von 6 Zyklen komplettiert. Bei Nichtansprechen auf die Induktionschemotherapie sollten andere Substanzkombinationen zum Einsatz kommen (z.B. Taxane).

Wird durch 3–4 Zyklen der Chemotherapie keine Remission erreicht, ist eine Tumorprogression zu verzeichnen, oder liegt weiterhin ein

Tabelle 1. Differenzialdiagnose nonpuerperale Mastitis – inflammatorisches Mammakarzinom

	Nonpuerperale Mastitis	Inflammatorisches Mammakarzinom
Altersverteilung	Mittleres Alter bei Diagnosestellung 47 Jahre, $^{2}/_{3}$ der Frauen jünger als 50 Jahre	Mittleres Alter bei Diagnosestellung 61 Jahre, 90% der Frauen älter als 45 Jahre
Klinik	Retro- und periareolär (bakterielle, kanalikulär-aszendierende Form), aber auch mamillenfern (abakterielle Formen)	Diffuse, derbe Infiltration der Mamma, meist kein eigentlicher Tumor abgrenzbar;
	lokalisierte, **schmerzhafte** Indurationen	Patientinnen meist **schmerzfrei**
	Rötung der Haut	Gerötete Kutis, Apfelsinenhautphänomen
	Retraktionsphänomene der Mamille	Relative Mamillenretraktion (durch Schwellung der Haut)
	Überwärmung der Mamma	Hyperthermie möglich
	Mamillensekretion	Einseitige, rasche Umfangszunahme der Mamma
	Lymphknotenvergrößerungen	Palpable Lymphknoten
Diagnostik	Mammographie: Subkutaner Fettgewebesaum frei, Aufhellung des Parenchyms und Rückgang der Hautverdickung unter Therapie; rasche Besserung der Beschwerden und des objektiven Befundes unter Therapie	Mammographie: Verbreiterung der Kutis in Mamillennähe, verstärkte netzförmige Zeichnung im subkutanen Fettgewebe
	Histologische Abklärung im Zweifelsfall	Zügige histologische Diagnosesicherung!

inoperabler Befund vor, kann u.U. bestrahlt werden, wodurch jedoch der Heilungsprozess nach der Operation erschwert wird. Nach Abschluss der Bestrahlung muss im Einzelfall entschieden werden, ob die Ablatio der Mamma durchgeführt und/oder eine weitere Chemotherapie angeschlossen werden soll [6].

Morbus Paget

Neben dem inflammatorischen Mammakarzinom gehört der Morbus Paget zu den malignen Erkrankungen der Brust, die mit einer inflammatorischen Reaktion einhergehen können.

Definition

Die Paget-Erkrankung der Brustwarze stellt die intraepitheliale Manifestation eines duktalen Mammakarzinoms dar, der in der Mehrzahl der Fälle ein intraduktales Karzinom und in einem kleineren Teil ein invasives duktales Karzinom, nur sehr selten (3–9%) keine Karzinommanifestation im Drüsenkörper zugrunde liegt.

Symptome

Klinisch steht das Bild des Morbus Paget im Vordergrund mit einer ekzematoiden und erosiven Effloreszenz der Mamille und Areola, die sich auf die umgebende Haut ausbreitet. Meist zeigt sich anfangs ein scharf begrenzter, unregelmäßig geformter, geröteter und schuppender (zunächst ekzemähnlicher) und auch nässender Herd im Bereich einer Brustwarze bzw. eines Brustwarzenhofes. Im weiteren Verlauf kommt es zu einem Wachstum des Herdbefundes, zum Auftreten von Erosionen und Schuppenkrusten und zur Abflachung und Zerstörung der Mamille [5].

Diagnostik

Jedes Ekzem der Mamille, das sich unter antiphlogistischer Behandlung nicht innerhalb von

14 Tagen zurückbildet, ist verdächtig auf eine Paget-Erkrankung.

Ist klinisch der Verdacht auf eine Paget-Erkrankung gegeben, muss immer eine histologische Abklärung erfolgen. Die Mammographie zeigt in der Frühphase keine Veränderungen, später treten retromamilläre Verdichtungen und Mikroverkalkungen auf [1].

Therapie

Die Therapie des Morbus Paget der Mamma richtet sich im Wesentlichen nach dem zugrunde liegenden Tumor. Über die brusterhaltende Therapie beim Morbus Paget liegen bisher nur wenige Erfahrungen vor. Gegen diese Therapie spricht, dass die Mamille nicht erhalten werden kann, das Ausmaß der Infiltration durch die Paget-Zellen makroskopisch nicht zu bestimmen ist, und das zugrunde liegende duktale Carcinoma in situ (DCIS) häufig erst in der Aufarbeitung des Mastektomiepräparates aufzudecken ist. Grundsätzlich kann jedoch bei kleinen subareolaren Karzinomen, bei ansonsten unauffälligem Drüsenkörper und bei Wunsch der Patientin die brusterhaltende Therapie in Erwägung gezogen werden. Sind die Resektionsränder nicht frei, sollte die Mastektomie angeschlossen werden. Bei invasiven (auch mikroinvasiven) Karzinomen erfolgt die axilläre Lymphonodektomie.

Bei Vorliegen eines DCIS muss entsprechend den Richtlinien für die Behandlung des DCIS verfahren werden [6].

Erkrankungen der Kutis und der Lymphknoten

Mamillenekzem

Definition und Ätiologie

Bei einem Ekzem handelt es sich um eine nichtinfektiöse, entzündliche Dermatose mit Epithelschädigung und Abheilung ohne Restdefekte. Die Ekzemreaktion kann exogen (z.B. Kontaktekzem durch Inhaltsstoffe von Brustschutzsalben bei stillenden Patientinnen) oder endogen ausgelöst werden.

Im Gegensatz zum Morbus Paget sind Ekzeme im Mamillenbereich zumeist bilateral symmetrisch lokalisiert [5].

Symptome

An Mamillen, Warzenhof und Umgebung können beispielsweise beidseitig flächenhafte, unscharf begrenzte Rötungen mit Schuppung, zahlreichen Erosionen und einzelnen Bläschen auftreten.

Diagnostik und Therapie

Die Diagnose des Mamillenekzems wird im Wesentlichen aufgrund des klinischen Erscheinungsbildes gestellt. Jedes Ekzem der Mamille, das sich unter Lokaltherapie mit Kortikosteroiden nicht innerhalb von 14 Tagen zurückbildet, ist verdächtig und sollte – insbesondere bei einseitigem Auftreten – histologisch weiter abgeklärt werden.

Maligne Lymphknotenprozesse

Eine ebenfalls zu Hautrötungen, Indurationen des Subkutangewebes und einer z.T. enormen Schwellung der Brustdrüse führende, extrem seltene Erkrankung (0,1% aller Mammabiopsien) stellt das maligne Lymphom dar. Ohne zusätzliche Informationen kann dieses Krankheitsbild weder klinisch noch röntgenologisch vom inflammatorischen Mammakarzinom oder der Mastitis unterschieden werden: Bei beiden Erkrankungen wird die diffuse neoplastische Verdickung des Parenchyms durch ein Stauungsödem auf dem Boden einer axillären Lymphadenopathie verstärkt [1].

Zusammenfassung

Bei Erkrankungen der Brust mit inflammatorischer Komponente gilt es, benigne Entzündungen gegenüber den malignen Erkrankungen abzugrenzen.

Während die puerperale und nonpuerperale Mastitis eine Erkrankung vorwiegend der reproduktiven Altersgruppen darstellen (das mittlere Alter bei der Diagnosestellung einer Mastitis liegt bei ca. 47 Jahren, $^{2}/_{3}$ der Frauen sind jünger als 50 Jahre), erkranken nur ca. 10% aller Brustkrebspatientinnen vor dem 45. Lebensjahr (mittleres Erkrankungsalter 60,1 Jahre). Insbesondere in der Altersgruppe der über 45-jährigen Patientinnen - hier finden sich überwiegend Gangektasien als morphologische Basis der nonpuerperalen Mastitis - kann die mammographische Diagnostik durch eine periduktuläre und interstitielle Fibrose des Brustdrüsengewebes erschwert sein. Führt die Therapie mit Prolaktinhemmern und Antibiotika nicht zu einer raschen Besserung der Beschwerden und des objektiven Befundes und zu einer mammographisch feststellbaren Aufhellung des Mammaparenchyms und einem Rückgang der Hautverdickung, sollte umgehend eine histologische Klärung erfolgen.

Literatur

1. Barth V (1994) Mammographie - Intensivkurs und Atlas für Fortgeschrittene. Enke, Stuttgart, S 45, 126, 338, 347
2. Bässler R (1997) Die Mastitis. Pathologe 18: 27-36
3. Hirsch HA, Käser O, Iklé FA (1995) Eingriffe bei Mastitis. In: Hirsch HA, Käser O, Iklé FA (Hrsg) Atlas der gynäkologischen Operationen, 5. Aufl. Thieme, Stuttgart New York, S 461
4. Peters F (1989) Die non-puerperale Mastitis. In: Künzel W, Kirschbaum K (Hrsg) Gießener Gynäkolgische Fortbildung 1989. Springer, Berlin Heidelberg New York, S 247-255
5. Rassner G (1997)Dermatologie - Lehrbuch und Atlas, 5. Aufl. Urban & Schwarzenberg, München Wien Baltimore
6. Untch M et al. (1998) Sonderfälle. In: Empfehlungen zur Diagnostik, Therapie und Nachsorge - Mammakarzinome, 7. Aufl. Tumorzentrum München, S 195-197
7. Wilken H, Rohde E (1991) Entzündliche Erkrankungen der Mamma. Zentralbl Gynäkol 113: 753-766

Mastopathie und Mastodynie

F. PETERS

MERKE:

1. Der Begriff Mastopathie ist keine Diagnose, sondern lediglich die übergeordnete Beschreibung einer Reihe regressiver und proliferativer Strukturveränderungen der Brustdrüse.
2. Pathomorphologische Formen sind die Adenose, die sklerosierende Adenose, die radiäre Narbe, die einfache duktale Hyperplasie, die atypische duktale Hyperplasie, Mikrozysten, Makrozysten, apokrine Metaplasie, sekretorische Veränderungen (wesentlichster Teil die Milchgangsektasie).
3. Die Ursache mastopathischer Veränderungen ist bisher nicht geklärt. Die dauerhafte Einwirkung der ovariellen Steroide wird als endokriner Faktor diskutiert.
4. Die Mastopathie ist keine Krankheit und bedarf nur dann einer Therapie, wenn prämaligne Veränderungen symptomatisch werden.
5. Die Mastopathie macht keine Beschwerden. Einzelne Unterformen, wie die großzystische Mastopathie und die Milchgangektasie, bereiten gelegentlich Schmerzen.
6. Die Mastodynie ist in eine prämenstruell auftretende und eine zyklusunabhängige Form zu unterteilen. Die prämenstruelle Mastodynie ist nicht das Symptom der Mastopathie. Sie hat kein spezifisches morphologisches Muster. Die zyklusunabhängige Mastodynie ist überwiegend auf eine Milchgangektasie zurückzuführen.
7. Bei der prämenstruellen Mastodynie gilt die erhöhte Prolaktinstimulation (auf TRH oder Metoclopramid) als gesichert, während die zyklusunabhängige Mastodynie bisher keine endokrine Besonderheit erkennen lässt.
8. Die prämenstruelle Mastodynie ist gut durch dopaminerge Substanzen, Gestagene und abgeschwächte Androgene behandelbar. Die zyklusunabhängige Mastodynie ist weit schwieriger zu beeinflussen.

Zusammenfassung

Unter dem Begriff Mastopathie werden Umbauvorgänge der Brustdrüse zusammengefasst, die, ausgehend vom Idealbild einer Drüsenuntereinheit (Drüsenalveole, Milchgang, intralobuläres Bindegewebe = Mantelgewebe, Fett- und Stützgewebe), sich in Richtungen regressiver Veränderungen mit Einlagerung fibrosierten Bindegewebes, Zystenbildungen sowie proliferative Veränderungen, ausgehend vom Drüsenepithel (Adenose) und den Milchgängen (duktale Hyperplasie), entwickeln können. Bei einer weiteren Form imponieren vermehrt Sekretion (Milchgangsektasie, sekretbedingte Veränderungen und entzündliche Veränderungen). Im Rahmen altersphysiologischer Veränderungen der Mamma beschreibt die Mastopathie hormonell induzierte, qualitativ gesteigerte Umbauvorgänge in der Dekade vor der Menopause und einige Jahre danach, bei denen duktale und lobuläre Epithelhyperplasien prognostische Faktoren darstellen. Der Begriff Mastopathie ist mehr ein Kompromiss für die Beschreibung eines Symptomkomplexes, als dass er eine Krankheit (pathie) beschreibt. Deshalb kann dieser Begriff auch nicht gewichtet werden. Der Krankheitswert ergibt sich nur aus Einzelkomponenten, wie z.B. atypischen Epithelproliferationen oder symptomatischen Formen, die Beschwerden bereiten. Die Mastodynie ist nicht zwangsläufig das Symptom der Mastopathie. Lediglich die Milchgangektasie, Makrozysten und Entzündungen sind gesicherte Beschwerdeursachen.

Mastopathischer Formenkreis

Definition

Unter dem Begriff Mastopathie werden Umbauvorgänge der Brustdrüse zusammengefasst, die, ausgehend vom Idealbild einer Drüsenuntereinheit (Drüsenalveole, Milchgang, intralobuläres Bindegewebe = Mantelgewebe, Fett- und Stützgewebe), sich in zweierlei Richtungen entwickeln können [1]. Man findet regressive Veränderungen mit Einlagerung fibrosierten Bindegewebes, Zystenbildungen (erweiterte Milchgänge) sowie proliferative Veränderungen ausgehend vom Drüsenepithel (Adenose) und den Milchgängen (duktale Hyperplasie) sowie vermehrter Sekretion (Milchgangsektasie, sekretbedingte Veränderungen). Im Rahmen altersphysiologischer Veränderungen der Mamma beschreibt die Mastopathie hormonell induzierte, qualitativ gesteigerte Umbauvorgänge in der Dekade vor der Menopause und einige Jahre danach, bei denen duktale und lobuläre Epithelhyperplasien prognostische Faktoren darstellen. Der Begriff Mastopathie ist mehr ein Kompromiss für die Beschreibung eines Symptomkomplexes, als dass er eine Krankheit (pathie) beschreibt. Deshalb kann dieser Begriff auch nicht gewichtet werden (wie z.B. schwere Mastopathie). Der Krankheitswert ergibt sich nur aus Einzelkomponenten, wie z.B. atypischen Epithelproliferationen oder symptomatischen Formen, die Beschwerden bereiten.

Pathomorphologische Formen [2, 11]

Die nachfolgend dargestellten Einzelbefunde treffen wir relativ häufig in Pathologiebefunden, den Formenkreis der Mastopathie betreffend, an. Nicht alle haben ihr klinisches Korrelat. Sie dienen hier dem besseren Verständnis der Beschreibung des Folgenden.

Ein *normales Bild* der Mastopathie schließt geringgradige Alterationen mit z. B. Fibrose und mikroskopische Dilatation der Azini und Gänge, lobuläre Involution und Hyperplasie (einfache Milchgangsproliferation) sowie duktale Adenose (Hyperplasie der milchbildenden Zellen) mit ein.

Die *Adenose* zeichnet sich durch ein einschichtiges Zellmuster ohne zytologische Atypien aus, zusammengesetzt aus runden Tubuli. Sie hat kein organoides Muster, wie es bei eigenständigen Tumoren (z.B. Fbroadenom) vorkommt.

Die *sklerosierende Adenose* stellt eine Hyperplasie der Lobuli mit einer Vermehrung azinärer Strukturen dar. Die normale zweizellige Auskleidung ist vorhanden, verbunden mit myoepithelialen und/oder Stromahyperplasien. Sklerosierende Adenosen sind im Frühstadium eher zellreich, spätere sklerotische Kalzifikationen können vorkommen.

Die sog. *radiäre Narbe* ist eine morphologisch abgegrenzte und in der Mammographie erkennbare Struktur, die aus einer nichtneoplastischen, fokal tubulär-proliferierenden Adenose besteht, die sich um ein fibrös-elastisches Zentrum entwickelt, sich nach außen strahlig fortsetzt und mit intraduktalen Epithelhyperplasien verbunden ist. In der Mammographie kann sie einem Karzinom ähneln.

Duktale Hyperplasien werden in einfache und atypische duktale Hyperplasien unterteilt. Sie sind von ihrer Struktur her unterschiedlich und gehen nicht ineinander über. Die einfache duktale Hyperplasie besteht aus einer heterogenen epithelialen Zellproliferation. Sie kann apokrine Metaplasien enthalten. Die Architektur ist unruhig bis ungeordnet. Mitosen findet man selten, jedoch keine atypischen Mitosen.

Die atypische duktale Hyperplasie ist gewöhnlich klein (<2–3 mm). Die Architektur zeichnet sich durch ein mehrreihiges mikropapilläres oder solides Wachstum aus. Mitosen sind selten, atypische Mitosen kommen aber vor. Diese Struktur wird als Übergang zum duktalen Carcinoma in situ angesehen.

Zysten: Nach ihrer Größe unterscheidet man Mikrozysten bis 3 mm und Makrozyten >3 mm, in der Regel >10 mm. Die Mehrzahl der Zysten bildet sich aus apokrin-metaplastischen Drüsenläppchen. Die *solitäre Zyste* und die großzystische Mastopathie beschreiben einen lokal rundlich erweiterten Milchgang (bzw. lobuläre Einheit) von mindestens 10 mm. Das Epithel ist flach oder apokrin. Epitheliale Proliferationen müssen morphologisch hinsichtlich ihres papillären Typs definiert werden (s. Papillom).

Unter *apokriner Metaplasie* versteht man eine intraduktal metaplastisch veränderte Epithelhyperplasie, die in den Sekretionsprozess der Zysten einbezogen ist. Die apokrine Metaplasie ist häufiger Bestandteil von Papillomen und Adenosen.

Die *sekretorischen Veränderungen* der Brustdrüse umfassen die Milchgangektasie, die asymptomatische periduktale Mastitis, auch Plasmazellmastitis bis hin zur granulomatösen Mastitis. Die Gänge sind mit einem normalen oder abgeflachten Epithel ausgekleidet und mit amorphem Material und/oder Schaumzellen angefüllt. Eine ausgeprägte periduktale Fibrose kann der Endzustand der Begleitentzündung sein.

Entartungsrisiko

Für einzelne Proliferationsmuster des Drüsenepithels lassen sich Entartungsrisiken beschreiben. Diese zeigen einheitlich eine Abhängigkeit vom Grad der Proliferation, insbesondere im Zusammenhang mit Zellatypie. Alle Autoren heben zusätzlich die mammakarzinombelastete Familienanamnese als aggravierenden Faktor hervor [2].

Diagnostik, Therapie

Die Schwierigkeit im Verständnis der Mastopathie und in der Durchführung einer klinischen Diagnostik (Palpation, endokrine Analysen, bildgebende Verfahren) liegt darin, dass es fast nie ein einheitliches Bild einer der beschriebenen Veränderungen gibt. Die Strukturveränderungen sind vielmehr in unterschiedlichem Maße miteinander kombiniert. Von Seiten der Endokrinologie hat sich keine Hormonkonstellation als durchgehend ätiologieweisend ergeben. Aus der Sicht der Epidemiologie treffen physiologische Corpus-luteum-Insuffizienzen jenseits der 3. Lebensdekade und eine Häufung mastopathischer Veränderungen in dieser Zeit zusammen. Daraus hat sich die Sichtweise entwickelt, dass die Mastopathie ein physiologischer Umbauprozess (Alterungsprozess) in der reproduktiven Phase einer Frau durch Überwiegen eines Östrogenstimulus darstellt.

Die Palpation liefert nur selten einen spezifischen Befund, die bildgebenden Verfahren wie Mammographie, Sonographie und Magnetresonanztomographie zeigen in unterschiedlichem Ausmaß Hinweise auf Abweichungen von der normalen Drüsenstruktur. Die Mastopathie selbst ist auch kaum Gegenstand der Diagnostik, sie ist lediglich Begleitbild einzelner symptomatischer Pathologien wie (klinisch) Knotenbildung, Schmerz, Sekretion, Entzündung oder (bildgebend) Mikrokalk, Strukturverdichtung bzw. Kontrastmittelanreicherung im MRT. Auch die Frage der Therapie stellt sich beim Kapitel Mastopathie bis auf seltene Ausnahmen nicht, da sie lediglich dort zum Tragen kommt, wo die Strukturveränderung symptomatisch wird.

Symptomatische Formen der Mastopathie

Mastodynie

Definition

Die Mastodynie wird in die zyklusabhängige und zyklusunabhängige unterteilt (s. auch *Milchgangektasie*). Während die zyklusabhängige Mastodynie keine spezifische Morphologie hat, findet man bei der zyklusunabhängigen in der überwiegenden Mehrzahl eine Milchgangektasie (Übersicht bei [8]).

Ätiologie

Die Ursache der zyklusabhängigen Mastodynie ist unbekannt. Eine spezifische Morphologie (Histologie, Mammograpie, Sonographie) existiert nicht. Diskutiert werden eine Ödembildung und in $^1/_3$ der Fälle Milchgangektasien.

Die zyklusunabhängige Mastodynie lässt sich in den meisten Fällen auf eine Milchgangektasie zurückführen (Sonographie).

Anamnese

Eine spezifische Anamnese der Mastodynie existiert nicht. Es findet sich keine Häufung in Bezug auf durchgemachte Schwangerschaften, Alter bei der Menarche oder Einnahme von Ovulationshemmern. Patientinnen mit zyklusabhängiger Mastodynie zeigen eine Altershäufung zwischen 21 und 35 Jahren, Patientinnen mit zyklusunabhängiger Mastodynie eine Altershäufung zwischen 31 und 46. Jahren. Jenseits der Menopause (ohne Postmenopausensubstitution) ist die Mastodynie selten.

Symptomatologie

Prämenstruelle Mastodynie: Spannungs- und Schweregefühl, vorwiegend in den oberen äußeren Quadranten der Brust, häufig begleitet von Knotenbildung, gelegentlich druckdolenten Lymphknoten in der entsprechenden Axilla. Beginn der Beschwerden in der Regel eine Woche prämenstruell, in schweren Fällen bereits vom Zeitpunkt der Ovulation oder davor.

Zyklusunabhängige Mastodynie: Gefühl des Brennens und Ziehens, Knotenhaftigkeit ist selten, teilweise punktförmiger Schmerz in den unteren und inneren Quadranten der Brust.

Diagnostik

Entscheidend ist nach Anamneseerhebung (auch Medikamentenanamnese, orale Kontrazeptiva, prolaktinstimulierende Substanzen) das Führen eines zyklusgerechten Schmerzkalenders, um die zyklische von der zyklusunabhängigen Mastodynie unterscheiden zu können. Auf eine Endokrindiagnostik kann weitgehend verzichtet werden. Lediglich, wenn die Mastodynie Begleitsymptom einer anderen Störung ist (z. B. Infertilität, Mamillensekretion, Zeichen einer Schilddrüsenerkrankung o. ä.), wird man im Rahmen der entsprechenden Diagnostik auch Prolaktin basal und stimuliert messen.

Die bildgebende Analytik hat zum Ziel, ein Mammakarzinom auszuschließen. Bei Frauen über 30 Jahren sollte deshalb eine Mammographie durchgeführt werden.

Laborwerte: Endokrinologisch ist die Mastodynie durch eine erhöhte Stimulierbarkeit von Prolaktin gekennnzeichnet (auf TRH [10], Metoclopramid o. ä.), bei normalen Prolaktinbasalspiegeln. Corpus-luteum-Insuffizienzen, veränderter Androgenspiegel, latente Hypothyreose wurden gelegentlich berichtet, haben aber keine signifikante Assoziation zur Mastodynie. Bei Patientinnen mit zyklusunabhängiger Mastodynie ist bisher keine endokrine Abnormität nachgewiesen (fehlende Untersuchungen).

Natürlicher Verlauf

Die zeitliche Ausdehnung der Mastodynie hält um so länger an, je früher der Schmerz einsetzt. Es gibt mehrere Ereignisse, anlässlich derer die

Mastodynie verschwindet, wie z.B. Menopause, Beginn mit oraler Kontrazeption, eine Schwangerschaft oder Brustoperation. Darüber hinaus werden in 20% Spontanremissionen beobachtet. Während vorwiegend Patientinnen mit zyklischer Mastodynie im Zusammenhang mit hormonaktiven Ereignissen eine Remission erleben, lassen die Schmerzen der zyklusunabhängigen Mastodynie im wesentlichen spontan oder anlässlich einer Operation nach.

Therapie

Viele der bisher beschriebenen Therapieformen der zyklusabhängigen Mastodynie basieren auf empirischen Daten, weniger auf statistisch gesicherten Untersuchungen. Ein Behandlung der Mastodynie sollte nicht vor der eingehenden Aufklärung über die Dignität und Beratung über den Verlauf der Störung aufgenommen werden, da ein Teil der Patientinnen die Schmerzen als Risiko für ein Mammakarzinom und die verordnete Behandlung als Versicherung dagegen ansieht. Eine vielfach schon ausreichende Maßnahme ist die Aufklärung über die Gutartigkeit der Schmerzen. Auf einen gut sitzenden Büstenhalter ist ebenfalls zu achten. Therapeutisch stehen dopaminerge Substanzen (auch Agnus castus), Gestagene und abgeschwächte Androgene wie Danazol oder Gestrinon zur Verfügung. Die medikamentöse Behandlung der zyklusunabhängigen Mastodynie ist unbefriedigend. Bromocriptin, Danazol oder Gestagene schneiden in Doppelblindstudien nicht wesentlich besser als Placebo ab [7]. Wenn es sich um einen umschriebenen schmerzhaften Bezirk handelt, kann eine lokale Injektion mit einem Gemisch aus Lidocain und Prednisolon versucht werden. Ein chirurgischen Vorgehen im Sinne einer Quadrantenresektion sollte nur als ultima ratio Anwendung finden.

Großzystische Mastopathie

Während der fibrös-zystische Umbauprozess der Brust mit Mikrozysten von Millimetergröße weitgehend als Normbefund gilt, ist die großzystische Mastopathie eine Untergruppe dieses Komplexes, dem klinisch und prognostisch durchaus ein Krankheitswert zukommt.

Definition

Entsprechend einer Nomenklatur von Haagensen [6] werden Zysten mit einem Durchmesser von kleiner als 3 mm als Mikrozysten bezeichnet, während Zysten mit einem Durchmesser von größer als 3 mm die großzystische Mastopathie charakterisieren. Etwa die Hälfte der Patientinnen hat nur eine Zyste, $^1/_3$ hat 2–5 Zysten, knapp 20% mehr als 5 Zysten. Neben den großen Zysten, die diesem Krankheitsbild den Namen geben, lassen sich mikroskopisch mehr oder weniger regelmäßig begleitende Befunde erheben, wie erweiterte Milchgänge, Mikrozysten, apokrine Metaplasie, Adenose und Papillome.

Altersverteilung

Die Altershäufung der Patientinnen mit Brustzysten liegt bei 40–45 Jahren (Verteilung 18–60 Jahre).

Entartungsrisiko

Obwohl Zysten und Mammakarzinome selten am gleichen Ort erscheinen, haben beide offensichtlich einen gemeinsamen ätiologischen Faktor, der das Risiko eines Mammakarzinoms bei Patientinnen mit großzystischer Mastopathie erhöht. Der apokrinen Metaplasie, insbesondere mit Atypie, kommt dabei eine diagnostische Bedeutung zu [4].

Klinik

Klinisch erscheinen die Zysten als glatte, von der Patientin durchaus zu palpierende Tumoren, die auch Schmerzsymptomatik hervorrufen. Brüste mit vielen großen Zysten bereiten in der Regel Spannungszustände, die erst nach Abpunktieren der Zysten nachlassen. Gelegentlich lässt sich aus den Mamillen Sekret abdrücken.

Hormonanalysen

Serumestradiol und Prolaktin liegen bei dieser Krankheit höher als bei gesunden Frauen (Übersicht bei [8]). Die großzystische Mastopathie ist eine Erkrankung der Brustdrüse, die teilweise endokrine Autonomie aufweist. So sind manche Zysten in der Lage, Hormone zu akkumulieren oder möglicherweise auch zu synthetisieren, wie z. B. HCG. Besonders Dehydroepiandrosteronsulfat (DHEA-S), Prolaktin, LH und FSH finden sich in der Zystenflüssigkeit in hohen Konzentrationen [3].

Spontanverlauf

Solitäre Zysten bilden sich in hohem Maße spontan zurück, während Frauen mit multiplen Zysten von einem chronischen Verlauf ausgehen müssen. Patientinnen, deren Zysten ein niedriges NA+-/K+-Verhältnis aufweisen (Gr. I) und eine apokrine Metaplasie der aspirierten Zellen, neigen zu Rezidiven [4]. Der Zystentyp des Rezidivs ist dann vielfach der gleiche.

Therapie

Solitäre Zysten bei prämenopausalen, insbesondere jungen Frauen, bedürfen vielfach nur der Kontrolle im nächsten oder übernächsten Zyklus, da sie sich auch spontan zurückbilden. Gegebenenfalls reicht die einfache Punktion nach sonographischer Abklärung. Die Behandlung persistierender Zysten besteht in der Punktion und anschließenden Auffüllung der Zyste mit Luft. Die Sonographie ist die Methode der Wahl, um solide von zystischen Befunden zu differenzieren. Auch die Zystenwand kann im Ultraschallbild gut beurteilt werden, so dass auf das herkömmliche Pneumozystogramm vielfach verzichtet werden kann. Besteht kein Verdacht auf eine atypische Proliferation oder Wandunregelmäßigkeit, ist die Behandlung in den meisten Fällen durch Lufteinfüllung beendet, da die Zysten in über 90% nach einer solchen Behandlung verkleben. Liegen Atypien in den Zysten vor, muss das Areal exstirpiert werden. Über endokrine Behandlungsmöglichkeiten liegen nur wenige Erfahrungen vor.

Sekretorische Veränderungen, Mamillensekretion

Auch im Rahmen eines Artikels über gutartige Erkrankungen der Brust darf durchaus noch einmal darauf hingewiesen werden, dass die Physiologie dieses Organs darin besteht, Milch zu bilden. Der Mensch ist unter den Mammalia eine der wenigen Spezies, bei der die Brustdrüse bereits vor der 1. Schwangerschaft voll ausgebildet ist.

Die strukturelle und funktionelle Veränderung zu einem sekretorischen Organ durchläuft die Brustdrüse im Wesentlichen unter dem Einfluss der ovariellen/plazentaren Sexualsteroide in Kombination mit einem laktotropen Hormon, vorrangig dem hypohysären Prolaktin. Auch außerhalb der Gravidität und Stillperiode bildet die Brustdrüse Sekret, bei der Para mehr als bei der Nullipara. Bei einem Teil der Frauen tritt das Sekret aus der Brust heraus, bei anderen bleibt es verhalten. In Abhängigkeit vom Ausmaß des Sekretionsprozesses und des Abtransportes verändern sich die Farbe des Sekrets und die lokale Struktur der Drüse, d.h. die Galaktorrhö ist durch milchiges Sekret gekennzeichnet, das in mehr oder weniger regelmäßigen Abständen aus der Brust heraustritt. Andere Sekretformen, die wir unter der pathologischen Sekretion zusammenfassen, werden nur intermittierend beobachtet. Hier staut sich das Sekret in den Milchgängen an, wird eingedickt und dunkelt deshalb ab (gelblich, gelb-grau) und führt lokal zu entzündlichen Veränderungen der Gangstrukturen, so dass die Farbe ins grünliche wechseln kann, im Falle von Blutbeimengungen bräunlich oder schwärzlich. Eigenständige proliferative Prozesse äußern sich darüber hinaus vielfach durch seröse, wässrige oder blutige Sekretion.

Galaktorrhö

Definition

Die Galaktorrhö bezeichnet jede milchige Absonderung aus mehr als einem Milchgang einer oder beider Mamillen. Entsprechend ihrer Quantität kann sie in 3 Grade eingeteilt werden (I: ein Tropfen, II: spontaner Abgang mehrerer Tropfen, III: spontaner Milchfluss).

Häufigkeit, Altersverteilung

Man geht von einer Häufigkeit von 0,5 – 1 % der prämenopausalen Frauen aus, wobei Frauen, die geboren haben, häufiger repräsentiert sind. Im Falle einer Hyperprolaktinämie wird die begleitende Galaktorrhö in über 80 % der Fälle gefunden. Altersmäßig verteilen sich die Patientinnen nahezu gleichmäßig zwischen Pubertät und Menopause.

Ätiologie

Die Entstehung der Galaktorrhö ist in direkter Analogie zu den physiologischen Veränderungen der Laktopoese zusehen. In Anwesenheit von Östrogenen und Progesteron proliferiert das Epithel; Prolaktin und eine Reihe anderer permissiv wirkender Hormone induzieren den Differenzierungsvorgang. Die Sekretion ist dann nur möglich, wenn Estradiol und Progesteron eine kritische Schwelle unterschreiten. Entsprechend findet man den stärksten Ausprägungsgrad der Galaktorrhö auch zum Zeitpunkt des Menstruation. Prolaktin ist sicherlich das eigentlich verantwortliche Hormon, obwohl es in dieser Situation nur selten erhöht gemessen wird. Allerdings ist die Stimulierbarkeit (hypophysäre Reserve) bei Galaktorrhö signifikant erhöht [9]. Ein nicht unwesentlicher Anteil der Hyperprolaktinämie ist einer Medikamenteneinnahme zuzuschreiben.

Diagnostik

Neben einer detaillierten Anamnese, einschließlich einer Medikamentenanamnese, sollten im Zusammenhang mit Zyklusstörungen oder Zeichen einer Schilddrüsenerkrankung der Prolaktinspiegel und der Schilddrüsenhormonstatus erhoben werden. Ist das Sekret eindeutig milchig, kann auf eine morphologische Untersuchung wie Sekretzytologie oder Galaktographie verzichtet werden. Das Verhältnis von Hyperprolaktinämie zu Normoprolaktinämie ist bei der Galaktorrhö 1:10.

Therapie

Eine Hyperprolaktinämie wird entsprechend ihrer Ursachen (Adenom, Medikamente) behandelt. Kann die Hyperprolaktinämie behoben werden, sistiert in der Regel die Galaktorrhö auch. Ausgesprochen schwierig und unbefriedigend ist die Therapie der Galaktorrhö mit normalen Prolaktinspiegeln. Die der Galaktorrhö zugrunde liegende Störung ist in der Regel, wenn eine Hypothyreose ausgeschlossen werden kann, unbekannt, und kann deshalb auch nicht kausal behandelt werden. Andererseits macht die Galaktorrhö nur wenige Beschwerden, so dass man vor dem Hintergrund des fehlenden langfristigen Erfolges auf eine Behandlung verzichten sollte. Lediglich bei ausgeprägtem Leidensdruck wird man auf lang wirksame Dopaminagonisten zurückgreifen. Nach Absetzen dieser Therapie kann aber nicht in jedem Falle das vollständige Ausbleiben der Galaktorrhö erwartet werden.

Pathologische Sekretion

Definition

Als pathologische Mamillensekretion wird zunächst einmal jede nicht eindeutig milchige Absonderung bezeichnet. Eine Einteilung nach Färbung des Sekrets erscheint durchaus sinnvoll und die Beschreibung, ob Blut beigemengt ist, das Sekret serös oder wässrig ist.

Häufigkeit

Bevölkerungsbezogene Statistiken liegen nicht vor. In Spezialambulanzen für Brustkrankheiten wird eine Inzidenz bis zu 10% angegeben, wobei die Altersgruppen zwischen 35 und 50 verstärkt repräsentiert sind. Jenseits der Menopause sinkt die Häufigkeit deutlich.

Ursachen

Blutige, seröse oder wässrige Sekretionen weisen in der Mehrzahl auf proliferierende Läsionen hin, gelbliche, grüne, braune und schwarze Sekretionen auf eine Milchgangektasie.

Diagnostik

Man wird bei allen Patienten mit pathologischer Sekretion eine Sekretzytologie anfertigen. Bei braunem, schwarzen oder blutig erscheinendem Sekret empfiehlt sich ein Haemoccult-Test. Ist dieser positiv, ist die Sekretion als blutig einzustufen und operativ abzuklären. Entsprechendes gilt für eine auffällige Sekretzytologie. Sollten hier Proliferationen oder gar Atypien diagnostiziert werden, muss eine histologische Klärung erfolgen. Die päoperative Galaktographie eignet sich vorwiegend zur Lokalisation des biopsiewürdigen Befundes. Diese zeigt im eindeutig positivem Fall eine Aussparung in der Gangkontinuität. Im Zusammenhang mit einem neu aufgetretenen Tastbefund tritt die Bedeutung der pathologischen Sekretion eher in den Hintergrund. Hier klärt man den Tastbefund mit den üblichen Methoden ab. In diesem Fall ist eine Galaktographie entbehrlich.

Therapie

Liegt keine wässrige, seröse oder blutige Sekretion vor und ist die Sekretzytologie unauffällig, erübrigt sich eine weitergehende Diagnostik bzw. Biopsie. Ist eine Biopsie durchgeführt worden, ergibt sich die weiter folgende Behandlung entsprechend dem histologischen Ergebnis. Bei Papillomen (Leitsymptom überwiegend seröse Sekretion) sollte, insbesondere bei jungen Patientinnen, der betroffene Milchgang durch Sondierung intraoperativ sichtbar gemacht werden und mit mikrochirurgischen Techniken lediglich das entsprechende Gangsegment entfernt werden. Die übrigen Milchgänge sind zu schonen, um Frauen im gebärfähigen Alter nach einer evtl. Schwangerschaft eine Laktation der betroffenen Brust zu ermöglichen.

Lässt sich bei nachgewiesenen Zellatypien in der Galaktorrhö kein Herdbefund erheben, muss man das retroareoläre Milchgangsbündel vollständig resezieren (Hadfield-Operation).

Milchgangektasie

Definition

Der Begriff der Milchgangektasie ist aus der Sicht der Pathomorphologen geprägt worden. Als klinischer Begriff wurde die Milchgangektasie überwiegend im Zusammenhang mit entzündlichen Erscheinungen (nonpuerperale Mastitis, Milchgangfistel) verwendet. Die histologischen Charakteristika sind erweiterte Milchgänge, verstärkte Sekretionsaktivität der Drüse, Sekretstau und periduktale Infiltration von Entzündungszellen und Fibrose. Der Ultraschall kann die Milchgangektasie ohne invasive Diagnostik als klinische Einheit recht gut abgrenzen. Geht man von einer normalen Milchgangweite von bis zu 2,9 mm (histologische Definition) aus [1], kann die Überschreitung diese Maßes als untere Begrenzung auch für die sonographische Definition der Milchgangektasie gelten.

Epidemiologie

Bezieht man sich auf das Symptom der erweiterten Milchgänge, findet man eine Altershäufung zwischen 29 und 42 Jahren. Allerdings nimmt die Inzidenz dieser Veränderung bis zur Menopause zu. Die maximale Milchgangweite korreliert positiv mit dem Alter. Man nimmt eine Häufigkeit der Milchgangektasie (>3 mm) von knapp 40% aller Frauen bis zur Menopause an [1].

Pathogenese

Hinsichtlich der formalen Pathogenese herrscht noch Uneinigkeit. Aus klinischer Sicht erscheint es sinnvoll, mehr Aufmerksamkeit auf das Sekret als „treibende Kraft“ zu lenken, da dieses für die Milchgangektasie als ursächlich zu betrachten ist, unabhängig davon, ob zuerst die Entzündung oder die Gangerweiterung war. Gershon-Cohen u. Ingleby haben den Begriff „secretory disease“ geprägt [5], der dem Wesen dieses Krankheitskomplexes sehr viel näher kommt als der allgemein gängige Terminus „duct ectasia“ (Milchgangektasie).

Klinik

Die Klinik der Milchgangektasie ist nicht vollständig bekannt, da in den meisten in der Literatur beschriebenen Fällen eine Zuordnung zu diesem Syndrom erst nach einer Operation bzw. Histologie erfolgte.

Klinisch verursacht die Milchgangektasie in ca. 90,6% der Fälle Schmerzen, vorwiegend zyklusunabhängige (55,5%), aber auch zyklische Schmerzen (35,1%) über größeren Arealen der Brust. Im Gegensatz zur zyklischen Mastodynie haben zyklusunabhängige Schmerzen ihren Hauptsitz in den unteren Quadranten. Die vielfach punktförmigen Schmerzen lassen sich sonographisch auf hier regional erweiterte Milchgänge zurückführen (signifikant positive Korrelation). Weiterhin sind Mamillenschmerzen, knotenhafte Induration der Retromamillärregion (10%) und Mamillensekretion bei gut $^{1}/_{3}$ der untersuchten Frauen charakteristisch. Die axillären Lymphknoten können schmerzhaft und geschwollen sein. Die nonpuerperale Mastitis, insbesondere die periareoläre Form mit und ohne Milchgangsfistel, gehört auch zur Symptomatologie. Gelbliches und grünes Sekret sprechen für eine Milchgangektasie. Blutbeimengung ist ebenfalls möglich, ohne dass proliferative Prozesse nachweisbar sind.

Diagnostik

Im Mammogramm können erweiterte Milchgänge im Zusammenhang mit der periduktalen Gewebsverdichtung erkannt werden. Gelegentlich finden sich schollige Verkalkungen entlang der Milchgänge. Die klinische Verdachtsdiagnose hat aber nicht immer ihr mammographisches Korrelat.

Die Sonographie ist heute mit hochauflösender Bildqualität und den höherfrequenten Schallköpfen (7,5–10 MHz) eine wesentliche Bereicherung in der Abklärung der Milchgänge. Erweiterte Milchgänge von >3 mm sind gut zu erkennen.

Therapie

Die asymptomatische Milchgangektasie bedarf keiner Behandlung. Die Sekretion als solche muss nicht behandelt werden. Die Therapie des Schmerzes stellt ein gewisses Problem dar. Von der Pathogenese ausgehend, würde man zu prolaktinhemmenden Substanzen raten. Kontrollierte Studien dazu existieren aber nicht. Gestagene oder Agnus-castus-Präparate erscheinen aber auch gerechtfertigt. Zyklische Schmerzen sind einer medikamentösen Behandlung besser zugänglich als zyklusunabhängige (s. auch *Mastodynie*).

Literatur

1. Bässler R (1978) Pathologie der Brüstdrüse. In: Doerr W, Seifert G (Hrsg) Spezielle pathologische Anatomie, Bd 11. Springer, Berlin Heidelberg New York
2. Bässler R (1997) Mamma. In: Remmele W (Hrsg) Pathologie, Bd 4, 2. Aufl. Springer, Berlin Heidelberg New York, S 185–202
3. Bradlow HL, Skidmore FD, Schwartz MK, Fleisher M, Schwartz D (1983) Cations in breast cyst fluid. In: Angeli A, Bradlow HL, Dogliotti L (eds) Endocrinology of cystic breast disease. Raven Press, pp 197–201
4. Dixon JM Scott WN, Miller WR (1985) Natural history of cystic disease: the importance of cyst type. Br J Surg 72: 190–192
5. Gershon-Cohen J, Ingleby H (1952) Secretory disease and plasma cell mastitis in the female breast. Surg Gynecol Obstet 95: 497–504
6. Haagensen CD (1971) Diseases of the breast. Sauders, Philadelphia London Toronto
7. Mansel RE, Preece PE, Hughes LE (1978) A double blind trial of the prolactin inhibitor bromocriptine in painful benign breast disease. Br J Surg 65: 724–727

8. Peters F (1992) Gutartige Erkrankungen der Brust. Urban & Schwarzenberg, München Baltimore
9. Peters F, Pickardt C, Zimmermann G, Breckwoldt M (1981) PRL, TSH, and thyroid hormones in benign breast diseases. Klin Wochenschr 59: 403-407
10. Peters F, Schuth W, Scheurich B, Breckwoldt M (1984) Serum prolactin levels in patients with fibrocystic breast disease. Obstet Gynecol 64: 381-385
11. Sloane JP et al. (1997) Leitlinien für die Pathologie - Anhang zu den Europäischen Leitlinien für die Qualitätssicherung beim Mammographie-screening. Pathologe 18: 71-88

Digitale Mammographie

R. Schulz-Wendtland, U. Aichinger, M. Säbel, W. Bautz

MERKE:

Der sinnvolle Einsatz der digitalen Radiographie in der Mammadiagnostik wird kontrovers diskutiert. Ursache hierfür ist die im Vergleich zur Röntgenfilmtechnik derzeit noch geringere Ortsauflösung; demgegenüber aber stehen Vorteile gegenüber Film-Folien-Systemen durch den größeren Dynamikbereich, Möglichkeiten zur Reduktion der Strahlenbelastung, Vorteile durch den Einsatz digitaler Bildverarbeitungstechniken und Auswertungsprogramme und die Einbindung in die Welt von PACS und Teleradiologie.

Im 1. Teil wird über gegenwärtig verfügbare digitale Radiographiesysteme (digitale Lumineszenzradiographie [DLR] mit Speicherfolien [Firma Fuji]; digitale Vollfeldmammographie [FFDM, Firma GE]; Charge-coupled-device-[CCD-]System [Firma Trex]; Charge-coupled-device-[CCD-, Slot-Scan-Verfahren, Firma Fischer]) und zukünftige Entwicklungen berichtet, die sich für die digitale Mammographie eignen. Schwerpunkte sind dabei die Möglichkeiten der Dosisreduktion, Diagnostik (Mikrokalk, weichteildichte Läsionen), digitale Bildverarbeitungstechniken, Befundung (Hardcopy, Monitor), computerisierte Auswertesysteme (CAD), die Einbindung der digitalen Mammographie in PACS und die Vorteile der Teleradiologie hinsichtlich eines Mammakarzinomscreenings.

Im 2. Abschnitt werden die Anforderungen an die Bildqualität digitaler Mammogramme dargestellt. Grundsätzlich gelten hierbei die „Leitlinien der Bundesärztekammer zur Qualitätssicherung in der Röntgendiagnostik" und die Europäische Richtlinie „European Guidelines on Quality Criteria for Diagnostic Radiographic Images", die aber auf Film-Folien-Systeme ausgerichtet sind. Es ist bisher nicht absehbar, dass mit der digitalen Radiographie die Grenzauflösung der Film-Folien-Systeme von etwa 15 Lp/mm erreicht werden kann. Die Erfüllung der Richtlinien ist aber bei geeigneter Gerätekonfiguration prinzipiell möglich. Dem Nachteil der geringeren Ortsauflösung im Vergleich zum Film-Folien-System steht aber die wesentlich höhere Kontrastauflösung der digitalen Mammographie gegenüber. Wie sich dies diagnostisch auswirkt (Darstellung von Mikroverkalkungen, Tumorerkennbarkeit) wird anhand von Phantom- und Patientinnenuntersuchungen demonstriert.

Von den zur Zeit verfügbaren digitalen Radiographiesystemen (digitale Lumineszenzradiographie [DLR] mit Speicherfolien [Firma Fuji]; digitale Vollfeldmammographie [amorpher Siliziumdetektor, FFDM, Firma GE]; Charge-coupled-device-[CCD-]System, Firma Trex]; Charge-coupled-device-[CCD-] [Slot-Scan-Verfahren, Firma Fischer]) erfüllt nur die digitale Lumineszenzradiographie mit Speicherfolien in Vergrößerungstechnik (Faktor 1,7 bzw. 1,8) der Firma Fuji die Forderungen der Abnahmeprüfung nach § 16 der RöFo. Danach müssen auf dem Röntgenbild des Prüfkörpers nach DIN 6868-7 mindestens die Edelstahldrahtgewebe mit der größten und zweitgrößten Maschenweite abgebildet sein bzw. eine Grenzauflösung von 8 Lp/mm in jeder Orientierung senkrecht zur Strahlrichtung erreicht werden. Die digitale Vollfeldmammographie der Firma GE erreicht lediglich eine Grenzauflösung von 5 Lp/mm, die Charge-coupled-device-Systeme der Firmen Trex und Fischer haben noch keine EC- bzw. TÜV-Zulassung in Deutschland.

Einleitung

Während seit einigen Jahren für fast alle Bereiche der Radiologie digitale Verfahren zur Bildakquisition zur Verfügung stehen, existierte lange Zeit keine adäquate digitale Alternative zur konventionellen Film-Folien-Mammographie. Der Grund hierfür liegt an den hohen Anforderungen an die Bildqualität in der Mammographie. Die längste Erfahrung existiert mit der digitalen Lumineszenzradiographie mit Speicherfolien [2, 3]. Im Folgenden wird auf die Vor- und Nachteile der digitalen Mammographie, Dosis, Auflösungsvermögen, die 4 gegenwärtig verfügbaren digitalen Radiographiesysteme, klinische Studien, internationale und deutsche Zulassung, sowie die zukünftigen Möglichkeiten (Monitorbefundung, Teleradiographie, computerassistierte Diagnose) eingegangen.

Vor- und Nachteile der digitalen Mammographie

Ein entscheidender Vorteil der digitalen Mammographie gegenüber der Film-Folien-Mammographie ist die lineare Beziehung zwischen der Dosis in der Bildempfängerebene und der Signalintensität über einen sehr großen Dosisbereich. Konventionelle Film-Folien-Systeme verfügen dagegen nur in einem sehr engen Dosisbereich über ein lineares Kontrastverhalten – dies kann zur Minderung der Sensitivität in der Erkennbarkeit diskreter Mikroverkalkungen in dichtem Drüsenparenchym führen. Fehlbelichtungen oder Störungen in der Filmverarbeitung führen ebenfalls zu einer Minderung der Sensitivität, während dies bei der digitalen Mammographie entfällt. Ein weiterer wesentlicher Vorteil der digitalen Mammographie liegt im sog. Postprocessing, d.h. einer gezielten Bildnachverarbeitung, während bei der herkömmlichen konventionellen Film-Folien-Mammographie hierzu eine erneute Mammographieaufnahme notwendig ist, um den interessierenden Anteil optimal darzustellen [2, 5, 7].

Dosis

Phantomstudien zur Kontrastdetailerkennbarkeit zeigen, dass einzelne digitale Mammographieysteme eine Dosisreduktion um bis zu 30% ermöglichen, bei gleicher Detailerkennbarkeit wie konventionelle Film-Folien-Systeme [6]. Inwieweit sich diese experimentellen Ergebnisse auch in der klinischen Praxis bestätigen lassen, muss sich jedoch erst noch erweisen. Eine weitere Möglichkeit zur Dosisreduktion besteht, wenn auch nur in begrenztem Umfang, durch Erhöhung der Spannung bei der digitalen Mammographie [3, 7]. Während in der konventionellen Mammographie eine Erhöhung der Spannung zu einem nicht akzeptablen Verlust an Bildkontrast führt, ergibt sich jedoch auch in der digitalen Mammographie eine Verschlechterung des Signal-zu-Rausch-Verhältnisses [4].

Auflösungsvermögen

Um die hohe Ortsauflösung konventioneller Mammographiesysteme von z.T. über 15 Linienpaaren/mm (Lp/mm) zu erreichen, wäre bei der digitalen Mammographie eine Pixelgröße von etwa 25 μm erforderlich, einer Bildmatrix von 7200×9600 Bildpunkten für einen 18×24-

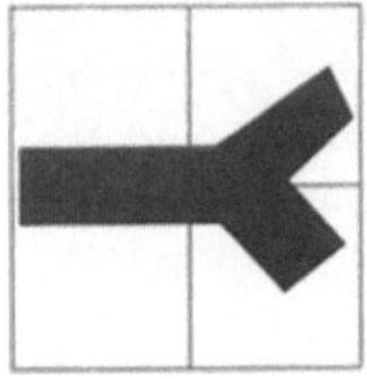

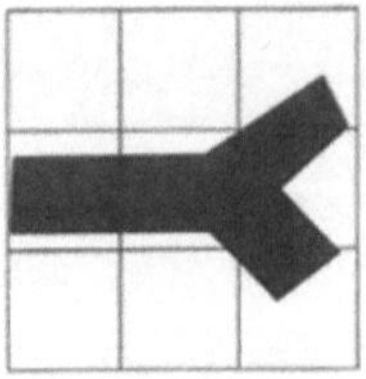

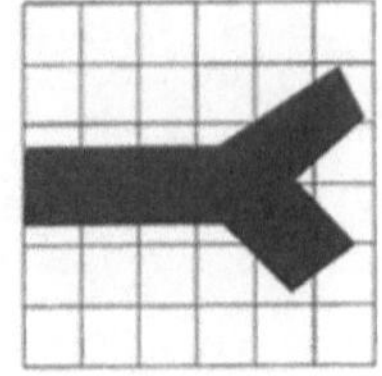

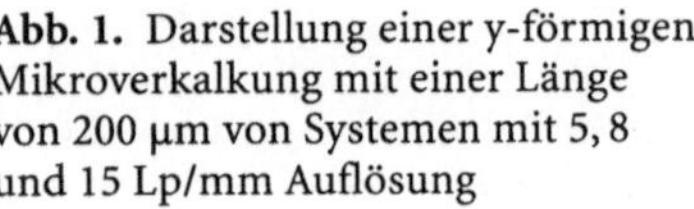
Abb. 1. Darstellung einer y-förmigen Mikroverkalkung mit einer Länge von 200 µm von Systemen mit 5, 8 und 15 Lp/mm Auflösung

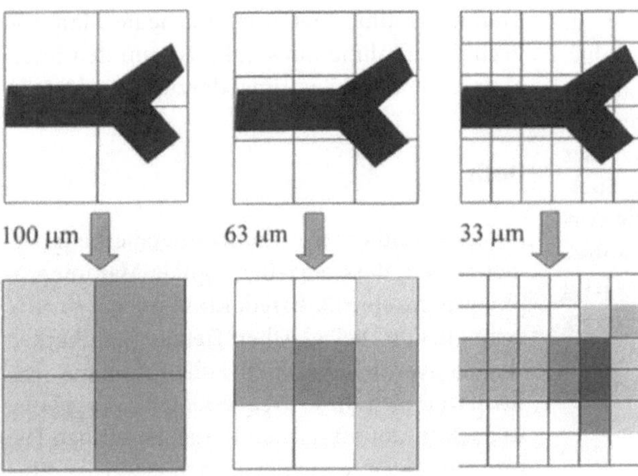

Abb. 2. Darstellung einer y-förmigen Mikroverkalkung mit einer Länge von 200 µm von Systemen mit 5, 8 und 15 Lp/mm Auflösung

cm^2-Film entsprechend. Dies ist z.Z. technisch nicht möglich [2, 7].

Bei einem Vergleich des Auflösungsvermögens zwischen konventionellem Mammographiefilm und der digitalen Mammographie muss der unterschiedliche Verlauf der Modulations-Übertragungs-Funktion (MÜF) der beiden Systeme berücksichtigt werden. Während beim konventionellen Film die MÜF kontinuierlich bis zur Grenzauflösung abfällt, bleibt bei der digitalen Mammographie die Kurve lange Zeit auf hohem Niveau und fällt erst kurz vor der durch die Pixelgröße vorgegebene Grenzfrequenz ab. Der Verlauf der MÜF und damit die Bildgüte wird bei den digitalen Systemen entscheidend durch die sog. Detective-Quantum-Efficiency (DQE) bestimmt. Moderne digitale Mammographiesysteme, deren Detektoren auf amorphem Silizium basieren, besitzen eine höhere DQE und damit ein besseres Signal-zu-Rausch-Verhältnis als konventionelle Mammographiesysteme [5]. Experimentelle Untersuchungen zeigen, dass bei einer Abtastung eines Kalkpartikels von ca. 200 µm Durchmesser mit 33-, 63- und 100-µm-Pixeln erst bei einer Abtastung mit 63-µm-Pixeln und kleiner dessen Form grob erkennbar wird (Abb. 1 und 2). Dies entspräche einer Grenzauflösung von mehr als 8 Lp/mm und würde damit den Forderungen der Abnahmeprüfung nach § 16 der Röntgenverordnung genügen [7].

Gegenwärtig verfügbare digitale Mammographiesysteme

Digitale Lumineszenzradiographie (DLR) mit Speicherfolien (Firma Fuji)

Die längste klinische Erfahrung existiert mit der digitalen Luminenszenzradiographie (DLR) mit Speicherfolien [3, 4, 8, 9]. Seit Februar 1998 hat das Institut für Diagnostische Radiologie der Universität Erlangen-Nürnberg, Gynäkologische Radiologie, hierfür die allgemeine Zulassung gemäß den Vorschriften der Röntgenverordnung. Insgesamt wurden bis 12/2000 12177 Patientinnen untersucht. Bei dieser Technik wird anstelle des konventionellen Film-Folien-Systems eine Speicherfolie eingesetzt, die in einem konventionellen Mammographiegerät belichtet wird. Das entstehende Speicherbild wird anschließend in einer Auswerteeinheit ausgelesen und in ein digitales Bild umgewandelt. Hierbei kommt eine hochauflösende Speicherfolie (Firma Fuji) mit einem Auflösungsvermögen von ca. 5 Lp/mm zum Einsatz. Um eine Grenzauflösung von 8 Lp/mm zu erreichen, muss die Vergrößerungstechnik mit einem Vergrößerungsfaktor von ca. 1,7 angewendet werden. Bei der Vergrößerungstechnik wird eine Röntgenstrahler mit entsprechend kleiner Brennfleckgröße (Brennflecknennwert: 0,10 – 0,15) benötigt. Nachteilig dabei ist, dass die Brust deutlich näher zum Röhrenfokus positioniert wird. Die damit verbundene Erhöhung der Strahlenexpositon kann teilweise durch den Wegfall des Streustrahlenrasters ausgeglichen werden. Eine weitere Möglichkeit bietet sich grundsätzlich durch die Verringerung der Bildempfängerdosis, die wie bei einem Film-Folien-System der Empfindlichkeitsklasse 12 bei ca. 100 μGy liegt, an. Mit dieser Technik sind die Vorteile der digitalen Mammographie wie gleichbleibende Bildcharakteristik unabhängig von Schwankungen der eingestrahlten Dosis, Hervorhebung diskreter Befunde durch digitale Bildnachverarbeitung und die digitale Bildkommunikation realisierbar. Klinische Untersuchungen bzgl. der Diagnosestellung bei Mikrokalzifikationen und Herdbefunden haben eine Gleichwertigkeit konventioneller und digitaler Mammographie mit Speicherfolien in Vergrößerungstechnik ergeben [1, 10].

Charge-coupled-device (CCD) (Firma Fischer)

Bei der digitalen Mammographietechnik der Firma Fischer wird eine linear angeordnete Reihe von CCD-Detektoren (Slot-Scan-Verfahren) über den abzubildenden Bereich bewegt [5]. Die Röntgenstrahlung wird hierbei durch einen Schlitz auf die Breite der Detektorreihe eingeengt, so dass trotz der insgesamt längeren Belichtungszeit die Brustparenchymdosis nicht höher ist als bei einer normalen Mammographie. Die Schlitzeinblendung ermöglicht gleichzeitig eine effektive Streustrahlenreduktion am Detektor. Das auf dieser Technik basierende digitale Mammographiegerät der Firma Fischer besitzt in der Standardeinstellung eine Pixelgröße von 54 μm, im hochauflösenden Modus sogar von 27 μm. Neben der langen Belichtungszeit (ca. 3 –6 s) ist das Hauptproblem die aufwendige mechanische Synchronisation zwischen dem schlitzförmigen Röntgenstrahlfächer und der Detektorreihe. Insgesamt handelt es sich um ein Verfahren, das die Gefahr von möglicherweise nur schwer erkennbaren Bildartefakten in sich birgt.

Charge-coupled-device-(CCD-)System (Firma Trex)

Das System der Firma Trex besteht in der mosaikartigen Kombination von 12 CCD-Detektoren, die derzeit in einer Größe von bis zu 5×5 cm verfügbar sind [5]. Am Übergang zwischen den einzelnen Detektoren entstehen Zeilen- und Spaltenausfälle in einer Breite von ca. 100 μm; diese werden jedoch durch Interpolation ausgeglichen und führen nicht zu einem klinisch relevanten Informationsverlust. Die Pixelgröße beträgt 41 μm. Neben dem Vorteil der hohen Ortsauflösung besitzt dieses System den Nachteil des relativ schlechten Signal-zu-Rausch-Verhältnisses der CCD-Detektoren und der hohen Kosten.

a-Si-Flächendetektor (Firma General Electric)

Bei dieser Technik handelt es sich um einen digitalen Flächendetektor auf der Basis von amorphem Silizium [2, 5]. Die Röntgenstrahlung trifft zunächst auf eine Szintillatorschicht aus Cäsiumjodid, das entstehende Licht wird durch eine auf einer Siliziumplatte aufgebrachte Matrix von Photodioden erfasst und in ein digitales Bild umgewandelt. Mit dieser Technik lässt sich z.Z. nur eine Pixelgröße von 100 μm (Grenzauflösung 5 Lp/mm) realisieren.

Klinische Studien und internationale Zulassung

Die digitale Mammographie mit Speicherfolien wird an mehreren Zentren seit mehr als 10 Jahren klinisch eingesetzt. Sie hat insbesondere in Vergrößerungstechnik die Gleichwertigkeit zur konventionellen Film-Folien-Mammographie in zahlreichen Studien bewiesen und ist international zugelassen [2, 5]. Eine Zulassung durch die amerikanische Food-and-drug-Administration (FDA) hat das digitale Vollfeldmammographiegerät Senographe 2000 D der Firma GE im Januar 2000 erhalten. Abgelehnt aufgrund fehlender Gleichwertigkeit mit der konventionellen Mammographie wurde das System der Firma Trex im August 1999. Das Verfahren für die Zulassung des Systems der Firma Fischer ist noch nicht abgeschlossen. Zur Zeit werden 2 Studien durchgeführt [5], zum einen durch das US-Departement of Defense (DOD) mit den Systemen der Firmen Fischer, Trex und GE. Es werden in dieser Studie parallel sowohl eine digitale Vollfeldmammographie als auch eine konventionelle Film-Folien-Mammographie durchgeführt und unabhängig voneinander ausgewertet. Zum anderen ist eine 2. Studie von der International Digital Mammography Development Group (IDMDG) mit Beteiligung von 8 Zentren und digitalen Mammographiegeräten der Firmen Fischer, Trex und GE initiiert.

Stand der Zulassung in Deutschland

Um eine allgemeine Zulassung für digitale Mammographiesysteme in Deutschland zu erhalten, müssen diese den Anforderungen der Abnahmeprüfung nach § 16 der Röntgenverordnung genügen. Danach müssen auf dem Röntgenbild des Prüfkörpers nach DIN 6868-7 mindestens die Edelstahldrahtgewebe mit der größten und zweitgrößten Maschenweite abgebildet sein bzw. eine Grenzauflösung von 8 Lp/mm in jeder Orientierung senkrecht zur Strahlrichtung erreicht werden [7]. Dieses erfüllt z. Z. ausschließlich die digitale Mammographie mit Speicherfolien in Vergrößerungstechnik. Da die digitalen Mammographiesysteme der Firmen Fischer und Trex noch keine Zulassung der FDA besitzen (als Grundvoraussetzung), erfolgte durch diese Firmen noch kein Antrag auf Zulassung in Deutschland. Das digitale Mammographiesystem der Firma GE besitzt keine allgemeine Zulassung in Deutschland, allenfalls bestehen maximal auf 1 Jahr zeitlich limitierte Einzelfallzulassungen der zuständigen Landesbehörden. Diese gelten für klar definierte Patientinnenkollektive (Studien), da das digitale Mammographiegerät der Firma GE mit einer Grenzauflösung von maximal 5 Lp/mm bisher nicht den Anforderungen der Leitlinien der Bundesärztekammer zur Qualitätssicherung in der Röntgendiagnostik entspricht.

Ausblick

Monitorbefund, Teleradiographie und computerassistierte Diagnose (CAD) sind Schwerpunkte zukünftiger Entwicklungen in der digitalen Mammographie.

Bei der Monitorbefundung ist zu berücksichtigen, dass Mammogramme mit einer Auflösung von 100 μm bereits eine Größe von ca. 2000×2500 Bildpunkten besitzen und die derzeit verfügbaren hochauflösenden Monitore gerade dazu ausreichen, um eine einzelne solche Aufnahme in voller Größe und mit maximaler Auflösung darzustellen. Um eine vollständige

Mammographieuntersuchung, in der Regel aus mindestens 4 Aufnahmen bestehend, zu befunden, reichen selbst Befundungsarbeitsplätze mit 2 oder 4 Monitoren nicht aus, um alle benötigten Mammographieaufnahmen gleichzeitig und in voller Größe darzustellen. Hinzu kommt, dass z.Z. noch keine regelmäßigen Qualitätssicherungsmaßnahmen für Monitore existieren, obwohl bekannt ist, dass die maximale Leuchtdichte und damit der Kontrast des Monitors mit der Zeit abnimmt.

Aus internationalen Screeningprojekten ist bekannt, dass eine Doppelbefundung zu einer Verbesserung der Sensitivität von bis zu 15% führen kann [2]. Durch die Telemammographie bestünde die Möglichkeit einer generellen Doppelbefundung. Voraussetzung hierfür ist jedoch das Vorhandensein von Netzverbindungen mit ausreichend hoher Kapazität, um die relativ großen Datenmengen in der digitalen Mammographie übertragen zu können.

Das Ziel der computerassistierten Diagnose (CAD) ist die Reduktion von falsch-negativen Befunden. Die bisher vorhandenen kommerziellen Systeme basieren auf einer Digitalisierung konventioneller Filme. Ein Informationsverlust von 20–25% ist hier zu kalkulieren. Erste experimentelle Ansätze zur Anpassung computergestützter Bildanalyseverfahren an primär digitalen Vollfeldmammographien existieren bereits [2].

Zusammenfassung

Die digitale Mammographie ist die zukunftsweisende Technologie. Eine allgemeine Zulassung besitzt ausschließlich die digitale Mammographie mit Speicherfolien in Vergrößerungstechnik und einer Grenzauflösung von mehr als 8 Lp/mm [7]. Pisano et al. [5] weisen nach, dass Vollfeldsysteme auf der Basis von CCD-Detektoren gegenüber den Vorteilen digitaler Systeme mit gleichzeitig hoher Auflösung eine Überlegenheit im klinischen Alltag darstellen (Grenzauflösung mehr als 10 Lp/mm). Es besteht keine Notwendigkeit, Geräte mit einer geringeren Ortsauflösung zuzulassen bzw. die Röntgenverordnung zu ändern, wenn es bereits heute möglich ist, die bestehenden Vorschriften technisch zu erfüllen [9]. Die Vorteile der digitalen Mammographie liegen noch mehr auf der Hand, wenn die Ortsauflösung, wie nach § 16 der Röntgenverordnung gefordert, bei 8 Lp/mm liegt.

Literatur

1. Aichinger U, Schulz-Wendtland R, Dobritz M, Mitze M, Bautz W (1999) Mikrokalkanalyse – welche Vorteile zeigt die Speicherfolientechnik gegenüber konventionellen Film-Folien-Systemen? RöFo 170: 129
2. Bick U (2000) Digitale Vollfeldmammographie. RöFo 173: 957–964
3. Fiedler E, Aichinger U, Böhner C, Säbel M, Schulz-Wendtland R, Bautz W (1999) Bildgüte und Strahlenexposition bei der digitalen Mammographie mit Speicherfolien in Vergrößerungstechnik. RöFo 171: 60–64
4. Funke M, Hermann K, Breiter N, Hundertmark C, Sachs J, Gruhl T, Sperner W, Grabbe E (1997) Digitale Speicherfolienmammographie in Vergrößerungstechnik: Experimentelle Untersuchungen zur Ortsauflösung und zur Erkennbarkeit von Mikrokalk. RöFo 167: 174–179
5. Pisano E, Yaffe M, Hemminger B, Hendrick R, Niklason L (2000) Current status of full-field digital mammography. Acad Radiol 7: 266–280
6. Rosol M, Niklason L, Venkatakrishan V, Silvenoinnen H, Kopans D, Hamberg L (1999) Contrast-detail comparsion of a full-field digital mammography system and a screen-film system. Radiology 213: 151
7. Säbel M, Aichinger U, Schulz-Wendtland R, Bautz W (1999) Digitale Vollfeld-Mammographie: Physikalische Grundlagen und klinische Aspekte. Röntgenpraxis 52: 171–177
8. Schulz-Wendtland R, Aichinger U, Fiedler E, Säbel M, Bautz W (1999) Digital luminescence mammography in clinical use (n = 4500). BJR 72: 94
9. Schulz-Wendtland R, Aichinger U, Säbel M, Böhner C, Dobritz M, Bautz W (2000) Experimentelle Untersuchungen zur Bildgüte konventioneller Film-Folien-Mammographie, digitaler Mammographie mit Speicherfolien in Vergrößerungstechnik und voll digitaler Mammographie in CCD-Technik. RöFo 173: 965–968
10. Wilhelmi U, Aichinger U, Schulz-Wendtland R, Bautz (2000) Digitale Mammographie vs. Film-Folien-System bei der Detektion von Rundherden. RöFo 172: 41–42

Mammasonographie – Zur Diffenzialdiagnose gutartiger und bösartiger Erkrankungen der Brust

I. Schreer

Einleitung

Die Ultraschalluntersuchung der Mamma ist die am häufigsten eingesetzte Ergänzungsuntersuchung zur Abklärung klinisch und/oder mammographisch auffälliger Befunde. Sie erlaubt die sichere Diagnose einer einfachen Zyste, einem Tastbefund oder mammographischen Herdbefund zu Grunde liegend, und hat mit zunehmender Verbesserung der Gerätetechnologie kontinuierlich an diagnostischer Zuverlässigkeit im Kontext der Abklärung tastbarer oder mammographischer Auffälligkeiten gewonnen. Dennoch fehlen bisher Daten zur Effektivität der Sonographie beim Einsatz zur Brustkrebsfrüherkennung. In jüngster Zeit wurden einzelne prospektive klinische Studien zu Sensitivität und Spezifität der Sonographie bei klinisch und mammographisch unauffälligem Befund durchgeführt [1–4], die Tumordetektionsraten kleiner Mammakarzinome von 1–3‰ erbrachten. Dies setzt jedoch modernste Gerätetechnik, standardisierte Befundungskriterien und hohe Untersuchererfahrung voraus. Selbst bei Erfüllung dieser Voraussetzungen bleibt eine hohe Interobserver-Variabilität bzgl. der verschiedenen sonomorphologischen Charakteristika bestehen, die kritischer Bewertung von Studienergebnissen bedarf.

Sonomorphologische Charakteristika gutartiger Erkrankungen

Im Folgenden seien die entzündlichen Erkrankungen ausgeschlossen und fokussiert auf gutartige Brusttumoren.

Mit Ultraschall ist es möglich, zuverlässig einfache Zysten zu diagnostizieren, so dass weitere Abklärung (Punktion, Exzisionsbiopsie) nicht erforderlich ist. Die Sonographie dient daher der Klärung klinisch und mammographisch vermuteter Zysten. Voraussetzung sind standardisierte Untersuchungs- und Beurteilungskriterien. Etwa 20–30% aller Zysten sind sog. komplizierte Zysten, d.h. sie erfüllen nicht alle Kriterien einer einfachen Zyste. Meist handelt es sich um Läsionen mit Binnenechos; es kann durch Verkalkungen in der Zystenwand oder vorausgegangene entzündliche Veränderungen zu dorsalen Schallschattenphänomenen kommen oder auch zu Konturunregelmäßigkeiten. Komplizierte Zysten sollten durch Feinnadelpunktion und Aspiration als solche bestätigt werden. Bei multiplen komplizierten Zysten scheint sonomorphologische Verlaufsbeobachtung ausreichend: In einem großen Kollektiv lag die Malignitätsrate bei 0,3% (1 von 308) [5].

Gutartige solide Herdbefunde entsprechen histologisch am häufigsten Fibroadenomen, fibroadenomatoider Hyperplasie, umschriebenen Adenoseherden und Papillomen.

Sonomorphologische Charakteristika der Benignität sind die Hyperechogenität, elipsoide Form, 2 oder 3 Lobulierungen sowie die dünne echoreiche Pseudokapsel und selbstverständlich das Fehlen von Malignitätszeichen [6]. Die höchste Zuverlässigkeit der Interpretation wird erreicht durch kombinierte Bewertung aller Charakteristika, da es für jedes einzelne Charakteristikum erhebliche Überlappungen zwischen Benignität und Malignität gibt. In einer retrospektiven Befundanalyse [7] erwies sich eine rundliche oder ovale Form als zuverlässiges Benignitätskriterium in nur 94% der Fälle, die Relation querer zu anterior-posteriorem Durchmesser größer 1,4 in nur 89% der benignen Fälle. Eine Lobulierung wurde bei 12% invasiv lobulärer Karzinome dokumentiert [8].

Bei tastbaren Knoten oder mammographischen Herdbefunden, die durch Drüsenparenchym überlagert und damit unvollständig abgrenzbar sind, liefert die Ultraschalldiagnostik Informationen zu Form, Kontur, Echotextur und sekundärem Schallverhalten. Sie trägt wesentlich zur weiteren Charakterisierung bei.

Kleine, nicht tastbare mammographische Herdbefunde sind sonomorphologisch weniger zuverlässig charakterisierbar [9].

Nur eine standardisierte Untersuchungsmethodik mit mindestens 2 aufeinander senkrecht stehenden Untersuchungsebenen, Einsatz standardisierter Ultraschallcharakteristika und deren kombinierte Interpretation erlauben eine sichere Benignitätseinschätzung [6].

Karzinomdiagnostik

Grundsätzlich ist die sonographische Abbildbarkeit eines Tumors von dessen Echogenität sowie der des umgebenden Parenchyms abhängig. Karzinome sind in der Regel sehr hypoechogen, können aber auch nur gering hypoechogen oder isoechogen zum umgebenden Drüsengewebe sein. Die Ultraschalldiagnostik erreicht daher im (ebenfalls) hypoechogenen fettreichen Parenchym ihre Grenzen, während dies die Domäne der Mammographie darstellt. Andererseits werden hypoechogene Herdbefunde im echoreichen, aber mammographisch dichten Parenchym überlagerungsfrei detektierbar, so dass sich Mammographie und Ultraschalldiagnostik in idealer Weise ergänzen bei der Abklärung tastbarer Befunde. Im echoreichen, fibrozystisch oder fibroadenomatös umgewandelten Parenchym allerdings können multiple uncharakteristische echoarme Areale und auch vielfältige Schallschattenphänomene auftreten, welche die Diagnostik erschweren. Viel Sorgfalt, Zeitaufwand und exzellentes Equipment sind notwendig, um solche Brüste in mehreren Schallrichtungen zu untersuchen.

Ultraschallcharakteristika der Malignität sind unregelmäßige Form und Kontur, ausgeprägte Hypoechogenität, dorsale Schallschattenbildung und Destruktion des umgebenden Gewebes. Sie erwiesen sich am prädiktivsten für Malignität [10, 11].

Nicht nur bei den meisten sonographischen Charakteristika der Benignität, sondern auch der malignen Befunde ergeben sich erhebliche Überlappungen. So wiesen z.B. in einem gemischten Kollektiv von tastbaren und nicht tastbaren Karzinomen (n = 272) 38 Karzinome kein einziges der verschiedenen Malignitätscharakteristika auf, und 11 gutartige Befunde zeigten sämtliche Malignitätscharakteristika [12]. Zu den sonographisch durch ovale bzw. rundliche Form, glatte Kontur, homogene Binnenechotextur und fehlende Schallschattenbildung charakterisierten Karzinomen gehören die muzinösen, papillären und medullären Typen, aber auch invasiv duktale Mammakarzinome können glatte Begrenzung aufweisen, invasiv lobuläre Mammakarzinome können Lobulierungen aufweisen. Daher ist es unbedingt erforderlich, den sonographischen Befund zu korrelieren mit Klinik und Mammographie. Je höher die Sensitivität der Mammographie, desto geringer ist der zu erwartende Benefit der ergänzenden Ultraschalluntersuchungen. Andererseits werden Herdbefunde, die in der Mammographie partiell parenchymüberlagert oder -maskiert sind, mittels Ultraschall detektierbar.

Bis vor kurzem hatten Berichte über im Ultraschall entdeckte Karzinome ohne klinisches oder mammographisches Korrelat anekdotischen Charakter. Inzwischen liegen 4 retrospektive [1, 9, 14, 15] und 4 prospektive Studien [2–4, 10] vor. Mit systematischer sonographischer Durchuntersuchung durch besonders erfahrene Untersucher, dem Einsatz hochauflösender Ultraschallgeräte mit ihrer deutlich verbesserten Orts- und Kontrastauflösung sowie standardisierter Untersuchungsmethodik und Beurteilung konnten ca. 3‰ klinisch und mammographisch okkulte Karzinome entdeckt werden. Der Preis für den Sensitivitätsanstieg in dichtem Parenchym von 17% [2] ist eine erhöhte Anzahl invasiver Abklärungen durch die Fülle entdeckter auffälliger sonographischer Befunde. Sie nehmen mit vermehrter Parenchymdichte zu, d.h. die falsch-positiv-Rate steigt an. Dies hat nicht unerhebliche Kosten zur Folge, sowohl für die Primäruntersuchung als auch die daraus folgenden erforderlichen noninvasiven oder invasiven Abklärungen. Es fehlen nach wie vor randomisierte Studien zum Nachweis eines möglichen Effekts durch ergänzende Ultraschalluntersuchung auf die Brustkrebsmortalität.

Zusammenfassung

Die Ultraschalluntersuchung hat ihren festen Platz als bildgebende Untersuchungsmethode zur Differenzialdiagnose gutartiger und bösartiger Erkrankungen der Brust. Ungelöst sind jedoch die Probleme verbunden mit Standardisierung von Untersuchungs- und Diagnosekriterien, Qualitätskontrolle, Reproduzierbarkeit, Untersuchererfahrung und Interobserver-Variabilität, die bisher die Übertragung von Studienergebnissen auf die Situation der Normalversorgung nicht erlauben.

Literatur

1. Gordon PB, Goldenberg SL (1995) Malignant breast masses detected only by ultrasound. Cancer 76: 626–630
2. Kolb TM, Lichy J, Newhouse JH (1998) Occult cancer in women with dense breasts: detection with screening us-diagnostic yield and tumor characteristics. Radiology 207: 191–199
3. Buchberger W, Dekoekkoek-Doll P, Obrist P, Springer P, Dünser M (1999) Incidental findings on sonography of the breast: clinical significance and diagnostic workup. AJR 173: 921–927
4. Madjar H, Makowic U, Mundinger A, Du Bois A, Kommoss F, Schillinger H (1994) Einsatz der hochauflösenden Sonographie zur Brustkrebsvorsorge. Ultraschall Med 15: 20–23
5. Venta LA, Kim JP, Pelloski CE, Morrow M (1999) Management of complex breast cysts. AJR 173: 1331–1336
6. Stavros AT, Thickman D, Rapp CL, Dennis MA, Parker SH, Sisney GA (1995) Solid breast nodules: use of sonography to distinguish between benign an malignant lesions. Radiology 196: 123–134
7. Rahbar G, Sie AC, Hansen GC, Prince JS, Melany ML, Reynolds HE, Jackson VP, Sayre JW, Bassett LW (1999) Benign versus malignant solid breast masses: US differentiation. Radiology 213: 889–894
8. Butler RS, Venta LA, Wiley EL, Dempsey PJ (1999) Sonographic evaluation of infiltrating lobular carcinoma. AJR 172: 325–330
9. Cilotti A, Pagnolesi P, Moretti M, Gibilisco G, Bulleri A, Macaluso AM, Bartolozzi C (1997) Comparison of the diagnostic performance of high-frequency ultrasound as a first- or second-line diagnostic tool in non-palpable lesions of the breast. Eur Radiol 7: 1240–1244
10. Skaane P, Engedal K (1998) Analysis of sonographic features in the differentiation of fibroadenoma and invasive ductal carcinoma. AJR 170: 109–114
11. Chao TC, Lo YF, Chen SC, Chen MF (1999) Prospective sonographic study of 3093 breast tumors. J Ultrasound Med 18: 363–370
12. Zonderland HM, Hermans J, Coerkamp EG (2000) Ultrasound variables and their prognostic value in a population of 1103 patients with 272 breast cancers. Eur Radiol 10: 1562–1568
13. Skaane P, Olsen JB, Sager EM, Abdelnoor M, Berger A, Kullmann G, Wolff PA (1999) Variablility in the interpretation of ultrasonography in patients with palpable noncalcified breast tumors. Acta Radiol 40: 169–175
14. Potterton AJ, Peakman DJ, Young JR (1994) Ultrasound demonstration of small breast cancers detected by mammographic screening. Clin Radiol 49: 808–813
15. Pamilo M, Soiva M, Anttinen I, Roiha M, Suramo I (1991) Ultrasonography of breast lesions detected in mammography screening. Acta Radiol 32: 220–225

Erkrankungen der Brust – MRT wann?

H. Gufler, W. S. Rau

MERKE:

1. Die Kernspintomographie der Brust ist das derzeit sensitivste bildgebende Verfahren in der Diagnostik des Mammakarzinoms. Die Spezifität der Methode ist allerdings nur moderat.
2. Fragen nach Rezidiv nach brusterhaltender Therapie, Implantatrupturen, Primärtumorsuche bei positiven axillären Lymphknoten, aber negativem Röntgenmammogramm und Sonogramm, Abklärung unklarer Mammographiebefunde (mit Einschränkungen) und Vorsorge von Hochrisikopatientinnen stellen Indikationen zur Kernspintomographie der Brust dar.
3. Die praktische Bedeutung einer Vielzahl bisher erarbeiteter diagnostischer Kriterien der MR-Mammographie muss noch in weiteren Studien evaluiert werden.
4. Die MR-Mammographie stellt aber bereits heute neben der Röntgenmammographie und der Mammasonographie die 3. wichtige Säule in der Diagnostik von Brusterkrankungen dar.

Das Mammakarzinom stellt in den meisten Industriestaaten die häufigste Malignomerkrankung der Frau dar. Eine möglichst frühzeitige Diagnose kann die Heilungschancen wesentlich verbessern. Durch Mammographie, Sonographie, bioptische Methoden und MR-Mammographie konnten in der Brustkrebsdiagnostik entscheidende Fortschritte erzielt werden. Trotz Einsatz aller diagnostischen Möglichkeiten treten immer noch Probleme bei der Abklärung von Brusterkrankungen auf. So hat bekanntermaßen die Mammographie ihre Limitationen bei jungen Frauen mit dichtem Brustdrüsenparenchym, die Sonographie u.a. bei voluminösen fettreichen Mammae, die Kernspintomographie in ihrer nur mäßigen Spezifität.

Die Kernspintomographie der Brust stellt derzeit das sensitivste bildgebenden Verfahren in der Diagnostik des Mammakarzinoms dar. 1986 konnten Heywang et al. zeigen, dass nach intravenöser Gabe von Gadolinium-GTPA Mammakarzinome stark anreichern, während normales Drüsengewebe nicht oder doch deutlich geringer anreicherte [3]. Kaiser wies anhand dynamischer Kontrastmittelstudien nach, dass Karzinome rasch und intensiv, Mastopathieherde, gutartige Tumoren und – wenn überhaupt – normales Mammaparenchym nur langsam und später Kontrastmittel anreicherten [4]. Aus detaillierten Analysen dieser sog. Signalintensitätszeitkurven kristallisierten sich 3 verschiedene Hauptkurventypen heraus:

- Typ I, charakteristisch für benigne Läsionen, zeigt nach Kontrastmittelgabe einen langsamen kontinuierlichen Anstieg der Signalintensität bis zur 8. Minute hin.
- Typ II zeigt einen raschen initialen Anstieg mit anschließender Plateauphase.

- Typ III – charakteristisch für Mammakarzinome – weist einen steilen initialen Signalanstieg auf und geht nach einem frühen Gipfel in eine Auswaschphase mit kontinuierlich abnehmender Signalintensität über [5].

Andere Autoren versuchten durch Wahl von MR-Messsequenzen mit sehr hoher örtlicher Auflösung die Läsion anhand ihrer morphologischen Kriterien näher zu charakterisieren, ähnlich wie dies in der Röntgenmammographie geschieht [2]. Nachteil ist, dass auch hierbei intravenös Kontrastmittel gegeben werden muss, dass nur eine oder wenige Schichten gewonnen werden können und zudem die Lokalisation der Läsion bereits bekannt sein muss, um die Schichten platzieren zu können. Typischerweise verwendet man hierbei Sequenzen, welche störendes signalreiches subkutanes und interparenchymatöses Fett unterdrücken (sog. fettunterdrückende Sequenzen).

Die Sensitivitäten und auch die Spezifitäten sind hoch. Diagnosekriterien, die diese Autoren zur Beurteilung heranziehen, ähneln jenen in der Röntgenmammographie verwendeten: Begrenzung, strahlige Auslaufer, Binnenstruktur, und auch Kontrastmittelanreicherungsmuster.

Die Vielfalt an verschiedensten Diagnosekriterien und Möglichkeiten, die sich mit der Kernspintomographie bietet, führt zuweilen zu Verunsicherung, welche Sequenz angewendet werden soll und welches die zuverlässigste Untersuchungsmethode ist. Durch die rasante Weiterentwicklung der Geräte- und Sequenztechnologie werden in Zukunft beide methodischen Ansätze miteinander verschmelzen: hohe örtliche Auflösung mit zusätzlicher hoher zeitlicher Auflösung. Damit erhält man Informationen sowohl über Morphologie wie auch das dynamische Kontrastmittelverhalten einer Läsion.

In Deutschland wird derzeit die quantitative und semiquantitative MRT der Brust, wie sie von Heywang und Kaiser propagiert werden, bevorzugt durchgeführt. Man verwendet dabei sog. Gradientenechosequenzen, welche eine maximale Akquisitionszeit von 90 s haben sollten. Es wird vor Kontrastmittelgabe ein nativer Datensatz in 2–3 mm Schichtdicke gewonnen, man appliziert dann das Kontrastmittel i.v. nach einem bei allen Patienten identischen Modus, und wiederholt nach der KM-Gabe 3- bis 6-mal die nativ gewählte Sequenz. In der Nachverarbeitung der Datensätze werden sog. Subtraktionsaufnahmen (1. Post-KM-Serie minus native Serie) errechnet, die es erlauben, Läsionen rascher zu erkennen, denn im originären Bild sind sowohl das reichlich vorhandene Fett und die kontrastmittelanreichernde Läsion hell und damit oft schlechter abgrenzbar (Abb. 1).

Die Indikationen zur Durchführung einer MRT der Brust sind zum einen die Diagnostik des Mammakarzinoms und zum anderen die Diagnostik von Implantatrupturen.

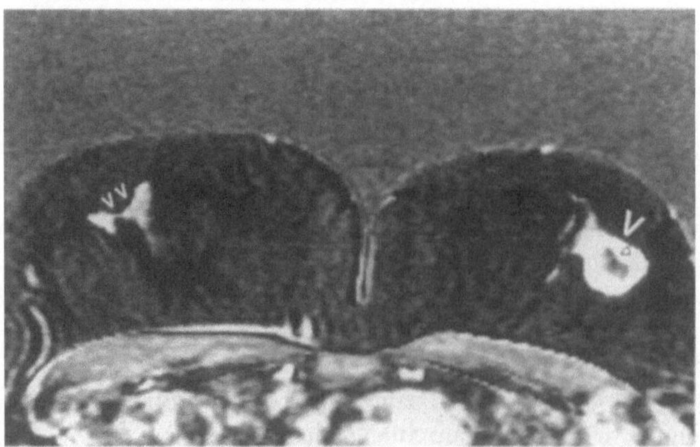

Abb. 1. Subtraktionsbild aus 2. Kontrastmittelverstärkter minus nativer Serie. Links zeigt sich (*Pfeil*) ein starkes ringförmiges Anreicherungsverhalten mit noch signalarmem Zentrum, typischer Befund eines Mammakarzinoms. Rechts (*Doppelpfeile*) fleckig – flächiges weniger intensives Enhancement im Sinne einer Mastopathie

Die 1. Indikationsgruppe umfasst Patientinnen mit abzuklärenden Befunden, Patientinnen mit bekanntem Mammakarzinom zur präoperativen Abklärung (Multifokalität – Multizentrizität) und Patientinnen mit Verdacht auf Mammakarzinomrezidiv.

MR-Mammographie bei unklarem klinischem, mammographischem und sonographischem Befund

Die wohl häufigste Anforderung und zugleich problematischste Indikation zur Durchführung einer MR-Mammographie ist die Abklärung unklarer Mammabefunde zum Ausschluss von Malignität, z.B. bei fehlendem Tastbefund, unklarem Befund in nur einer Ebene im Mammogramm und fehlendem sonographischen Korrelat.

Die Kernspintomographie der Brust kann bei diesen sog. Problemfällen eine Zusatzinformation geben. Allerdings müssen zuvor alle Möglichkeiten der konventionellen Diagnostik ausgeschöpft sein. Rieber et al. konnten darstellen, dass die negative MR-Mammographie bei unklarem Mammabefund ein Malignom in 96% der Fälle ausschließt, es werden jedoch kleine invasive und nichtinvasive intraduktal wachsende Karzinome in ca. 3,7% der Fälle übersehen [8]. Wichtig ist, dass sich Untersucher und Anforderer über die Stärken und Schwächen der einzelnen Untersuchungsmethoden – Mammographie, Sonographie, MR-Mammographie und perkutane Biopsie – im Klaren sind. In der Regel ist die perkutane Biopsie das zuverlässigste diagnostische Verfahren zur Abklärung unklarer Läsionen, die MR-Mammographie kann eine Verdachtsdiagnose erhärten, jedoch nicht beweisen oder ausschließen, ggf. kann sie den verdächtigen Bezirk genauer eingrenzen. Es gibt bzgl. DCIS eine Reihe von Untersuchungen, die eine mäßige bis gute Sensitivität zwischen 50 und 80% zur Karzinomdetektion zeigten.

Die entscheidende Frage ist, ob ein Carcinoma in situ überhaupt mit der dynamischen Kernspintomographie zuverlässig genug dargestellt werden kann [1]. Denn das Prinzip der KM-Anreicherung beruht im Wesentlichen auf dem Vorhandensein einer Tumorneovaskularisation, die bekannterweise erst ab einer Größe des Tumors von 3 mm einsetzt, kleinere Tumoren im Prinzip gar nicht darstellbar wären [10]. Andererseits beruht die Signalintensitätssteigerung nach KM-Gabe aber nicht nur auf Tumorneovaskularisation, sondern auch auf Diffusionsphänomenen und Veränderungen der Permeabilität. Wenngleich bei fehlender Kontrastmittelaufnahme ein Karzinom mit hoher Wahrscheinlichkeit ausgeschlossen werden kann, stellt sich bei Vorhandensein einer kontrastmittelaufnehmenden Läsion häufig die Frage, ob es sich tatsächlich um ein Malignom oder aber um eine benigne Veränderung handelt. Kuhl konnte zeigen, dass in der 2. Zyklushälfte das Auftreten solcher benigner kontrastmittelaufnehmender Läsionen deutlich gesteigert ist, daher sollte eine MRT der Brust immer in der 1. Zyklushälfte (d. h. zwischen 4. und 14. Tag) durchgeführt werden, um Fehlinterpretationen zu minimieren [6].

Screening bei Hochrisikopatientinnen

Frühzeitiges Erkennen des Brustkrebses, noch lange bevor er klinisch manifest ist und Lymphknotenmetastasen gesetzt hat, führt zu einer signifikanten Senkung der Mortalität. Der diagnostische Stellenwert der MR-Mammographie bei Patientinnen mit hohem genetischem Risiko, an Brustkrebs zu erkranken, wird derzeit in mehreren Multicenterstudien untersucht. Erste Ergebnisse zeigen eine hohe Sensitivität der MR-Mammographie in der Früherkennung des Brustkrebses. Kuhl fand 3 mammographisch negative Mammakarzinome mit der MR-Mammographie bei 192 Risikopatientinnen. Insbesondere bei Patientinnen mit Mutationen des BRCA-1- und BRCA-2-Gens wird nach spezieller Beratung die MR-Mammograhie als Teil der Vorsorgeuntersuchung empfohlen. Probleme bereiten jedoch die nicht überall verfügbaren MR-tauglichen Biopsievorrichtungen und das

Management zufällig entdeckter unklarer anreichernder Läsionen.

Entdeckung des primären Mammakarzinoms bei positiven axillären Lymphknoten und negativem Mammogramm und Sonogramm

Wenn bei metastatisch befallenen Lymphknoten weder in der Röntgenmammographie noch im Brustultraschall ein intramammärer Primärtumor zu detektieren ist, stellt die MR-Mammographie eine sinnvolle ergänzende Untersuchungsmethode dar. Orel fand bei 22 Patientinnen mit positiven axillären Lymphknotenmetastasen eines Mammakarzinoms in 19 Fällen den Primärtumor mit der MR-Mammographie [7]. Die Indikation zur MR-Mammographie ergibt sich jedoch auch, wenn Lymphknotenmetastasen anderer Lokalisation, pulmonale, hepatische, ossäre oder zerebrale Metastasen histologisch mit einem Mammakarzinom vereinbar sind.

Präoperatives Staging des Mammakarzinoms

Ist eine brusterhaltende Therapie geplant, erweist sich der Einsatz der MR-Mammographie als sinnvoll, da zum einen die Tumorausdehnung von allen bildgebenden Verfahren am zuverlässigsten vorausgesagt werden kann, andererseits Multifokalität und Multizentrizität sicher nachgewiesen werden können, selbst wenn Röntgenmammographie und Sonographie dafür keinen Anhalt geben. Dies ist aber eine entscheidende Information, da daraus eine signifikante Änderung des operativen Vorgehens resultieren kann. Kontralaterale Tumoren liegen in 5–10% der Fälle von Mammakarzinom vor und werden zuverlässig mit der MR-Mammographie entdeckt. Liegen neben dem invasiven Mammakarzinom noch DCIS-Anteile vor, kann diese manchmal besser beurteilt werden, denn in der Röntgenmammographie kann nur der verkalkende Anteil dieses Tumors detektiert werden. Andererseits ist die Detektion des DCIS mittels MR-Mammographie nicht gleich sensitiv wie die Detektion des invasiven Karzinoms, denn viele der DCIS reichern verzögert KM an, einige der nichtinvasiven Karzinome bleiben der MR-Mammographie sogar vollends verborgen und führen zu keiner Signaländerung nach Kontrastmittelgabe. Zuverlässig wie mit keinem anderen Verfahren können jedoch Thoraxwandinfiltrationen mit der MR-Mammographie nachgewiesen werden.

Lymphknotenmetastasen können mit der MR-Mammographie derzeit nicht sensitiv und spezifisch genug erkannt werden. Inwieweit RES-spezifische MR-Kontrastmittel hierbei einen Stellenwert erlangen, muss noch in Studien geklärt werden.

Rezidivdiagnostik nach brusterhaltender Therapie

Alle bisher durchgeführten Studien zeigen eine extrem hohe Sensitivität für den Nachweis einer Narbe. Das heißt, bei fehlender Kontrastmittelaufnahme in der MR-Mammographie kann ein invasives Karzinomrezidiv mit hoher Wahrscheinlichkeit ausgeschlossen werden. Unspezifische Mehranreicherungen im Bereich der Narbe kommen jedoch häufiger vor und sind v.a. abhängig vom Zeitabstand nach Beendigung der Strahlentherapie. Ein Jahr nach Operation und Bestrahlung finden sich unspezifische Anreicherungen im Narbenbereich nur noch selten. Eine MR-Mammographie ist daher – bis auf Ausnahmen mit spezifischer Fragestellung – frühestens nach einem Jahr nach Abschluss der Bestrahlung sinnvoll und sollte dann durchgeführt werden, wenn Röntgenmammographie und Sonographie unklar bleiben. Nach prothetischem Wiederaufbau nach Mammakarzinom sind Mammographie und Sonographie in ihrer Aussage deutlich eingeschränkt. Dies betrifft insbesondere den zur Thoraxwand gelegenen Anteil. Die MR-Mammographie hat hier kaum

Limitationen und erlaubt zuverlässige Aussagen über das Vorliegen eines Rezidivs.

MR-Mammographie bei neoadjuvanter Chemotherapie

Lokal weit fortgeschrittene Mammakarzinome bilden einen kleinen Anteil aller Mammakarzinome und umfassen das inflammatorische Mammakarzinom, Tumoren größer als 5 cm mit Haut- oder Thoraxwandinfiltration und diffus wachsende Karzinome. Diese Patientinnen wurden bis vor kurzem mit Mastektomie behandelt mit schlechter Fünfjahresüberlebenszeit. Neuere Untersuchungen zeigten, dass die präoperative neoadjuvante Chemotherapie, gefolgt von systemischer Therapie nach erfolgter Lokaltherapie mit Operation und Bestrahlung die Überlebenszeit verlängert. Die MR-Mammographie zeigte in diesen Fällen die verbliebenen Tumormasse am genauesten, jedoch können Herde von Tumorresten gelegentlich falsch-negativ eingestuft werden.

Implantatrupturdiagnostik

Zur Diagnostik von Implantatrupturen werden spezielle Sequenzen mit auf Silikon abgestimmten Resonanzfrequenzen gewählt (meist Turbo-Inversion-Spinecho); geht es nur um die Frage einer Implantatruptur, ist eine Kontrastmittelapplikation nicht erforderlich [9]. Es gibt eine große Vielfalt an Implantaten, die derzeit zur Verfügung steht. Prinzipiell kann zwischen einkammrigen – meist mit Kochsalzlösung gefüllten – und zweikammrigen Implantaten unterschieden werden. Die Doppellumenprothese besteht meist aus einer inneren mit Silikon gefüllten und einer äußeren mit Kochsalzlösung gefüllten Kammer.

Die zweikammrigen Implantate zeigen bei inkompletter Ruptur typische Bilder mit Durchmischung von Silikon und Wasser.

Bei kompletter Ruptur zeigen sich entweder Granulome oder Silikonseen außerhalb der Implantatkapsel, und sind meist in den sagittalen Bildern am besten zu erkennen. Neben Implantatrupturen sind in der MR-Mammographie auch Kapselfibrosen, das sog. Gelbluten, und Implantatmigrationen gut zu erkennen.

Zusammenfassung

Die Kernspintomographie ist eine wichtige Säule in der bildgebenden Diagnostik des Mammakarzinoms. Aufgabe in der Zukunft wird es sein, die vielfältigen Befunde, welche mit der Kernspintomographie gewonnen werden können, zu evaluieren, und mit dem pathologisch-anatomischen Substrat zu korrelieren, um zu einer umfassenden und zuverlässigen Interpretation zu gelangen. Diese Arbeit wurde bereits durch ein international zusammengesetztes Expertenkommittee begonnen, erste Vorschläge sind bereits veröffentlicht worden. Es wurden für alle verfügbaren Diagnosekriterien Sensitivitäten, Spezifitäten und Treffsicherheiten errechnet. Da sich die Kernspintomographie in raschem Wandel befindet, sind kontinuierliche Anpassungen und Verbesserungen notwendig.

Literatur

1. Gilles R, Zafrani B, Giunebretiere JM, Meunier M, Lucidarme O, Tardivon AA et al. (1995) Ductal carcinoma in situ: MR imaging-histolopathologic correlation. Radiology 196: 415–419
2. Harms SE, Flaming DP, Hesley KL, Meiches MD, Jensen RA, Evans WP, Savino DA, Wells RV (1993) MR imaging ofthe breast with rotating delivery of excitation off resonance: clinical experience with pathologic correlation. Radiology 187: 493–501
3. Heywang SH, Hahn D, Schmidt H, Krischke I, Eiermann W, Bassermann R, Lissner J (1986) MR imaging of the breast using gadolinium-DTPA. J Comput Assist Tomogr 10: 199–204
4. Kaiser WA, Zeitler E (1989) MR imaging of the breast: fast imaging sequences with and without Gd-DTPA. Preliminary observation. Radiology 170: 681–686
5. Kuhl CK, Mielcarek P, Klaschnik S, Leutner C, Pakos E, Gieseke J, Schild H (1999) Are signal time course data useful for differential diagnosis of enhancing lesions in dynamic breast MR imaging? Radiology 211: 101–110

6. Kuhl CK, Kreft BP, Bieling HB, Sommer T, Lutterbey G, Gieseke J, Schild HH (1997) Dynamik breast MRI in premenopausal healthy volunteers: normal values of contrast enhancement and cycle phase dependency. Radiology 203: 137–144
7. Orel SG, Weinstein SP, Schnall MD, Reynolds CA, Schuchter LM, Fraker DL et al. (1999) Breast MR imaging in patients with axillary node metastases and unknown primary malignancy. Radiology 212: 543–549
8. Rieber A, Merkle E, Zeitler H, Adler S, Kreienberg R, Brambs HJ, Tomczak R (1997) Der unklare Mammabefunde – Wert der negativen MR-Mammographie zum Tumorausschluß. RÖFO 167: 393–398
9. Soo MS, Kornguth PJ, Walsh R, Elenberger CD, Georgiade GS (1996) Complex radial folds versus subtle signs of intracapsular rupture of breast implants: MR findings with surgical correlation. AJR 166: 1421–1427
10. Weidner N, Semple JP, Welch WR, Folkman J (1991) Tumor angiogenesis and metastasis – correlation in invasive breast carcinomas. N Engl J Med 324: 1–8

Biopsietechniken zur Abklärung unklarer Läsionen der weiblichen Brust

M. Bauer, K. Weingard, P. Tontsch, M. Voigt, N. Freudenberg, H. Botsch

MERKE:

1. Darstellung von Technik und Indikation: Zystopunktion, Mikrobiopsien, offene Biopsie.
2. Ziel der Mikrobiopsie ist die Optimierung der Spezifität in der Mammadiagnostik.
3. Ein Weg zur Reduzierung unnötiger Mammaoperationen.
4. Aussagewert und Sicherheit unterschiedlicher Biopsietechniken.

Einleitung

Transkutane Biopsietechniken maximieren die Spezifität der komplementären Mammadiagnostik und ermöglichen die Chance, „unnötige" operative Eingriffe zu vermeiden. Die vorliegende Arbeit bespricht zunächst die Lokalisationshilfen Ultraschall, mammographische Stereotaxie, MRT, und stellt das Prinzip der 3 Biopsietechniken Mikrobiopsie, Vakuumstanzbiopsie und das ABBI-System vor. Dem Vergleich der transkutanen Biopsiemethoden sowie der operativen Exzisionsbiopsie folgt die Bewertung ihrer klinischen Relevanz sowie eine Darstellung der differenzierten Indikation für die jeweilige Behandlungsmethode.

Lokalisationsmethoden

Der exakten Lokalisation einer Läsion kommt für alle transkutanen und operativen Biopsiemethoden zentrale Bedeutung zu. Sie ist Voraussetzung für die definitive Gewebeentnahme aus dem Herd.

Lokalisation nach klinischem Befund

Für Lokalisation und Punktion des Tastbefundes wird die Läsion zwischen Zeige- und Mittelfinger der einen Hand fixiert, die andere Hand zielt und führt die Nadel in den Herd. In 30% muss mit Fehllokalisationen gerechnet werden [1]. Eine Dokumentation der Nadellage und damit die Überprüfung der tatsächlichen Gewebeentnahme aus dem Herd ist nicht möglich.

Steuerung bei klinisch asymptomatischen Befunden

Sonographisch gezielte Lokalisation

Klinisch asymptomatische, nicht palpable Befunde, sofern sie sonographisch erkennbar sind, werden ultraschallgeführt lokalisiert, auch wenn sie mammographisch und/oder kernspintomographisch diagnostiziert sind. Die Punktion oder Markierung ist schnell, einfach und sehr kostengünstig. Die Nadellage ist während des gesamten Untersuchungsablaufes kontinu-

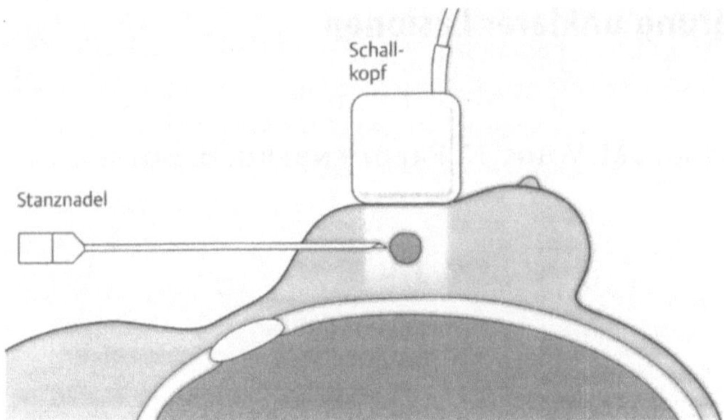

Abb. 1. Die Punktion erfolgt tangential zur Scanebene des Schallkopfes

ierlich und exakt zu verfolgen. Die Punktionsrichtung ist nahezu frei wählbar und wenn erforderlich, onkologischen oder kosmetischen Gesichtspunkten anzupassen. Die ultraschallgeführte Punktion selbst erfolgt tangential zum Schallkopf in der Scanebene (Abb. 1). In geübter Hand können auch kleine sonographisch definierbare Läsionen von bis 3 mm sicher punktiert werden. Vorzugsweise kommen Lineararray-Transducer mit 7,5 MHz zur Anwendung. Die „Free-hand-Technik" ist starren Punktionseinrichtungen vorzuziehen. Je tiefer die Läsion positioniert ist, um so distanter muss die Punktionsstelle auf der Haut gewählt und zur Vermeidung von Verletzungen der Thoraxwand die Nadel tangential zur Thoraxwand für den Punktionsakt ausgelöst werden. Die sonographische Erkennbarkeit der Nadel ist bei paralleler Führung zum Transducer am besten. Die Position der Nadel in der Läsion wird zum Zeitpunkt der Gewebeentnahme dokumentiert.

Mammographisch-stereotaktische Lokalisation

Gruppierter Mikrokalk und Herdbefunde, welche weder klinisch noch sonographisch fassbar sind, werden röntgenmammographisch lokalisiert. Das exakte Anzielen eines Herdbefundes erfordert die stereotaktische Aufnahmetechnik (Abb. 2). Grundsätzlich kann man heute 2 unterschiedliche Gerätetypen unterscheiden:

- Den speziellen Stereotaxieröntgentisch. Hier wird die Patientin in Bauchlage untersucht, wobei die zu untersuchende Mamma durch eine Öffnung im Lagerungstisch in der Stereotaxieeinrichtung fixiert wird. Die Läsion kann dabei aus verschiedenen Richtungen parallel zur Thoraxwand punktiert werden. Thoraxwandnahe Herde können durch eine Angulationsvorrichtung erreicht werden. Spezielle Stereotaxietische haben den Vorteil einer sicheren und bewegungsarmen Patientenlagerung, bei der die Patientin zumindest optisch nicht von den Punktionsvorgängen beeinflusst ist. Der Anschaffungspreis ist sehr hoch, zumal die Einrichtung nicht für die Durchführung von Mammographien geeignet ist.
- Stereotaktische Mammographiezusatzeinrichtungen. Diese sind kompatibel mit den üblichen Mammographiegeräten und ermöglichen Punktionen aus nahezu allen Richtungen parallel zur Thoraxwand. Die Untersuchung kann sowohl bei der sitzenden Patientin wie auch in Seitenlage erfolgen. Moderne Einrichtungen verfügen über einen digitalen Bildaufbau und gestatten damit eine sekundenschnelle Lokalisationskontrolle sowie eine Verkürzung der Untersuchungszeit. Nachteil dieser Methode sind vasovagale Reaktionen v.a. der sitzenden Patientin, die die Punktion mitverfolgt, sowie Bewegungsunschärfen. Die Vorteile der Methode liegen im günstigen Anschaffungspreis, der Möglichkeit, die

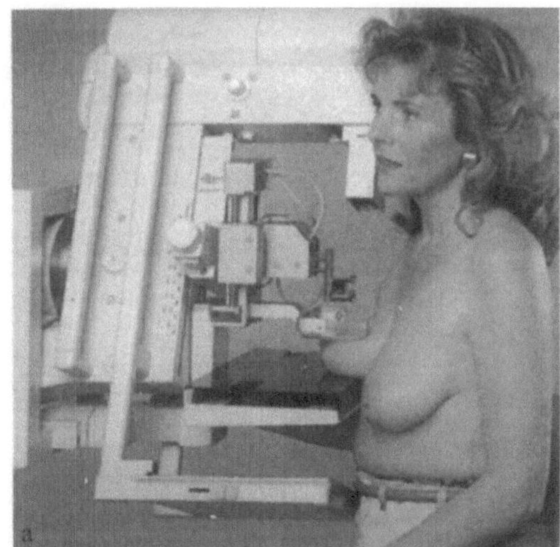

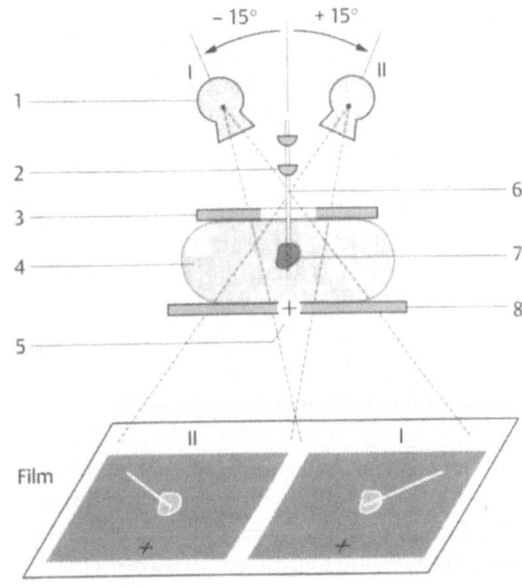

1 Röntgenröhre
2 Nadelhalter, untere Führung
3 Kompressionsplatte
4 Mamma
5 Referenzkreuz auf der Auflage
6 Nadel
7 Befund
8 Auflage/Film
I Strahlerposition für die 1. Aufnahme
d II Strahlerposition für die 2. Aufnahme

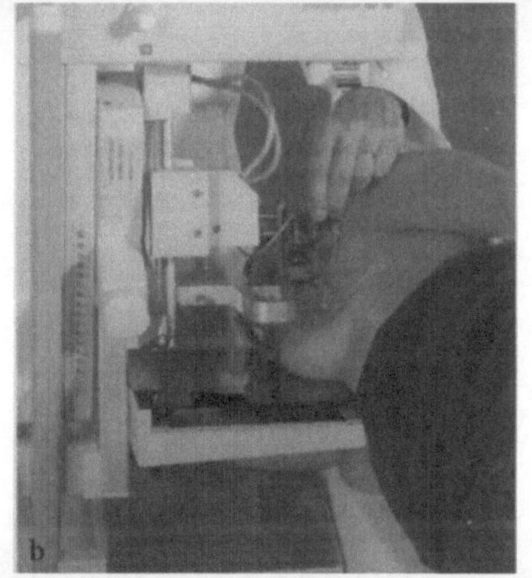

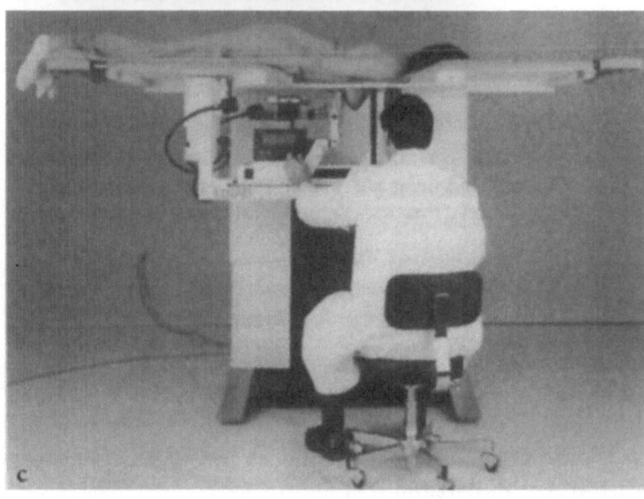

Abb. 2a–c. Stereotaktische Markierung bei einer Patientin: **a** stehend und **b** liegend am Mammographiegerät, **c** liegend am speziell dafür gebauten Tisch. **d** Bei der Stereotaxie werden 2 Aufnahmen 15° gekippt zur normalen Aufnahmerichtung angefertigt

Röntgeneinheit für übliche Mammographien nutzen zu können, und der Tatsache, dass nahezu alle auf routinemäßigen Mammographien diagnostizierte Läsionen angezielt werden können.

Für den speziellen Stereotaxietisch wie für die stereotaktische Zusatzeinrichtung wird eine identische Präzision der Lokalisation von ±1 mm angegeben.

Lokalisation am Kernspintomographen

Mit vermehrter Anwendung der Kerspintomographie in der Mammadiagnostik häufen sich Herdbefunde, die ausschließlich im MRT-Bild nachweisbar sind und aufgrund ihrer diagnostischen Bewertung histologisch abzuklären sind. Die MRT-gestützte Lokalisation und Intervention befinden sich heute im Stadium der klinischen Entwicklung und Prüfung. Zur Lokalisation wurden von verschiedenen Arbeitsgruppen spezielle Vorrichtungen konzipiert, die alle zur Fixation der Brust Kompressionsplatten unterschiedlicher Angulierung verwenden. Die Untersuchung erfolgt abhängig von der Arbeitsgruppe in Bauch- wie in Rückenlage. Die Kompressionsplatten sind mit im MR-Bild erkennbaren Perforationen versehen, so dass Perforation und Tiefenlokalisation die Herdlage definieren (Abb. 3).

In unserem Zentrum in Freiburg kommt ein eigens entwickeltes Verfahren zur Anwendung. Die Patientin liegt in Rückenlage, um möglichst bei präoperativen Lokalisationen die OP-Position simulieren zu können. Dem kommt bei großen Mammae besondere Bedeutung zu. Aufgrund der MR-Daten des Herdes und Übertragung derselben auf die Lokalisationseinrichtung wird ein Laserkreuz unmittelbar ventral der Läsion auf die Haut gebracht. Die Punktion erfolgt entsprechend der Berechnung der Herdtiefe, die Dokumentation der exakten Nadel/Drahtlage durch Kontroll-MRT im Anschluss. Die Methode ist insbesondere für präoperative Markierungen geeignet. Sie ist verglichen mit den bislang beschriebenen Lokalisationseinrichtungen für die Patientin weniger belastend, schneller und kostengünstiger durchzuführen.

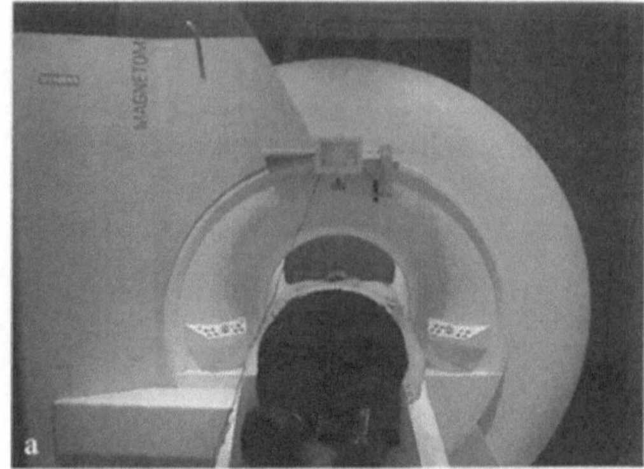

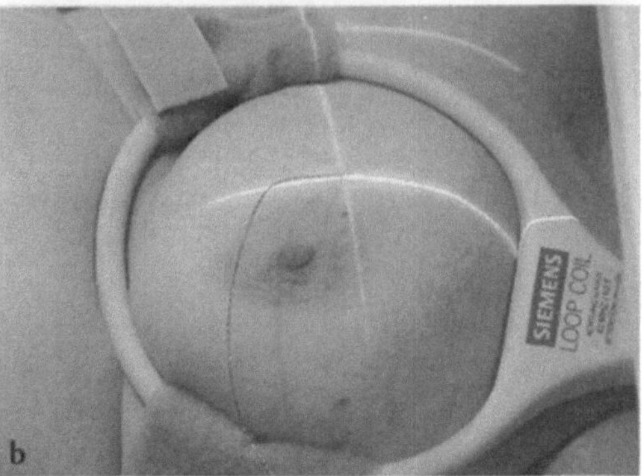

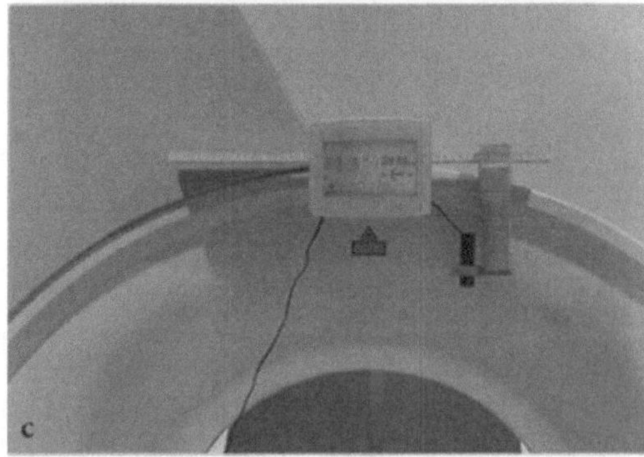

Abb. 3. a MRT gesteuerte Markierung einer Patientin in Rückenlage. **b** Markierung der Einstichstelle mit 2 Laserstrichen; Tiefe und Winkel der Punktion werden am Rechner bestimmt. **c** Die Haltevorrichtung für den 2. Laserstrich mit Skala zum exakten Positionieren; der 1. Laserstrich wird vom Tomographen erzeugt

Methoden und Techniken

Mikrobiopsie (Stanzbiopsie, Core-Biopsie)

Die Mikrobiopsie wird heute überwiegend sonographisch gezielt oder mammographisch-stereotaktisch durchgeführt. MRT-gesteuerte Punktionen sind in der Phase der klinischen Entwicklung. Sie erfolgt als Hochgeschwindigkeitspunktion mit speziellen Biopsiegeräten (Fa. Manan, Bard, Biopty, Asad) (Abb. 4). Es werden Biopsienadeln mit einem Außendurchmesser von 1,2 - 2,1 mm entsprechend 21 - 14 Gauge verwendet. Vorteilhaft sind Markierungen der Nadellänge. Der Punktionsvorschub ist wählbar zwischen ca. 1,2 und 2,0 cm. Die Punktion erfolgt in Lokalanästhesie und unter sterilen Kautelen. Bei der sonographisch geführten Punktion können onkologische Aspekte wie die Schnittfürung bei brusterhaltender Therapie mit bedacht werden, um bei histologisch gesichertem Mammakarzinom das Entfernen des Stanzkanals mit in die operative Therapieplanung einbeziehen zu können. Die Verwendung einer Führungsnadel (Koaxialnadel), über welche die Biopsienadel eingeführt wird, reduziert die Traumatisierung, erübrigt eine Stichinzision der Haut, erleichtert die Entnahme multipler Biopsiezylinder, und vermindert das Risiko einer möglichen Tumorzellverschleppung in den Stanzkanal. Ebenfalls kann über die Koaxialnadel eine Herdmarkierung erfolgen. Nach Auslösen des Punktionsmechanismus erfolgt die Punktion mit hoher Geschwindigkeit auf den gewählten Punktionsvorschub und schert im Bereich der Nodge (Nadelaussparung) einen Gewebezylinder ab (Abb. 5). Es werden bei klar

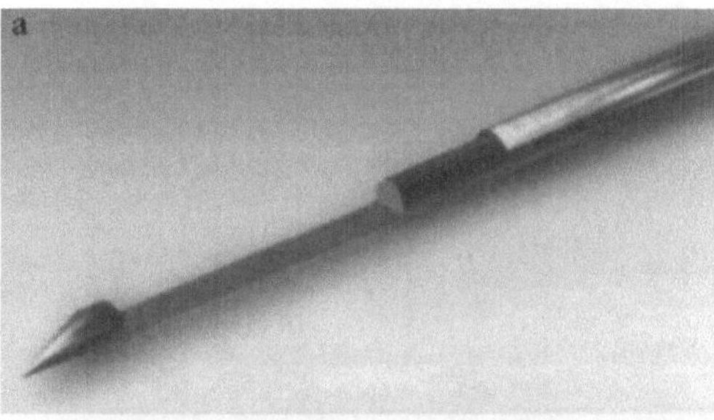

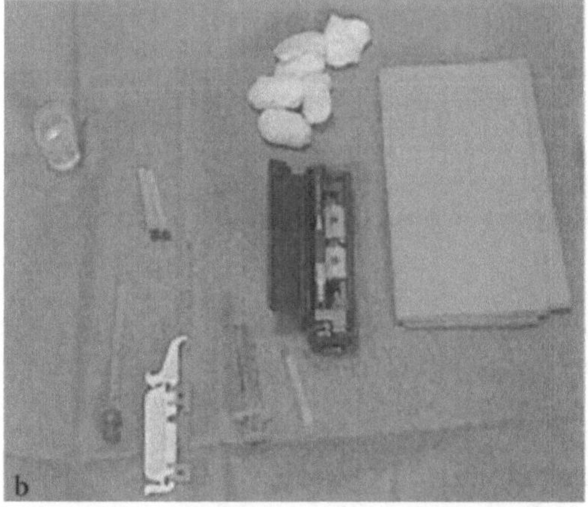

Abb. 4. a Stanznadel in Vergrößerung mit Notch. **b** Stanzgerät der Firma Bard mit Zubehör

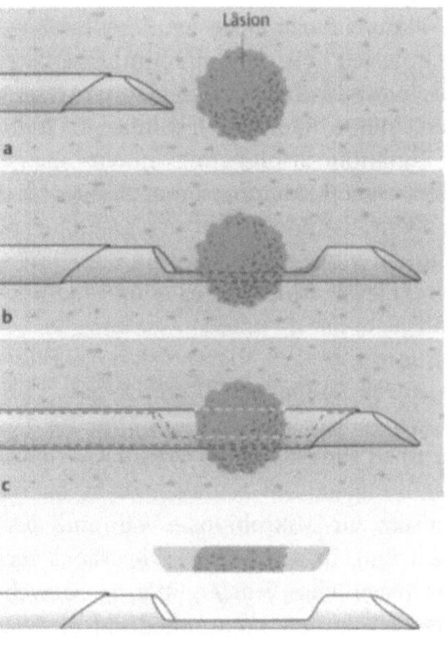

Abb. 5 a – d. Schema eines Stanzvorganges. **a** Die Nadel liegt vor dem Herd. **b** Die innere Nadel wird nach Auslösen des Stanzapparates vorgeschoben. **c** Die Koaxialkanüle schiebt sich unmittelbar nach Vorgehen der inneren Nadel über diese; dabei wird ein Teil des Herdes abgeschert und bleibt in der Aussparung der Nadel. **d** Nach Herausziehen der Stanznadel wird die innere Nadel vorgeschoben und der Stanzzylinder entnommen

definierten soliden Herdbefunden 2–5, bei der Abklärung von Mikrokalkbefunden 5–10 Stanzzylinder entnommen. Das sonographische Bild nach erfolgter Punktion dokumentiert die korrekte Nadellage bzw. die Röntgenkontrollaufnahme beim mammographisch-stereotaktischen Vorgehen. Die Präparatradiographie beweist die Entnahme von Mikrokalk. Nach Abschluss der Punktionen wird die Punktionsstelle mit einem Steristrip für 2 Tage verschlossen und für 20 min durch die Patientin fest komprimiert. Die entnommenen Gewebezylinder können im Schnellschnitt sofort oder als Schnelleinbettung innerhalb weniger Stunden histopathologisch beurteilt werden.

Vakuumstanzbiopsie (VCB)

Die Vakuumstanzbiopsie wird heute sonographisch gezielt sowie mammographisch-stereotaktisch durchgeführt. MRT-geführte Interventionen sind im Stadium der klinischen Prüfung. Die Punktion erfolgt mit einem speziellen Punktionsgerät (Mammotome, Biopsys Medical Inc., Irvine, CA, USA) (Abb. 6). Das Mammotome findet entweder in Kombination mit dem Sterotaxietisch Anwendung oder wird als sog. „Hand-held-Gerät" manuell geführt. In Lokalanästhesie und nach Stichinzision der Haut mit dem spitzen Skalpell wird eine 11- bzw. 14-Gauge-Nadel (entspricht 2–3 mm) in die Läsion eingeführt. Dies kann von Hand oder automatisiert erfolgen. Die Nadelspitze verbleibt im Gegensatz zur Mikrobiopsie während des gesamten Eingriffes im Herd. Die Nadel verfügt über ein seitliches Fenster, über das Gewebe in das Nadelvolumen vakuumbedingt eingesaugt wird. Durch eine rotierende Innennadel werden das angesaugte Gewebe abgetrennt und der Gewebezylinder wiederum durch das an diese Spezialnadel angelegte Vakuum ans Nadelende gebracht und dort mit der Pinzette entnommen oder in einem Auffangbehälter deponiert. Durch Drehen der Nadel und Verändern der Nadelposition können multiple Gewebezylinder aus dem Zielgebiet entnommen werden, so dass

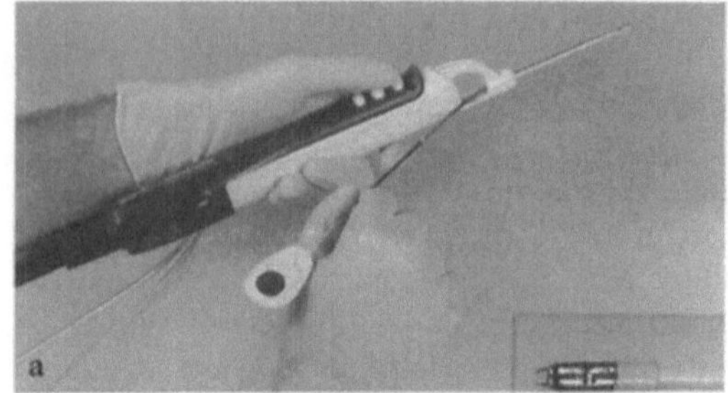

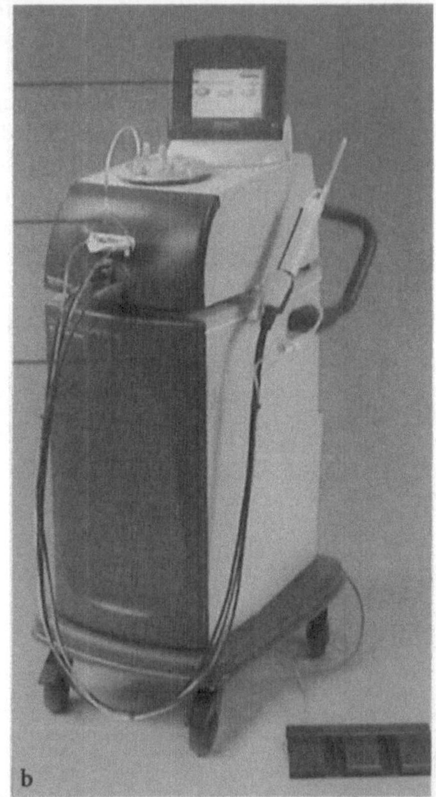

Abb. 6a, b. Mammotome zur Vakuumstanzbiopsie. a Handgerät, **b** gesamte Anlage

ursprünglich zusammenhängendes Gewebe per continuitatem entfernt werden kann. Dies erfolgt unter kontinuierlicher Kontrolle der gewählten Bildgebung. Auch Blut wird durch das Vakuum über die Nadel abgesaugt und beugt dem Risiko einer Hämatombildung vor. Aufgrund des größeren Nadelvolumens und der variablen und individuellen Möglichkeit der

Gewebeentnahme eignet sich diese Technik für Läsionen, die für eine sichere pathohistologische Diagnostik im Vergleich zur Mikrobiopsie ein mehr an Gewebevolumen erfordern. Dies trifft im Besonderen für die Abklärung von mit Mikrokalk einhergehenden Prozessen und bei der Differenzialdiagnose duktaler Proliferationen zu. Nach erfolgter Punktion wird die Punktionsstelle durch ein Steristrippflaster verschlossen und bei Entnahme von Mikrokalk derselbe durch die Präparatradiographie dokumentiert. Bei der histopathologischen Beurteilung ist eine Zuordnung der „Schnittränder" des Entnahmebereiches nicht möglich.

ABBI-Verfahren

Ziel des ABBI-Verfahrens ist es, eine Läsion durch Entnahme eines großen Gewebezylinders (wählbar zwischen 5 und 30 mm) (Abb. 7) im Gesamten und im Gesunden zu Entfernen. Die Punktion erfolgt in Lokalanästhesie mit einem speziellen Punktionsgerät (ABBI, Advanced

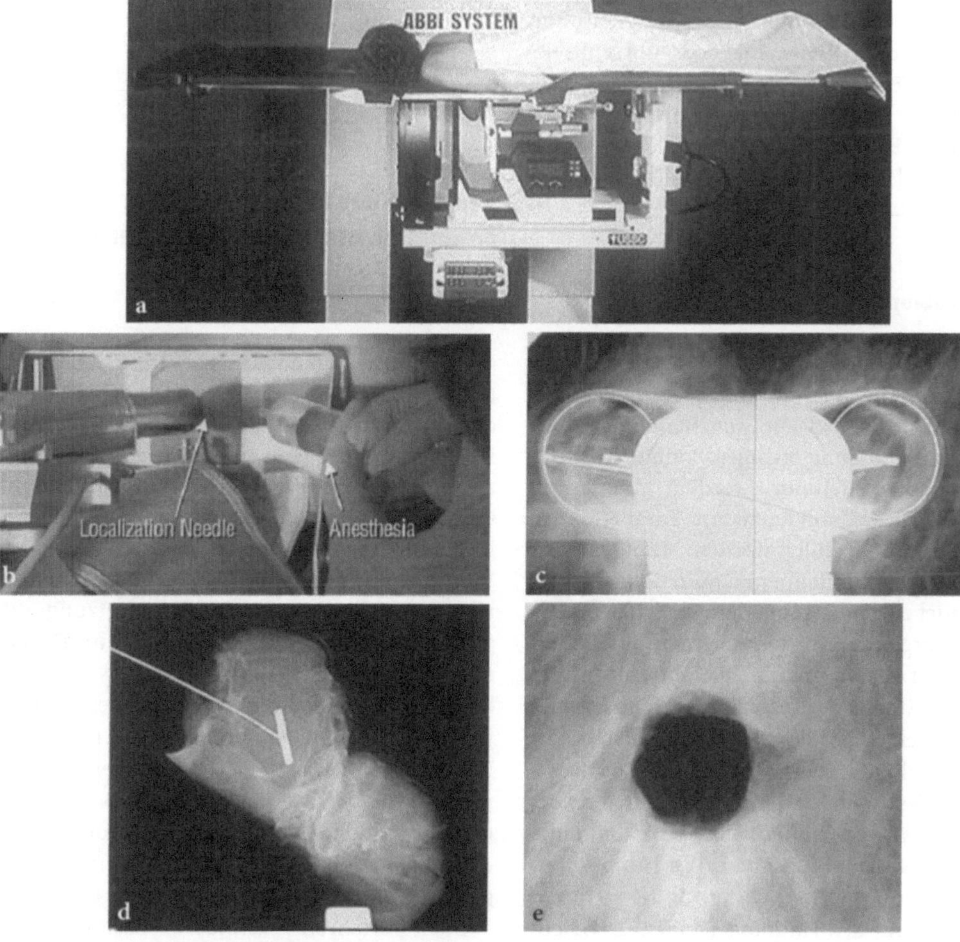

Abb. 7. a Punktionstisch ABBI-System. **b** Punktion mit dem Gerät der Firma ABBI. **c** Stereoaufnahmen zur Lokalisation des Befundes. **d** Präparateradiogramm ABBI-Zylinder. **e** Kontrollaufnahme nach Punktion mit ABBI

Breast Biopsy Instrumentation System, United States Surgical Corporation, Norwalk CT) am Stereotaxietisch in Bauchlage bei komprimierter Brust. Je nach Durchmesser des Punktionszylindermessers ist ein Hautschnitt von 10–40 mm erforderlich. Nach Positionierung einer Hohlnadel im Zentrum der Läsion kann zur Stabilisierung des Gewebes durch die Nadel ein T-Draht ausgefahren werden. Mit dem oszillierenden Zylindermesser wird nun ein Gewebezylinder bis ca. 15 mm hinter der Läsion geschnitten und an der Basis mittels Diathermie abgetrennt. Eine Korrektur der Zylinderlage ist nicht möglich. Die Blutstillung kann in Rückenlage erfolgen. Die Wunde wird nach Adaption der Drüse durch Hautnähte verschlossen. Die Entnahme des Herdes wird mammographisch digital und durch die Präparatradiographie kontrolliert. Bei der pathohistologischen Aufarbeitung sind die Schnittgrenzen des Gewebezylinders beurteilbar.

Exzisionsbiopsie

Die offene Biopsie wird in der Regel in Allgemeinanästhesie und stationär durchgeführt, auch wenn prinzipiell der Eingriff ambulant und in lokaler Betäubung erfolgen könnte. Klinisch nicht fassbare Befunde werden präoperativ markiert. Dies kann auch am Vorabend der Operation durchgeführt werden. Markiert wird heute bevorzugt mit einem Draht, welcher über eine Nadel zielgenau eingebracht wird. Onkologisches Vorgehen erfordert einen unmittelbaren Zugang zur Läsion mit einem Hautschnitt über dem suspekten Herd, ansonsten werden kosmetische Aspekte die Planung des Hautschnittes am Mammillenrand oder im Bereich des Brustansatzes bestimmen. Die Entnahme des Gewebevolumens kann individuell der Läsion angepasst werden. Das Biopsat wird in situ bei Entnahme so markiert, dass im Präparatradiogramm wie für den Pathologen eine 3-D-Orientierung möglich wird (Abb. 8). Damit werden röntgenologisch und pathohistologisch die Beurteilung und Zuordnung der Präparateränder möglich. Dies hat höchste Bedeutung für evtl. notwendige Nachresektionen (s. Abb. 8).

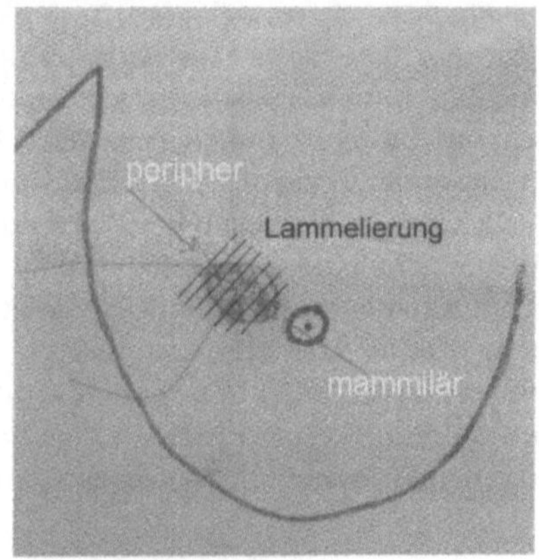

Abb. 8. Präparateaufbereitung

Vergleich der Methoden, Ergebnisse und klinische Relevanz

Zielsetzung

Mikrobiopsie, Vakuumstamzbiopsie, ABBI-System und Exzisionsbiopsie werden primär unter diagnostischen Gesichtspunkten durchgeführt. Fokale umschriebene Neoplasien, In-situ-Areale oder risikorelevante Proliferationen können unter Beachtung onkologischer Aspekte und individualisiert therapeutisch durch die offene Biopsie entfernt werden. Das ABBI-System offeriert ebenfalls therapeutische Zielsetzung aufgrund der Entnahme eines bis 3 cm im Durchmesser messenden Gewebezylinders. Die bislang vorliegenden klinischen Studien zeigten jedoch bei 85–100% Tumorgewebe bis an die Präparateränder, und dies, obwohl der entnommene Zylinder im Mittel ca. 90% benignes Gewebe enthielt. Die Vakuumstanzbiopsie kann durch die Möglichkeit der individuellen und gezielten Entfernung der im jeweiligen bildgebenden Verfahren erkennbaren Läsion theoretisch auch therapeutisch eingesetzt werden. Die sonographische oder röntgenologische Kontrolle kann die Entfernung des Herdbezirkes auch dokumentieren. Eine definitive Beurteilung der Randbereiche der Biopsie ist durch die Entnahme multipler Stanzzylinder nicht möglich, so dass der histologische Nachweis einer Entfernung im Gesunden nicht erfolgen kann. Die Mikrobiopsie hat derzeit ausschließlich diagnostische Zielsetzung.

Anästhesie

Mikrobiopsie, Vakuumstanzbiopsie und ABBI-Verfahren werden in Lokalanästhesie durchgeführt. Bei der Vakuumstanzbiopsie und der ABBI-Methode wird der Zusatz von Vasokonstriktoren als vorteilhaft angesehen. Prinzipiell kann auch die Exzisionsbiopsie in örtlicher Betäubung erfolgen, wird jedoch z. Z. überwiegend in Allgemeinanästhsie durchgeführt.

Zeitdauer des Eingriffes

Die sonographisch geführte Mikrobiopsie erfordert einen durchschnittlichen Zeitaufwand von 5-20 min. Kombiniert mit der digitalen Stereotaxie werden 20-45 min benötigt. Für die Vakuumstanze werden bei sonographischer Führung (hand held) 15-30 min, digital-stereotaktisch 30-60 min gerechnet. Das ABBI-Verfahren ist zeitaufwendig. Der Eingriff dauert durchschnittlich 90 min (zwischen 60 und 180). Eine Exzisionsbiopsie ist vom operativen Zeitaufwand ein wenig zeitaufwendiges Verfahren und in 15-30 min durchzuführen. Das häufig notwendige Abwarten der Präparatradiographie benötigt je nach Infrastruktur weitere 10-30 min. Zudem ist der Zeitfaktor der meist erforderlichen präoperativen Lokalisation zu berücksichtigen.

Gewebevolumen

Die Mikrobiopsie mit ausschließlichem diagnostischem Ansatz entnimmt je nach Auswahl der Nadelstärke (14-20 Gauge) Stanzzylinder mit einem Einzelgewicht von 5-25 mg. Bei der üblichen Zahl von 3-10 Stanzpräparaten ergibt sich ein Gesamtgewicht von ca. 20-250 mg. Bei Mikrokalkarealen ist diese Gewebemenge nicht sicher repräsentativ für eine hochspezifische Diagnostik. Die einzelnen Stanzzylinder bei der Vakuumstanzbiopsie wiegen zwischen 40 und 90 mg, so dass individuell steuerbar zwischen 0,5 und 2 g Gewebe entnommen werden. Das ABBI-Verfahren entfernt nur einen zwischen 0,5 und 3 cm im Durchmesser wählbaren Zylinder, dessen Gewicht 2-10 g beträgt. Die Operation ermöglicht eine variable Entnahme von Gewebe, das durchschnittlich zwischen 2 und 30 g liegt, dabei muss bedacht werden, dass bei therapeutisch onkologischen Indikationen möglichst eine tumorfreie Randzone mit entfernt wird.

Ergebnisse

Die sonographisch gezielte Mikrobiopsie erreicht in der internationalen Literatur eine Übereinstimmung zwischen Punktionshistologie und OP-Histologie von 95-100% [2, 12, 13]. Eigene Erfahrungen seit 1989 liegen bei mehr als 2000 Mikrobiopsien vor [2]. Von 1/1996-12/1999 wurde 654 sonographisch gezielte Mikrobiopsien durchgeführt. 260 (40%) wurden operativ histologisch gesichert. Davon waren 174 (67%) Neoplasien, 161 invasiv, 13 In-situ-Karzinome. 86 (18%) benigne Veränderungen wurden operativ histologisch gesichert (Abb. 9). Gründe für das operative Vorgehen bei benigner Stanzhistologie waren der suspekte Befund der komplementären Diagnostik, fehlende Übereinstimmung zwischen diagnostischer Erwartung und Stanzhistologie. 394 wurden nach 3 Monaten und im weiteren Verlauf jährlich kontrolliert. Eine Neoplasie wurde in dieser Kontrollgruppe nicht diagnostiziert.

Die Sensitivität betrug in diesem Kollektiv 99,6, die Spezifität 100%. Falsch-positive Befunde wurden nicht beobachtet. Bei 2 Patientinnen war der mikrobioptische Befund falsch-negativ. In einer Situation ergab die Mikrobiopsie ab-

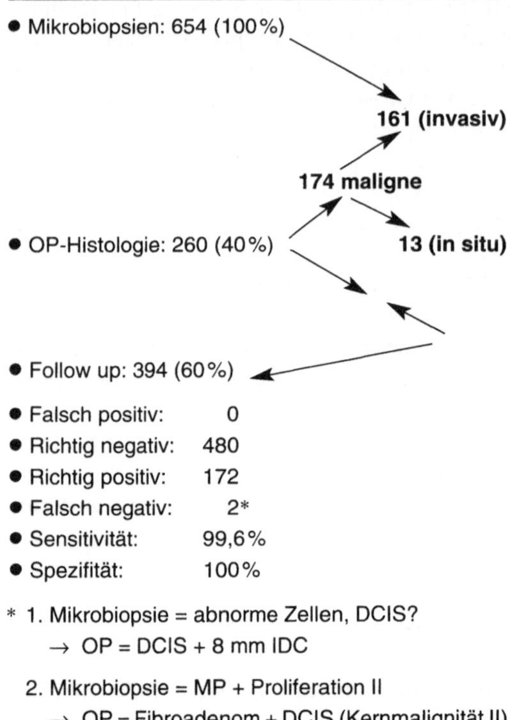

Abb. 9. US-gesteuerte Mikrobiopsien

norme Zellen mit der fraglichen DCIS-Diagnose, die Operation bestätigte das DCIS sowie ein 8 mm großes invasives Karzinom. Bei einer weiteren Frau erwarteten wir ein Fibroadenom, die Stanzhistologie zeigte eine Mastopathie mit Proliferation Grad 2 nach Prestel. Die Operation bestätigte das sonographisch vermutete Fibroadenom und wies im Zentrum des Fibroadenoms die seltene Diagnose eines DCIS niedriger Kernmalignität nach Silverstein nach. Die sonographisch gezielte Mikrobiopsie ist in geübter Hand ein diagnostisches Verfahren mit höchster Spezifität und Vorhersagewert.

Bei mammographisch stereotaktischen Mikrobiopsien kommt dem Nachweis von Mikrokalk im Präparatradiogramm besondere Bedeutung zu. Bei Nachweis von Mikrokalk konnte in 81%, ohne Nachweis lediglich in 38% die korrekte Diagnose gestellt werden [8]. Die Zahl der entnommenen Stanzzylinder steht in enger Korrelation zu einer adäquaten histologischen Auswertbarkeit. Sie steigt von 81% bei 2 Zylindern auf 97% bei Entnahme von 6 Gewebezylindern und liegt bei soliden Herdbefunden deutlich höher (99%) als bei Mikrokalkbefunden (87%) [8]. Die adenomatöse duktale Hyperplasie als histologische Diagnose der Mikrobiopsie ist häufig mit invasiven und noninvasiven Karzinomen vergesellschaftet. Sie stellt eine absolute Indikation für die operativ-histologische Abklärung dar.

Die Vakuumstanzbiopsie ist ein im Vergleich zur Mikrobiopsie noch junges Punktionsverfahren [14]. Die gezielte und sowohl sonographisch wie digital-stereotaktisch kontrollierte Entnahme eines im Volumen wählbaren Präparates zeigte bislang eine Spezifität und einen negativen und positiven Vorhersagewert von ca. 100%. Durch die kontinuierliche Abtragung von zusammenhängenden Gewebearealen wird auch der sog. „sampling error“ (Vorbeipunktieren an Tumorzellnestern, obwohl die Nadel im Befund liegt) vermieden. Klinische Erfahrungen über die therapeutische Anwendung dieser Punktionsmethode liegen bislang nicht vor [6].

Das ABBI-Verfahren erreicht als diagnostische Maßnahme durch die gezielte Entnahme eines wahlweise sehr großen Gewebezylinders eine nahezu 100%ige Korrelation zum operativen Vorgehen. Die therapeutische Zielsetzung wird jedoch meist nicht erfüllt. In 85–100% erfolgt die Biopsie nicht im Gesunden.

Die Exzisionsbiopsie ist bei korrekter präoperativer Lokalistion – im Falle klinisch asymptomatischer Befunde – die operativ-histologische Referenzmethode zur Überprüfung neuer Techniken. Sie ermöglicht es, geplant und gezielt unter kosmetischen oder onkologischen Aspekten eine Läsion vollständig zu entfernen. Sie erfüllt in vollem Maße die Anforderungen der Diagnostik und ermöglicht in einer Vielzahl der Situationen die therapeutische Tumorentfernung im Gesunden. Allerdings werden in 2–5% bei präklinischen Befunden und schwieriger Lokalisation der Herd nicht entfernt und damit eine Nachoperation erforderlich.

Nebenwirkungen

Eigene Erfahrungen bei über 2000 Mikrobiopsien zeigen bis auf in Einzelfällen lokalisierte Hämatome keine Morbidität. Auch Hämatome sind durch Kompression des Punktionsareals zwischen einzelnen Biopsatentnahmen zu verhindern. Infektionen oder Wundheilungsstörungen wurden nicht beobachtet.

Bei der Vakuumstanzbiopsie traten ebenfalls keine Entzündungen oder Wundheilungsstörungen auf. Bei 236 untersuchten Patientinnen wurde kein interventionswürdiges Hämatom beobachtet. Dies wird durch die Absaugmöglichkeit über die Nadel zum einen und durch die sofortige Kompression nach der Punktion erklärt. In einem Fall musste jedoch die Untersuchung wegen einer Blutung abgebrochen werden. Seither werden dem Lokalanästhetikum Vasokonstrikoren zugesetzt [6].

Marti et al. berichten bei 135 ABBI-Punktionen über folgende Nebenwirkungen: einmal defekte Diathermieschlinge mit unvollständiger Durchtrennung der Basis des biopsierten Zylinders, einmal Staphylokokken-bedingte Wundinfektion, einmal Verletzung der hinter dem Befund liegenden Haut, einmal vasovagale Kreislaufkomplikation, keine wesentlichen interventionsrelevanten Hämatome [9]. Für das Einführen des Biopsiezylinders ist ein Hautschnitt obligat. In 90% wurde die Narbenbildung problemlos von den Patientinnen akzeptiert. 3% litten unter Narbenschmerzen und 7% waren mit dem kosmetischen Ergebnis nicht zufrieden.

Die Exzisionsbiopsie in Allgemeinanästhesie ist mit den bekannten perioperativen Risiken verbunden. Bei über 1000 Exzisionsbiopsien von 10/1994–12/2000 wurden 2 Nachblutungen und 1 Infektion gesehen. Unter Prophylaxe gab es keine thromboembolischen Komplikationen. Bei diagnostischer Indikation wurden kosmetische Nebenwirkungen durch Volumendefekt oder Verziehung der Haut nur bei einer Patientin beobachtet.

Kostenökonomie

Das für die Mikrobiopsie erforderliche Punktionsgerät kostet ca. 2500 DM. Bei mammographisch gezielter Punktion werden Stereotaxieeinrichtungen erforderlich, deren Anschaffungskosten zwischen 100000 und 400000 DM liegen. Die Verbrauchskosten/Patientin betragen ca. 100 DM.

Die Kosten für eine stereotaktische Punktionseinheit für die Vakuumstanze betragen 400000–500000 DM. Das sog. Hand-held-Gerät ist für ca. 30000 DM zu haben. Die Verbrauchskosten/Untersuchung betragen ca. 600 DM.

Die ABBI-Punktionseinheit kostet 400000–500000 DM. Die Kosten für Verbrauchsmaterial/Patient belaufen sich auf ca. 600 DM.

Die Exzisionsbiopsie ist kostenintensiv durch die präoperative Markierung (Verbrauchsmaterial ca. 50 DM) sowie durch die Kosten der Allgemeinanästhesie und des stationären Aufenthaltes.

Diskussion: Vor- und Nachteile der Methode und ihre Indikationen

Die Mikrobiopsie und die Vakuumstanzbiopsie sind minimal-invasive Eingriffe zur Abklärung unklarer Läsionen der weiblichen Brust. Bei der sonographisch gezielten Biopsie von klar im Ultraschall definierbaren Herdbefunden erreichen beide Methoden einen negativen wie positiven Vorhersagewert von 100%. Abgesehen von seltener lokaler Hämatombildung werden relevante Nebenwirkungen nicht beobachtet. Eine kosmetische Beeinträchtigung ist nicht vorhanden. Die Akzeptanz durch die Patientinnen ist optimal. Die Mikrobiopsie ist sehr kostenökonomisch in der Anschaffung der Punktionseinrichtung sowie beim Verbrauchsmaterial. Hier fallen bei der Vakuumstanze hohe Kosten an. Vorteil der Vakuumstanzbiopsie ist die gezielte und kontrollierte individuelle Entnahme von Gewebevolumen, die neben der diagnostischen Zielsetzung zumindest theoretisch therapeutische Überlegungen weckt. Von Nachteil ist hier das Fehlen der Möglichkeit, die Präparategrenzen beurteilen zu können. Klinische Studien mit therapeutischem Ansatz liegen derzeit nicht vor.

Bei der mammographisch-stereotaktischen Abklärung von sicher abgrenzbaren Herdbefunden in den Stereobildern konkurrieren beide Methoden ebenfalls bei höchster Treffsicherheit und diagnostischer Zielsetzung. Die Abklärung duktaler Prozesse, die mit gruppiertem Mikrokalk vergesellschaftet sind, erfordert ein mehr an Gewebevolumen für eine sichere pathologisch-histologische Diagnosestellung. Hier hat die Vakuumstanzbiopsie eindeutige Vorteile hinsichtlich der gezielten und kontrollierten Entnahme des gesamten Mikrokalkbereiches, so dass der sog. sampling error vermieden wird. Trotzdem muss bei der Diagnose der atypischen duktalen Hyperplasie zum Ausschluss oder Nachweis einer invasiven oder nichtinvasiven Neoplasie die offene Biopsie erfolgen. Als nachteilig müssen die hohen Anschaffungs- und Verbrauchskosten wie auch die z.Z. erkennbare Tendenz zum unnötigen Eingriff gewertet werden.

Das ABBI-Verfahren hat als Ziel, neben der diagnostischen Abklärung einer Läsion diese auch unter therapeutischem Ansatz zu entfernen. Bei 85–100% Nachweis von Tumorzellen im Bereich der gut beurteilbaren Biopsieränder hat bislang diese Methode ihre Zielsetzung nicht erreichen können. Zudem wird relativ viel gutartiges Gewebe mit entfernt (90%). Weitere Nachteile sind die relativ hohe Rate an Nebenwirkungen und Narbenbildungen sowie sehr hohe Anschaffungs- und Verbrauchskosten. Weiterhin beansprucht die ABBI-Punktion viel Zeit.

Vorteile der Exzisionsbiopsie sind die individuelle OP-Planung mit diagnostischem und therapeutischem Ziel, die mögliche kosmetische oder onkologische Schnittführung, sowie die optimale Beurteilung der Schnittgrenzen. Als Nachteile sind der hohe Kostenaufwand des meist stationär durchgeführten Eingriffes, die häufige notwendige Allgemeinanästhesie, und die Narbenbildung zu sehen. Zudem werden 2–5% der Läsionen beim 1. Eingriff nicht entfernt.

Die Indikation der Mikrobiopsie ist die diagnostische Abklärung umschriebener solider sonographischer und mammographischer Herdbefunde. Die Methode ist sicher und kostenökonomisch.

Die Vakuumstanzbiopsie, obwohl kostenintensiv, ist die Methode der Wahl bei der Diagnostik unklarer mammographischer Mikrokalkareale. Die Frage eines therapeutischen Einsatzes ist derzeit klinisch nicht geprüft und muss skeptisch beurteilt werden.

Das ABBI-Verfahren ist teuer und hat das Ziel einer Entfernung der Läsion unter therapeutischen Gesichtspunkten nicht erfüllen können.

Die Exzisionsbiopsie ist indiziert bei Befunden, die für eine Punktion ungünstig lokalisiert sind. Eine Indikation liegt ebenso in Situationen vor, in denen der diagnostische und therapeutische Eingriff kombiniert durchgeführt werden soll.

Literatur

1. Adam R, Falter F, Düll W, Reitzenstein M, Tulusan AH (1989) Erfahrungen mit der Drillbiopsie in der Diagnostik von Mammatumoren. Geburtsh Frauenheilkd 49: 442
2. Bauer M et al. (1997) Fine-needle aspiration and core biopsy. In: Friedrich M, Sickles EA (eds) Radiological diagnosis of breast diseases. Springer, Berlin Heidelberg New York
3. Bauer M, Tontsch P et. al. (2000) MR-Tomographie in Gynäkologie und Geburtshilfe. Thieme, Stuttgart
4. Beck RM, Götz I, Heywang-Köbrunner SH (2000) Stereotaxic vacuum core breast biopsy – experience of 560 patients. Swiss Surg 6: 108–110
5. Cangiarella J, Gross J, Symanns F et al. (2000) The incidence of positive margins with breast conserving therapy following mammotome biopsy for microcalcifications. J Surg Oncol 74: 263–266
6. Heywang-Köbrunner SH, Schaumlöffel U, Viehweg P et al. (1998) Minimally invasive stereotaxic vacuum core breast biopsy. Eur Radiol 8: 377–385
7. Kuchler C, Heywang-Köbrunner SH, Schaumlöffel U, Viehweg P et al. (1997) Vacuum punch biopsy of the breast with a stereotaxic guide. A new procedure for percutaneuos diagnostic biopsy based an 120 cases. Radiologe 37 (8): 621–628
8. Libermann L (1994) Clinical management issues in percutaneous core breast biopsy. Radiol Clin North Am 38 (4): 791–807

9. Marti WR, Zuber M, Oertli D, Weber WP et al. (2000) Die Advanced Breast Biopsy Instrumentation (ABBI) für die Evaluation mammographisch verdächtiger, nicht palpabler Befunde der Brustdrüse. Swiss Surg 6: 111-115
10. Parker SH, Lovin JD, Jobe WE, Luethke JM, Hopper KD, Yakes WF, Burke BJ (1990) Stereotactic breast biopsy with a biopsy gun. Radiology 176: 741-747
11. Parker SH, Lovin JD, Jobe WE, Burke BJ, Hopper KD, Yakes WF (1991) Nonpalpable breast lesions: stereotactic automated large-core biopsies. Radiology 180: 403-407
12. Parker SH, Jobe WE, Dennis MA, Stavros AT, Johnson KK, Yakes WF, Truell JE, Price JG, Kortz AB, Clark DG (1993) US-guided automated large-core breast biopsy. Radiology 187: 507-511
13. Parker SH, Burbank F, Jackman RJ, Aucreman CJ, Cardenosa G, Cink TM et al. (1994) Percutaneous large-core breast biopsy: a multi-institutional study. Radiology 193: 359-364
14. Parker SH, Stavros AT, Dennis MA (1995) Needle biopsy techniques. Radiol Clin North Am 33 (6): 1171-1186
15. Smathers RL (2000) Advanced breast biopsy instrumentation device: percentages of lesions and surroundiung tissue removed. AJR 175: 801-803

Expertenmeinungen Gynäkologie und Gynäkologische Onkologie

Die Herceptintherapie ist keine Wunderwaffe gegen Brustkrebs

K. MÜNSTEDT

MERKE:

1. Eine Behandlung mit Trastuzumab (Herceptin) ist nur bei 3fach positiver Überexpression von HER2/neu (c-erbB-2) bzw. positivem FISH-Test sinnvoll.
2. Die derzeitige Zulassung umfasst die Monotherapie als Second-line-Behandlung und die First-line-Behandlung in Kombination mit Paclitaxel. Bei 3facher Überexpression können in der Monotherapie Remissionsraten um 20% (35% stable disease) und in der Kombination mit Zytostatika zwischen 45 und 50% erwartet werden.
3. Die Kombination von Trastuzumab mit Zytostatika steigert die Effektivität der Behandlung deutlich.
4. Eine Kombination von Trastuzumab mit Anthrazyklinen sollte wegen der Gefahr der Kardiotoxizität (Todesfälle) nicht erfolgen.

Einführung

1985 wurde der Oberflächenflächenrezeptor HER2/neu als menschliches Homolog des neu-Onkogens entdeckt. HER ist das Akronym für Human-epidermal-growth-factor-receptor-related-Protein und gehört zur großen Familie der Rezeptortyrosinkinasen, die oftmals in die Kanzerogenese involviert sind. Ein weiteres Synonym für diesen Rezeptor ist c-erbB-2. Die Bedeutung von HER2 erkannten Slamon et al. im Jahre 1987, als sie nachwiesen, dass Mammakarzinompatientinnen mit mehr als 5 HER2-Genkopien eine signifikant kürzere Lebenserwartung gegenüber solchen mit normaler Genkopienzahl haben [14]. Eine derartige Genamplifikation ist bei 25–30% der Mammakarzinome nachweisbar und mit den Merkmalen einer aggressiven Tumorbiologie assoziiert: Gesteigerte DNA-Synthese, Zellteilungsrate, Metastasierungspotenzial, höheres Grading und negativer Steroidhormonrezeptorstatus [7]. HER2 erwies sich in nachfolgenden Untersuchungen als prognostischer und prädiktiver Faktor. Bei Patientinnen mit einer HER2-Überexpression ist die Wirksamkeit der Tamoxifentherapie deutlich reduziert [4], umgekehrt profitieren diese von einer dosisintensivierten Chemotherapie (anthrazyklinhaltige Kombinationschemotherapie) [11].

Erkenntnisse um die Bedeutung des HER2-Rezeptors führten zur Entwicklung des HER2-spezifischen monoklonalen Antikörpers 4D5, der in ersten In-vitro-Experimenten bei humanen Mammakarzinomzelllinien mit HER2-Überexpression Wirksamkeit zeigte. Dieser Antikörper wurde für den Einsatz beim Menschen humanisiert, um die Induktion humaner anti-Maus-Antikörper (HAMA) zu vermeiden [5]. Der heutige Antikörper Trastuzumab (Herceptin) enthält nur noch 5% murine Anteile in den variablen Regionen, die für die Rezeptorerkennung essentiell sind. Durch die Humanisierung wurde auch das Potenzial zur Rekrutierung von Immuneffektormechanismen erhöht, die die zelluläre Zytotoxizität gegen Tumorzellen vermitteln. In Dosisfindungsstudien wurde bestimmt, dass nach einer initialen Aufsättigungsdosis von 4 mg/kg KG eine wöchentliche Erhaltungsdosis 2 mg/kg KG sinnvoll ist. Die initiale Serumhalbwertszeit beträgt ca. 6 Tage. Trastuzumab beeinflusst die Serumkonzentrationen verschiedener Zytostatika nicht, während umgekehrt Paclitaxel zu einem 1,5fach erhöhtem Herceptinserumspiegel führt.

Der Wirkungsmechanismus von Trastuzumab ist noch nicht bis ins letzte aufgeklärt. Nach bisherigen Erkenntnissen führt die Bindung des Antikörpers an den HER2-Rezeptor nicht zu einer effektiven Signalweiterleitung über die Tyrosinkinase. Statt dessen kommt es zur Endozytose des Antikörper-Rezeptor-Komplexes, so dass weniger Rezeptoren an der Zellmembran zur Dimerisierung und damit zur Weiterleitung von Proliferationsstimuli zur Verfügung stehen [15].

Die ersten Ergebnisse von Phase-I-Studien mit Trastuzumab waren so vielversprechend, dass einige Wissenschaftler darin einen bahnbrechenden Hoffnungsträger in der Krebstherapie sahen, vielleicht sogar die Möglichkeit, dem Brustkrebs Einhalt gebieten können. Die Euphorie dieser ersten Stunden ist inzwischen der Erkenntnis gewichen, dass Trastuzumab nur bei bestimmten Patientengruppen eine deutliche Verbesserung in Bezug auf die relevanten Parameter Ansprechraten, Überleben und Lebensqualität darstellt, und auch keinen Erfolg garantiert. Dennoch stellt Trastuzumab eine neue, interessante Chance in der Therapie des Mammakarzinoms und damit eine Erweiterung des Therapiespektrums dar.

Studienergebnisse mit Trastuzumab als Monotherapie und in der Kombination mit Zytostatika

Monotherapie mit Trastuzumab

Baselga et al. [2] zeigten bei 46 Patientinnen mit 2- oder 3facher HER2-Überexpression die Wirksamkeit von Trastuzumab als Third-line-Behandlung in einer Dosierung von 100 mg/m^2. Bei 5 Patientinnen (11%) kam es zu einer Remission der Erkrankung (einmal CR, 4-mal PR), bei 16 Patientinnen zur Stabilisierung der Erkrankung (35%). Die Studie von Cobleigh et al. [6] bei 222 Patientinnen in der Second- oder Third-line-Behandlung ergab vergleichbare Ansprechraten (CR 2%, PR 12%). In der First-line-Behandlung des metastasierten Mammakarzinoms ergaben sich höhere Remissionsraten von insgesamt ca. 25% [16].

Eine Behandlung mit Trastuzumab wurde von den Patientinnen insgesamt gut toleriert. Allgemeine Schmerzen, Schwäche, leichtes Fieber, Schüttelfrost, Kopfschmerzen oder Diarrhö können auftreten, schwere Nebenwirkungen waren nicht häufig und lagen meist weit unter 5%. Die Nebenwirkungen traten meist bei der 1. Verabreichung auf; bei Folgebehandlungen waren sämtliche Nebenwirkungen deutlich weniger stark ausgeprägt [6].

In sämtlichen Studien konnte eine deutliche Abhängigkeit zwischen dem Grad der Überexpression und der Remissionsrate festgestellt werden. Die Wirksamkeit von Trastuzumab ist besonders in der Gruppe mit 3fach positiver Überexpression ausgeprägt (Tabelle 1).

Tabelle 1. Remissionsraten [%] unter verschiedenen Therapieoptionen in Abhängigkeitsgrad der HER2-Überexpression. (Nach [7])

HER2-Überexpression	Tx	Tx + mAb	mAb	AC + mAb	AC
2+	16	21	4	40	43
3+	14	44	17	53	36

mAb Trastuzumab, *Tx* Paclitaxel, *AC* Doxorubicin/Cyclophosphamid)

Trastuzumab in der Kombination mit Zytostatika

Präklinische Studien haben gezeigt, dass Trastuzumab synergistisch mit Zytostatika wirkt. Die Blockierung des HER2-Rezeptors scheint auch die Reparatur cisplatininduzierter DNA-Schäden zu hemmen [13]. Weitere Studien mit Cisplatin, Carboplatin, Doxorubicin, Vinorelbin, Metotrexat, Etoposid und Paclitaxel als Kombinationspartnern bestätigen die Befunde. Die Remissionsraten werden durch Zugabe von Trastuzumab um 12–23% erhöht und haben günstigen Einfluss auf die Überlebenszeit.

Die Kombination von Trastuzumab mit Zytostatika wird in der Regel gut vertragen. Neben den o.g. Nebenwirkungen zeigt Trastuzumab in Kombination mit den Anthrazyklinen Doxorubicin und Epirubicin eine deutliche Kardiotoxizität bis zu einem WHO-Grad III und IV. Todesfälle in diesem Zusammenhang sind aufgetreten. Die Rate schwerer kardialer Nebenwirkungen beträgt bei AC-Chemotherapie allein 3%, erhöht sich aber durch Kombination mit Trastuzumab auf 19% [14]. Als Ursache wird die Hemmung von Heregulin, einem Liganden des HER2-/HER4-Rezeptorkomplexes durch Trastuzumab diskutiert, der als protektiver Faktor der Myozyten gilt [17].

Diagnostik der HER2-Überexpression

Derzeit stehen 2 Methoden zur Bestimmung der HER2-Überexpression zur Verfügung. Aufgrund des einfachen, überall verfügbaren immunhistochemischen Verfahrens ist die Bestimmung der HER2-Überexpression mit dem Hercep-Test über den polyklonalen Kaninchenantikörper A0485 der Firma DAKO die derzeit sinnvollste Detektionsmethode, die allerdings häufig zu falsch-positiven Ergebnissen führt. Die Fluoreszenz-in-situ-Hybridisierung (FISH-Technik) ist zuverlässiger, jedoch meist nur an onkologischen Zentren verfügbar. Vor einer geplanten Behandlung mit Trastuzumab ist es unbedingt notwendig, den Grad der Überexpression mit Hilfe verschiedener Methoden zu bestimmen, da im Wesentlichen Frauen mit 3facher Überexpression des Markers von der Behandlung profitieren. Die Detektion der HER2-Überexpression am formalinfixierten Paraffinblock ist möglich. Die Korrelation zwischen Immunhistochemie und FISH zeigt Tabelle 2.

Tabelle 2. Übereinstimmung zwischen FISH-Technik und Immunhistochemie hinsichtlich der HER2-Überexpression (n = 529). (Nach [8])

		Immunhistochemie				Gesamt
		0	1+	2+	3+	
FISH	–	207	28	67	21	323
	+	7	2	21	176	206
Gesamt		214	30	88	197	529

Indikationen zur Therapie mit Trastuzumab

Grundsätzlich sollte im Falle eines Rezidivs beim Mammakarzinom mit HER2/neu-überexprimierenden Tumoren eine übliche Risikoevaluation (z.B. mit Hilfe des Possinger-Scores) erfolgen. Bei geringem Risiko kann bei steroidhormonrezeptorpositiven Frauen eine antihormonelle Therapie erfolgen. Da bei HER2-Überexpression Tamoxifen weniger wirksam ist, evtl. sogar negative Auswirkungen hat [4], ist diese nur unter einem engmaschigen Monitoring angezeigt. Vor dem Hintergrund der Ergebnisse der vergleichenden Studie zwischen Letrozol (Femara) und Tamoxifen in der First-line-Therapie des metastasierenden Mammakarzinoms [12], erscheint es bei HER2-überexprimierenden Mammakarzinomen sinnvoll, auf die First-line-Behandlung mit Tamoxifen zu verzichten. Möglicherweise ist in dieser Situation die Behandlung mit Aromatasehemmern eher geeignet, da hier sowohl höhere Ansprechraten zu erwarten sind als auch die Gefahr des möglichen negativen Effekts der Tamoxifenbehandlung entfällt. Inwiefern die Resistenz HER2-überexprimierender Tumoren gegenüber der Tamoxifenbehandlung durch Trastuzumab aufgehoben werden kann, wird noch in Studien geprüft [1]. Bei Resistenz gegenüber hormonellen Therapieansätzen muss die Behandlung umgestellt werden. Trastuzumab kann als Monotherapie oder in Kombination mit Paclitaxel gegeben werden. Aufgrund der Gefahr der Kardiotoxizität sollte eine Kombination mit anderen Zytostatika, insbesondere Anthrazyklinen, unterbleiben (Fachinformation). Nach Ansicht der FDA (USA) sind solche Kombinationen jedoch nach eingehender Risiko-Nutzen-Analyse möglich.

Zusammenfassung und Ausblick

Die Herceptintherapie hat sich leider nicht als Wunderwaffe gegen Brustkrebs erwiesen, denn der Nutzen dieser Behandlung beschränkt sich auf Mammakarzinome mit 3fach positiver HER2-Überexpression. Bereits Tumoren mit einer 2fach positiven Überexpression werden nur in einem weitaus geringerem Maße beeinflusst. Die Behandlung mit Trastuzumab stellt einen deutlichen Fortschritt und eine Erweiterung der Möglichkeiten in der Behandlung des Mammakarzinoms dar, deren Bedeutung noch nicht abzusehen ist. Aufgrund der positiven Ergebnisse beim fortgeschrittenen Mammakarzinom wird der Antikörper bereits im Rahmen adjuvanter Therapiestudien evaluiert. Die NSABP-B-31-Studie und die Intergroup-Studie vergleichen nach 4 Zyklen adjuvanter AC-Chemotherapie die Kombination von Paclitaxel mit Trastuzumab gegenüber der Paclitaxeltherapie. Die Intergroup-Studie evaluiert darüber hinaus in einem 3. Arm die sequentielle Behandlung von Paclitaxel, gefolgt von Trastuzumab.

Grundsätzlich erscheinen die Behandlungsmöglichkeiten in der adjuvanten Situation besonders günstig. Bei einer geringen Tumorlast könnte mit Hilfe von Trastuzumab das körpereigene Immunsystem die malignen Zellen womöglich eliminieren, wobei die Zytokine und das idiotype Netzwerk vermutlich eine wichtige Rolle spielen [9].

Die Inhibition der HER2/neu-vermittelten Wachstumsstimulation kann aufgrund neuerer Untersuchungen auch über speziell angepasste Peptide erfolgen. Diese Peptide binden und wirken ebenso effektiv wie Trastuzumab an p185HER2/neu [12]. Darüber hinaus befinden sich weitere Antikörper für die Behandlung des Mammakarzinoms in klinischer Erprobung. Ein interessantes Beispiel ist Cetuximab, ein Antikörper gegen den epidermalen Wachstumsfaktorrezeptor, der also einen verwandten Angriffsort hat [3].

Literatur

1. Baselga J (2000) Monoclonal antibodies directed at growth factor receptors. Ann Oncol 11 [suppl 3]: 187-190
2. Baselga J, Tripathy D, Mendelsohn J et al. (1996) Phase II study of weekly intravenous recombinant humanized anti-p185HER2 monoclonal antibody patients with HER2/neu-overexpressing metastatic breast cancer. J Clin Oncol 14: 737-744
3. Baselga J, Pfister D, Cooper MR (2000) Phase I studies of anti-epidermal growth factor receptor chimeric antibody C225 alone and in combination with cisplatin. J Clin Oncol 18: 904-914
4. Carlomagno C, Perrone F, Gallo C, De Laurentiis M, Lauria R, Morabito A, Pettinato G, Panico L, D'Antonio A, Bianco AR, De Placido S (1996) c-erb B2 overexpression decreases the benefit of adjuvant tamoxifen in early-stage breast cancer without axillary lymph node metastasis. J Clin Oncol 14: 2702-2708
5. Carter P, Presta L, Gorman CM, Ridgway JB, Henner D, Wong WL, Rowland AM, Kotts C, Carver ME, Shepard HM (1992) Humanization of an anti-p185HER2 antibody for human cancer therapy. Proc Natl Acad Sci 89: 4285-4289
6. Cobleigh MA, Vogel CL, Tripathy D, Robert NJ, Scholl S, Fehrenbacher L, Wolter JM, Paton V, Shak S, Lieberman G, Slamon DJ (1999) Multinational study of the efficacy and safety of humanized anti-HER2 antibody in women with HER2-overexpressing metastatic breast cancer that has progressed after chemotherapy for metastatic disease. J Clin Oncol 17: 2639-2648
7. Konecny G, Untch M, Pegram M (1999) Herceptin in der Therapie des metastasierten Mammakarzinoms. Gynäkologe 32: 624-631

8. Mass RD, Sanders C, Charlene K, Johnson L, E verett T, Anderson S (2000) The concordance between the clinical trials assay (CTA) and fluorescence in situ hybridization (FISH) in the herceptin pivotal trials. Proc Am Soc Clin Oncol 19: 75a, abstr 291
9. Mellstedt H (2000) Monoclonal antibodies as enhancers of the host's immunoresponse against the tumour. Ann Oncol 11 [suppl 3]: 191–194
10. Mouridsen H, Gershanovich M, Monnier A, Boni C, Chaudri H, Staffler B, Dugan M (2000) Letrozole is superior to tamoxifen as first-line hormonal treatment of post-menopausal women with locally advanced or metastatic breast cancer (bc). Ann Oncol 11 [suppl 4]: 155, abstr 489
11. Muss HB, Thor AD, Berry DA, Kute T, Liu ET, Koerner F, Cirrincione CT, Budman DR, Wood WC, Barcos M, Henderson IC (1994) c-erbB-2 expression and response to adjuvant therapy in women with node-positive early breast cancer. N Engl J Med 330: 1260–1266
12. Park BW, Zhang HT, Wu C, Berezov A, Zhang X, Dua R, Wang Q, Kao G, O'Rourke DM, Greene MI, Murali R (2000) Rationally designed anti-HER2/neu peptide mimetic disables P185HER2/neu tyrosine kinases in vitro and in vivo. Nat Biotechnol 18: 194–198
13. Pietras RJ, Fendly BM, Chazin ER, Pegram MD, Howell SB, Slamon DJ (1994) Antibody to HER-2/neu receptor blocks DNA repair after cisplatin in human breast cancer cells. Oncogene 9: 1829–1838
14. Slamon DJ, Clark GM, Wong SG, Levin WJ, Ullrich A, McGuire WL (1987) Human breast cancer: correlation of relapse and survival with amplification of the HER-2/neu oncogene. Science 235: 177–182
15. Sliwkowski MX, Lofgren JA, Lewis GD, Hotaling TE, Fendly BM, Fox JA (1999) Nonclinical studies addressing the mechanism of action of trastuzumab. Semin Oncol 26: 60–70
16. Vogel C, Cobleigh M, Tripathy D, Harris L, Fehrenbacher L, Slamon D, Ash M, Novotny W, Stewart S, Shak S (2000) First-line, non-homonal, treatment of women with HER2 overexpressing metastatic breast cancer with herceptin (trastuzumab, humanized anti-HER2 antibody). Proc Am Soc Clin Oncol 19: 71a, abstr 275
17. Zhao Y, Sawyer DR, Baliga RR, Opel DJ, Han X, Marchionni MA, Kelly RA (1998) Neuregulins promote survival and growth of cardiac monocytes. J Biol Chem 273: 10261–10269

Die Mammasonographie ersetzt nicht die Mammographie

B. J. Hackelöer

Ersetzt die Mammasonographie die Mammographie?

Nein,

da grundsätzlich kein bildgebendes Verfahren ein anderes vollständig ersetzt!
(Auch nicht Röntgen den Ultraschall!)

Nein,

da bei der fettreichen und involutierten Brust die Röntgendarstellung eine bessere Übersicht und klarere Detaildarstellung ergibt!

Nein,

da DCIS nicht in gleichem Umfang vermutet werden kann!

Nein,

da sie eine Arzt- und Gerätequalität bezogene und schlecht bezahlte Untersuchung ist!
(Eine MRT bringt selten sichere Informationen, aber wesentlich mehr Honorar.)

Ja,

da bei der dichten Brust die mammographische Tumordarstellung kaum 60% erreicht!
(Zunehmende Hormonersatztherapie schafft mehr röntgendichte Mammae!)

Ja,

da >30% der Carcinome prämenopausal auftreten und die Sonographie auch bei occulten und sehr kleinen Tumoren eine weit höhere Trefferquote aufweist.
>90% (Kolb 1998/Gordon 1995/1998).

Ja,

da sie die viel häufiger vorkommenden gutartigen Befunde besser differenzieren kann und unproblematisch sofort invasive Diagnostik angeschlossen werden kann!

Ja,

sie muss es, da viel zuviel unnötige Röntgenkontrollen durchgeführt werden!

Nein,

sie kann es nicht, da die Durchschnittsuntersucher- und Gerätequalität zu schlecht ist und keine geregelte Ausbildung existiert!
(Standards/Mehrstufenkonzept!)

Jein, da

Untersucher- und Gerätequalität,
Patientinnenanamnese- und Risiko,
Brustdrüsentyp und
Untersuchungsauftrag (Screening/Differ.)
definiert werden muss!

Jaa,
aber, welche Sonographie meint man?

Prinzipiell kann die Mammasonographie die Mammographie ersetzen, da die Tumortrefferquote bei >90% gegenüber 80–85% der Mammographie liegt. Die zunehmende HRT (Hormonersatztherapie) unterstützt diese Vorstellung – vorausgesetzt wird allerdings eine hohe Untersucher- und Gerätequalität!

Pharmakotherapie

Aktuelle Diagnostik und Therapie der Migräne

H. Göbel, A. Heinze, K. Heinze-Kuhn

MERKE:

1. Rund jeder 8. Deutsche leidet an Migräne. Die 1. Migräneattacke tritt typischerweise im Jugendlichen- oder jungen Erwachsenenalter auf. Dreimal mehr Frauen als Männer sind betroffen.
2. Die Therapie zielt zunächst darauf, plötzliche und übermäßige Aktivierung und sensorische Überstimulation des Gehirns zu vermeiden.
3. Treten mindestens 3 Migräneattacken im Monat auf, entziehen sich Migräneattacken einer erfolgreichen Akuttherapie oder traten wiederholt Migräneattacken mit ausgeprägten Auren auf, ist eine medikamentöse Prophylaxe erforderlich.
4. Als neue Option wird derzeit der Einsatz von Botulinumtoxin A in der Migräneprophylaxe intensiv untersucht.
5. Zur Kupierung leichter Migräneattacken hat sich die Kombination eines Mittels gegen Übelkeit und Erbrechen mit einem Schmerzmittel wie Acetylsalicylsäure, Paracetamol oder Ibuprofen bewährt.
6. Bei schweren Migräneattacken stehen die sog. Triptane zur Verfügung. 1993 wurde in Deutschland mit Sumatriptan der 1. selektive Serotoninrezeptoragonist zugelassen, inzwischen sind mit Zolmitriptan, Naratriptan und Rizatriptan seit 1997 und 1998 weitere „Triptane" erhältlich. Eletriptan, Alnotriptan, Frovatriptan und Domitriptan werden in den nächsten Monaten folgen.

Klinisches Bild

Die Migräne gehört mit dem Kopfschmerz vom Spannungstyp und dem Clusterkopfschmerz zu den primären Kopfschmerzerkrankungen. Weder die gründliche körperliche Untersuchung noch routinemäßig zur Verfügung stehende weiterführende Untersuchungsverfahren können bei diesen Kopfschmerzerkrankungen einen erklärenden pathologischen Befund erbringen. Moderne Kopfschmerzklassifikationssysteme der Internationalen Kopfschmerzgesellschaft IHS (1988) und der WHO (ICD-10 NA von 1999) ziehen zur Diagnosestellung daher die klinische Phänotypologie heran [4, 8].

Der typische Migränekopfschmerz kennzeichnet sich durch den pulsierenden, pochenden Charakter und das einseitige, meist seitenwechselnde Auftreten. Der Schmerz erreicht starke Intensitäten und kann durch körperliche Routinetätigkeiten wie Bücken und Treppensteigen noch verstärkt werden. Hinzu kommen die charakteristischen Begleitsymptome Übelkeit und Erbrechen sowie Licht- und Lärmempfindlichkeit.

Bei ca. 10% der Menschen, die an Migräne leiden, beginnt der eigentliche Migräneanfall mit fokalen zerebralen Störungen, einer Aura. Im typischen Fall haben Aurasymptome eine Ausbreitungstendenz über mehrere Minuten hinweg. Die einzelnen Aurasymptome sind innerhalb einer Stunde voll reversibel, und spätestens eine Stunde nach Verschwinden des letzten Aurasymptoms beginnt die Kopfschmerzphase. Circa 90% aller Migräneauren betreffen das visuelle System. Die Störungen können ganz unterschiedliche Ausprägungen aufweisen, von grellen Lichtblitzen über Fortifikationsspektren und Flimmerskotomen bis zur homonymen Hemianopsie. Eine besonders typische sensorische Aura ist die Ausbreitung von Kribbelparästhesien und/oder einer Hypästhesie von den Fingerspitzen hoch zum Unterarm, weiter über den Oberarm, und den Unterkiefer bis zur Zunge. Motorische Auren reichen von einer leichten Ungeschicklichkeit bis zur kompletten Plegie von Extremitäten. Sprachstörungen können sich in dysarthrischen oder aphasischen Störungen äußern.

Der Aura- bzw. Kopfschmerzphase kann bei fast 50% der Betroffenen noch ein Prodromalstadium vorangehen. Exzitatorische Vorbotensymptome sind u.a. eine allgemeine Hyperaktivität, Heißhunger auf hochkalorische Nahrungsmittel und eine generelle Überempfindlichkeit aller Sinnesorgane. Inhibitorische Vorboten sind Müdigkeit, Abgeschlagenheit, Depressivität und Obstipation.

Epidemiologie

Mit einer Lebenszeitprävalenz von ca. 11,5% in Deutschland ist die Migräne nach dem Kopfschmerz vom Spannungstyp die zweithäufigste Kopfschmerzerkrankung überhaupt [5]. Die 1. Migräneattacke tritt typischerweise im Jugendlichen- oder jungen Erwachsenenalter auf. In den vergangenen Jahrzehnten wurde jedoch eine kontinuierliche Zunahme der Migräne schon im Schulkindalter festgestellt. Im Erwachsenenalter überwiegt das weibliche Geschlecht mit ca. 2,5:1. Im Durchschnitt treten Migräneattacken an 3 Tagen im Monat auf. Sie führen durchschnittlich an einem Tag im Monat zur Arbeitsunfähigkeit und an einem weiteren Tag im Monat zum Verzicht auf geplante Freizeitaktivitäten. Häufigste Migränetage sind dabei der Sonnabend und der Sonntag.

Pathophysiologie – Die neurogene Entzündung

Bereits im Jahre 1937 beschrieb Lewis die neurogene Entzündung als ein nozifensives System zur Abwehr von Schaden bei Gewebeverletzungen. Die Hauptkomponenten der neurogenen Entzündung sind Vasodilatation, Plasmaextravasation und Degranulation von Mastzellen. Die erhöhte Schmerzempfindlichkeit bei Migräne wird in diesem Modell durch eine verstärkte Sensibilisierung sensorischer perivaskulärer Fasern im Bereich der Hirnhaut erklärt. Durch diese erhöhte Sensibilisierung sind Gefäßpulsationen, die normalerweise nicht schmerzhaft sind, potente Schmerzreize, und bedingen den pulsierenden, pochenden Migräneschmerz. Damit wird auch die Beobachtung von Migränepatienten verständlich, dass körperliche Belastung oder Bücken zu einer Schmerzzunahme führt, da hier die Pulsationen verstärkt werden. Die neurogene Entzündung wird ausgelöst durch eine Freisetzung vasoaktiver Neuropeptide, von Substanz P, Neurokinin A und CGRP [1]. Die Freisetzung wird dabei über unmyelinisierte C-Fasern, die mit dem N. trigeminus verlaufen, vermittelt. 5-HT_{1D}-Rezeptoragonisten wie die Ergotalkaloide und die Triptane können die neurogene Entzündung hemmen, indem sie die Freisetzung von vasoaktiven Neuropeptiden wie CGRP über C-Faser-abhängige Mechanismen blockieren. Gleichzeitig wirken die 5-HT_1-Agonisten vasoaktiv. Weiterhin unklar bleibt jedoch die Genese der neurogenen Entzündung.

Im Hirnstamm wird aufgrund von PET-Untersuchungen ein sog. Migränegenerator vermutet, der durch die verschiedenen Migräneauslösefaktoren aktiviert werden soll [9].

Die bekannte familiäre Häufung der Migräne führte schon früh zu der Annahme einer wesentlichen genetischen Komponente. Bei einer seltenen Unterform der Migräne, der familiären hemiplegischen Migräne, sind 2 Gendefekte auf Chromosom 19 bzw. 1 bekannt, die bei über 70% aller Betroffenen vorliegen [2]. Möglicherweise liegen ähnliche oder identische Defekte auch bei anderen Migränetypen vor.

Therapie

Nichtmedikamentöse Prophylaxe

Eine ursächliche Behandlung der Migräne ist bis heute nicht möglich. Jedoch können individuelle Auslösefaktoren der Migräne identifiziert und möglichst aktiv vermieden werden. Essentiell ist die Planung eines regelmäßigen Tagesablaufes, denn ein unregelmäßiger Schlaf-Wach-Rhythmus sowie unregelmäßige Einnahme von Mahlzeiten gelten als wichtigste Migräneauslöser. Entspannungsverfahren wie die progressive Muskelrelaxation nach Jacobson können helfen, Stresssituationen zu meistern und damit effektiv Migräneattacken vorzubeugen. Das Verfahren basiert auf einer aktiven Wahrnehmung von Anspannung und Entspannung in den Muskeln und befähigt, aktiv in Anspannungssituationen eine möglichst tiefe Entspanntheit herbeizuführen. Lebens- und Genussmittel sollten nur gemieden werden, wenn sie wiederholt sicher Migräneattacken ausgelöst haben [3].

Medikamentöse Prophylaxe

Treten mindestens 3 Migräneattacken im Monat auf, entziehen sich Migräneattacken einer erfolgreichen Akuttherapie oder traten wiederholt Migräneattacken mit ausgeprägten Auren (Basilarismigräne, familiäre hemiplegische Migräne, Migräne mit prolongierter Aura, migränöser Infarkt) auf, ist eine medikamentöse Prophylaxe indiziert [3].

Dem Patienten muss verdeutlicht werden, dass prophylaktische Medikamente regelmäßig und langfristig eingenommen werden müssen. Die Medikamente können keine Heilung der Migräne erreichen. Ziel der Prophylaxe ist die Reduktion der Attackenfrequenz um mindestens 50% sowie die Reduktion der Attackenintensität. Ob eine Besserung eintritt, kann dabei frühestens nach einem Zeitraum von 6 Wochen beurteilt werden. Die Behandlung ist zeitlich auf zunächst 6–9 Monate limitiert, um dann den Spontanverlauf abzuwarten.

Die verschiedenen Medikamente, die in der Migräneprophylaxe eingesetzt werden, erzielen Erfolge bei lediglich 30–70% der behandelten Patienten. Eine Übersicht über die Substanzen und empfohlene Erhaltungsdosen gibt Tabelle 1. Die Medikamente der 1. Wahl zeichnen sich dabei durch ein gutes Wirkungs-Nebenwirkungs-Verhältnis aus, während die Substanzen der 2. Wahl eine schlechtere Verträglichkeit aufweisen. Medikamente der 3. Wahl sind entweder nur gering wirksam oder für Sonderindikationen gedacht (Naproxen zur Kurzzeitprophylaxe der menstruellen Migräne, Einnahme 2 Tage vor Einsetzen der Regel bis zum Regelende, und Amitriptylin bei gemeinsamen Vorliegen einer Migräne und eines Kopfschmerzes vom Spannungstyp).

Tabelle 1. Möglichkeiten der medikamentösen Migräneprophylaxe. Angabe von empfohlenen Erhaltungsdosen. (Nach [3])

I. Wahl	Metoprolol	100–200 mg
	Propanolol	120–240 mg
	Cyclandelat	1200–1600 mg
II. Wahl	Flunarizin	5–10 mg
	Valproinsäure	600–1500 mg
III. Wahl	Amitriptylin	25–75 mg
	Magnesium	300–600 mg
	Acetylsalicylsäure	300 mg
	Naproxen	2-mal 500 mg

Attackentherapie

Patienten sollten sich in ein ruhiges und dunkles Zimmer zurückziehen und körperliche Ruhe suchen. Die Anwendung eines im Intervall erlernten Entspannungsverfahrens kann im Einzelfall hilfreich sein, die äußere Anwendung von Kälte und/oder Wärme dagegen ist mehrheitlich sinnvoll [3].

Medikamentöse Therapie der leichten Migräneattacke und Maßnahmen in der Notfallkonsultation

Zur Kupierung leichter Migräneattacken hat sich die Kombination eines Antiemetikums mit einem Analgetikum bewährt (Tabelle 2). Antiemetika wie Metoclopramid oder Domperidon reduzieren einerseits gezielt Übelkeit und Erbrechen, andererseits normalisieren sie die migränebedingt gestörte Magenmotilität. Damit werden eine Verbesserung und Beschleunigung der Absorption von Analgetika erreicht. Zur optimalen Nutzung dieses Effektes werden Acetylsalicylsäure, Paracetamol oder Ibuprofen nach einer Latenzzeit von 15 min verabreicht [3].

Bei besonders schweren Migräneattacken in der Notfallkonsultation empfiehlt sich eine analoge Behandlung mit 10 mg Metoclopramid i.v. und 1000 mg Lysinacetylsalicylat langsam i.v.

Tabelle 2. Therapie der leichten Migräneattacke. (Nach [3])

Attackenbeginn Antiemetikum	Metoclopramid	20 mg als Tropfen oder Suppositorium
	Domperidon	20 mg als Tropfen
Nach 15 min Analgetikum	Acetylsalicylsäure	1000 mg als (Brause-)Tablette
	Paracetamol	1000 mg als Tablette oder Suppositorium
	Ibuprofen	400 mg als Tablette oder Suppositorium

Spezifische Migränetherapeutika sollten in Unkenntnis vorheriger Therapieversuche grundsätzlich in dieser Situation gemieden werden [3].

Medikamentöse Therapie der schweren Migräneattacke

Ergotalkaloide

Aus Secale cornutum (Mutterkorn) gewonnene Ergotalkaloide waren bis 1993 die einzige Möglichkeit zur Eigenbehandlung schwerer Migräneattacken. Zwar weisen Ergotamine eine stärker schmerzlindernde Wirkung bei schwerer Migräne auf als Analgetika, doch ist ihr Einsatz durch zahlreiche Probleme limitiert. Ergotaminpräparate wirken meist nur bei rechtzeitiger Einnahme. Daher sollte grundsätzlich die gesamte Dosis zu Beginn der Attacke eingenommen werden. Dosen, die bei einem Patienten problemlos verträglich sind, können bei anderen bereits zu starker Übelkeit und Erbrechen führen und evtl. sogar die Symptomatik des Migräneanfalls verstärken. Die regelmäßige häufige Einnahme bereits kleiner Mengen kann schnell einen sog. medikamenteninduzierten Dauerkopfschmerz erzeugen. Die lange Halbwertszeit der Ergotamine spielt hier ein wichtige Rolle. Bei Dauertherapie können schwere Durchblutungsstörungen in den verschiedenen Körperorganen auftreten. Beschrieben sind u.a. Darmnekrosen sowie tödliche Verläufe mit Herz- oder Hirninfarkt [3].

Triptane

1993 wurde in Deutschland mit dem Sumatriptan der 1. selektive Serotoninrezeptoragonist zugelassen, inzwischen sind mit Zolmitriptan, Naratriptan, Rizatriptan und Almotriptan weitere „Triptane" erhältlich. Die Triptane wurden gezielt zur Behandlung von Migräneattacken entwickelt. Sie zeichnen sich gegenüber den Ergotaminen durch eine überlegene Wirksamkeit und bessere Verträglichkeit bei schweren Migräneattacken aus [3].

Tabelle 3. Therapie der schweren Migräneattacke. (Nach [3])

Geringe oder keine Übelkeit zum Zeitpunkt der Behandlung	Sumatriptan (Imigran) Zolmitriptan (AscoTop) Naratriptan (Naramig) Rizatriptan (Maxalt), (Maxalt lingua) Almotriptan (Almogran)	50- und 100-mg-Tablette 2,5 mg, Tablette, Schmelztablette 2,5 mg, Tablette 2,5 mg, Tablette, Schmelztablette 12,5 mg, Tablette
Erbrechen oder starke Übelkeit zum Zeitpunkt der Behandlung	Sumatriptan, (Imigran-Zäpfchen) Sumatriptan (Imigran Nasal) Sumatriptan (Imigran-Inject)	25 mg, Suppositorium 10 oder 20 mg, Nasenspray 6 mg, s. c.-Autoinjektor, s. c.-Fertigspritze

Triptane wirken gezielt an den Stellen in Körper, an denen der Migräneschmerz entsteht, d. h. an den entzündeten Blutgefäßen des Gehirns. Je nach Applikationsform tritt die Besserung bereits nach 10–60 min ein. In Studien konnte eine Wirksamkeit bei bis zu 85% der Patienten erreicht werden [6]. Triptane können zu jedem Zeitpunkt während der Migräneattacke ohne Wirkungsverlust eingenommen werden, müssen also nicht unmittelbar zu Beginn des Anfalls eingesetzt werden. Beim Imigran stehen neben der Tablette auch Suppositorien, ein Nasenspray, und ein s. c.-Autoinjektor zur Verfügung, falls starke Übelkeit die Einnahme einer Tablette verhindert.

Da die Substanzen sehr schnell im Körper abgebaut werden, ist die Gefahr einer Überdosierung und Ansammlung des Medikamentes im Körper gering. Obwohl auch bei zu häufigem Gebrauch (an mehr als 10–15 Tagen/Monat) ein medikamenteninduzierter Dauerkopfschmerz entstehen kann, ist im Vergleich zu den Ergotalkaloiden die Symptomatik dieser medikamenteninduzierten Dauerkopfschmerzen deutlich milder und kann in der Regel durch einen ambulanten Entzug beseitigt werden [7].

Triptane werden im Körper schnell abgebaut. Bei lange anhaltenden Migräneattacken kann der Kopfschmerz erneut auftreten. Man spricht dann von einem sog. Wiederkehrkopfschmerz. In dieser Situation kann der Wirkstoff erneut erfolgreich zugeführt werden.

Triptane dürfen bisher nicht bei Menschen, die jünger als 18 oder älter als 65 Jahre sind, angewendet werden, da Erfahrungen für diese Altersgruppen noch nicht ausreichend vorliegen und wissenschaftliche Studien bisher nicht in ausreichender Zahl bei diesen Altersgruppen durchgeführt worden sind. Die Einnahme in der Schwangerschaft und Stillzeit ist kontraindiziert. Ebenso dürfen Triptane wie Ergotamine nicht eingesetzt werden bei einer koronaren Herzerkrankung oder anderen Gefäßerkrankungen sowie bei einem nicht ausreichend therapierten arteriellen Hypertonus [3].

Eine Übersicht über die derzeit in Deutschland zugelassenen Triptane gibt Tabelle 3.

Literatur

1. Edvinsson L, Goadsby PJ (1994) Neuropeptides in migraine and cluster headache. Cephalalgia 14: 320–327
2. Gardner K, Barmada M, Optacek LJ, Hoffman EP (1997) A new locus for familiar hemiplegic migraine maps to chromosome 1q31. Neurology 489: 1231–1238
3. Göbel H (1996) Die Kopfschmerzen. Ursachen, Mechanismen, Diagnostik und Therapie in der Praxis. Springer, Berlin Heidelberg New York, S 298–344
4. Göbel H (Hrsg) (1999) ICD-10-Richtlinien für die Klassifikation und Diagnostik von Kopfschmerzen. Springer, Berlin Heidelberg New York, S 1–52
5. Göbel H, Petersen-Braun M, Soyka, D (1994) The epidemiology of headache in Germany: a nationwide survey of a representative sample on the basis of the headache classification of the International Headache Society. Cephalalgia 14: 97–106
6. Göbel H, Stolze H, Dworschak M, Heinze A, Christiani K (1996) Achtzehnmonatige Langzeitanalyse der Wirksamkeit, Sicherheit und Verträglichkeit von Sumatriptan s.c. in der Akuttherapie von Migräneanfällen. Nervenarzt 67: 471–483

7. Göbel H, Stolze H, Heinze A, Dworschak M (1996) Easy therapeutical management of sumatriptan-induced daily headache. Neurology 47: 297-298
8. Headache Classification Committee of the International Headache Society (1988) Classification and diagnostic criteria for headache disorders, cranial neuralgias and facial pain. Cephalalgia 8 [suppl 7]: 1-93
9. Weiller C, May A, Limmroth V, Jüptner M, Kaube H, van Schayck R, Coenen H, Diener HC (1995) Brain stem activation in spontaneous human migraine attacks. Nature Med 1: 658-660

Retinoide und Minozyklin in der Therapie der Akne – Gefahr einer Therapie

W. Kuhn

MERKE:

1. Definition: Erkrankung des Follikel-Talg-Drüsenkomplexes (Gesicht, Thorax):
   a) gesteigerte Talgproduktion (Hyperseborrhö),
   b) follikuläre Hyperkeratose,
   c) Entzündung (bakteriell/immunologisch bedingt).
2. Ätiopathogenese: Gesteigerter Androgeneffekt am F.-T.-Komplex sicher, im Einzelfall nicht immer biochemisch nachweisbar (Disposition?).
3. Folgen der therapieresistenten bzw. nicht behandelten (konfluierende?) Akne: entstellende Narben, je nach Hauttyp erhebliche, sehr belastende Pigmentierung der narbig verheilten Herde.
4. Therapie aus gynäkologischer Sicht bei Seborrhö bzw. „leichter" Akne antiandrogene Hormontherapie (s.u.). Bei mittlerer bzw. schwerer Form Vitamin-A-Säure-Derivate (Isotretinoin [Roaccutan]) systemisch bzw. äußerlich. Bei Hinweisen auf bakterielle Entzündungen Minozyklin).
5. Hormontherapie mit antiandrogenen Gestagenen (Zyproteronazetat, Chlormadinonazetat, Dienogest, Drospirenon) in Form von entsprechenden Ovulationshemmern.
6. Nebenwirkungen der Therapie: Behandlung mit Isotretinoin: bei systemischer Anwendung 30% multiple fetale Fehlbildungen, bei äußerlicher Anwendung Terratogenität nicht sicher auszuschließen! Lange biologische Halbwertzeit: Terratogenität bis 4 Wochen nach Beendigung der Therapie.
7. Während der Therapie und bis zu 4 Wochen nach Therapieende mit Isotretinoin (Roaccutan) „konsequente" Kontrazeption, Schwangerschaftsausschluss alle 3 Monate empfehlenswert.
8. Antibiotikatherapie bei erkennbaren bakteriellen Superinfektionen: Minozyklin (bzw. andere klassische Tetrazykline). Cave: Zahnverfärbung beim Feten, akute Fettleber der Mutter in der Schwangerschaft möglich (kontraindiziert: Schwangerschaft).
9. Schon eine unkomplizierte Seborrhö bei jungen Mädchen (Hauptmanifestationsalter 14–17 Jahre) sollte mit antiandrogenhaltigen Präparaten behandelt werden, da eine Akne eingreifende Effekte in psychosozialer Hinsicht bedingen kann (z.B. nachgewiesene Nachteile bei Stellenvergabe!).

Einleitung

Die Akne ist die häufigste dermatologische Krankheit im Adoleszentenalter bei leichter Dominanz (je nach Autor) des männlichen Geschlechts. Vor der Pubertät sowie nach dieser Periode wird die Akne in seltenen Fällen ebenfalls beobachtet; bei älteren Menschen verläuft sie meistens schwerer.

Das ätiologisch-pathogentische Prinzip ist folgendes: bei ausreichender bzw. starker Talgproduktion - Patienten mit „trockener Haut“ entwickeln keine Akne - kommt es zu einer Hyperkeratinisierung im Ausführungsgang der Talgdrüse mit „Abflussbehinderung“ (Abb. 1). Sekundär entsteht eine Infektion der retinierenden Drüse mit Hautkeimen. In schweren Fällen entstehen entzündlich bedingte Nekrosen und Zysten (Abb. 2), die ihrerseits zu den bekannten entstellenden entzündlichen Veränderungen und später zu den ebenfalls sehr belastenden Narbenbildungen führen können. Das gleichzeitige Auftreten von (Hyper-)Seborrhö mit Akne ist bewiesen [4], wobei die Seborrhö nicht als „Vorstadium“ der Akne bezeichnet werden kann, sondern eher als eine der Voraussetzungen. Es besteht eine deutliche Abhängigkeit des Pathomechanismus der Akne von andrognen Sexualhormonen (Bildungsort Ovar/Nebennierenrinde), wobei eine Hyperandrogenämie nicht in jedem Falle festzustellen ist; diskutiert werden sowohl eine lokale Androgenproduktion im Bereich des Follikels sowie eine „gesteigerte Sensibilität“ der Androgenrezeptoren in der Drüse dem Hormon gegenüber [9]. Die französische Dermatologie spricht bei der Aufzählung der Schweregrade in leichten Fällen von einer „acné cosmétique“; dieser Begriff sollte unbedingt vermieden werden, da er zwar bei extrem leichten und reversiblen Formen berechtigt ist, jedoch zur Unterbewertung dieser sehr belastenden Krankheit führt [1]. In sehr seltenen Fällen kommt es zu einer sog. Akne fulminans, bei der es sich um ein außerordentlich schweres septisches Krankheitsbild handelt. Diese Verläufe sind jedoch ausgesprochene Raritäten. Übergänge zwischen der leichten Form („kosmetische Akne“) und dieser extrem schweren Erkrankung sind möglich.

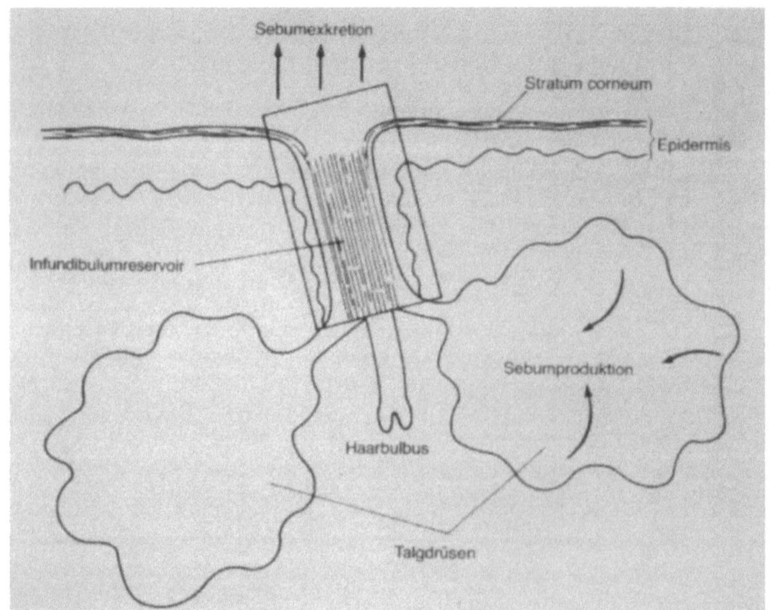

Abb. 1. Zusammenhänge zwischen Talgproduktion, Infundibulum-Reservoir und Talgexkretion. (Aus [4])

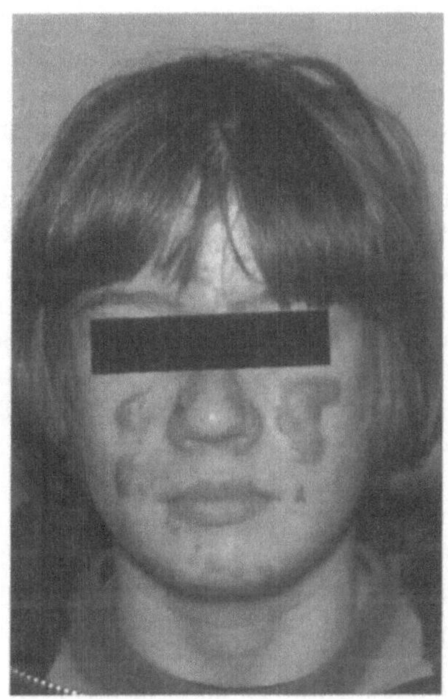

Abb. 2. Acne conglobata. (Aus [4])

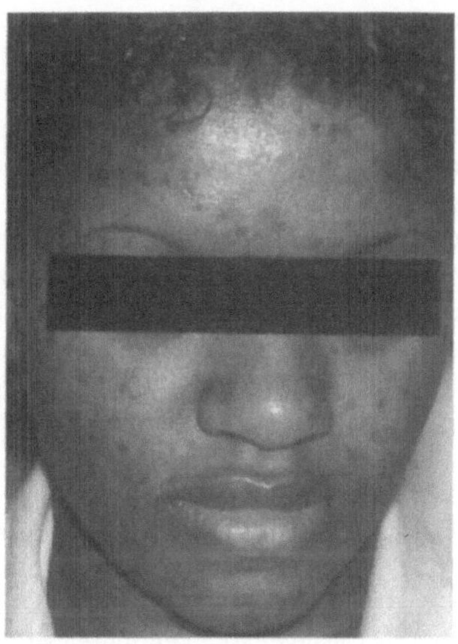

Abb. 4. Postinflammatorische Pigmentierung bei milder Akne. (Aus [4])

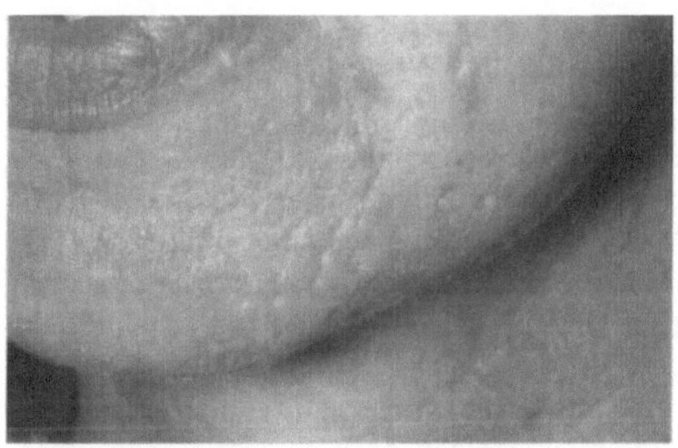

Abb. 3. Narbenbildung nach Akne ohne Pigmentierung. (Aus [4])

Folgen der Akne sind bei schwereren Stadien entstellende Narben, meistens im Gesicht und im Bereich des Thorax. Der Grad der Pigmentierungen dieser Narben ist abhängig vom Hauttyp, bei pigmentarmen Menschen in den nordischen Ländern Europas kommt es kaum zu Pigmentierungen (Abb. 3), im Gegensatz zu den Menschen in Südeuropa bzw. im Mittelmeergebiet (Abb. 4). Verständlicherweise sind Pigmentierungen bei der zentralafrikanischen Bevölkerung bei gleicher Narbenbildung nicht zu beobachten. Die schwarze und weiße Bevölkerung wird gleichermaßen von der Akne befallen. Die sog. „psychosozialen Effekte" der Akne können erheblich sein, bei männlichen und weiblichen jungen Menschen sind die Berufschancen durch die insuffizient behandelte bzw. durch eine Therapieresistenz der Akne erheblich eingeschränkt [3]; auch dieses Phänomen spricht für die Notwendigkeit einer adäquaten Therapie auch bei geringen Schweregraden der Akne.

Therapie und Gefahren

Die spezifische lokale und systemische Aknetherapie sollte dem Dermatologen vorbehalten bleiben, abgesehen von den Fällen, bei denen lediglich eine hormonelle Therapie ausreichend erscheint, oder bei denen eine zusätzliche Hormontherapie erforderlich ist.

Hormone

Die Rolle der Androgene sowohl bei der Seborrhö wie bei der Akne ist unbestritten, wobei die einzelnen Pathomechanismen nicht restlos geklärt sind. Da es sich bei den Frauen, die den Gynäkologen wegen einer erkennbaren Seborrhö bzw. wegen einer leichten Akne (oder auch um Patientinnen mit schwerer Akne, vom Dermatologen überwiesen) handelt, ist die Konstellation günstig, so dass Antiandrogene in Form von speziellen Ovulationshemmern gegeben werden können. Seit der Entdeckung des 1. Androgens (Cyproteronazetat) Anfang der 60er-Jahre durch Neumann wurde eine Reihe antiandrogen wirksamer Gestagene entwickelt, die wiederum in unterschiedlichen Ovulationshemmern als Gestagenanteil enthalten sind:

- Cyproteronacetat (Diane 35),
- Chlormandinonacetat (Neo-Eunomin),
- Dienogest (Valette),
- Drospirenon (Yasmin).

Diese Art der Antiandrogenbehandlung sollte mindestens 3 Monate vorgenommen werden, eine entsprechende Compliance der Patientin ist die Voraussetzung für den günstigen Effekt.

Retinoide

Aufgrund weltweiter Erfahrungen hat sich erwiesen, dass Vitamin-A-Säure-Derivate einen günstigen Effekt auf die bei der Akne häufig zu beobachtende gesteigerte Talgsekretion wie auf die pathologische Keratinisierung haben. Ein antiinflammatorischer Effekt wird diesen Retinoiden ebenfalls zugeschrieben.

Das Präparat der Wahl ist Roaccutan. Eine monatelange Therapie hat günstige Effekte, bei einem entsprechend frühen Beginn kann es zu einer folgenlosen Ausheilung kommen.

Die Retinoide wie das Roaccutan (Isotretinoin) haben jedoch schwerste teratogene Effekte, die seitens des Gynäkologen eine besonders sorgfältige Beobachtung der Patientin erforderlich machen.

Die Aufgabe des Gynäkologen ist eine „kontrollierte“ Kontrazeption mit Bestimmung von Beta-HCG in Verbindung mit der Sonographie und klinischer Untersuchung alle 3 Monate. Diese relativ kurzen Intervalle erscheinen im Hinblick auf die extrem hohe Fehlbildungsrate aus ärztlicher Sicht sinnvoll, um einen Schwangerschaftsabbruch bei möglichst geringen Belastungen der Patientin rechtzeitig vornehmen zu können. Die hohe Fehlbildungsrate (30-50%) betrifft die systemische Therapie mit Isotretinoin; aus der speziellen Literatur geht jedoch hervor, dass auch bei topischer Anwendung Fehlbildungen nicht auszuschließen sind [2]. Die Retinoide sind u.a. lebertoxisch. Wenn vom Dermatologen nicht veranlasst, sollte der Gynäkologe die regelmäßige Bestimmung der Triglyceride, der Lipid-Elekrophorese und der Transaminasen vornehmen, wobei bei primär erkrankten Patientinnen das Spektrum dieser Kontrollen erweitert werden muss (z.B. Diabetes, primäre Lebererkrankung).

Antibiotika

Eine ebenfalls sehr lang dauernde Behandlung mit Antibiotika (in 1. Linie Tetrazykline, z.B. Minozyklin) ist bei einer superinfizierten Akne indiziert, da letztlich die nekrotisierende Entzündung für die entstellenden Narbenbildungen verantwortlich ist. Die mehrmonatige Therapie mit Tetrazyklinen kann nur außerhalb der Gravidität erfolgen, da es ab dem 4. Schwangerschaftsmonat zu Einlagerungen beim Fetus mit späteren Zahnverfärbungen (Grey-Syndrom) sowie zu Schmelzdefekten und Verzögerungen des Knochenwachstums kommen kann. Simultan sollten Roaccutan und Minozyklin nicht gegeben werden. Verfärbungen der Haut der Patientin selbst sowie „Leberveränderungen“ (u.a. akute Fettleber in der Schwangerschaft) bedingen ebenfalls intensive internistische Kontrollen der Patientin; über die Indikation zu einem Schwangerschaftsabbruch bei Dauer-Tetrazyklinbehandlung muss intensiv mit der Patientin diskutiert werden [6]. Die topische

Behandlung mit Tetrazyklinen ist für die Schwangerschaft unbedenklich.

Fazit

Aus dem Gesagten geht hervor, dass der Gynäkologe im Zusammenhang mit dem Komplex „Seborrhö/Akne" therapeutische und observierende bzw. prophylaktische Aufgaben wahrzunehmen hat:

1. Hormone: bei (Hyper-)Seborrhö und sehr leichten Formen der Akne (dermatologisches Konsil), Applikation von antiandrogenhaltigen Ovulationshemmern. Besteht eine fortgeschrittene Akne, kann die antiandrogene Therapie zur Unterstützung der dermatologischen Behandlung sinnvoll sein.
2. Isotretinoin (Roaccutan): im Hinblick auf die extreme Teratogenität dieser Substanz konsequenter Ausschluss einer Schwangerschaft (Beta-HCG, Sonographie und klinische Untersuchung) alle 3 Monate, um den zu empfehlenden Abbruch „rechtzeitig" vornehmen zu können (Teratogenität bis 4 Wochen nach Therapieende vorhanden); Teratogenität auch bei äußerlicher Behandlung mit Isotretinoin nicht auszuschließen. Laborchemische Untersuchungen der Mutter hinsichtlich der Lebertoxizität der Substanz.
3. Antibiotika (Minozyklin): Tetrazykline in der Schwangerschaft sind grundsätzlich kontraindiziert. Da bei der Akne eine mehrmonatige Therapie mit Tetrazyklinen (z.B. Minozyklin bei sehr guter Gewebekonzentration) erforderlich ist, ergibt sich eine echte Kontraindikation zu dieser Therapie in der Schwangerschaft. Tetrazykline verursachen einerseits Zahnverfärbungen mit Schmelzdefekten sowie Verzögerungen des Knochenwachstums beim Feten. Bei der Mutter sind „Leberveränderungen" (in seltenen Fällen wird eine akute Fettleber in Verbindung mit Tetrazyklin in der Schwangerschaft diskutiert [5, 7, 8]). Sollte eine Schwangerschaft auf Wunsch der Patientin fortbestehen, sind besonders die laborchemischen Untersuchungen zum Ausschluss einer Leberkomplikation obligat. Gegen die topische Applikation von Tetrazyklinen in der Schwangerschaft zur Behandlung der Akne bestehen keine Bedenken.

Zusammenfassung

Zusammenfassend ergibt sich:

1. Frühzeitige Behandlung der klinisch relevanten Seborrhö mit antiandrogenen Ovulationshemmern.
2. Behandlung der leichten Akne (dermatologisches Konsil) ebenfalls mit antiandrogenen Ovulationshemmern.
3. „Kontrollierte Kontrazeption" bei Behandlung mit Isotretinoin (Roaccutan) im fertilen Alter. Ausschluss einer Gravidität alle 3 Monate bis 4 Wochen nach Therapieende.
4. Tetrazyklinbehandlung (Minozyklin), „kontrollierte Kontrazeption". Mehrmonatige Behandlung in der Schwangerschaft ist kontraindiziert, die Problematik des Abbruchs muss im Hinblick auf die *erwiesenen,* relativ leichten fetalen Schädigungen (im Vordergrund das Grey-Syndrom, welches häufig nur die Milchzähne betrifft) im Einzelfall diskutiert werden.

Bei entsprechender Therapie sind eine deutliche Rückbildung der Seborrhö sowie eine Heilung der Akne ohne Restschäden möglich, die Patientin muss jedoch über den sogar wahrscheinlichen positiven Ausgang der Therapie informiert werden, um eine Motivation zur konsequenten Therapie zu erreichen. Da die psychosozialen Effekte (Kosmetik im weitesten Sinne) bei unterlassener Behandlung erheblich sind und diese kosmetischen Defekte sich in zunehmendem Maße bei den Berufschancen und der allgemeinen Lebensqualität negativ auswirken, ist die Akne, besonders bei jungen Menschen, eine Krankheit, die mit aller Konsequenz und allen zur Verfügung stehenden Mitteln unter Beachtung der nötigen Vorsichtsmaßregeln in Verbindung mit dem Dermatologen konsequent behandelt werden muss.

Literatur

1. Agence Francaise de Secureté Sanitaire des Produits de Santé (1999) Traitement de l'acné par voie générale, argumentaire. Ann Dermatol Venereol 126: 224–231
2. Arzneimittelkommission der Deutschen Ärzteschaft (2000) Aknetherapie im Überblick. AVP, Ausgabe 3/2000, Oktober
3. Cribier B (2000) Acné et qualité de vie. Ann Dermatol Venereol 127: 2S13–2S14
4. Cunliffe WJ (1993) Akne, Klinik, Differentialdiagnose, Pathogenese, Therapie. Hippokrates, Stuttgart
5. Fleckenstein G, Eppmann B, Mengringhaus M, Kuhn W (1998) Die akute Schwangerschaftsfettleber als seltene und schwere Form sowie differentialdiagnostisches Problem im letzten Trimenon. Geb Fra H6: 202
6. Grospietsch G (2000) Erkrankungen in der Schwangerschaft. Wissenschaftliche Verlagsgesellschaft, Stuttgart
7. Lawrenson RA, Seaman HE, Sundström A, Williams TJ, Farmer RDT (2000) Liver damage associated with minocycline use in acne. Drug Safety. 23 (4): 333–349
8. Rath W, Kuhn W (1990) Leber und Gallenwege. In: Beller FK, Kyank H (Hrsg) Erkrankungen während der Schwangerschaft. Thieme, Stuttgart New York, S 308–331
9. Thiboutot D, Gilliland K, Light J, Lookingbill D (1999) Androgen metabolism in sebaceous glands from subjects with and without acne. Arch Dermatol 135: 1041

Seminare

Klinische Mammographie – Sonographie, qualitätsgesicherte reproduzierbare Erfassung, Einschätzung und Abklärung von Mammatumoren

V. F. Duda

Reproduzierbare Erfassung von Mammatumoren

Das primäre Ziel einer qualitätsgesicherten bildgebenden Mammadiagnostik muss es sein, die Grundvoraussetzungen für eine reproduzierbare Darstellung von Herdbefunden zu schaffen.

Mammographische Vorgaben

Die mammographische Darstellung für den Routinefall ist standardisiert durch die kraniokaudale und die oblique (schräge) Bildebene. In beiden Ebenen sollen nach den European Guidelines for Quality Assurance in Mammography Screening [2] die Mamille im Profil abgebildet und eine Weichteildifferenzierung durch die Abbildung einer möglichst großen Grauwertskala möglich sein. Im kraniokaudalen Strahlengang sollten Brustwandstrukturen wenn möglich und im obliquen Strahlengang standardmäßig in einem Winkel von 20° bis in Höhe der Mamille zu sehen sein bei gleichzeitig erfasster unterer Umschlagfalte. Die Qualität der mammographischen Einstellungen in der täglichen Routine kann nach den PGMI-Kriterien kontrolliert werden. Der PGMI-Katalog umfasst:

1. Erfassung des Brustparenchyms,
2. Beschriftung,
3. Belichtung,
4. Kompression,
5. Bewegungsunschärfe,
6. Filmverarbeitung,
7. Entwicklung und Handhabung,
8. Hautfalten,
9. Symmetrie der Aufnahmen.

PGMI steht als Abkürzung für Perfekt – Gut – Moderat – Inadäquat. Mehr als 75% der erstellten Aufnahmen sollten den Gruppen P und G, mehr als 97% den Gruppen P, G und M, und weniger als 3% schließlich der Gruppe I zuzuordnen sein. In der Klasse G müssen die Kriterien 1–6 erfüllt sein, bei den Kriterien 7–9 werden geringe Mängel toleriert. In der Klasse M müssen die Kriterien 2–6 erfüllt sein, während hier bei 1 und 7–9 Mängel in tolerierbarem Ausmaß akzeptiert werden.

Mammasonographische Vorgaben

Die international anerkannten IBUS Guidelines for the Ultrasonic Examination of the Breast [3] fordern eine systematische und reproduzierbare Durchuntersuchung beider Mammae möglichst unter Einbeziehung der Axilla. In Rückenlage mit hinter dem Kopf verschränkten Armen (im Bedarfsfall zur besseren Beurteilbarkeit der äußeren Quadranten alternierende Halbseitenlage oder Unterpolsterung mittels Keil) soll die Untersuchung mit überlappenden Schnittebenen so erfolgen, dass eine lückenlose Durchuntersuchung der gesamten Brust gewährleistet ist. Zur Verfügung stehen prinzipiell die Methoden:

- parasagittal/transversal mäanderförmig,
- radiär/antiradiär in Anlehnung an die Duktusanatomie.

Bei kompletter Ankopplung über die gesamte Schallfeldbreite soll der Schallkopf stets senkrecht zu Haut und Faszie mit einem adäquaten Andruck geführt werden, um einerseits Artefakte durch unzureichenden Druck zu vermeiden, und andererseits zu umgehen, dass Herdbefunde quasi vor dem Schallkopf hergeschoben werden, aber nicht im Bild erscheinen. Der Bildausschnitt sollte im Routinefall die Faszie als dorsale Begrenzung erkennen lassen und gleichmäßig zwischen Haut und Faszie fokussiert sein. In den Bilddokumenten sollte die Schnittebene nachvollziehbar gekennzeichnet sein, z. B. durch sog. Bodymarker.

Erfassung und Lokalisation von Mammatumoren

Sind die Grundvoraussetzungen zur Erfassung geschaffen, stellt die Analyse der Bilder auf das Vorhandensein von auffälligen Befunden den nächsten Schritt dar. Sowohl mammographisch als auch mammasonographisch unterscheidet man dabei prinzipiell zwischen den nur in einer Raumebene darstellbaren *Verdichtungen* und den in 2 Raumebenen abgrenzbaren *Herdbefunden*. Während man Herdbefunde in der Mammographie auf jeden Fall auch nach Brustseite und Quadrant lokalisieren kann, ist sonographisch eine noch präzisere Lokalisation mittels Angabe nach analoger Uhrzeit über die Mamille als Orientierungspunkt und cm-Angabe der Entfernung des Herdes von der Mamille aus möglich.

Reproduzierbare Einschätzung von Mammatumoren

Bei der Charakterisierung von Herdbefunden hat sich in letzter Zeit immer wieder der vom American College of Radiology im BI-RADS (Breast Imaging – Reporting and Data System) [1] vorgestellte Kriterienkatalog als praktikabel erwiesen, zumal er – eigentlich für die Mammographie entwickelt – auch problemlos auf mammasonographische Befunde angewendet werden kann.

Charakterisierung von Herdbefunden

Bildmerkmale, die die Begrenzung eines Herdes bzw. seine Interaktion mit dem umgebenden Gewebe beschreiben, gelten als spezifischer für die Dignitätseinschätzung als Binnenstrukturcharakteristika. Generell muss natürlich dazu Stellung genommen werden, ob es sich nur um einen einzelnen Befund handelt, ob mehrere isomorphe oder aber auch mehrere polymorphe Herde zu verzeichnen sind. Die primären Charakteristika sollten mit einer einheitlichen Nomenklatur beschrieben werden, um die entsprechenden Bildmerkmale in ihrer Wertigkeit statistisch besser beurteilen zu können:

- Kontur: rund/oval/lobuliert (polyzyklisch)/irregulär,
- Rand: umschrieben/mikrolobuliert/überlagert/schlecht abgrenzbar oder unscharf/sternförmig,
- Dichte: hyper-/iso-/hypodens (mammographisch) bzw. -reflektiv (mammasonographisch) (immer bezogen auf die jeweilige Umgebung), zu ergänzen sind mammographisch noch die strahlentransparenten und mammasonographisch die areflektiven Befunde.

Neben diesen allgemein anwendbaren Kriterien gibt es noch jeweils methodenspezifischere Kriterien:

- mammographische Zusatzkriterien: Architekturstörungen/native Duktuszeichnung/intramammäre Lymphknoten/fokale asymmetrische Verdichtungen,
- mammasonographische Zusatzkriterien: Vaskularisation (im Herd/in der Peripherie des Herdes/in der Herdumgebung – Vaskularisationsnachweis durch einzelne Gefäße/Anschnitte/Hypervaskularisation im Vergleich zur Umgebung)/Sekundärkriterien (retrotumorale Schallverstärkung, -abschwächung, -auslöschung/uni-, bilaterale Schallauslöschung vom Herdrand aus.

Diese Befunde sind für sich allein genommen wenig hilfreich, haben ihre unumstrittene Bedeutung aber als Hinweiszeichen auf pathologische Veränderungen!

Von vergleichbarer Bedeutung als Hinweiszeichen auf Herdbefunde sind die im BI-RAD-System als Nebenbefunde beschriebenen Kriterien, die ihrerseits nun wiederum mammographisch und mammasonographisch gleichermaßen zu verzeichnen sind:

- Hautphänomene: Vorwölbung/Abflachung/Einziehung/Verdickung/Auflockerung (peau d'orange),
- Brustwandphänomene: Verziehung/Durchbrechung,
- axilläre Befunde: Lymphknoten etc.,
- akzentuierte Bindegewebezeichnung (mammographisch) – diffuse Schallabschwächung (mammasonographisch).

Charakterisierung von Kalk

Da Makrokalk gelegentlich, Mikrokalk aber in der Regel mammasonographisch gar nicht als solcher anzusprechen ist, bleibt die Charakterisierungen von Kalk eine rein mammographische Aufgabe:

- typisch benigner Kalk: kutaner Kalk/Gefäßkalk/popcornartiger Kalk/duktaler Makrokalk/grob strichförmiger Kalk (gelegentlich verzweigt)/rundlicher Kalk (>1 mm = grob, <1 mm = klein, <0,5 mm = punktförmig)/ringförmig/schalenartig/Sedimentationszeichen (Teetassen)/verkalktes Nahtmaterial/Nekrosekalk,
- Kalk unklarer Dignität: amorpher Kalk,
- suspekter Kalk: pleomorph/granulär/fein strichförmig/verästelt,
- Kalkverteilung: gruppiert (<2 cm³) (neutral)/linear ausgerichtet (keine Wertung)/segmental (eher suspekt)/konzentriert (>2 cm³) (eher benigne)/diffus (keine Wertung).

Dignitätseinschätzung

Wenn man sich konsequent um eine systematische Beschreibung auffälliger Befunde in der bildgebenden Mammadiagnostik bemüht, unterliegt man zunächst nicht dem Zwang, voreilig eine Verdachtsdiagnose abgeben zu müssen. Dennoch sollte es letztendlich nicht bei einer reinen Befundbeschreibung bleiben. Es gehören auf jeden Fall eine Datierung, Lokalisation und Wertung dazu, um Kontrollen bzw. Verlaufsbeobachtungen oder Abklärungsmaßnahmen sinnvoll festlegen zu können. Bei der erwähnten Wertung eines Befundes hat sich ebenfalls die vom ACR im BI-RADS vorgegebene Dignitätseinstufung in 5 Klassen als praktikabel und zumindest auch als von der Mammographie auf die Mammasonographie übertragbar erwiesen:

- Klasse 0: Zusatzuntersuchungen erforderlich,
- Klasse I: unauffällig,
- Klasse II: „bemerkenswert", aber typisch benigne,
- Klasse III: kontroll-, aber nicht abklärungsbedürftig,
- Klasse IV: abklärungsbedürftig,
- Klasse V: dringend malignitätsverdächtig.

Die Malignitätswahrscheinlichkeit sollte für die Klassen I und II bei 0% liegen, für die Klasse III unter 3%, für die Klasse IV zwischen 3 und 90% und für die Klasse V über 90%.

Reproduzierbare Abklärung von Mammatumoren

Um den Wert bildgebender Methoden in der Mammadiagnostik zu überprüfen, ist es immer wieder notwendig, abklärende Maßnahmen zu ergreifen. Um dabei in der Kette zwischen Diagnostiker, Operateur und Pathologe keine Fragen offen zu lassen, müssen alle Arbeitsschritte klar vorgegeben und stets nachvollziehbar sein. Auch dafür existieren klare Vorgaben durch die European Guidelines for Quality Assurance in the Surgical Management of Mammographically Detected Lesions [4]:

- Die Wartezeit auf einen Eingriff zur Abklärung sollte für 90% der Frauen weniger als 2 Wochen betragen.
- >70% der palpablen und nichtpalpablen Karzinome sollten präoperativ histologisch abgeklärt worden sein (z.B. durch Stanzbiopsie).
- Nichtpalpable Befunde aus der bildgebenden Diagnostik müssen präoperativ so exakt markiert werden, dass die Markierung in über 80% der Fälle in sämtlichen Raumebenen nicht weiter als 10 mm vom Befund entfernt liegt.
- Über 95% der so exakt markierten Befunde sollten erfolgreich beim 1. Eingriff entfernt werden.
- Der Operationserfolg sollte nach obligater Präparatradiographie in 2 Ebenen (!) innerhalb von <10 min dem Operateur mitgeteilt werden.
- Das Präparat muss für den Pathologen eindeutig räumlich gekennzeichnet sein.
- Das Biopsat soll gewogen werden, und bei 80% der sich als benigne erweisenden Befunde sollte das Biopsat weniger als 30 g wiegen.

Literatur

1. American College of Radiology (ACR) (1998) Illustrated Breast Imaging Reporting and Data System (BI-RADS), 3rd ed. American College of Radiology, Reston (Virginia/USA)
2. European Commission (1999) European Guidelines for Quality Assurance in Mammography Screening, 3rd ed. Europe Against Cancer Programme, Brussels (Luxembourg)
3. Madjar H, Rickard M, Jellins J, Otto R (1999) IBUS Guidelines for the ultrasonic examination of the breast. Eur J Ultrasound 9, 1: 99–102
4. O'Higgins N, Linos DA, Blichert-Toft M et al. (1998) European guidelines for quality assurance in the surgical management of mammographically detected lesions. Eur J Surg Oncol 24: 96–98

Fallbeispiele aus forensischer Sicht, Gutachterkommission

L. Beck

MERKE:

1. Zur Gutachterkommission der Ärztekammer Nordrhein: Im Jahre 1999 wurden 1520 Anträge auf Überprüfung der ärztlichen Behandlung bei der Gutachterkommission eingereicht. Mit 14% steht die Gynäkologie und Geburtshilfe an 2. Stelle der betroffenen Gebiete (nach der Chirurgie). Davon entfallen $^{2}/_{3}$ auf die im Krankenhaus tätigen Ärzte, zu über 90% im Rahmen ihrer operativen Tätigkeit. Den niedergelassenen Gynäkologen werden überwiegend diagnostische Versäumnisse vorgeworfen und in der Geburtshilfe Vorwürfe zur Schwangerschaft.
2. Zur Aufklärungsproblematik:
   - die Befund- und Diagnoseaufklärung wird selten beanstandet,
   - bei der Sicherungsaufklärung handelt es sich um eine therapeutisch gebotene Verhaltensinstruktion über Folgen, Nebenwirkungen und zur Dringlichkeit einer gebotenen Behandlung,
   - die Risiko- oder Eingriffsaufklärung ist die Grundlage für die Einwilligung in den ärztlichen Eingriff, über die Art des Eingriffes, die damit verbundenen typischen Risiken und Komplikationen,
   - Aufklärungszeitpunkt: Die Einwilligung in einen ärztlichen Eingriff ist unwirksam, wenn sie erst unmittelbar vor der Operation erfolgt oder der Patient schon unter dem Einfluss von Medikamenten steht.
3. Forensische Beispiele aus der Praxis:
   - Verkennung einer intrauterinen Wachstumsretardierung,
   - verdächtiger Tastbefund in der Brust bei negativer Mammographie,
   - Inkontinenzoperation ohne Erfolg,
   - Behandlungsfehler bei endoskopisch durchgeführten Operationen,
   - Aufklärung vor der Geburt, z. B. Periduralanästhesie,
   - die nicht erkannte Eileiterschwangerschaft in der gynäkologischen Praxis.

Gutachterkommissionen und Schlichtungsstellen bei den Ärztekammern in Deutschland haben das Ziel, bei Anträgen auf Überprüfung der ärztlichen Behandlung nach Anhören der beschuldigten Ärzte bzw. des Patienten einen gutachterlich gestützten Bescheid zu erstellen mit dem Ziel, das Arzt-Patienten-Verhältnis zu befrieden und im Falle eines ärztlichen Behandlungsfehlers eine außergerichtliche Regelung mit den Haftpflichtversicherern, wenn ein Gesundheitsschaden vorliegt, zu erzielen. Dieses ist der Gutachterkommission bei der Ärztekammer Nordrhein in über 90% der Fälle gelungen, so dass gerichtliche Auseinandersetzungen weitgehend vermieden werden konnten. Bei den Gutachterkommissionen/Schlichtungsstellen in Deutschland wurden in den letzten Jahren in 30–35% der gestellten Anträge ein vorwerfbarer Behandlungsfehler festgestellt. Die Gynäkologie und Geburtshilfe steht nach den Anträgen, die aus der Chirurgie kommen, in der Häufigkeit an 2. Stelle (14% der gestellten Anträge); davon kommen $^1/_3$ aus der Geburtshilfe und $^2/_3$ aus der Gynäkologie.

Aufklärungsproblematik

Bei der Sicherungsaufklärung handelt es sich um eine therapeutisch gebotene Verhaltensinstruktion, z.B. über die Dringlichkeit einer gebotenen Behandlung, z.B. der Abklärung eines suspekten Befundes in der Brust. Die Risiko- oder Eingriffsaufklärung stellt die Grundlage für die Einwilligung in den ärztlichen Eingriff dar, Art des Eingriffes und die damit verbundenen typischen Risiken und Komplikationen. Die Einwilligung ist unwirksam, wenn sie erst unmittelbar vor einer gynäkologischen Operation erfolgt oder die Frau schon unter dem Einfluss von Medikamenten steht, ein Problem bei der Aufklärung in der Geburtshilfe, z.B. wenn eine operative Entbindung oder eine Periduralanästhesie unter der Geburt zum Wohle von Mutter und Kind indiziert sind.

Besprechung von Fallbeispielen aus der Gutachterkommission

Auffälliger Tastbefund der Brust bei negativer Mammographie

Jeder auffällige oder verdächtige, auch fraglich verdächtige Palpationsbefund bedarf zunächst einer bildgebenden Abklärung. Durch die Mammasonographie kann eine Zyste korrelierend zur klinischen Veränderung diagnostiziert werden; die Mammographie erkennt insbesondere Mikroverkalkungen als indirekten Hinweis auf intraduktale Proliferationen. Bei suspektem Tastbefund ohne entsprechendes Korrelat der Mammographie ist zunächst eine Sonographie indiziert. Wenn auch durch diese Untersuchung keine eindeutige Aussage gemacht werden kann, ist in Einzelfällen, z.B. Narbe oder Tumor, eine Kernspinresonanzmammographie angezeigt. Es gilt der alte Grundsatz, dass alle Herdbefunde mit Befundkonstanz oder Befundzunahme als krebsverdächtig anzusehen sind und einer histologischen Sicherung bedürfen, auch wenn der Mammographiebefund negativ ist. Auch Fibroadenome können maligne entarten, so dass bei einem sonographischen Nachweis eines Fibroadenoms eine ultraschallgesteuerte Stanzbiopsie mit Bilddokumentation der Nadelspitze angezeigt ist.

Der falsch-negative zytologische Untersuchungsbefund

Es ist bekannt, dass in ca. 20% die zytologische Abstrichuntersuchung anlässlich einer gynäkologischen Untersuchung falsch-negativ ist, d.h. ein evtl. vorliegendes Karzinom wurde nicht entdeckt. Ursachen: Ca. $^1/_3$ fehlerhafte Entnahmetechnik, $^1/_3$ Verunreinigung des Abstriches durch Blut oder bakterielle Infektion und $^1/_3$ fehlerhafte Beurteilung. Bei der Spekulumuntersuchung kann im Falle eines endozervikalen gewachsenen Karzinoms die Portio unauffällig sein, wichtig ist der Nachweis endozervikaler Zellen. Ist der Muttermund geschlossen und kein endozervikaler Abstrich möglich, ist dieses zu vermerken. Ebenfalls Kontrolle bei Vorliegen einer Schmierblutung. Bei konstantem PAP IIb oder IIId ist ein Papillomanachweis angezeigt.

Die nicht erkannte Eileiterschwangerschaft in der gynäkologischen Praxis

Die Verdachtsdiagnose einer Eileiterschwangerschaft erfolgt aufgrund des Ultraschallbefundes, kein Hinweis auf eine intrauterine Schwangerschaft und dem positiven Schwangerschaftstest. Eine gestörte Frühschwangerschaft (missed abortion, Windmole, Abortus incompletus) kann sonographisch und klinisch diagnostiziert werden, und es zeigt sich eine abfallende HCG-Produktion. Wenn keine intrauterine Fruchtanlage vorliegt und der Beta-HCG-Wert um 10000 IU/l festgestellt wird und dieser Titer ansteigt, ist dringend eine stationäre Behandlung angeraten, wobei in der Klinik entschieden werden muss, ob ein weiteres Zuwarten mit Kontrolle des Beta-HCG, eine medikamentöse Behandlung mit Methotrexat, oder ein endoskopisch-chirurgisches Vorgehen angezeigt sind. Bei Verdacht auf eine Eileiterschwangerschaft sind die Sicherungsaufklärung über Risiken und entsprechendes Verhalten sowie Kontrolluntersuchungen notwendig, mit Dokumentation in der Karteikarte.

Wachstumsretardierung

Die Diagnose wird aus den Wachstumskurven, in die der sonographisch ermittelte abdominotransversale Durchmesser und der biparetale Schädeldurchmesser eingetragen werden, abgelesen. Werte unter der 5%-Perzentile weisen auf eine Wachstumsretardierung hin. Beim Verdacht auf eine Wachstumsretardierung liegt eine Risikoschwangerschaft vor, die eine erneute Ultraschalluntersuchung nach etwa 14 Tagen erforderlich macht. Ein kausal durch einen Schaden am Feten verursachte Mangelentwicklung tritt überwiegend in der 1. Schwangerschaftshälfte ein (chromosomale Aberrationen, Fehlbildungen, fetale Infektionen). Bei einer Wachstumsverzögerung oder Wachstumsstillstand in utero ist es ratsam, die Schwangere in einem Zentrum vorzustellen, um evtl. fetale Ursachen der Mangelentwicklung festzustellen und im Falle einer Plazentainsuffizienz durch entsprechende Überwachung mit Hilfe des CTG, der Dopplersonographie und der Ultraschallbiometrie den optimalen Zeitpunkt für eine Entbindung in einer Klinik mit der Möglichkeit einer neonatologischen Intensivbetreuung festzulegen. Als vorwerfbarer Behandlungsfehler muss angesehen werden, wenn im Falle eines Verdachtes auf Wachstumsretardierung keine weitere Abklärung und keine genügende Überwachung der Schwangerschaft erfolgen.

Erkennung eines Gestationsdiabetes

Bei einer Familienanamnese, nach der Geburt eines Kindes mit einem Geburtsgewicht über 4000 g, und wenn in der Ultraschallbiometrie in der 29. und 32. SSW der biparetale Durchmesser und der abdominosagittale Durchmesser im oberen 2-S-Bereich liegen, sollte auch ohne Vorliegen einer Glukosurie der orale Glukosetoleranztest (oGTT) durchgeführt werden. Auch ist der orale Glukosetoleranztest immer angeraten, wenn 2-mal oder häufiger eine Glukosurie im Urin festgestellt wurde.

Eine Schwangere mit Gestationsdiabetes hat nach den Mutterschaftsrichtlinien eine Risikoschwangerschaft wegen erhöhter Frühgeburtenhäufigkeit, erhöhter Missbildungsrate und einer diabetischen Fetopathie. In der 19.–22. SSW ist eine fetale Entwicklungsanomalie auszuschließen. Ziel ist eine normoglukämische Stoffwechsellage während der ganzen Schwangerschaft. Nach der Entbindung muss das Kind entsprechend untersucht und mittels Blutzuckerkontrollen überwacht werden, also Einweisung in eine geburtshilfliche Abteilung mit Kinderarzt.

Weiterhin wurde über die Aufklärung durch den niedergelassenen Frauenarzt vor der Geburt diskutiert sowie über die Verantwortung des niedergelassenen Frauenarztes bei Besonderheiten der Nachbehandlung ambulant durchgeführter Operationen.

Lebhafte Diskussionen nach den Fallvorstellungen.

Die Dopplersonographie in der Fehlbildungsdiagnostik des Herzens

M. Hermsteiner, M. Kirschbaum, D. Schranz, B. J. Hackelöer, M. Zygmunt

MERKE:

1. Die Inzidenz der angeborenen Herzfehler liegt bei 8 auf 1000 Lebendgeborenen.
2. Angeborene Herzfehler können in 4 Gruppen eingeteilt werden: Shuntvitien auf Vorhof-, Ventrikel- oder Gefäßebene, rechts- und linkskardiale Obstruktionen sowie komplexe Vitien.
3. Zum intrauterinen Fruchttod (Hydrops fetalis) disponieren nahezu ausschließlich AV-Klappeninsuffizienzen. Alle anderen Herzfehler werden durch die parallele Zirkulation während der Fetalzeit kompensiert.
4. Die pränatale Diagnostik kardialer Fehlbildungen hat das Ziel, postnatal lebensbedrohten Kindern eine geplante und damit optimierte Behandlung zukommen zu lassen.
5. Die Diagnose einer kardiovaskulären Fehlbildung sollte Anlass zum Ausschluss weiterer Fehlbildungen und chromosomaler Störungen sein.

Einleitung

Die Entwicklung der Dopplersonographie hat die Möglichkeiten der pränatalen Diagnostik erweitert. Jährlich kommen in Deutschland ca. 7000 Neugeborene mit Herzfehlern zur Welt. Die Inzidenz angeborener Herzfehler wird mit 8 auf 1000 Lebendgeburten angegeben. Die moderne Ultraschalldiagnostik erlaubt eine Beurteilung der Entwicklung des menschlichen Herzens in utero ab dem ersten Trimenon.

Bei entsprechendem Training des Untersuchers lassen sich viele Herzfehlbildungen pränatal erkennen. Somit wird auch die optimale Beratung der Eltern sowie die Betreuung des Kindes gewährleistet. Durch die Zuweisung in das perinatologische Zentrum werden die nötigen diagnostischen Schritte, eine ausführliche Besprechung der Diagnose und der Therapie möglich. Dies findet in enger Zusammenarbeit der Perinatologen, Kinderkardiologen, Neonatologen und Herzchirurgen statt. Angeborene Herzfehler werden aus didaktischen Gründen in 4 Gruppen eingeteilt: Shuntvitien auf Vorhof-, Ventrikel- oder Gefäßebene, links- und rechtskardiale Obstruktionen sowie komplexe Herzvitien.

Im ersten Teil unseres Beitrages werden wir auf die intrauterine Entwicklung des Herzkreislaufsystems, die einzelnen kongenitalen Herzfehler sowie auf ihre Prognose und Therapie eingehen. Anschließend werden wir die Indikationen zur fetalen Herzdiagnostik, die Durchführung der Untersuchung, weiterführende Maßnahmen sowie die wichtigsten Diagnosen und deren Konsequenzen vorstellen.

Intrauterine Entwicklung des Herzens

Die Entwicklung des kardiovaskulären Systems beginnt in der 3. Woche nach der Konzeption. Die Komplexität der kardialen Morphogenese bis zur vollständigen Ausbildung des Herzens mit 2 Vorhöfen und Kammern erlaubt eine Vielzahl von Fehlentwicklungen. Im Bereich der späteren Thoraxregion bildet sich primär ein Herzschlauch aus paarig angelegten herzbildenden Streifen des Mesoderms. Die Fusion der herzbildenden Felder in einem primären Herzschlauch ist die entscheidende Voraussetzung der durch spezifische Regulatorgene bestimmten Morphogenese des Herzens. Die elektrische Aktivität des Herzens beginnt, bevor sich der kontraktile Apparat differenziert hat. Im Weiteren entwickelt sich der singuläre Herzschlauch in eine kapazitäre Kammerpumpe mit einem synchronisierten Kontraktionsmuster in den Vorhof- und Ventrikelanteilen.

Sequentiell über die Zeit werden der trabekulierte Teil des linken und später rechten Ventrikels, gefolgt von dem Einflusstrakt und schließlich nach dem Looping des primären Herzschlauchs der Ventrikelausflusstrakt und der Hauptstamm von Aorta und Pulmonalarterien gebildet. Die Drehung (Looping) des primären Herzschlauchs zur rechten Seite des Embryos unterbricht die initiale Symmetrie der Morphogenese und etabliert die anatomische Beziehung, die die Septierung in ein viergekammertes Organ bedingt. Um den 24. Tag der menschlichen Embryonalentwicklung bilden sich die atrialen und ventrikulären Segmente innerhalb des primären Myokards. Etwa am 38. Tag wird ein typisch segmentiertes Herz erreicht. Die Kontrolle des kardialen Wachstums ist ein integraler Bestandteil der normalen Herzentwicklung. Jede Abweichung während der embryonalen Entwicklung führt zu kongenitalen kardiovaskulären Malformationen oder Kardiomyopathie.

Insgesamt ist die Periode der Organogenese durch ein rapides embryonales Wachstum charakterisiert. Der Embryo verdoppelt sein Gewicht in Stunden. Das Herz wächst relativ langsamer. Die Beziehung des Herzens zur embryonalen Gewichtsentwicklung bleibt jedoch ähnlich der Beziehung von Herz und Körpergewicht während der initialen Entwicklung postnatal. Wachstum ist die Antwort auf die funktionellen Erfordernisse und fundamentales Charakteristikum des Herzens. Es gibt eine Vielzahl von Wachstumsfaktoren, die eine multiple und überlappende Rolle bei der Morphogenese sowie Zellregulation spielen. Das Wachstum und die Morphogenese des embryonalen Herzens und kardiovaskulären Systems werden durch eine dramatische Änderung der hämodynamischen Funktion begleitet. Während der embryonalen Herzentwicklung expandiert auch das Gefäßbett. Zahl und Größe der Blutgefäße entwickeln sich geometrisch mit dem gesamten Wachstum des Embryos. Die Vaskulogenese (de Novo-Organisation von Blutgefäßen) ist auf die Embryonalzeit beschränkt. Die Angiogenese (Knospen und Verzweigung von Gefäßen aus vorhandenen Gefäßen) ist hingegen ein lebenslang bleibender Mechanismus.

Entwicklungsgeschichtlich liegt das primitive Herz anfangs außerhalb der noch weit offenen späteren Thoraxhöhle. Erst mit der Entwicklung von Perikard, Zwerchfell und Sternum, die mit der Fusion des Sternums in der 9. Schwangerschaftswoche abgeschlossen ist, gelangt das mit Herzhöhlen, Klappenapparat und septierten großen Arterien morphologisch weitgehend entwickelte Herz in die geschlossene Thoraxhöhle. Wird die normale Morphogenese des menschlichen Herzens durch Einwirkung von endogenen oder exogenen Störungen behindert, entstehen entsprechend dem Zeitpunkt der Einwirkung des schädigenden Agens charakteristische Pathologien.

Epidemiologie angeborener Herzfehlbildungen

Die Herzfehlbildungen gehören zu den häufigsten Fehlbildungen. Jährlich werden in Deutschland ca. 7000 Kinder mit Herzvitien geboren. Somit liegt die Inzidenz der Herzfehler bei 8 auf

1000 Lebendgeburten. Zu den häufigsten Herzfehlern gehören: VSD (32%), PS (9%), ASD (8%), AVSD (7,4%), Fallot (7%), Transposition der großen Gefäße (4,7%).

Als wichtigste ätiologische Faktoren in der Entstehung von Herzvitien werden gezählt: genetische Ursachen (numerische und strukturelle Chromosomenanomalien), exogene Noxen (Medikamente, Alkohol, Drogen, Infektionen) sowie multifaktorielle Geschehen.

Das Wiederholungsrisiko beträgt 2–4% bei einem erkrankten Geschwisterkind, 5–8% bei 2 erkrankten Geschwisterkindern, 3–14% bei Erkrankung der Mutter.

Fehlbildungen des Herzens (Diagnose, Therapiemöglichkeiten)

Aus einer Vielzahl von kardiovaskulären Fehlbildungen sind für die häufigsten die pränatale Diagnostik und postnatale Konsequenz zusammengefasst.

Vorhofseptumdefekte (ASD)

Sie sind postnatal einer der häufigst diagnostizierten Herzfehler. Sie können als Sekundumdefekte, Primumdefekte, Sinus-venosus-Defekte oder Koronarsinusdefekte vorliegen. Die Diagnose der verschiedenen Defekttypen ist pränatal schwierig. Unabhängig vom Typ des Vorhofseptumdefektes besteht beim Fetus ein Rechts-Links-Shunt. Vorhofdefekte haben pränatal keine hämodynamischen Konsequenzen. Sie finden sich jedoch assoziiert mit anderen Fehlbildungen und sollten somit immer zu einer Komplettdiagnostik veranlassen. Postnatal kommt es beim isolierten ASD zu einem Links-Rechts-Shunt. Bei einer rechtsventrikulären Volumenbelastung wird ein interventioneller oder operativer Verschluss vorgenommen. Ein persistierendes Foramen ovale (10–15% Inzidenz beim Erwachsenen) oder ein kleiner ASD II wird elektiv nicht verschlossen.

Ventrikelseptumdefekte (VSD)

Liegen bei etwa 30% aller postnatal diagnostizierten Herzfehler vor. Sie werden nach ihrer Lokalisation als atrioventrikuläre, perimembranöse oder muskuläre VSD bezeichnet. Sie können einzeln oder in Kombination mit anderen Herzfehlbildungen auftreten. Pränatal werden sie meist nur als Teil eines komplexen Vitiums gefunden. Ein isolierter VSD hat beim Fetus keine hämodynamische Konsequenz, er sollte auf das perinatale Management keinen Einfluss haben. Die Familie ist dahingehend zu instruieren, daß ein solcher Herzfehler bei einem ansonsten gesunden Herz nur einer postnatalen Evaluation bedarf. Viele VSD, z. B. kleine apikale Defekte, haben keine Relevanz (Abklärung eines Herzgeräuschs) und bedürfen daher auch keiner Behandlung. Relevante Ventrikelseptumdefekte werden in Abhängigkeit der damit verbundenen Hämodynamik im Säuglingsalter oder Kleinkindesalter operativ korrigiert.

Fallot-Tetralogie

Die Kombination von großem subaortalem VSD, reitender Aorta und unterschiedlich ausgeprägter rechtsventrikulärer Ausflussbahnobstruktion mit entsprechend rechtsventrikulärer Hypertrophie kommt in etwa 5% der mit einem Herzfehler lebend geborenen Kindern vor. Pränatal kann die Diagnose zuverlässig gestellt werden. Entsprechend dem Vorgehen beim VSD ist eine postnatale kinderkardiologische Evaluation und damit Festlegung der Behandlungsstrategie zu empfehlen. Liegen keine Pulmonalklappenatresie, eine fehlende Pulmonalklappe oder gar eine Assoziation mit einer Ectopia cordis vor, sind die Neugeborenen vital und nur bei extremer rechtsventrikulärer Obstruktion zyanotisch. Eine Korrekturoperation wird in großen Zentren meist zwischen dem 3. und 6. Lebensmonat angeboten.

Pulmonal-/Aortenklappenstenosen

Abnorme Semilunarklappen und erhöhte Flussgeschwindigkeit im Dopplerfluss werden pränatal oder morphologisch diagnostiziert. Leichte bis mittelgradige Stenosen können leicht übersehen werden. Sie haben pränatal keine Signifikanz. Postnatal werden Pulmonalklappenstenosen mit einem systolischen Gradienten von >50 mm Hg und Aortenklappen mit einem systolischen Gradienten von >70 mm Hg überwiegend valvuloplastiert oder heute seltener operativ kommissurotomiert. Die interventionelle Behandlung der Pulmonalklappe stellt in vielen Fällen eine lebenslang definitive Therapie dar. Die erfolgreiche Valvuloplastie der Aortenklappe ist als palliative Behandlung anzusehen. Es bleibt bei insgesamt guter Lebensqualität lebenslang jedoch ein hohes Endokarditisrisiko bestehen sowie die Wahrscheinlichkeit eines Aortenklappenersatzes meist im mittleren Erwachsenenalter. Kritische Pulmonalklappen- und Aortenklappenstenosen sind definitionsgemäß so hochgradige Stenosen, dass sie postnatal zu einer Verminderung des Herzzeitvolumens führen. Pränatal disponieren sie wie Klappenatresien einer rechts- oder linksventrikulären Dilatation oder Hypoplasie. Bei Atresien der Pulmonalklappe ist zwischen den Formen mit intaktem Ventrikelseptum und dem mit VSD zu unterscheiden. Pulmonalatresien mit intaktem Ventrikelseptum und gut entwickeltem rechten Ventrikel können postnatal oftmals durch eine alleinige interventionelle Behandlung definitiv therapiert werden. Bei hypoplastischem rechtem Ventrikel, ausgeprägter Trikuspidalklappenhypoplasie und Insuffizienz (Hydrops fetalis!) ist die pränatale Diagnostik von besonderem Wert. Neben der Diagnosestellung ist für das postnatale Vorgehen der Nachweis einer Vorhofkommunikation wertvoll. Postnatal ist bei ausreichender Vorhofkommunikation wie beim hypoplastischen Linksherz eine Übertherapie vermeidbar und nur eine prophylaktische Prostaglandintherapie mit einer Prostaglandin E1-Infusion zum Offenhalten des Ductus Botalli notwendig.

Hypoplastisches Linksherz

Es kommt während der fetalen Entwicklung in variabler Form vor. Die pränatale Diagnose wird üblicherweise aufgrund hypoplastischer Strukturen der linken Herzkammer, der möglicherweise hypoplastischen Aorta ascendens, dem großen rechten Ventrikel, der prominenten Tricuspidalklappe und Pulmonalgefäße und im retrograden Dopplerfluss im Aortenbogen gestellt. Die Bedeutung der pränatalen Diagnose liegt im Ausschluss weiterer extrakardialer Fehlbildungen oder von Chromosomenstörungen und in dem Vermeiden einer postnatalen Fehl- (Sepsistherapie) oder Übertherapie (Beatmung mit hohem FiO_2). Entsprechend dem Vorgehen beim hypoplastischen Rechtsherz mit Pulmonalklappenatresie ist postnatal der Ductus arteriosus mit einer niedrig dosierten Prostaglandininfusion offenzuhalten. Ein pränatal diagnostiziertes hypoplastisches Linksherz ist keine Indikation zum Kaiserschnitt. Liegt eine nachweisbare Vorhofkommunikation vor, ist unmittelbar postnatal außer einer Prostaglandin-E1-Infusion keine weitere Behandlung notwendig. Mit den Eltern kann dann innerhalb der ersten postnatalen Tage das weitere Vorgehen bezüglich einer chirurgischen Therapie oder die Fortführung des natürlichen Verlaufs besprochen werden. Eltern, die nach ausführlichen Gesprächen eine chirurgische Behandlung ihrer Kinder wünschen, wird überwiegend nach medizinischen Gesichtspunkten eine organerhaltende (Norwood-Verfahren) oder organersetzende (Herztransplantation) Strategie angeboten. Kinder, bei denen die Eltern keine Behandlung wünschen, versterben zu Hause oder in der Klinik bei Verschluss des Ductus arteriosus. Eine präfinale Schmerztherapie mit Morphinderivaten ist bei möglichem Infarktschmerz notwendig.

Aortenisthmusstenose

Sie ist juxtaduktal gelegen und für den Fetus unabhängig vom Schweregrad, auch bis zur vollkommenen Unterbrechung bei weit offenem Ductus arteriosus ohne hämodynamische Probleme. Die pränatale Diagnose ist oftmals schwierig, indirekter Hinweis kann ein vergrößerter rechter Ventrikel sein. Kritische Aortenisthmusstenosen führen postnatal bei sich verschließendem Ductus Botalli zum kardiogenen Schock. Eine pränatale (Verdacht) Diagnose kann einen solchen postnatalen Verlauf verhindern. Neugeborene mit dekompensierter Aortenisthmusstenose werden interventionell palliiert. Auch unterbrochene Aortenbögen sind mit den heutigen Operationsverfahren mit hervorragendem Ergebnis zu korrigieren.

Transposition der großen Gefäße

Die pränatale Diagnose ist oftmals schwieriger als die von intrakardialen Fehlbildungen wie atrioventrikuläre Septumdefekte, hypoplastischer Ventrikel oder primäre AV-Klappenerkrankungen (Epstein-Anomalie).

Die simple DTGA präsentiert sich postnatal überwiegend mit einer Zyanose bei ansonsten vitalem Neugeborenen, daher fallen die Kinder klinisch meist vor einer kardiovaskulären Dekompensation auf. Die Korrekturoperation im Neugeborenenalter (atrialer Switch) hat eine Sterblichkeit von <3%, die Assoziation mit einem relevanten VSD von <10%. Nach erfolgreicher Korrektur haben mehr als 90% eine normale Lebensqualität.

Indikationen zur gezielten Herzdiagnostik

Die sonographische Diagnostik des Herzens ist in folgenden Situationen wegen der positiven Korrelation zum Auftreten der fetalen Herzvitien indiziert:

- Familienanamnese der Herzfehlbildungen,
- maternale Erkrankungen (Diabetes, Kollagenosen, PKU),
- Medikamenteneinnahme (z.B. Psychopharmaka, Alkohol, Drogen),
- Strahlenexposition,
- Vorhandensein anderer fetaler Fehlbildungen,
- Vorhandensein von Chromosomenanomalien,
- Vorhandensein von fetalen Arrhythmien,
- Mehrlingsschwangerschaft,
- IUGR,
- NIHF.

Untersuchung des fetalen Herzens

Die Untersuchung des fetalen Herzens erfordert große Erfahrung sowie Systematik in ihrer Durchführung. Die Schwierigkeiten der Diagnostik liegen vorwiegend in der Komplexität der Herzanatomie, der hohen Herzfrequenz sowie der Unbeeinflussbarkeit der fetalen Lage *in utero*. Zusätzliche Probleme bereitet die Tatsache, dass sich häufig das vollständige Erscheinungsbild des Herzvitiums erst in der Spätschwangerschaft entwickelt. Vor der Durchführung der fetalen Herzdiagnostik sollte ein beratendes Gespräch mit den Eltern geführt werden.

Die gezielte Herzdiagnostik besteht aus:

- B-Mode-Untersuchung (Beurteilung der Herzstruktur),
- M-Mode-Untersuchung (Messung des Herzens),
- Dopplersonographie (als Ergänzung, Flussanalyse).

Die Untersuchung des fetalen Herzens beginnt mit der Überprüfung der Lage des Herzens und der intraabdominalen Organe (Magen links, Herzspitze links). Dabei hat es sich bewährt, sich als Untersucher vergleichend in die anatomische Lage des Feten *in utero* zu versetzen.

Anschließend erfolgt die Darstellung des 4-Kammerblicks (im 4-Kammerblick werden folgende Anomalien nicht erkannt: DORV, Fallot-Tetralogie, Transposition der großen Gefäße, ASD, VSD), sowie durch entsprechende Veränderung der Lage des Schallkopfes die Darstellung der Überkreuzung der großen Gefäße (Fünfkammerblick sowie kurze Achse des Herzens).

Zum Abschluss der Untersuchung werden der Aortenbogen und der Venenzufluss beurteilt.

Die Untersuchung wird im Rahmen der fetalen Echokardiographie zusätzlich in den Zentren für pränatale Diagnostik ergänzt durch:

- Farbdarstellung des Aortenbogens, Überkreuzung der Gefäße, Vierkammerblick (Septum),
- M-Mode-Darstellung von Herzkammer (z. B. HF-Messung, Hinweis auf Arrhythmien),
- ggf. dopplersonographische Messung von Spitzengeschwindigkeiten über den Herzklappen (Aorta und T. pulmonalis, Messfenster direkt hinter der Klappe, Maximum 0,4 m/s in der 20. SSW, 0,6 m/s in der 40. SSW).

Vorgehen bei Feststellung einer auffälligen Herzanatomie

Das Vorliegen einer Auffälligkeit in der Anatomie des fetalen Herzens soll Anlass zur Durchführung einer Beratung und weiterführenden Diagnostik im perinatologischen Zentrum mit einer kinderkardiologischen Abteilung geben. Dort werden:

- weitere Begleitfehlbildungen sorgfältig ausgeschlossen,
- eine Chromosomenanalyse durchgeführt,
- die Überwachung des Kindes sowie die Entbindung geplant.

Besondere Maßnahmen in der Betreuung betroffener Eltern sind:

- Gespräch mit einem Kinderkardiologen und Herzchirurgen,
- psychologische Krisenintervention, ggf. Begleitung im Trauerprozess.

Im Umgang mit betroffenen Eltern darf nicht vergessen werden, dass Fehlbildungen des Herzens eine andere Psychodynamik verglichen zu sonstigen Fehlbildungen haben. Die negativen Auswirkungen der Fehlbildung auf die Eltern wie Schuldgefühle, Schuldzuweisungen, Enttäuschungswut sowie Trauerprozess können deutlich stärkere Ausmaße annehmen.

In der Beratung der Eltern können auch weitere Organisationen eine wichtige Rolle spielen:

- Kinderherzstiftung in Deutsche Herzstiftung e. V., Postfach 18 01 71, 60082 Frankfurt (Main);
- Jugendliche und Erwachsene mit angeborenem Herzfehler e. V., Geschäftsstelle, Husarenstr. 70, 38102 Braunschweig;
- Elterngruppe für Frühgeborene und kranke Neugeborene Gießen e. V., 35606 Solms.

Dabei bleibt das Ziel der pränatalen Diagnostik, postnatal lebensbedrohten Kindern eine geplante und damit optimierte Behandlung zukommen zu lassen.

Inhalt des Seminars (in kleinen Gruppen)

Die Tutoren stellen folgende Aspekte der fetalen Echokardiographie dar (Empfehlungen der DEGUM):

- Situs der abdominalen und thorakalen Organe,
- Vierkammerblick (besondere Aufmerksamkeit soll dem Septum gelten),
- Fünfkammerblick (Ausflusstrakte beidseits),
- kurze Achse des Herzens mit Überkreuzung der Gefäße (z. B. Messung der Gefäße Pulmonalis >Aorta),
- Aortenbogen (incl. Truncus brachiocephalicus, A. carotis communis sinistra, subclavia sinistra),
- Venenzufluss,
- Farbdarstellung des Aortenbogens, Überkreuzung der Gefäße, Vierkammerblick (Septum),
- M-Mode-Darstellung von Herzkammer (z. B. HF-Messung, Hinweis auf Arrhythmien),
- ggf. dopplersonographische Messung von Spitzengeschwindigkeiten über den Herzklappen (Aorta und T. pulmonalis, Messfenster direkt hinter der Klappe). Cave: Maximum 0,4 m/s in der 20. SSW, 0,6 m/s in der 40. SSW.

Schmerztherapie

P. Dall, P. A. Fasching

MERKE:

1. Vor Beginn einer jeden Schmerztherapie muss zunächst die exakte Schmerzursache mit Hilfe der Daten aus der Vorgeschichte eruiert werden. Unterschieden werden tumorbedingte Schmerzen (Kompression/Infiltration von Nerven, Gefäßen; tumorbedingte Minderdurchblutungen; Knocheninfiltrationen), therapiebedingte Schmerzen (Narben, Nervenläsionen, Fibrose, Mukositis, Paravasatmukositis, Neuropathie, Entzündungen) sowie tumorassoziierte Schmerzsyndrome (paraneoplastisches Syndrom, Zosterneuralgie, tiefe Venenthrombose).
2. Des Weiteren ist die Pathophysiologie des Schmerzereignisses zu beachten. Man unterscheidet den Schmerz im Bereich der Nervenendigungen (somatischer Schmerz, viszeraler Schmerz, Ischämieschmerz) sowie den Schmerz durch unmittelbare Nervenschädigung (z. B. Tumorinfiltration oder Kompression).
3. Anschließend müssen folgende Fragen geklärt sein:
   a) Wo?
   b) Wie?
   c) Wann?
   d) Wodurch?
   e) Warum?
   f) Begleitbeschwerden.
4. Wenn immer möglich, sollte selbstverständlich die Schmerzursache ausgeschaltet werden (z. B. Dekompression von Nerven durch antineoplastische Therapie).
5. Zeitgleich wird eine symptomatische Schmerzbehandlung durchgeführt. Diese folgt in aller Regel einem Dreistufenplan der WHO:
   - Stufe I: Nichtopioide ± Koanalgetika,
   - Stufe II: Schwache Opioide ± Nichtopioide ± Koanalgetika,
   - Stufe III: Starke Opioide ± Nichtopioide ± Koanalgetika.
6. Eine orale Medikation sollte – wenn immer möglich – der intravenösen Therapie vorgezogen werden. Bestimmte Supportivmaßnahmen wie die Anlage einer Dauer-PDA sowie Implantation eines Portkatheters als intravenöser Dauerzugang können eine erträgliche Situation schaffen, wenn andere Möglichkeiten der nichtinvasiven Schmerztherapie versagen.

Einleitung

Im Verlauf ihrer Erkrankung müssen Patientinnen leider häufig verschiedenste Formen von Schmerzzuständen erleben. Deshalb ist es das vordringliche Ziel eines jeden Arztes, diesen unterschiedlichen Arten schmerzhafter Syndrome adäquat zu begegnen, um die ohnehin oft psychisch belastende Situation der Patientin nicht durch ein vermeidbares Fehlverhalten zu aggravieren [2]. Die pharmakologische Therapie ist neben psychologischer Unterstützung, sozialer Beratung, geistigem Beistand, physikalischer Therapie und optimaler Pflege ein wesentlicher Bestandteil jeder Schmerzbehandlung. Hieraus ergibt sich notwendigerweise eine enge kooperative Verzahnung zwischen kontinuierlicher Betreuung in der ärztlichen Praxis und der intermittierenden Betreuung in der Klinik. Nur so ist auch eine Kontinuität in der Schmerztherapie möglich.

Zunächst sollte bei der (Schmerz-)Therapieplanung zwischen kurz-/mittelfristig apparenten sowie langfristig zu erwartenden Schmerzen unterschieden werden. Erstere sind nach kurativen Operationen oder akuten Erkrankungen zu erwarten. Andererseits gibt es viele chronische Leiden benigner (BSP-Endometriose) und maligner Genese (BSP: Plexusinfiltration bei Zervix-Ca; Knochenschmerzen bei ossärer Metastasierung etc.), die eine Dauertherapie – wenn auch mit unterschiedlicher Intensität – erfordern [7]. Einige therapeutische Grundsätze gelten jedoch für beide Anwendungsarten. Unter Mitwirkung verschiedenster Arbeitskreise und interdisziplinärer Kooperationen sind in Deutschland recht einheitliche Standards erarbeitet worden, die im folgenden Beitrag zusammengefasst werden.

Grundregeln der Schmerztherapie?

Zu Beginn der Schmerztherapie steht die Analyse der Schmerzursache im Vordergrund, da die Bekämpfung der Ursache oft die effektivste Schmerztherapie bedeutet. Liegen nichtkausal therapierbare Ursachen zugrunde, muss die Analgesie über die Schmerzmedikation allein erzielt werden.

Grundsätzlich gilt die Regel, dass mit einer regelmäßigen Einnahme in gleichen Dosisintervallen die Menge an Analgetika ohne eine Einschränkung der Wirkung minimiert werden kann. Die Vorbeugung eines Schmerzeintritts benötigt geringere Dosierungen als die Kupierung eines bereits eingetretenen Schmerzereignisses. Wenn immer möglich, sollten nichtinvasive Schmerztherapien gewählt werden. Hier kämen zunächst orale oder auch perkutane Applikationen in Frage. Die Nebenwirkungen von Schmerztherapien richten sich nach dem verwendeten Präparat und können oft, bei Bedarf oder auch prophylaktisch, durch eine sinnvolle Begleitmedikation abgeschwächt oder ganz verhindert werden. Für die Auswahl des richtigen Präparates ist es wichtig, eine exakte Schmerzanamnese zu erheben. Hierzu gehört die Erfragung der Schmerzlokalisation, Schmerzhäufigkeit, Schmerzintensität, sowie des Schmerzcharakters. In den allermeisten Fällen erweist sich eine Kombination von peripher und zentral wirksamen Analgetika bei Unwirksamkeit einer alleinigen peripheren Analgesie als hilfreich. Zentrale Analgetika können so in schwächerer Dosierung verabreicht werden. Letztere sollten nur in Ausnahmefällen mit Morphinen – und hier nur mit reinen Agonisten des Morphinrezeptors – kombiniert werden, da Medikamente mit partiell antagonistischer Wirkung paradoxe Reaktionen und Wirkungsabschwächungen induzieren können (Tabelle 1).

Nach Tumoroperationen, Bestrahlung, bei direkter (Tumorinfiltration) oder indirekter (Operation, Bestrahlung) Affektion von Knochen- oder peripheren Geweben kommt es zur Steigerung der lokalen Prostaglandinsynthese. Diese führt zur Reizung peripherer sensibler Nervenendigungen. Diese Art des Schmerzes ist somit über Prostaglandin-Synthesehemmer wirksam zu bekämpfen (s. Tabelle 1). Mittel der 1. Wahl in dieser Gruppe sind, aufgrund ihres günstigen Nebenwirkungsprofils, Paracetamol, Metamizol und Ibuprofen. Alle 3 Präparate kön-

Tabelle 1. Stufe I der Analgesie: Periphere, nichtopioidhaltige Analgetika

Freiname	Handelsname	Einzeldosis	Dosis-intervall (h)	Bem., NW, KI
ASS	z. B. Aspirin Tbl., ASS ratiopharm, Acesal Tbl.	500–1000 mg	4–6	Gastrointestinale NW nach dem Essen, mit Milch; KI: Ulcus pepticum, Blutungsneigung z. B. Thrombopenie; cave bei Asthma, gut wirksam bei Knochenschmerzen
Paracetamol	z. B. Benuron Tbl., Paracetamol ratiopharm	500–1000 mg	4–6	Lebertoxizität bei >6–10 g/Tag
Metamizol	z. B. Novalgin Tbl./Trpf. (1 ml = 20 Trpf = 500 mg); Supp. (1 g), Analgin Tbl.; Baralgin Tbl.	500–1000 mg ≅ 20–40 Trpf.	4–6	Leukopenie/allerg. Agranulozytose mögl.!, BB-Kontrollen!; cave Anaphylaxie bei i.v.-Gabe; auch spasmolyt. Wirkung
Diclofenac	z. B. Voltaren etc.	25–100 mg	6–8	Schwindel, Ohrensausen. KI s. ASS
Ibuprofen ret.	z. B. Imbun ret. etc.	800 mg	12	Bei ASS-Unverträglichkeit versuchen
Flurbiprofen	Froben Drg. (50 mg), Supp. (100 mg)	50–100 mg	4–12	Schwindel, Somnolenz, Störungen der Hämatopoese
Naproxen	Proxen Tbl.	500 mg	12	Gastrointestinale Beschwerden
Celecoxib	Celebrex	200–400 mg	24	Selektiver COX-2-Hemmer; Ödeme; GI-Beschwerden; Cave: Nieren-/Leberfunktionsstörungen; cave: gleichzeitige Warfarin-Med.

nen im 4- bis 6-stündlichen Abstand verabreicht werden. Bei der Applikation von Ibuprofen, ferner bei Gabe von ASS oder Diclofenac, ist auf einen adäquaten Schutz der Magenschleimhaut via Antazida oder H2-Blocker zu achten. Metamizol verursacht in seltenen Fällen eine Agranulozytose; regelmäßige Blutbildkontrollen sind erforderlich. Bei Erkrankungen mit ausgeprägter Leberschädigung ist Paracetamol relativ kontraindiziert, da es in höherer Dosierung (mehrere g täglich) wegen ausschließlicher Metabolisierung über die Leber diese schädigen kann. Deshalb ist insbesondere bei Zustand nach Hepatitis B oder Non-A-Non-B, bei Leberzirrhose oder Lebermetastasierung Vorsicht geboten. Kontrollen der Leberenzyme sind in diesem Falle notwendig. Wenn trotz ausreichender Dosierung und adäquater onkologischer Therapie die Schmerzen nicht über reine periphere Analgetika beherrschbar sind, sollte in einem 2. Schritt die Einnahme eines dieser Präparate mit einem schwach opioidhaltigen Analgetikum der Stufe II kombiniert werden [5] (Tabelle 2).

Die schwachen, opioidhaltigen Analgetika (s. Tabelle 2) haben gegenüber den stärkeren Präparaten den Vorteil, dass sie kaum sedierend wirken. Hier sind hauptsächlich die Kodeinderivate sowie das Tramadol zu nennen. Die Kodeinderivate sind neben ihrer analgetischen Wirkung sehr gut einzusetzen bei unproduktivem Reizhusten im Rahmen von Bronchialkarzinomen, Lungenmetastasen oder einer entzündlichen oder malignen Pleuraaffektion. Die antitussive Wirkung führt zu einer Entspannung, verbessert die nächtliche Schlaftiefe und verlängert somit die Erholungsphasen der Patientinnen. Kodein oder Dihydrokodein können in 4-stündlichen Intervallen appliziert werden. Die etwas obstipierende Wirkung sollte über stuhl-

Tabelle 2. Stufe II: Schwache, opioidhaltige Analgetika (in Kombination mit Stufe-I-Analgetikum!)

Freiname	Handelsname	Einzeldosis	Dosis-intervall (h)	Bem., NW, KI
Kodein	Codeinum phosph. comp., 30/50	30-100 mg	4	Antitussive Wirkung bereits bei noch nicht analget. Dos.; Obstipation
Dihydrocodein	Paracodin Trpf.	7,5-10 mg (=15-20 Trpf.)	4	-
	DHC mundipharma ret. Tbl. 60/90/120	60-180 mg	8-12	Antitussive Wirkung; Obstipation, Übelkeit
Hydrocodon	Dicodid (10 mg Tbl./15 mg Lsg. sc)	7,5-15 mg	8-12	Antitussivum der Wahl bei starkem/schmerzhaftem Husten, der zu schweren Komplikationen oder lebensbedrohlichen Zuständen führt, bes. bei Lungenfiliae und/oder Pleuraerguss
Tramadol	Tramal Trpf./Kps. Tramundin Tbl. Tramundin ret. Tramal long	50-100 mg (20-40 Trpf.) Bis 400 mg/Tag	2-4 8-12	Übelkeit, Erbrechen, Schwitzen, Mundtrockenheit, Obstipation; Partialantagonist, nicht mit Morphin/ Fentanyl komb. Kaum anfängliche Vigilanzminderung, Kreislaufstabilität; gut für Alterspatienten geeignet

regulierende Maßnahmen ausgeglichen werden. Das stärkste Antitussivum der Kodeinderivate ist das Hydrocodon, welches im 8 -bis 12-stündlichen Intervall gegeben werden kann. Tramal findet vornehmlich Anwendung bei Patientinnen mit mäßig ausgeprägten Schmerzsyndromen, bei denen alleine verabreichte periphere Analgetika nicht ausreichend oder aufgrund von Nebenwirkungen (Magenulkus) absolut oder relativ kontraindiziert sind. In Tropfenform ist eine 2- bis 4-stündliche Gabe möglich. Das Retardpräparat hat eine Wirkdauer von 8-12 h. Tramadol sollte nicht mit Morphin oder Fentanyl kombiniert werden, da es partialantagonistische Wirkungen ausübt.

Ausgeprägte Infiltrationen des Periosts oder peripherer Nervenplexus - um nur 2 Beispiele langfristig bestehender Schmerzsyndrome zu nennen - führen zu solch ausgeprägten Schmerzen, dass hier nur noch die Anwendung eines starken Opioids (Tabelle 3) Linderung verschafft [4] (bezogen auf alle nichtinvasiven Möglichkeiten). Hier ist ebenfalls eine Kombination mit peripheren Analgetika indiziert.

Bei diesen steht ein ganzes Spektrum verschiedener Präparate und v.a. auch Darreichungsformen zur Verfügung. Der oft reduzierte Allgemeinzustand der Patientinnen erfordert zu diesem Zeitpunkt häufig die Möglichkeit eines flexiblen Wechsels der Darreichungsformen. Besonders bei der oralen Applikation ist sorgfältig darauf zu achten, ob die gastrointestinale Resorption durch die Grunderkrankung ggf. beeinträchtigt ist und ob, statt einer Erhöhung der oralen Dosis, nicht das Umstellen auf ein transdermales System vorzuziehen sei. Bei den oralen Morphinpräparaten unterscheidet man kurzwirksame, mittellang- und langwirksame Präparate. Die kurzwirksamen Präparate sind Sevredol (4-stündliches Dosisintervall) sowie Morphintropfen (dto.). Beide können zur Linderung akuter Schmerzattacken sowie zur flexiblen Ersteinstellung und Dosisfindung beitragen.

Bei eingeschränkter gastraler Resorption ist neuerdings auch die Gabe von Suppositorien im 4-stündlichen Intervall möglich. Ein mittellang wirksames, im 12-stündlichen Dosisintervall zu

Tabelle 3. Stufe III: Starke, opioidhaltige Analgetika (Betäubungsmittel-rezeptpflichtig!)

Freiname	Handelsname	Einzeldosis	Dosis-intervall (h)	Bem., NW, KI
Morphin - oral	MST mundipharma ret. 10/30/60/100/200 Tbl.	Ab 10 mg, nach oben offen	8 – 12 h	Retardpräparat; als Ganzes schlucken. NW: Obstipation, Übelkeit, Erbrechen, Müdigkeit. Bei stabilen Schmerzzuständen i. d. R. 12-stündiges Intervall ausreichend
	Sevredol, 10/20 Tbl.	Ab 10 mg, nach oben offen	4 h	Zur Ersteinstellung auf Morphin (Dosisfindung) und Kupierung akuter Schmerzattacken
	Morphintropfen	5 – 40 mg, 1 ml = 5 mg	4 h	Rezeptur z. B.: Morphinum hydrochloricum 500 mg, Aqua dest. ad 100 ml
	MST retard Granulat, 20/30 Btl.	Ab 20 mg	12 h	s. MST – geeignet für Pat. mit Schluckbeschwerden oder Abneigung gegen Tabl.
	MST Continus, 30/60 Tbl.	30 – 120 mg	24 h	Bei Tagesdosierungen ab 180 mg ist MST ret. sinnvoller
- rektal	MSR, 10/20/30 Mundipharma Supp.	Ab 10 mg	4 h	-
- parenteral	Morphin Merck, 10/20/100 Amp.	Ab 10 mg	4 h (s. c.)	Äquivalenzdosierung: 1/3 (bis 1/4) der oralen M.-Dosis, falls i. v.: kontinuierlich über Perfusor/Pumpe
Fentanyl TTS	Durogesic Pfl., 2 5/50/75/100 µg/h	25 bis ca. 500 µg/h	64 – 72 h	s. Gebrauchsinfo!, sinnvoll etwa ab MST-Tagesdosierung von 60 mg. Äquivalenzdosierung laut Tab. des Herstellers; seltener Obstipation als bei Morphin, wirkt auch bei gastrointestinalen Resorptions- und Schluckstörungen, höhere Tagesvigilanz; einfachere Handhabung, höhere Compliance
Oxycodon	Oxygesic	Ab 10 mg	8 – 12 h	Seit 1998 auf dem Markt; in Deutschland nur begrenzte Erfahrung
Hydromorphon	Dilaudid	p.o. ab 4 mg s. c. ab 2 mg i. v. ab 0,2 mg	8 – 12 h 4 – 6 h 4 – 6 h	Gute Verträglichkeit bei s. c.-Applikation (8 mg p. o. =2 mg s.c.)
Buprenorphin	Temgesic subl. Tbl.	0,2 – 0,4 mg	6 – 8 h	Ceiling-Effekt bei 4 – 5 mg/Tag (Wirkung nimmt wieder ab); Partialantagonist – nicht mit Morphin/Fentanyl kombin.

verabreichendes Präparat stellt das MST-retard-Granulat dar, welches besonders geeignet ist für Patienten mit Schluckbeschwerden oder mit einer Abneigung gegen Tabletteneinnahme. Einmal täglich gegeben werden kann das langwirksame MST Continus, welches jedoch nur bei Tagesdosierungen bis 180 mg sinnvoll ist.

Diesen oralen oder rektalen Präparaten steht die Gruppe der transdermalen therapeutischen Systeme gegenüber. Das Fentanyl TTS ist in verschiedenen Dosierungen erhältlich, die zwischen 25 und 100 µg/h Fentanyl in den Körper abgeben. Vorteile sind die praktische Handhabung und das Umgehen einer Tabletteneinnahme. Zusätzlich verursacht es seltener Obstipation als Morphinderivate. Die Compliance der Patienten ist in der Regel recht hoch, weil die Einnahme eines Schmerztherapeutikums über ein Pflaster weniger invasiv erscheint. Die Haltbarkeit eines Pflasters beträgt 64–72 h, die Kombination zweier oder mehrerer Pflaster ist möglich.

Für kurzfristige, akute Schmerzereignisse bietet sich Buprenorphin als Sublingualtablette an. Aufgrund seines partialantagonistischen Effektes sollte es jedoch nicht mit Morphinpräparaten kombiniert werden. Die Wirkdauer beträgt 6–8 h. Als Dauertherapie ist Buprenorphin jedoch nicht zu empfehlen.

Aufgrund der chronisch obstipierenden Wirkungen der Morphinderivate ist auf eine regelmäßige Darmtätigkeit zu achten. Hier sind milde Laxanzien als Begleitmedikation erforderlich. Die Dosierung kann individuell an die Situation und den Bedarf des Patienten angepasst werden. Typische Präparate sind Lactulose- bzw. Laxoberal-Tropfen sowie das Agarol. Da alle 3 Präparate eine rein lokale intestinale Wirkung ausüben, besteht hier die geringste Gefahr für Nebenwirkungen durch chronischen Laxanzienabusus. Eine durch Morphinderivate hervorgerufene Übelkeit kann durch zentralwirksame Antiemetika wie Haloperidol 0,3–0,5 mg in 8- bis 12-h-Intervallen oder Paspertintropfen alle 4–5 h wirksam behandelt werden.

Kontinuierliche invasive Verfahren der Analgesie

Krebspatientinnen erreichen oftmals den Zeitpunkt während ihres Krankheitsverlaufes, an dem eine Kombination oraler und transdermaler Analgetika nicht ausreichend wirksam ist. Bei diesen Patientinnen ist eine intravenöse Dauertherapie mit Morphin zu empfehlen. Dazu wird in Lokalanästhesie ein Portsystem als intravenöses Dauerverweilkathetersystem infraklavikulär implantiert (Zeitaufwand 30–40 min). Der infraklavikulär subkutan gelegene Port kann mit einer speziellen Portnadel viele 1000-mal punktiert werden und ermöglicht neben der Durchführung von Blutentnahmen und Infusionstherapien jedweder Art die kontinuierliche Morphintherapie. Dazu wird über das Portsystem eine Morphinpumpe in Taschenformat angeschlossen, die individuell dosiert werden kann und in jede Jackentasche passt. Die Patientin muss die Schmerzen nicht mehr länger als Ursache ihrer Immobilität erleben. Vielen Patientinnen kann dieses Verfahren zu unverhoffter Mobilität auch in therapeutisch ausweglosen Situationen verhelfen.

Diese auf Erhalt bzw. Verbesserung der Lebensqualität abzielende Art der ambulanten Therapie stärkster Schmerzen setzt eine besonders intensive Zusammenarbeit zwischen Krankenhaus, Praxis und ambulantem Pflegedienst voraus. Viele Krankenkassen stellen auf Nachfrage die Pumpensysteme leihweise zur Verfügung. Die Herstellerfirmen bieten kurze kostenlose Schulungen bzgl. der Handhabung der Pumpen an, um eine breitere Anwendung zu ermöglichen.

Wenn eine effektive Schmerzausschaltung durch eine gezielte invasive Methode erreicht werden kann, besteht eine Indikation zur Operation. Eine periphere oder zentrale *Nervenblockade* kann zur längerfristigen oder endgültigen Blockade einzelner Nervenfasern mit langwirkenden Lokalanästhetika bzw. mittels Alkohol oder Phenol durchgeführt werden. Ein Problem stellen die gemischt innervierten, motorischen und sensiblen Nerven dar, da es neben der möglichen Missempfindung zu störenden motorischen Ausfällen kommen kann. Die *Periduralanästhesie* kann ausgeprägteste Schmerzsyndrome beispielsweise im Bereich des Abdomens und Retroperitoneums effektiv blockieren. Hier werden Morphinderivate eingesetzt, welche mittels Katheter direkt in den Periduralraum appliziert werden [3]. Bei brennenden oder dumpfen Schmerzen kann eine wiederholte *Sympathikusblockade* im 1- bis 2-tägigen Abstand über ca. 2 Wochen sinnvoll sein. Die *Akupunktur* gehört zu den Gegenirritationsverfahren mit segmentalen Hemmmechanismen und scheint eine endogene Opioidfreisetzung zu stimulieren. Die Therapie stärkerer Schmerzen ist mit dieser Methode jedoch meist nicht möglich.

Koanalgetika mit spezifischen Zielsetzungen

Neben diesen Standardanalgetika gibt es verschiedene Substanzgruppen, die erwünschte Begleiteffekte hervorrufen, die analgetische Wirkung verstärken, und so die notwendige Dosis der Analgetika vermindern können [1, 7].

Corticosteroide sind indiziert bei erhöhtem intrakraniellem Druck (Hirnmetastasen), perineuralem Ödem, Verdacht auf Nerven- oder Weichteilinfiltration, Leberkapselspannungsschmerz sowie zur Stimmungsaufhellung und Aktivitätssteigerung. Viele Patientinnen fühlen sich nach Kortikosteroideinnahme subjektiv besser. Standardpräparat ist Dexamethason (Handelsname Fortecortin) in einer Dosierung von 1- bis 2-mal 8 mg/Tag.

Diesen stimmungsaufhellenden Charakter der Begleitmedikation kann der Therapeut durch *Antidepressiva* verstärken. Insbesondere bei neuropathischen Schmerzen mit Brennschmerzkomponente, bei operativen Nervenläsionen oder Polyneuropathien nach Chemotherapie oder Radiatio ist die zusätzliche Gabe von Antidepressiva hilfreich und sinnvoll. Am häufigsten wird Amitryptilin (Saroten) in einer Dosierung von 10 bis maximal 75 mg/Tag verwendet. Auf Nebenwirkungen wie Müdigkeit, Mundtrockenheit, Obstipation, orthostatische Regulationsstörungen ist zu achten! Als Alternative gilt Doxepin (Aponal) in gleicher Dosierung mit ähnlichem Wirkungs- und Nebenwirkungsprofil.

Neuropathische Schmerzen durch Nerveninfiltration oder Nervenkompression können mittels Einnahme von *Antikonvulsiva* abgeschwächt werden. Carbamazepin (Tegretal) führt so auch zu einer Reduktion der erforderlichen Analgetikadosis. Falls es im Falle einer Opioidtherapie zu starker Übelkeit oder Erbrechen kommt, können diese häufig mit der Einnahme von *Neuroleptika* abgeschwächt werden. Hier sind insbesondere Haloperidol (Haldol), Promethazin (Atosil) und Levomepromazin (Neurocil) zu nennen. Letztere 2 Substanzen sind auch indiziert zur Sedierung bei präfinalen Patienten [6]. Klassische Nebenwirkung der Neuroleptika sind das Auftreten eines Parkinsonoids und parasympatholytische Effekte.

Bisphosphonate greifen aktiv in den Knochenstoffwechsel ein, indem sie die Aktivität von Osteoklasten hemmen und die Aktivität von Osteoblasten und somit den Knochenaufbau fördern. Diesbezüglich sind sie hilfreich zur Reduktion der Frakturgefährdung bei osteolytischen Metastasen sowie zur Minderung metastasenbedingter Hyperkalzämie. Ein Vertreter dieser Art ist Pamidronsäure (Aredia), die in einer Dosierung von 60 oder 90 mg alle 3 Wochen intravenös appliziert werden sollte. Neben einer Stabilisierung des Knochens kommt es zu einer deutlichen Reduktion der Knochenschmerzen.

Die Übersicht der Möglichkeiten einer effektiven Schmerzbehandlung zeigt das enorme Spektrum an Möglichkeiten auf, welche dem in Praxis und Klinik tätigen Arzt heutzutage zur Verfügung stehen. Jeder Arzt sollte sich dieser entscheidenden Hilfen im Hinblick auf eine Verbesserung der Lebens- (wie Sterbens-)qualität der Patientinnen bewusst sein.

Zusammenfassung

Das Auftreten von Schmerzen im Rahmen von Malignomerkrankungen ist häufig und schränkt, eine insuffiziente Behandlung vorausgesetzt, die Lebensqualität der betroffenen Patientin massiv ein. Eine effiziente Schmerzbehandlung ist heute auf jeder Ebene der Schmerzintensität möglich. Verschiedene Stufen der Schmerztherapie werden beschrieben und ihre Indikationen definiert. Neben nichtinvasiven Verfahren sind häufig auch invasive Methoden der Schmerzbekämpfung notwendig. Intravenöse Verweilkatheter/Portsysteme sowie peridurale Katheter gehören zum Repertoire einer suffizienten und schonenden Supportivbehandlung. Kliniken und Praxen sollten eng zusammenarbeiten, um die jeweils unterschiedlich verteilten Betreuungsvor- bzw. nachteile zu nutzen bzw. zu kompensieren. Eine interdisziplinäre Absprache zwischen Gynäkologen, Anästhesisten, ggf. Chirurgen oder Neurologen/Neurochirurgen sollte im Rahmen einer patientenorientierten und optimierten Behandlung großzügig erfolgen.

Literatur

1. Adamietz A, Beck D, Gralow I et al. (1999) Leitlinien zur Tumorschmerztherapie. Tumordiagn Ther 20: 105–129
2. Angell M (1982) The quality of mercy. N Engl J Med 306: 98–99
3. Brown DV, Mc Carthy RJ (1995) Epidural and spinal opioids. Curr Opin Anaesth 8: 337–341
4. Cherny NI, Portenoy RK et al. (1994) Medikamentöse Therapie von Tumorschmerzen. Schmerz 8: 195–209
5. Freye E (1998) Opioide in der Medizin: Wirkung und Einsatzgebiete zentraler Analgetika, 4. Aufl. Springer, Berlin Heidelberg New York Tokio
6. Link J, Eyrich H (Hrsg) (1989) Analgesie und Sedierung in der Intensivmedizin. Springer, Berlin Heidelberg New York Tokio
7. Striebel HW (1999) Therapie chronischer Schmerzen: Ein praktischer Leitfaden, 3. Aufl. Schattauer, Stuttgart New York

CTG-Seminar an zwei Fallbeispielen*

W. KÜNZEL

MERKE:

Die Registrierung der fetalen Herzfrequenz in der Schwangerschaft und während der Geburt ist eine sichere und wenig störanfällige Methode, um den Zustand des Kindes zu beurteilen. Indikatoren für den Zustand des Kindes sind die basale Herzfrequenz, Akzelerationen und Oszillationen der Herzfrequenz ohne Dezelerationen während der Kontraktion des Uterus. Diese Parameter fließen in einen Herzfrequenzscore ein, wobei der antepartuale Score sich vom intrapartualen Score durch die Bewertung des Parameters „Dezeleration" unterscheidet. Die Registrierung der Herzfrequenz während der Schwangerschaft bedarf einer Indikation. Die Risikofaktoren sind bekannt. Fetaler Sauerstofffmangel ist im Regelfall die Ursache für die Herzfrequenzveränderung. Am Ende eines schweren O_2-Mangels steht immer die Zentralisation des fetalen Kreislaufs. Die typischen Zeichen der Zentralisation im CTG sind: Anstieg der basalen Herzfrequenz, Akzelerations- und Oszillationsverlust sowie Dezelerationen, und im Dopplerflussprofil der fetalen Gefäße der Verlust der enddiastolischen Blutflussgeschwindigkeit. Der Kontraktionstest liefert – während der Schwangerschaft durch die Reduktion der uterinen Durchblutung – Informationen über die Borderline-Oxygenation des Feten. Die CTG-Veränderungen erfolgen bei Verschlechterung des fetalen Zustandes parallel zu den Beobachtungen, die mit der Dopplersonographie gemacht werden. Beide Verfahren ergänzen sich.

Die CTG-Registrierung hat heute immer noch einen zentralen Stellenwert in der Beurteilung des Feten während der Schwangerschaft und Geburt. Sie wird, nach meiner Einschätzung, diese Position als einfach anwendbare Methode zukünftig auch behalten. In ihrer Wertigkeit wird sie durch die Dopplersonographie fetaler Gefäße während der Schwangerschaft und durch die SpO_2-Messung während der Geburt ergänzt.

Die Wertigkeit der fetalen Herzfrequenz zur Beurteilung des fetalen Zustandes während Schwangerschaft und Geburt ist in den letzten Jahren immer wieder aus unterschiedlichen Gründen in Zweifel gezogen worden. Das betrifft Analysen der Varianz in der Beurteilung zwischen einzelnen Beobachtern und dem gleichen Beobachter nach einer definierten Zeit. Es bezieht sich aber auch auf die Korrelation zwischen dem einzelnen CTG-Befund und dem Zustand des Kindes bei Geburt und dessen weitere Entwicklung [15]. Vielfach wurden zu hohe Erwartungen an die CTG-Interpretation gestellt, ohne zu bedenken, dass sich die Parameter des CTG's in einem chronischen Prozess während der Schwangerschaft verändern und dass es darauf ankommt, diese längerdauernden

* Überarbeiteter und gekürzter Beitrag aus: Geburtsh. Frauenheilk. 2000; 60: 280–289.

Tabelle 1. Schwangerschaftsvorsorge bei antepartualer Mortalität und in der Kontrollgruppe. Vorsorgemaßnahmen erfolgten in der betroffenen Gruppe signifikant weniger. (Hessische Perinatalerhebung 1990–1995)

	Antepartuale Mortalität		Kontrolle keine antepartuale Mortalität		
	n	%	n	%	p
Schwangerschaftsvorsorge vor 13. SSW	801	74,9	281029	81,6	<0,01
Schwangerenvorsorge <10 Besuche	376	35,2	248857	72,3	<0,01
Ultraschalluntersuchungen = 4	534	50,4	217952	63,3	<0,01
CTG-Registrierung	567	53,0	301217	87,5	<0,01
Kontraktionstest	35	3,3	36385	10,6	<0,01

Veränderungen mit ihrem physiologischen Hintergrund zu verstehen. Gleiches gilt auch für die Veränderungen des fetalen Zustandes und die CTG-Interpretation während der Geburt. Aufgrund der Wehentätigkeit und den daraus resultierenden Hypoxien erfolgen diese Veränderungen in ihrem Ablauf schneller.

Im nachfolgenden CTG-Seminar soll daher zunächst

1. das Problem der seit 15 Jahren unveränderten antepartualen Mortalität analysiert werden,
2. die Mortalität während der Schwangerschaft und deren Prävention anhand eines Gutachtenfalles betrachtet werden. Dabei wird auch der antepartuale Herzfrequenzscore näher analysiert. Die Dopplersonographie fetaler Gefäße wird ebenfalls einbezogen,
3. untersucht werden, welche Information das CTG über den Zustand des Feten während der Geburt liefert.

Die antepartuale Mortalität als Maß für die Leistungsfähigkeit der Schwangerenvorsorge

Die Analyse der perinatalen Mortalität der Hessischen Perinatalerhebung von 1985–1997 zeigt, dass die Sterblichkeit in den letzten Jahren ständig gesunken ist [9, 12]. Dieser Abfall ist vorwiegend auf einen Rückgang der neonatalen Mortalität zurückzuführen. Die antepartuale Mortalität ist seit 1985 annähernd konstant. Die Sterblichkeit während der Schwangerschaft ist ein Maß für die Effizienz der Vorsorgeuntersuchungen. Es stellt sich daher die Frage, welche Ursachen der unveränderten antepartualen Mortalität zu Grunde liegen.

In dem Beobachtungszeitraum wurde eine Zunahme der Vorsorgeuntersuchungen während der Schwangerschaft beobachtet. Die Vorsorgeuntersuchungen vor der 13. Woche und die Anzahl der Untersuchungen während des genannten Zeitraums nahmen signifikant zu. Ultraschalluntersuchungen von mehr als 4/Schwangerschaft stiegen von 10 auf 26% an. Im gleichen Zeitraum nahmen auch die CTG-Untersuchungen während der Schwangerschaft kontinuierlich von 50 auf 90% zu. 1997 wurden in 92% der Fälle ein CTG antepartum registriert und in 10,2% ein Wehenbelastungstest vorgenommen. Trotz des Anstiegs der Vorsorgemaßnahmen konnte jedoch keine Verbesserung der antepartualen Mortalität erreicht werden.

Im Vergleich zu einer Kontrollgruppe wurden in der Risikogruppe der antepartualen Mortalität signifikant weniger Vorsorgeuntersuchungen vor der 13. Woche während der Schwangerschaft durchgeführt. Es erfolgten auch weniger Ultraschalluntersuchungen, CTG-Registrierungen und Wehenbelastungstests (Tabelle 1).

Das Resümee der Analyse ist: Trotz Leistungsausweitung der Schwangerenvorsorge ist es nicht gelungen, die antepartuale Mortalität weiter zu senken, da offenbar das Risikokollektiv mit den angewendeten Methoden nicht erfasst wurde. Die Risikoanalyse zeigt jedoch, dass anamnestische Risiken und befundete Schwangerschaftsrisiken bei der Risikoselektion eine wichtige Rolle spielen.

Die Beurteilung des Kardiotokogramms während der Schwangerschaft

Das Beispiel eines Gutachtenfalls verdeutlicht, welche Schwierigkeiten bei der Beurteilung des antepartualen Kardiotokogramms bestehen können [8]. Dem Kardiotokogramm liegen folgende anamnestische Daten zu Grunde: 1984 erfolgte ein intrauteriner Fruchttod in der 36. Schwangerschaftswoche wegen Plazentainsuffizienz. Das Geburtsgewicht des Kindes betrug 1200 g bei einer Länge von 48 cm. Es lag eine extreme Retardierung des fetalen Wachstums vor. Bei der jetzt zu beurteilenden Schwangerschaft befand sich die Patientin in der 36. Schwangerschaftswoche. Sie verspürte 3 Tage vor der stationären Aufnahme ein Nachlassen fetaler Kindsbewegungen. Das Aufnahmekardiotokogramm zeigte den in Abb. 1 a dargestellten Befund. Bei einer Umfrage an verschiedenen geburtshilflichen Zentren wies die Beurteilung des CTG eine breite Variation auf, ebenso die Schlussfolgerungen, die daraus gezogen wurden. Abbildung 1 b zeigt den weiteren Verlauf des Kardiotokogrammbefundes und die Veränderung der basalen fetalen Herzfrequenz. Bereits zu Beginn der Aufnahme bestanden im Kardiotokogramm eine hohe basale Herzfrequenz mit einem vollständigen Verlust der Akzelerationen und Oszillationen und dem Nachweis von Dezelerationen. Wie auch in diesem Fall, hat die Interpretation der Dezelerationsmuster bereits in vielen Situationen zu falschen Entscheidungen geführt, denn es ist für die Beurteilung des CTG während der Schwangerschaft völlig unbedeutend, ob es sich um späte, variable oder frühe Dezelerationen handelt. Diese Diskussion wurde im vorliegenden Fall geführt. Dabei ist festzustellen: Dezelerationen sind Ausdruck einer unzureichenden Oxygenation des Feten als Folge einer uterinen Kontraktion [1, 7, 14]. Bereits bei der stationären Aufnahme befand sich der Fetus in einem Zustand der Zentralisation des fetalen Kreislaufs: Die basale Frequenz war erhöht, Akzelerationen und Oszillationen waren nicht mehr vorhanden. Der antepartuale CTG-Score (Gießen) betrug im vorliegenden Fall zu keinem Zeitpunkt mehr als 2. Er demonstriert damit einen extrem pathologischen Zustand des Feten (Tabelle 2). Im weiteren Verlauf bestanden fortwährend Dezelerationen der fetalen Herzfrequenz mit kontinuierlichem Abfall der basalen Herzfrequenz als Ausdruck einer unzureichenden myokardialen Leistung. Die 12 h später vorgenommene Sectio führte zur Geburt eines Kindes von 2560 g Gewicht und 46 cm Länge mit einem Apgar-Score von 0/1/2. Ein aktueller pH-Wert im Nabelarterienblut wurde nicht gemessen, jedoch zeigt der in der Kinderklinik erhobene Befund eine ausgeprägte metabolische Azidose mit einem Base-excess von –15,7 mmol/l, die respiratorisch kompensiert war: pCO_2 17,2 mmHG, pH-Wert 7,30.

Dopplerfluss in fetalen arteriellen Gefäßen und Parameter des Kardiotokogramms

Die Diskussion über die Wertigkeit verschiedener Überwachungsverfahren während der Schwangerschaft hat dazu geführt, dass das Kardiotokogramm gegenüber der Dopplersonographie häufig unterschätzt wird. Das ist schwer zu verstehen, denn es werden im Prinzip 2 diagnostische Methoden bewertet, die nach ihrem physiologischen Prinzip 2 unterschiedliche Phänomene messen:

Das Ziel des *Kontraktionstests* ist es, mit einem *akuten* Test die hämodynamische Reservekapazität am Uterus zu ermitteln [3, 4]. Die uterine Perfusion ist beispielsweise bei Hypertonie der Mutter mit wachstumsretardierten Kindern in der Regel eingeschränkt. Bereits geringe Kontraktionen des Uterus reduzieren die Perfusion in einen Bereich, in dem die Sauerstoffversorgung der Feten unzureichend wird. Die Reaktion auf das akut eingeschränkte O_2-Angebot ist die Dezeleration der fetalen Herzfrequenz [5]. Dauer der Durchblutungsreduktion und Zustand des Feten beeinflussen die Form der Dezeleration.

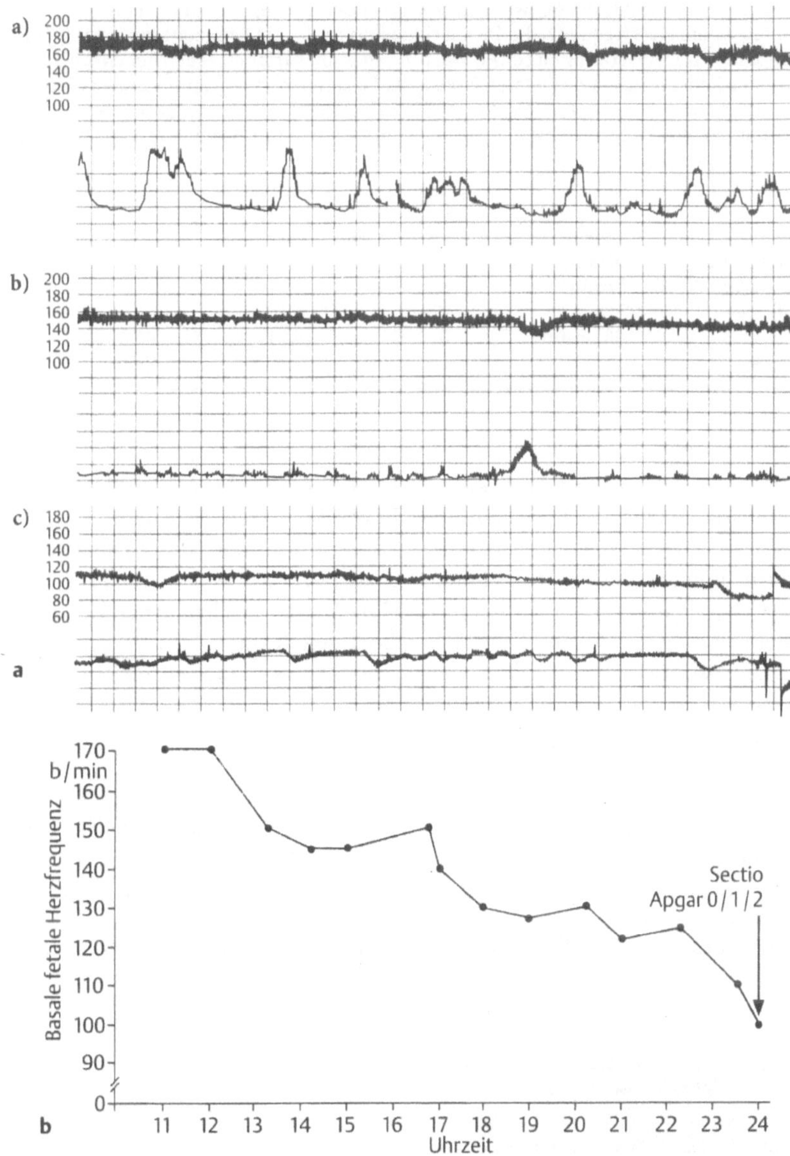

Abb. 1. a Die Herzfrequenz des Feten vor der stationären Aufnahme bis zur Geburt in der 36. SSW, Geburtsgewicht 2560 g, Länge 46 cm, Apgar-Score 0/1/2. a) Aufnahme-CTG: hohe basale Herzfrequenz 170 Schläge/min, keine Akzelerationen, Oszillationen: Artefaktregistrierung, wehenabhängige Dezelerationen: CTG-Score 0–1. b) Abfall der fetalen Herzfrequenz wohl als Ausdruck einer myokardialen Insuffizienz, keine Akzelerationen, keine Oszillationen, Dezelerationen der Herzfrequenz: CTG-Score 0, 22.00 Uhr: Weiterer Abfall der basalen fetalen Herzfrequenz wohl Ausdruck einer Verschlechterung der myokardialen Leistung, keine Akzelerationen, keine Oszillationen, Dezelerationen der Herzfrequenz, CTG-Score 0 [8]. **b** Die Veränderung der basalen fetalen Herzfrequenz vom Zeitpunkt der Aufnahme in die Klinik bis zur Geburt des Kindes durch Sectio caesarea. Der Abfall der fetalen Herzfrequenz ist Ausdruck einer hypoxiebedingten Myokardinsuffizienz, denn Zeichen der Hypoxämie waren bereits bei der stationären Aufnahme nachzuweisen (Dezelerationen). (Nach [8])

Tabelle 2. CTG-Kriterien während der Schwangerschaft (Gießen-Score). Der antepartuale CTG-Score. Bewertet werden die basale fetale Herzfrequenz, die Oszillationsamplitude, die Langzeitschwankungen, die Akzelerationen und die möglichen Dezelerationen (ohne Wertung in früh, variabel, spät). Bei chronischer Hypoxämie und Ausbildung einer Zentralisation des fetalen Kreislaufs (s. Dopplersonographie fetaler Gefäße) reagiert der Fetus mit Akzelerationsverlust, diskretem Anstieg der basalen Herzfrequenz, Einschränkung der Oszillationsamplitude und Abnahme der Langzeitschwankungen. Dann treten in der Regel parallel dazu auch Dezelerationen der fetalen Herzfrequenz auf

CTG-Befund		0	1	2
Basale fetale Herzfrequenz	b/min	>150	141–150	≤140
Oszillationsamplitude	b/min	<5	5–10	>10
Langzeitschwankungen	Pro min	≤1	2–5	≤6
Akzelerationen	/30 min	0	4–1	≤5
Dezelerationen		Ja	Suspekt	Nein

Mit der *Dopplersonographie* wird die Auswirkung einer *chronisch* reduzierten Oxygenation auf den fetalen Kreislauf gemessen. Tierexperimentelle Untersuchungen zeigen, dass unter dem Einfluss der Hypoxämie eine Umverteilung des Herzminutenvolumens im fetalen Kreislauf erfolgt [5, 6]. Lebensnotwendige Organe wie Gehirn, Herz, Nebenniere und Plazenta werden bevorzugt perfundiert, während andere Bereiche wie Haut, Leber, Nieren und Darm der Vasokonstriktion unterliegen. Daher ist der Messort für die dopplersonographische Untersuchung zur Beurteilung der Strömungsprofile in den verschiedenen Gefäßabschnitten von Bedeutung. Obgleich schwer messbar, zeigt sich, dass erste Veränderungen des Dopplerflussprofils in der fetalen Aorta erfolgen, noch bevor die plazentare Durchblutung durch Vasokonstriktion der Umbilikalarterie in Mitleidenschaft gezogen wird [11]. Auch die im CTG-Score beschriebene Herzfrequenzalteration zeigt einen deutlichen Zusammenhang zwischen dem enddiastolischen Blutfluss in der Aorta. Beide Parameter ändern sich offenbar simultan (Abb. 2). Der Rückgang der enddiastolischen Blutflussgeschwindigkeit in der Aorta als Zeichen einer beginnenden Vasokonstriktion der unteren Körperhälfte des Feten geht mit Akzelerationsverlust und Oszillationseinschränkung sowie mit Dezelerationen der fetalen Herzfrequenz während einer Kontraktion einher. Beide Verfahren stellen somit eine sinn-

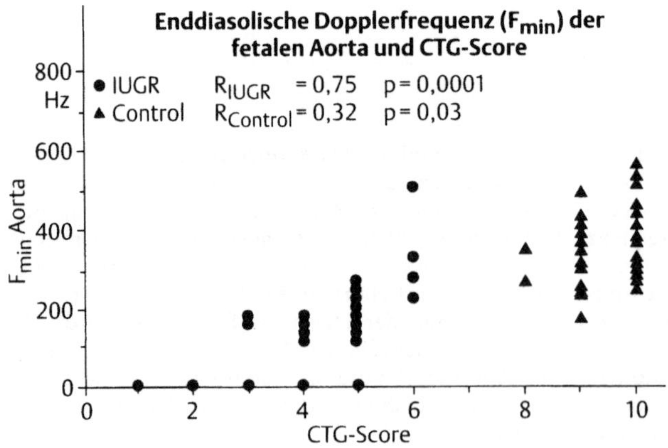

Abb. 2. Der Zusammenhang zwischen dem enddiastolischen Fluss in der Aorta und dem antepartualen CTG-Score bei wachstumsretardierten Kindern und in einem Kontrollkollektiv. Es zeigt sich eine deutliche Beziehung zwischen dem Abfall des enddiastolischen Flusses in der Aorta und dem CTG-Score. (Nach [11])

volle Ergänzung zueinander dar. Als Screeningmethode ist jedoch die CTG-Registrierung wegen ihrer geringeren Störanfälligkeit und einfacheren Handhabung der Dopplersonographie in der Routinediagnostik während der Schwangerschaft überlegen.

Welche Informationen gibt das Kardiotokogramm über den Zustand des Feten während der Geburt?

Das Kardiotokogramm während der Geburt ist einer anderen Bewertung zu unterziehen (Abb. 3) als das Kardiotokogramm während der Schwangerschaft, denn die Auswirkungen einer reduzierten Oxygenation als Folge wiederholter Wehen erfolgen rascher. Ein Beispiel zeigt, welche Fehlinterpretationen möglich sind, wenn den verschiedenen Formen der Herzfrequenzdezelerationen ein prognostischer Stellenwert beigemessen wird und zudem die pH-Analysen eine falsche Realität wiedergeben.

In der Anamnese war bei der Patientin S (Nr. 951114) 1984 eine Totgeburt vorausgegangen, deren Ursache unbekannt war. 1987 erfolgten eine Sectio in der 42. Schwangerschaftswoche wegen Geburtsstillstand und 1992 eine Fehlgeburt. Bei der stationären Aufnahme befand sich die Patientin in der 41. SSW. Es bestanden Wehen, die Fruchtblase war noch intakt und der Kopf befand sich im Beckeneingang. Im weiteren Verlauf erfolgten am Abend des Aufnahmetages ein Blasensprung und am folgenden Morgen der Beginn regelmäßiger Wehentätigkeit. Das registrierte Kardiotokogramm zeigte eine normale basale Herzfrequenz mit Akzelerationen, Oszillationen und keinen Dezelerationen (Abb. 4a). Erst im weiteren Verlauf erfolgten wehenabhängige Dezelerationen, die als frühe bzw. variable Dezelerationen gedeutet wurden. Im weiteren Verlauf der Geburt stieg die basale Herzfrequenz an, gefolgt von Oszillations- und Akzelerationsverlust bei zunehmenden Dezelerationen (Abb. 4b). Der subpartuale Score der fetalen Herzfrequenz fiel während der Geburt von anfangs 10 auf 0 ab und blieb im weiteren Verlauf bis zur Geburt unverändert (s. Abb. 3). Dieser reduzierte Score wird durch den Anstieg der Herzfrequenz, durch den Oszillations- und Akzelerationsverlust sowie durch die Häufigkeit, Dauer und Tiefe der Dezelerationen bestimmt. Die um 20 Uhr durchgeführte Vakuumextraktion misslang. Bei der Laparotomie konnten eine Uterusruptur festgestellt und ein totes Kind entwickelt werden. Wegen starker Blutung erfolgte die Uterusexstirpation.

Der Fall lehrt, dass die Klassifikation der Dezelerationen für die Entscheidung des geburtshilflichen Vorgehens wenig hilfreich war. Die Analyse der pH-Werte war zudem irreführend. Auch dies wird zu wenig bedacht. Die Beurteilung der Herzfrequenz mit einem Score gibt bereits sehr früh den Hinweis, die Geburt durch Sectio zu beenden, denn die Verschlechterung des fetalen Zustandes ging nicht mit dem notwendigen Geburtsfortschritt einher, d.h., mit der Dilatation des Muttermundes und dem Tiefertreten des kindlichen Kopfes.

Wie bereits in tierexperimentellen Untersuchungen und beim Menschen nachgewiesen, gehen rezidivierende Dezelerationen mit einem Anstieg des Laktats und dem Abfall von pH und Base-excess einher [13]. Die Normalisierung der Herzfrequenz nach einer Wehe signalisiert dabei im Regelfall den Anstieg der Sauerstoffsättigung im fetalen Blut. Die Metabolisierung des Laktats ist jedoch von der aktuellen Sauerstoffsättigung des Feten abhängig und erfolgt in der Regel verzögert. Untersuchungen der Dezelerationsfläche belegen, dass eine Korrelation zwischen der Änderung des Base-excess und der Dezelerationsfläche besteht [10]. Jedoch zeigt sich, dass bei steigender Dezelerationsfläche die Belastung des Säure-Base-Status sehr stark variiert. Aus diesem Grunde ist die Mikroblutanalyse unerlässlich, aber kritisch zu bewerten.

Einfacher ist das CTG während der Geburt zu beurteilen, wenn zusätzlich zu den Dezelerationen die basale fetale Herzfrequenz, die Akzelerationen und die Oszillationen bewertet und in einem Score zusammengefasst werden. Tabelle 3 gibt die Beurteilung des intrapartualen CTG-Scores bei Spontangeburten während der

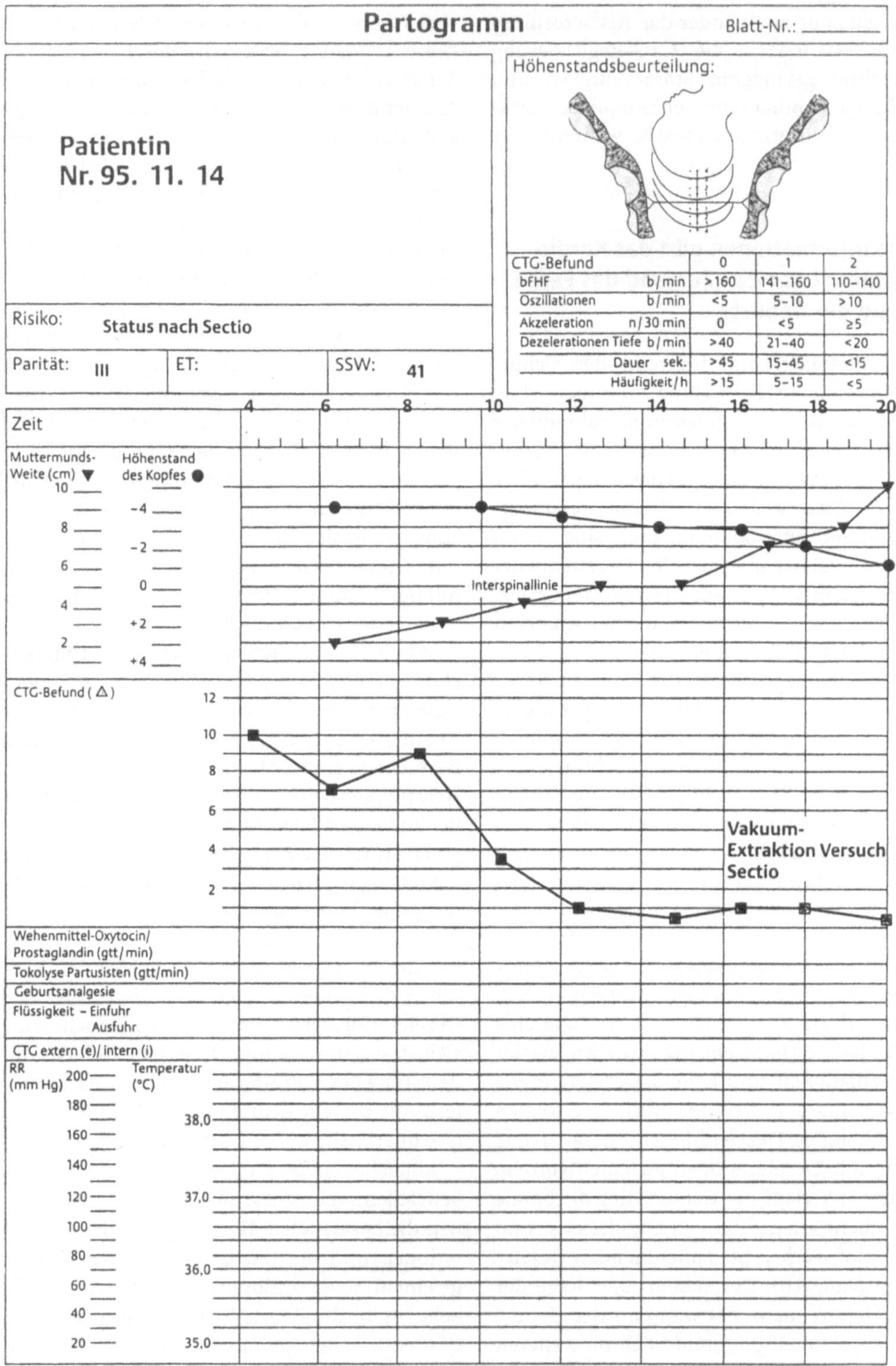

Partogramm
Blatt-Nr.:
Patientin
Nr. 95. 11. 14
Risiko: Status nach Sectio
Parität: III
ET:
SSW: 41
Höhenstandsbeurteilung:
CTG-Befund | 0 | 1 | 2
bFHF b/min | >160 | 141–160 | 110–140
Oszillationen b/min | <5 | 5–10 | >10
Akzeleration n/30 min | 0 | <5 | ≥5
Dezelerationen Tiefe b/min | >40 | 21–40 | <20
Dauer sek. | >45 | 15–45 | <15
Häufigkeit/h | >15 | 5–15 | <5
Zeit
4 6 8 10 12 14 16 18 20
Muttermunds-Weite (cm)
Höhenstand des Kopfes
10 8 6 4 2
-4 -2 0 +2 +4
Interspinallinie
CTG-Befund (△)
12 10 8 6 4 2
Vakuum-
Extraktion Versuch
Sectio
Wehenmittel-Oxytocin/Prostaglandin (gtt/min)
Tokolyse Partusisten (gtt/min)
Geburtsanalgesie
Flüssigkeit - Einfuhr
Ausfuhr
CTG extern (e)/intern (i)
RR (mm Hg)
200 180 160 140 120 100 80 60 40 20
Temperatur (°C)
38,0 37,0 36,0 35,0

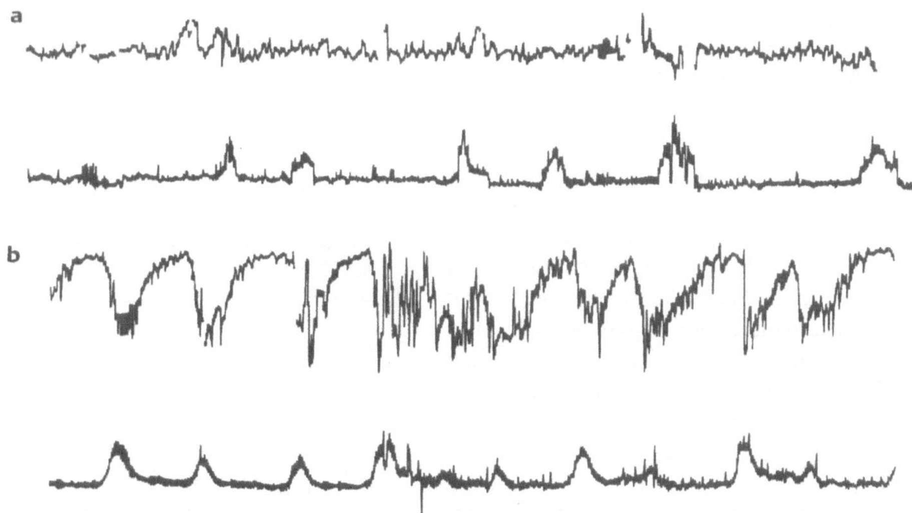

Abb. 4a, b. Die Veränderung der Herzfrequenz im Verlauf einer Geburt. Bei stationärer Aufnahme war das Kardiotokogramm unauffällig. Es bestanden Akzelerationen, Oszillationen und keine wehenabhängigen Dezelrationen. Im Verlauf von 24 h stieg die basale fetale Herzfrequenz an. Es bestanden eine Oszillationseinschränkung, ein Akzelerationsverlust und tiefe, breite Dezelerationen bei jeder Wehe. Der fetale Herzfrequenzscore fiel von 12 auf 1-2 Punkte ab

Tabelle 3. Der CTG-Score während der Geburt in Beziehung zum pH-Wert und Base-excess im Nabelarterienblut bei Spontangeburten in der 38.-42. SSW und einem Geburtsgewicht der Kinder von 2900-4000 g. Es wurde der Herzfrequenzscore 60-30 min und 30 min bis zur Geburt bestimmt. In 96% der Fälle trat in den letzten 30 min vor der Geburt eine Abnahme des Scores auf. In 48% der Fälle war das Score bereits eine Stunde vor der Geburt erniedrigt. Es besteht eine deutliche Beziehung zwischen dem Verlauf des Scores, der fetalen Herzfrequenz und dem pH-Wert und dem Base-excess in der Nabelarterie. (Nach [2])

60-30 min vor Geburt	30-0 min vor Geburt	Anzahl, n = 111	%	pH NA		Base-excess NA (meq/l)	
				x	s	x	s
10-12	10-12	6	4,2	7,34	0,04	-4,6	3,3
10-12	7-9	26	18,1	7,33	0,06	-4,3	3,2
10-12	≤6	10	7,0	7,31	0,04	-5,6	2,9
7-9	7-9	21	14,6	7,31	0,04	-4,6	3,3
7-9	≤6	19	13,2	7,32	0,04	-4,5	4,2
≤6	≤6	29	20,1	7,28	0,05	-6,0	3,2

◀ **Abb. 3.** Partogramm von Patientin Nr. 951114: Status nach Sectio, III. Para, 41. SSW. Der protrahierte Geburtsverlauf ist an der verzögerten Eröffnung des Muttermundes und dem unzureichenden Tiefertreten des Kopfes erkennbar. Parallel dazu erfolgte eine Verschlechterung des fetalen Zustandes, sichtbar am Abfall des intrapartualen Herzfrequenzscores. Der Versuch der Vakuumextraktion misslang. Bei der Sectio konnte ein totes Kind nach rupturiertem Uterus entwickelt werden

letzten Stunde vor der Geburt wieder. Es findet sich eine signifikante Beziehung zwischen dem CTG-Befund und dem pH-Wert in der Nabelarterie. Bei nahezu unveränderter Herzfrequenz (Score 10–12) betrug der pH-Wert im Mittel 7,34 (SD 0,04). Bei einem Score von gleich oder weniger als 6 betrug der pH-Wert 7,28 (SD 0,05). Es ist aus diesen Beobachtungen zu schließen, dass Scorewerte über längere Zeit unter 6 mit einer erheblichen Beeinträchtigung des fetalen Zustandes assoziiert sind (s. Tabelle 3) [2]. Die Protokollierung des Scores während der Geburt in Abständen von 30–60 min gibt daher eine sehr gute Information über den Zustand des Feten bei der Geburt und ist auch Anlass, im gegebenen Fall die Geburt durch Sectio oder Vakuumextraktion/Forceps zu beenden.

Literatur

1. Albus P (1997) Fetale Herzfrequenz bei maternaler Hypertonie und fetaler Wachstumsretardierung. Inauguraldissertation Fachbereich Humanmedizin der Justus-Liebig-Universität Gießen
2. Hahn A (1992) Quantitative Analyse der fetalen Herzfrequenz während der Geburt. Inauguraldissertation Fachbereich Humanmedizin der Justus-Liebig-Universität Gießen
3. Hohmann M, Künzel W, Kirschbaum M (1986) Wehenbelastungstest mit Oxytocin-Nasenspray zur Diagnose der fetalen Hypoxämie. Z Geburtsh Perinat 190: 210–214
4. Hohmann M, Künzel W (1994) Die Bedeutung des Wehenbelastungstests. Gynäkologe 27: 130–135
5. Jensen A, Künzel W, Kastendieck E (1985) Repetitive reduction of uterine blood flow and its influence on fetal transcutaneous PO_2 and cardiovascular variables. J Develop Physiol 7: 75–87
6. Jensen A, Hohmann M, Künzel W (1987) Redistribution of fetal circulation during repeated asphyxia in sheep: effects on skin blood flow, transcutaneous PO_2 and plasma catecholamines. J Develop Physiol 9: 41–55
7. Künzel W, Hohmann M (1994) Das biophysikalische Profil des Feten – Indikation zur antepartualen Überwachung des Feten. Gynäkologe 27: 117–122
8. Künzel W (1991) Das antepartuale CTG. Gynäkologe 24: 176–178
9. Künzel W (1999) Die Qualität ärztlichen Handelns in Gynäkologie und Geburtshilfe – neue Antworten zu einem alten Thema. Jahrbuch 1998 der Deutschen Akademie der Naturforscher Leopoldina, Halle/Saale. Leopoldina (R3) 44: 465–488
10. Künzel W, Cornely M (1976) Dip area in fetal heart rate and ist relationship to observations of the fetus and mother during labor. J Perinat Med 4: 271
11. Künzel W, Jovanovic V, Grüßner S (1992) Aortic blood flow velocity wave form in case of fetal distress. In: Koppe JG, Eskes TKAB, van Geijn HP, Weisenhaan PF, Ruys JH (eds) Care concern at cure concern and cure in perinatal medicine. Proceedings of the 13th European Congress of Perinatal Medicine. Partenon Group, Amsterdam, pp 53–560
12. Künzel W (1998) Intrauterine fetal death during pregnancy: Limitations of fetal surveillance. J Obstet Gynecol Res 24 (6): 453–460
13. Künzel W (1992) Kardiotokographische Überwachung des Feten. In: Wulf KH, Schmidt-Matthiesen H (Hrsg) Klinik der Frauenheilkunde und Geburtshilfe, Bd 4, 3. Aufl. Urban & Schwarzenberg, München Wien Baltimore, S 234–255
14. Vintzileos A, Gaffney SE, Salinger LM (1987) The relationship between fetal biophysical profile and cord pH in patients undergoing cesarean section before the onset of labor. Obstet Gynecol 70: 196–201
15. Visser GH, Bekedam DJ, Ribbert LSM (1990) Changes in ante partum heart rate patterns with progressive deterioration of the fetal condition. Int J Biomed Compet 25: 239–246

Urodynamik

E. Petri

MERKE:

1. Eine nur auf Anamnese und klinische Untersuchung begründete Diagnose hat eine Fehlerquote von 20–30% („Die Blase ist eine unzuverlässige Zeugin“).
2. Die Messung des Blasendruckes (Zystometrie) gibt Hinweise zum Verhalten des Detrusors bei Blasenfüllung und lässt eine neurogene Blase ebenso ausschließen wie sekundäre Überlaufinkontinenzen.
3. Die Messung des Harnröhrenverschlussdruckes in Ruhe und unter Belastung (Urethradruckprofil) erlaubt eine Klassifikation und Quantifikation der Sphinterinkompetenz und weist den Weg zur Auswahl des adäquaten Korrekturverfahrens.
4. Die Harnflussmessung (Flowmetrie) ist in der Frauenheilkunde nur in spezialisierten Zentren und im Rahmen der Nachkontrolle großer Radikaloperationen oder nach mehrfachen Voroperationen sinnvoll. Sie gibt Hinweise auf mögliche infravesikale Obstruktionen oder andere funktionelle Störungen.
5. Die Elektromyographie des Beckenbodens ist auch auf Grund ihrer technisch schwierigen Auswertung nur für spezialisierte Zentren sinnvoll, in denen neurologische Krankheitsbilder und Mischformen abgeklärt werden.
6. Als morphologische Untersuchung hat die Perineal- oder Introitussonographie frühere radiologische Techniken abgelöst und gibt eine exzellente Auskunft über die Zuordnung der Organe im kleinen Becken, gleichzeitig Hinweise zur Korrektur verschiedener Lageveränderungen.
7. Eine urodynamische Abklärung ist zwingend bei:
   - Diskrepanz zwischen subjektivem Beschwerdebildung und klinischem Befund,
   - Rezidivinkontinenzen,
   - dringend empfehlenswert vor operativen Therapien, nicht zuletzt aus forensischen Gründen.
8. Die indizierte Anwendung urodynamischer Funktionsprüfungen ist kein Selbstzweck, sondern führt zu einer Verbesserung der Therapieerfolge.

Funktionsuntersuchungen des unteren Harntraktes wurden bereits im 19. Jahrhundert als Zystometrie mittels Steigrohr, später mit kymographischer Registrierung durchgeführt (Haidenhain u. Colberg 1858; Mosso u. Pellacani 1882). Nach stürmischer Entwicklung stehen heute elektronische Mess- und computerisierte Registriersysteme zur Verfügung, die zwar die Artefaktanfälligkeit und Störungen der Messeinrichtung reduziert haben, andererseits bei unverändert hohen Anforderungen an den Untersucher hohe Kosten für Anschaffung und Betrieb verursachen. Wenngleich bei korrekter Eichung und Erfahrung des Untersuchers Perfusions- und Membrankatheter ähnlich reproduzierbare Messungen erlauben wie die perfektionierten Mikrotip-Transducer, sind sie wegen der doch deutlich höheren Störanfälligkeit (z.B. Entlüftung der Systeme, Statham-Elemente, Sterilität, Nullabgleich, Refererenzlinien) bei gleichzeitig deutlich gesenkten Preisen für die elektronischen Druckaufnehmer nicht zuletzt im Sinne einer Standardisierung nicht mehr allgemein zu empfehlen. Es hat nicht an Versuchen gefehlt, den technischen Aufwand, v.a. unter dem allgemeinen Kostendruck, zu reduzieren bzw. zu definieren, welche Patientengruppe einer urodynamischen Untersuchung bedarf.

Eine weiterführende Funktionsdiagnostik kommt nach vollständiger Anamnese und klinischer Diagnostik, ggf. nach erfolgloser Physiotherapie oder Blasentraining und anderen konservativen Therapieversuchen, spätestens dann in Betracht, wenn

- eine Diskrepanz zwischen subjektivem Beschwerdebild und klinischem Befund besteht,
- Rezidive nach operativer und/oder konservativer Therapie auftreten,
- eine operative Intervention geplant ist (primär aus forensischen Gründen).

Zystometrie

Basis der Funktionsdiagnostik ist die Zystometrie (Blasendruckmessung), bei der bei kontinuierlicher Blasenfüllung über eine Füll-/Messkatheterkombination der Blasenbinnendruck registriert wird. Mit den verfügbaren Geräten sollte immer eine Mehrkanalzystometrie zumindest mit simultaner Registrierung des Abdominaldruckes (Rektaldruckes) durchgeführt werden, da nur so eine intrinsische Druckerhöhung (ungehemmte Detrusorkontraktion) von der extrinsischen (Abdominaldruckerhöhung durch Pressen, Husten, Bewegungen usw.) objektiv differenziert werden kann.

Standardisierter Messablauf

Eine Blasendruckmessung sollte erst nach Erhebung der Anamnese, einer orientierenden klinischen Untersuchung, nach Ausschluss eines floriden Harnwegsinfektes, ggf. nach Erstellung eines Miktionsprotokolls, durchgeführt werden. Eine laufende Medikation muss erfragt werden.

Eine schriftliche Einverständniserklärung mit Aufklärungsvordruck (z.B. perimed) kann empfohlen werden, ist sicher aber nicht zwingend. Im Befundprotokoll sollten Füllmedium, Messposition (sitzend, stehend, liegend) und Füllgeschwindigkeit dokumentiert werden. Zu Beginn der Untersuchung muss sonographisch oder durch den transurethral eingelegten Messkatheter der Restharn geprüft und gemessen werden. Die Füllung erfolgt üblicherweise mit körperwarmer Kochsalz- (0,9%ig) oder Sterilwasserlösung bei einer Füllgeschwindigkeit zwischen 50 und 100 ml/min. Füllgeschwindigkeiten zwischen 75 und 100 ml/min verkürzen die Untersuchungsdauer und sind als Provokationstest für die Auslösung ungehemmter Detrusorkontraktion geeignet.

Während der Füllung erfolgt in regelmäßigen Abständen (z.B. alle 50 ml – erleichtert Auswertung der Kurve!) ein Provokationstest; regelmäßige Hustenstöße oder Aktivierung der Bauchpresse oder des Beckenbodens sollen versuchen, ungehemmte Detrusorkontraktionen zu provozieren, wie sie z.B. unter Alltagsbedingungen auftreten können. Bei unklaren Kurvenverläufen während der Blasenfüllung sollte die

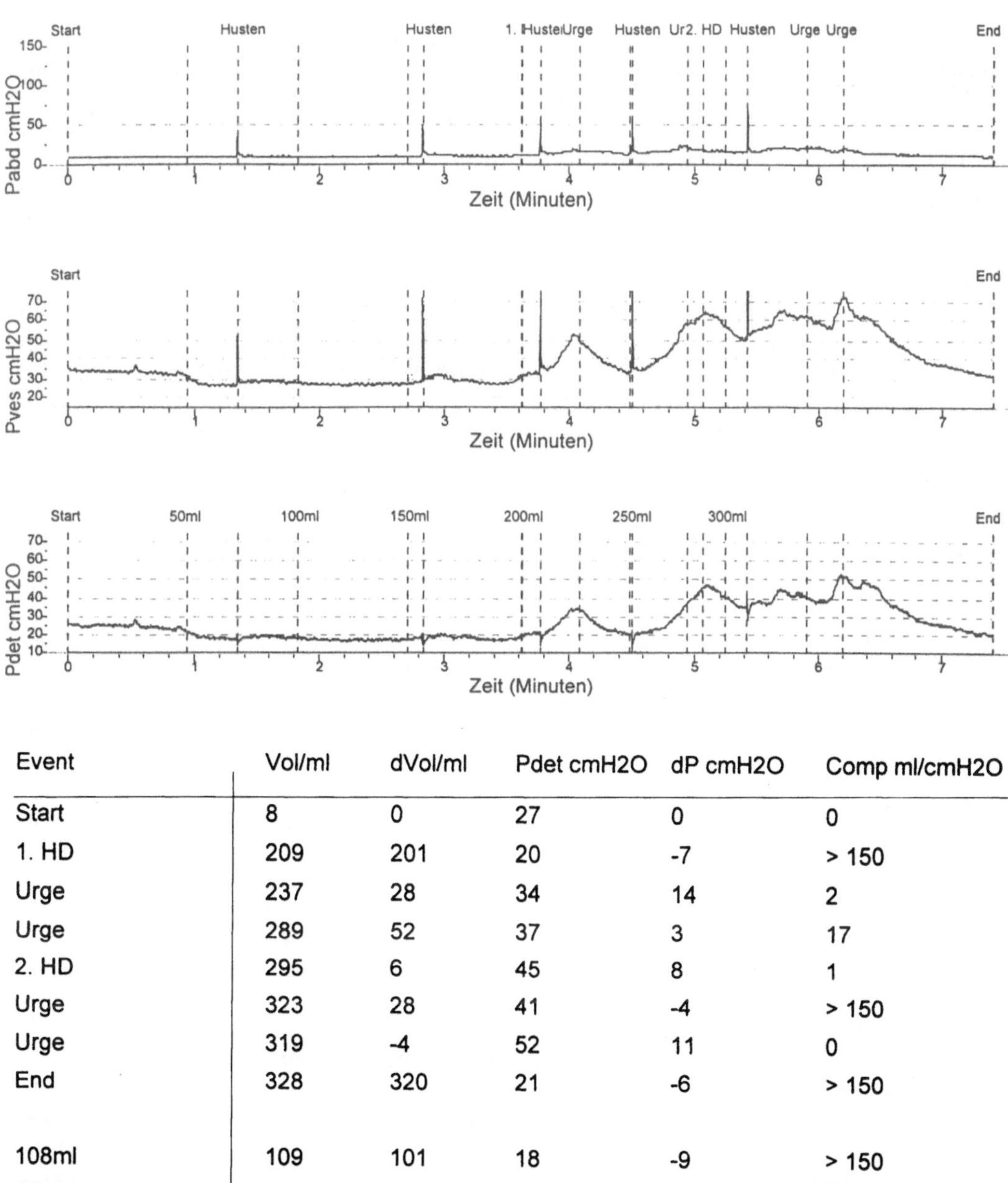

Event	Vol/ml	dVol/ml	Pdet cmH2O	dP cmH2O	Comp ml/cmH2O
Start	8	0	27	0	0
1. HD	209	201	20	-7	> 150
Urge	237	28	34	14	2
Urge	289	52	37	3	17
2. HD	295	6	45	8	1
Urge	323	28	41	-4	> 150
Urge	319	-4	52	11	0
End	328	320	21	-6	> 150
108ml	109	101	18	-9	> 150
208ml	209	100	19	1	100
308ml	309	100	37	18	5

Abb. 1. Zystometrie bei motorischer Drangsymptomatik – regelmäßige Provokation durch Hustenstöße

Messung wiederholt werden. Im Sinne einer Standardisierung der Messbedingungen sollte nur bei speziellen Indikationen von diesem Messablauf abgewichen werden, z.B. bei vermuteter Dranginkontinenz oder neurogener Blase durch Verwendung kalter Füllmedien oder einer Schnellfüllung der Blase mit mehr als 100 ml/min Füllgeschwindigkeit zur Provokation von Kontraktionen (s.o., Abb. 1). Nachdem bei der Abklärung der Harninkontinenz der Frau nur durch die zusätzliche Urethradruckprofilmessung eine Klassifikation und Quantifizierung der Sphinkterinkompetenz möglich sind, muss von der Anschaffung einfacher Einkanal-Zystometriegeräte abgeraten werden.

Wenngleich eine grobe Beurteilung von Blasenkapazität, Sensorik und Compliance und der Detrusoraktivität mit der Einkanalzystometrie möglich ist (es werden neuerdings wieder Einmal-Steigrohr-Systeme angeboten), so bleiben neben der mangelhaften Dokumentationsmöglichkeit (forensisch bedeutsam!) häufig unklare Befunde, die dann doch durch Mehrkanalmessungen abgeklärt werden müssen.

Eine generelle Antibiotikaprophylaxe erscheint nicht notwendig, sollte bei Hochrisikopatientinnen (z.B. bei Vitium cordis oder nach Herzklappenersatz oder wiederholter transurethraler Manipulationen) aber durchgeführt werden. Es liegen eine Vielzahl von Studien zur Inzidenz einer Bakteriurie und florider Harnweginfekte nach urodynamischen Messungen vor, die zwischen 2–4% (bis 15%, Payne et al. 1988) lagen und durch die Gabe von z.B. Trimethoprim 200 mg p.o. 2 h vor der Untersuchung aber nicht zu reduzieren waren.

Bei schweren Senkungszuständen, immer aber beim Prolaps, muss das Genitale während der Messung reponiert werden, um überhaupt die Einführung eines Messkatheters zu ermöglichen, Artefakte durch eine mechanische Obstruktion bzw. Abknickung zu verhindern und, im Rahmen des Urethradruckprofils, eine durch einen Quetschhahnmechanismus larvierte Stressinkontinenz zu erkennen. Die Reposition kann mit einem locker eingelegten Tupfer oder einem handelsüblichen Tampon erfolgen, wobei darauf zu achten ist, dass keine Kompression der Urethra oder Irritation des Blasenbodens erfolgen.

Jede unklare oder nicht mit der klinischen Symptomatik korrelierende Zystometrie sollte nach vollständiger Entleerung der Harnblase wiederholt werden. Ängstliche Verspannung oder fehlende Bereitschaft zur Kooperation bei einer 1. urodynamischen Messung setzen die Reizschwelle herab und verfälschen die erhobenen Daten. Wiederholte Messungen, auch nach einigen Wochen, zeigen durchweg höhere Volumina beim 1. Harndrang und bei Erreichen der Blasenkapazität (Sörensen et al. 1980); diese Tatsache muss auch bei urodynamisch kontrollierten Studien z.B. zu neuen Blasensedativa oder Anticholinergika berücksichtigt werden und lässt zumindest geringfügige Steigerungen der o.g. Parameter auch ohne Medikamente erwarten.

Nachdem die Zystometrie die Diagnosestellung *Stressinkontinenz* nur bedingt per Ausschlussdiagnostik erlaubt, sollten die Objektivierung und Quantifizierung der Sphinkterinkompetenz der Frau immer durch eine Urethradruckprofilmessung (Urethrometrie) in Ruhe und unter Belastung erfolgen. Nur sie erlaubt die Differenzierung zwischen der hyporeaktiven Sphinkterinsuffizienz bei schlechter Drucktransmission (zumeist anatomisch bedingt) von der hypokontraktilen (hypotonen) Urethra, die prognostisch bedeutsam ist (s.u.).

Definitionen und Normalbefunde

Blasenkapazität, maximale: Füllungsvolumen, bei dem ein starker Handrang besteht und die Miktion nicht mehr hinausgezögert werden kann (Cave: Messkatheter liegt der Blasenwand an, Ängstlichkeit des Patienten, langjährige schwere Stressinkontinenz – Wiederholung der Messung!) normal: 350–600 ml.

Blasenkapazität, funktionelle: Miktionsvolumen – eigentlich relevante Kapazität – im Rahmen einer Zystometrie häufig um ca. 30% niedriger als in Miktionsprotokollen (Madersbacher

1992); bei wiederholten Messungen „Gewöhnungsartefakt" mit deutlicher Steigerung der Füllung bei 1. Harndrang und max. Blasenkapazität (Sörensen et al. 1980).

Blasenkapazität, effektive: maximale Blasenkapazität minus Restharn.

Intravesikaler Druck (pves): Druck, der in der Blase gemessen wird (Cave: Absolutwert wenig relevant, Druckverhalten während der Messung!).

Abdominaldruck (pabd): Maß für den von außen auf die Blase wirkenden Druck, üblicherweise durch rektal mindestens 10 cm tief eingeführte Drucksonde bzw. Messkatheter bestimmt.

Detrusordruck (pdet): Anteil des durch die Kontraktionskraft der Blasenwand entstehenden intravesikalen Druckes – Subtraktion des Abdominaldruckes vom intravesikalen Druck.

Blasensensorik: beschreibt die Sensibilität durch den 1. empfundenen Harndrang, andere Sensationen bis hin zum nicht mehr unterdrückbaren Harndrang.

Urethradruckprofil

Die Urethrometrie (Urethradruckprofilmessung) in Ruhe und unter Belastung dient der Prüfung der Verschlussfunktion bzw. Objektivierung der Sphinkterinkompetenz und ihrer Klassifikation. Wichtigste Differenzierung ist die zwischen einer hyporeaktiven Verschlussinsuffizienz und einer hypokontraktilen Form. Bei der hyporeaktiven Form ist die Drucktransmission unter Belastungsbedingungen aufgrund von Störungen der Topographie vermindert (Abb. 2), therapeutisch muss das Ziel in der Reposition der funktionell wichtigen Blasenhalsregion in das „abdominopelvine Gleichgewicht" (Richter 1983) bestehen. Die hypokontraktile (hypotone) Urethra ist strukturell auf dem Boden einer vaskulär, muskulär oder neurogen fehlerhaften Tonisierung begründet (Abb. 3) und nur schwer therapeutisch anzugehen.

Messgrößen der Urethradruckprofilmessung sind der intraurethrale Druck (cm H_2O bzw. kPa) und die *Urethralänge* (cm); bei gleichzeitiger Registrierung des intravesikalen Druckes ist der Urethraverschlussdruck errechenbar. Die urethrale Druckregistrierung ist bei verschiedenen Funktionszuständen der Urethra möglich (Stressbedingungen durch Husten oder Bauchpresse, willkürliche Beckenbodenaktivierung). Die Messwerte der funktionellen Urethralänge, des Urethraverschlussdruckes und der urethralen Drucküberträgung unter Stress lassen eine Einschätzung der Sphinkterfunktion zu. Wenngleich aus biophysikalischen Gründen verschiedene Artefakte die Messung beeinflussen können, hat sich das Urethradruckprofil bei standardisierter Technik v. a. bei der Fragestellung der Stressinkontinenz als wesentliche Hilfe erwiesen. Dabei ist auf eine Reponierung eines Prolapses zur Vermeidung von Artefakten zu achten. Auch bei klinisch und subjektiv eindeutiger Stressinkontinenz bei fehlendem messtechnischem Korrelat ist die Wiederholung der Messung mit eingelegtem vaginalem Tampon zu empfehlen. Nur die Urethradruckprofilmessung in Ruhe und unter Belastung erlaubt die Klassifikation und Quantifizierung der Sphinkterinkompetenz. Für die Auswahl des Therapieverfahrens ist spätestens beim Rezidiv die Differenzierung einer hyporeaktiven (gestörte Beckenbodenanatomie) von einer hypotonen Urethra (im angloamerikanischen Raum „intrinsic sphincter deficiency" genannt) wichtig. Eine hypotone Urethra (grobe Orientierung altersabhängig ein Verschlussdruck von <20–25 cm H_2O) hat ein hohes Risiko, bei konventionellen Verfahren nicht verbessert zu werden. Eine hyporeaktive Urethra ist bei leichten Formen einer konservativen Therapie im Sinne einer verbesserten Drucktransmission durch Rehabilitation des Beckenbodens gut zugänglich, bei höhergradigen Formen ist eine Operation mit Repositionierung der Blasenhalsregion, Refixation der Urethra oder Rekonstruktion der gestörten Beckenbodenanatomie notwendig.

Die grundsätzliche Existenz und der Stellenwert einer „instabilen Urethra" sind noch immer umstritten. Wir selbst haben derartige Messphänomene immer wieder gesehen, wobei

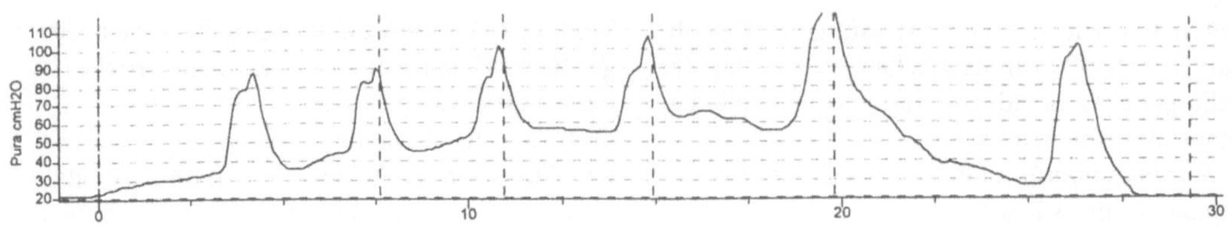

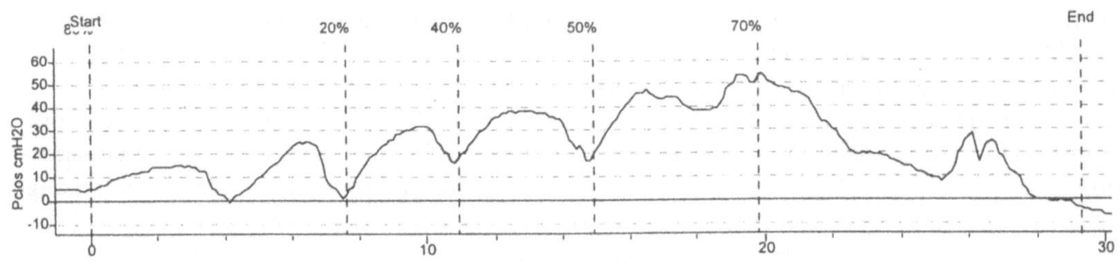

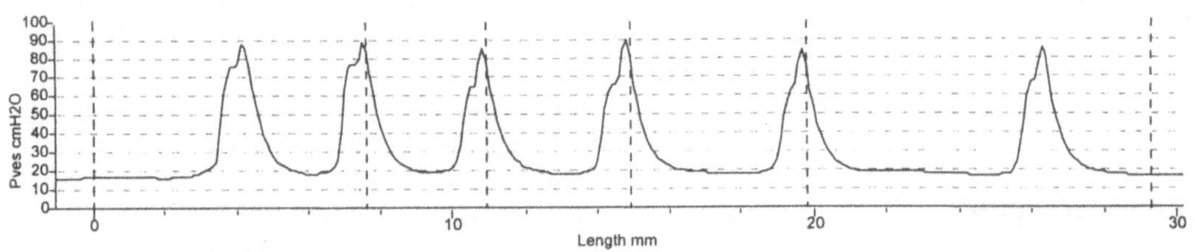

Functional Length as %	20	30	40	50	60	70	80
Pclos at rest [UCPR]	14	....	23	28	....	44	....
Depression Pressure [DepP]	18	....	12	16	....	....	....
Depression Quotient [DepQ]	1.29	....	0.52	0.57	....	....	....
Rise Pressure [RiseP]	....	....	....	....	....	5	....
Rise Quotient [RiseQ]	....	....	....	....	....	0.11	....
Transmission Factor [TF]	51	....	51	56	....	59	....

Area under Curve = 18 cmH2O*mm

Abb. 2. Urethrastressdruckprofil bei hyporeaktiver Urethra (Absinken des Verschlussdruckes unter Belastung im Differenzdruckprofil (*Mitte*)

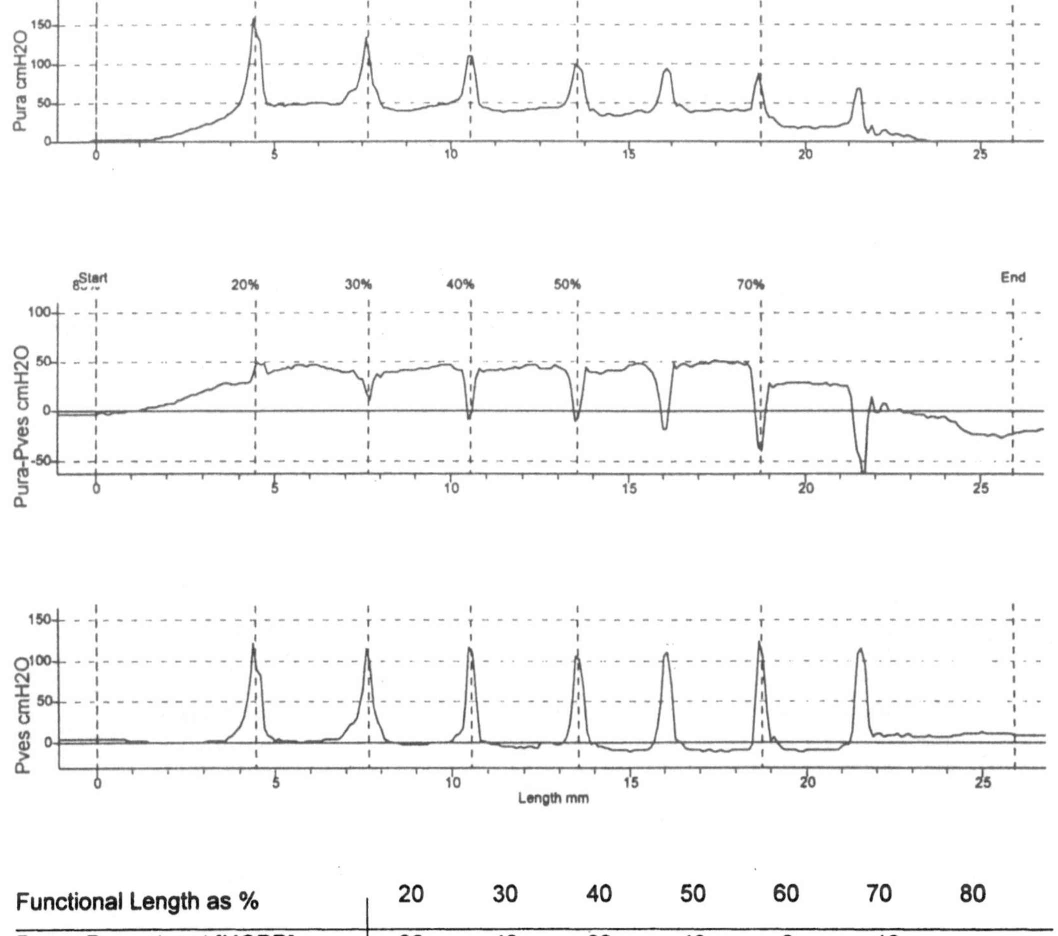

Functional Length as %	20	30	40	50	60	70	80
Pura - Pves at rest [UCPR]	22	43	32	40	-2	-13	....
Depression Pressure [DepP]	....	33	42	50	....	....	....
Depression Quotient [DepQ]	....	0.77	1.31	1.25	....	....	....
Rise Pressure [RiseP]	28	....	....	....	54	57	....
Rise Quotient [RiseQ]	1.27	....	....	....	-27	-4.38	....
Transmission Factor [TF]	90	57	43	35	36	37	....

Abb. 3. Hypotone Urethra mit schon niedrigem Ruhedruck und Absinken des Verschlussdruckes unter Belastung unter die Nulllinie (*Mitte*)

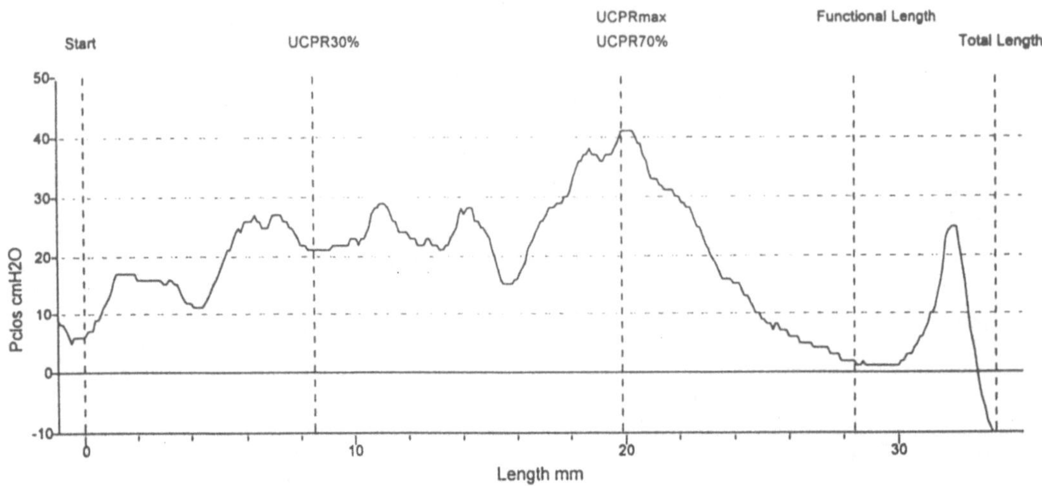

Total Length	TL	34 mm
Functional Length	FL	28 mm
FL as percent TL	FL%TL	82 %
DPmax as percent of FL	DPmax%FL	70 %
Resting Bladder Pressure	BRP	17 cmH2O
Maximum Urethral Pressure	UPRmax	60 cmH2O
UCPR at 30% FL	UCPR30%	21 cmH2O
Maximum UCPR	UCPRmax	41 cmH2O
UCPR at 70% FL	UCPR70%	41 cmH2O

Abb. 4. Instabile Urethra – schon im Ruheduckprofil wiederholte Druckabfälle ohne äußere Provokation

es ohne weitere Provokationen zu plötzlichen und deutlichen Abfällen der Urethraverschlussdruckes kommt (Abb. 4).

Unter Verwendung der handelsüblichen Microtiptransducer muss bei Verwendung eines Einzelmessfensters auf die Platzierung an Urethraseiten- oder Hinterwand zumindest zur Vergleichbarkeit der eigenen Befunde auf eine Reproduzierbarkeit durch Standardisierung geachtet werden.

Die registrierten Drucke in der Harnröhre stellen eine Summation von verschiedenen Komponenten dar, so dem Tonus der glatten und quergestreiften Muskulatur, der Kompression durch die periurethralen Venenplexus, sowie dem ebenfalls hormonabhängigen Kollagengehalt des Bindegewebes. Im Stressprofil fließen in die registrierte Druckantwort unter Belastungsbedingungen neben der Abhängigkeit von der intraurethralen Lage des Messfensters auch Bewegungsartefakte und Kompressionseffekte durch Lageanomalien (z.B. Prolaps) mit ein. Diese möglichen Artefakte haben bei einigen Urologen zur Ablehnung der Urethradruckprofilmessung geführt und neue Methoden der Prüfung der Verschlusskraft suchen lassen (Valsalva Leak Point Pressure s.u.). Im klinischen Alltag haben verschiedenste Studien an großen Kollektiven jedoch zeigen können, dass eine enge Korrelation zwischen Urethraruhedruck und dem Grad der Stressinkontinenz ebenso besteht wie mit abnehmender Drucktransmission unter Belastung. Bei Beachtung der gemachten Hinweise lassen sich verlässliche, für die Therapieplanung wichtige Informationen gewinnen.

Definitionen und Normalbefunde

Urethralänge, anatomische: Länge der Harnröhre vom Meatus externus bis zum Blasenhals in cm - normal 2,0-3,5 cm.

Urethralänge, funktionell: Harnröhrenlänge in cm, auf der ein Verschlussdruck aufgebaut wird, d.h. der Ruhedruck den Blasendruck übersteigt.

Urethraruhedruck, maximaler: höchster gemessener Druckwert in der Harnröhre.

Urethraruhedruck, funktioneller bzw. maximaler Urethraverschlussdruck: Maximaler Urethradruck minus Blasendruck in cm H_2O - normal prämenopausal 50-75 cm H_2O, postmenopausal 35-65 cm H_2O.

Ruheprofil: Harnröhrendruckprofilmessung ohne Belastung in Ruhe, cm H_2O.

Stressprofil: Harnröhrendruckprofil bei intraabdominaler Druckerhöhung, üblicherweise unter regelmäßigen Hustenstößen, aber auch mit maximaler Anspannung des Beckenbodens (s. auch Abb. 2, *Arbeitsprofil*) in cm H_2O.

Depressionsdruck: Druckabnahme im Urethraverschlussdruck unter Stress.

Transmissionsfaktor: prozentuale vesikourethrale Druckübertransmission unter Stress.

„Valsalva leak point pressure" (VLPP)

Die Registrierung des Blasendruckes bei maximaler Füllung, bei der gerade Urin im Meatus externus erscheint, wurde bereits 1981 von McGuire bei Patienten mit Myelodysplasie empfohlen und über die Jahre immer wieder propagiert, ohne sich durchzusetzen. Bei der neurogenen Blase ist der Parameter hilfreich zur Beschreibung des Wechselspiels zwischen Detrusor und evtl. gestörtem Beckenboden, für die Klassifikation der Stressinkontinenz fehlt jede Standardisierung; eine Korrelation mit den Parametern der Urethradruckprofilmessung ist in einer Untersuchung von Bump et al. 1995 ohne Ergebnis. Die Vergleichbarkeit und Reproduzierbarkeit ist in dieser Studie bei Blasenvolumina zwischen 200 und 844 ml ebenso unmöglich wie die unklare Problematik der Artefakte durch den liegenden Druckmesskatheter. Der VLPP kann somit für die Routine von klaren Standardisierungen nicht empfohlen werden.

Uroflowmetrie

Die Harnflussmessung registriert die in der Zeit (s) durch die Urethra entleerte Harnmenge (ml) während der gesamten Dauer der Miktion. Die Harnflussrate ist abhängig vom urethralen Widerstand (cave: obstruierender Messkatheter!), vom intravesikalen Druck, vom Miktionsvolumen, bei der Frau von einer Vielzahl von eher psychosomatischen Faktoren, wie der Akzeptanz der Umgebung (z.B. fremde Toilette), Zeit für die Miktion (Relaxation des Beckenbodens, Abwarten einer Detrusorkontraktion oder Entleerung nur mit Bauchpresse).

Selbst die Miktionsparameter bei völlig Gesunden sind sehr variabel. Eigene Untersuchungen konnten zeigen, dass eine nur schlechte Korrelation zwischen der endgültigen urodynamischen Diagnose und den Parametern der Flowmetrie besteht. Bei komplexen Blasenentleerungsstörungen der Frau, funktionellen und mechanischen Obstruktionen, ist die Flowmetrie ein guter Parameter zur Erfolgskontrolle bzw. Verlaufsbeobachtung, bei der Stressinkontinenz sicher entbehrlich.

Definitionen und Normalbefunde

Harnflusszeit: Zeit, während der ein messbarer Harnfluss registriert werden kann (s). Normal 15-30 s.

Maximale Harnflussrate: maximal gemessener Harnfluss (ml/s). Normal <50 Jahre

>25 ml/s, >50 Jahre >20 ml/s, jedoch in Nomogrammen große „Normalbereiche".

Miktionsvolumen: ml, in hohem Maße von psychosomatischen Faktoren abhängig, nur bei reproduzierbar extrem kleinen und extrem großen Volumina brauchbar, <150 ml, >700 ml.

Elektromyographie (EMG)

In der Routinediagnostik der Praxis oder Klinik hat die Elektromyographie des Beckenbodens bei der Abklärung von Harninkontinenz oder Blasenentleerungsstörungen der Frau keine Bedeutung. Die Auswertung der Befunde bedarf großer Erfahrung, zumal ein hohes Artefaktpotenzial besteht. Bei Ableitung eines Nadel-EMG müssen „Verletzungspotenziale" beachtet werden, jede Benetzung der Elektrode (Nadel und Oberflächenableitung) durch Urin oder andere Flüssigkeit führt ebenso zu Artefakten wie mechanische Bewegungen. Bei komplexen neurogenen Blasenentleerungsstörungen, nach Radikaloperationen oder bei der Abklärung einer Enuresis, gibt die Elektromyographie wichtige Informationen zur Detrusor-Sphinkter-Koordination oder partiellen oder kompletten Denervierungen. So ist die Detrusor-Sphinkter-Dyssynergie, d. h. die Spastik der Beckenbodenmuskulatur, bei Detrusorkontraktion typischer Befund bei der multiplen Sklerose. In der Abklärung der Ursachen postpartaler anatomischer und funktioneller Störungen sind die Messung von Reizleitungsstörungen („pudendal nerve latency") oder die Registrierung polyphasischer EMGs noch nicht als Routineverfahren anzusehen.

Sinn der urodynamischen Abklärung in der Therapieplanung

Die urodynamische Untersuchung ist nur als Teil der diagnostischen Abklärung zu betrachten und kann mit ihren Parametern nie alleine zur Diagnose führen. Sie sollte je nach klinischer Fragestellung ergänzt werden durch Pad-Test, Miktionsprotokoll und v. a. die morphologische Information, heute am besten wohl mittels Introitus- oder Perinealsonographie.

In der Frauenheilkunde sind wir, zumindest in der Praxis und der gynäkologisch-geburtshilflichen klinischen Abteilung, fast ausschließlich mit den Formen der Sphinkterinkompetenz (Stressinkontinenz) und der Dranginkontinenz (instabile Blase) befasst. Im Abklärungsprogramm ist die urodynamische Messung für die Therapieplanung ein wesentlicher Bestandteil dann, wenn einfache konservative Behandlungsmethoden versagt haben, wenn klinischer Befund und subjektive Beschwerden nicht kongruent sind, und bei allen Versagern einer früheren operativen Therapie. Zunächst gilt es, mit der Zystometrie alle Formen einer neurogenen Blasenentleerungsstörung auszuschließen, und eine motorische oder sensorische Dranginkontinenz (instabile Blase) zu erkennen. Erstsymptome einer multiplen Sklerose oder eines beginnenden Bandscheibenprolapses können die Blase ebenso betreffen wie bei älteren Menschen eine diabetische Polyneuropathie oder ein beginnender Morbus Parkinson.

Bei Kombination von Funktionsdiagnostik und Morphologie lässt sich unter Berücksichtigung der vielfältigen Ätiologie der Harninkontinenz ein sehr differenziertes Behandlungskonzept erarbeiten (Abb. 5 a, b).

Literatur beim Verfasser.

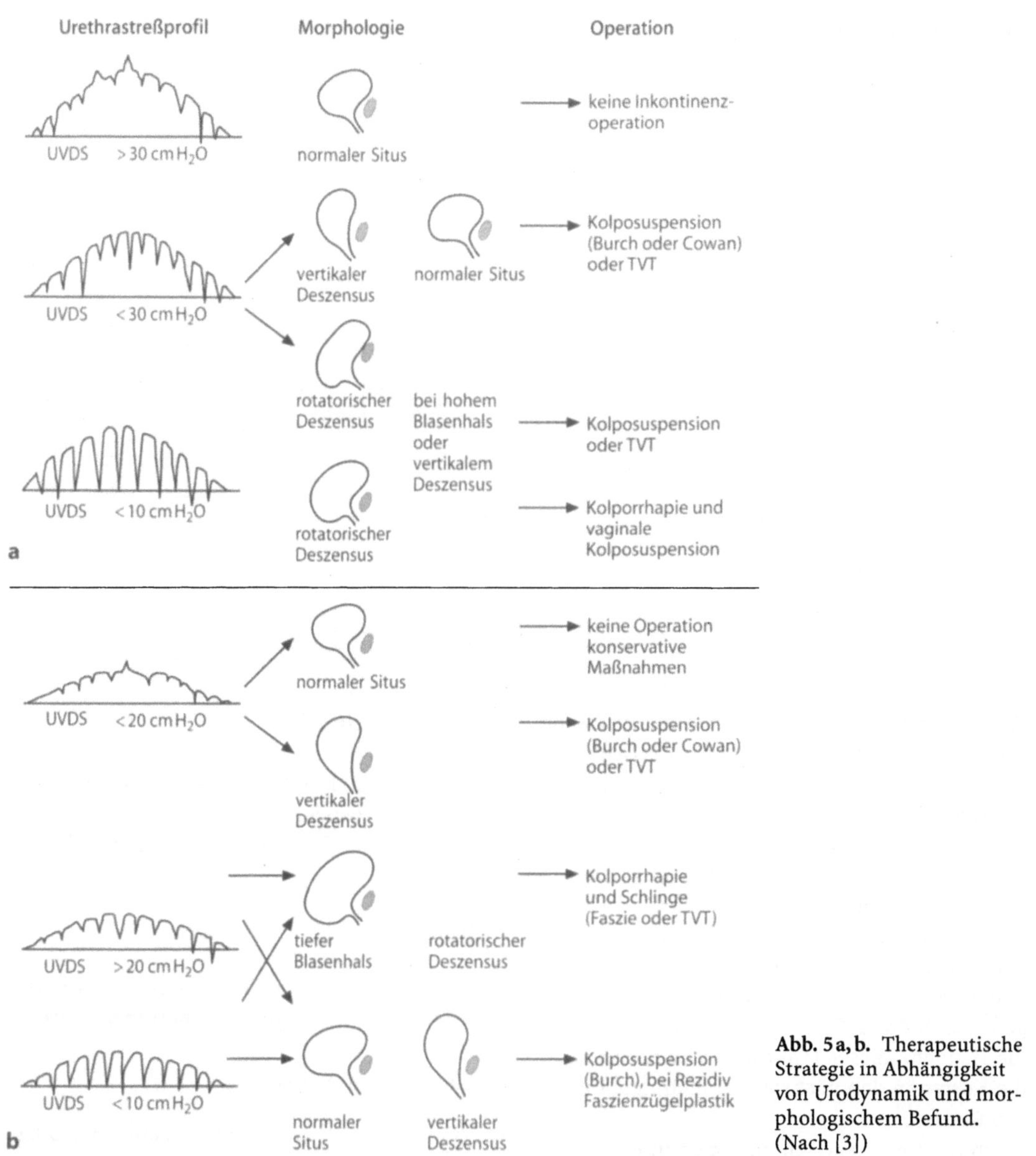

Abb. 5a,b. Therapeutische Strategie in Abhängigkeit von Urodynamik und morphologischem Befund. (Nach [3])

Weiterführende Literatur

1. Cardozo L (1997) Urogynecology. Churchill & Livingstone, New York
2. Petri E (1997) Urogynäkologische Diagnostik vor konservativer und operativer Therapie. Gynäkologe 30: 447–455
3. Petri E (2000) Neue Techniken in der Inkontinenzchirurgie. Gynäkologe 33: 269–275
4. Petri E (2001) Gynäkologische Urologie, 3. Aufl. Thieme, Stuttgart
5. Sand PK, Ostergard DR (1995) Urodynamics and the evaluation of female incontinence. Springer, Berlin Heidelberg New York

Knochendichtemessung

N. Athanassiou, H. Stracke

MERKE:

1. Wer profitiert von diesem Seminar? Alle Gynäkologinnen und Gynäkologen.
2. Worum geht's? In Deutschland leiden ca. 40% aller Frauen in der Postmenopause an einer präklinischen oder manifesten Osteoporose. Jede 3. Frau, die älter als 65 Jahre ist, erleidet eine oder mehrere osteoporosebedingte Frakturen. Aber auch junge Frauen mit Gonadeninsuffizienz, Stoffwechselerkrankungen wie z. B. einer Hyperthyreose oder einem Diabetes mellitus, starke Raucherinnen und untergewichtige Patientinnen, sind gefährdet, an einer Osteoporose zu erkranken. Der Frauenarzt als „begleitender Hausarzt der Frau" ist auch hier gefordert, an Diagnose und Therapie mitzuwirken.

Die Osteoporose ist die häufigste metabolische Knochenerkrankung. Sie stellt eine bedeutende Ursache für Morbidität und Mortalität dar. Die entstehenden Kosten für das Gesundheitswesen steigen und unterstreichen die hohe sozioökonomische Bedeutung der Erkrankung, die bereits den Stellenwert einer Volkskrankheit erlangt hat. Die Therapiekosten der im Jahre 1995 bei 65-jährigen und älteren Patienten aufgetretenen proximalen Femurfrakturen beliefen sich auf über 977 Mio. DM. Man geht davon aus, dass die Inzidenz dieser Frakturen und damit auch die Kosten in den nächsten Jahrzehnten ansteigen werden.

Ob die Knochendichtemessung in der gynäkologischen Praxis als eines von vielen anderen diagnostischen Kriterien zur Abschätzung des Frakturrisikos sinnvoll einzusetzen ist, steht noch zur Beurteilung aus. Die Osteodensitometrie mittels Ultraschall rückt trotz aller Skepsis in Fachkreisen nun zunehmend auch ins Bewusstsein der Patientinnen. Den Gynäkologen/-innen obliegt es, mit dieser Methode verantwortungsvoll umzugehen.

Die Risikopatientin

Die in Tabelle 1 aufgeführten Risikofaktoren wurden in prospektiven Studien als prädiktiv für ein erhöhtes Frakturrisiko evaluiert [1].

Definitionen

Die derzeit gültige Definition des Krankheitsbildes wurde 1993 auf der International Consen-

Tabelle 1. *Osteo**PO**rose**RISIKO***

O	*O*steoporotische Schenkelhalsfraktur der Mutter
P	(*P*oly-)Stürze
O	*Ö*strogenmangel (späte Menarche, frühe Menopause)
R	*R*auchen
I	*I*ntestinale Malabsorption oder geringe Zufuhr von Kalzium und/oder Vitamin D
S	*S*childdrüsenüberfunktion
I	*I*mmobilität
K	*K*achexie, Anorexie, Untergewicht
O	*O*steoporoseassoziierte Fraktur der Patientin seit dem 50. Lebensjahr

sus Development Conference in Hongkong erarbeitet und auf dem letzten Weltkongress für Osteoporose 1996 in Amsterdam nur unwesentlich verändert: „Osteoporose ist eine systemische Skeletterkrankung, die durch eine niedrige Knochenmasse und eine Störung der Mikroarchitektur des Knochengewebes, mit konsekutiv erhöhter Knochenbrüchigkeit und erhöhtem Frakturrisiko charakterisiert ist. Der Knochenmineralgehalt kann mit akzeptabler Genauigkeit und Präzision gemessen werden und bildet die Basis für eine operationale Definition der Osteoporose zur besseren klinischen Nutzbarkeit". So liegt ein normaler, „gesunder" Knochendichtewert vor, wenn der T-Wert bis -1 Standardabweichung (SD) vorliegt. Der T-Wert ist die Abweichng des Messwertes vom Mittelwert des Referenzkollektivs in Standardabweichung von jungen geschlechtsgleichen gesunden Personen. Von einer Osteopenie spricht man bei Werten zwischen -1 und 2,5 SD. Unter -2,5 SD spricht man von einer Osteoporose [4].

Einteilung der Osteoporose

Circa 80–90% der Osteoporosen bei Frauen sind durch den physiologischen Abfall des Estradiolspiegels im Rahmen der Menopause bedingt. Nicht zuletzt aus diesem Grund wird auch der Gynäkologe eine Schlüsselstellung in der Diagnostik und Therapie, besonders aber auch in der Prävention der Osteoporose, einnehmen. Tabelle 2 zeigt die pathophysiologische Einteilung der Osteoporose.

Der Schweregrad und die Knochendichte finden in der Einteilung der Osteoporose nach Wüster Berücksichtigung [3] (Tabelle 3).

Tabelle 2. Pathophysiologische Einteilung der Osteoporose

Primäre Osteoporosen	
Typ 1: postmenopausal	
Typ 2: senile Osteoporose	
Juvenile Osteoporose	
Sekundäre Osteoporosen	
Endokrinopathien	Cushing-Syndrom
Maligne Erkrankungen	Hyperthyreose
Immobilisierung	Hypogonadismus
Hereditäre Bindegewebeerkrankungen	Hyperparathyreoidismus
	Diabetes mellitus Typ 1
Pharmaka, Drogen	Heparin GnRH-Analoga Glukokortikoide Nikotin
Komplexe Osteopathien (renal, intestinal)	
Sonstiges	Rheumatoide Arthritis Hypophosphatämie

Tabelle 3. Einteilung der Osteoporose bzgl. Schweregrad und Knochendichte. (Nach [3])

Erhöhtes Osteoporoserisiko	Knochendichte im unteren Normbereich (T <0 aber >-2,5 SD) Keine Beschwerden Keine Knochenbrüche
Osteoporose ohne Knochenbrüche	Knochendichte erniedrigt (T >-2,5 SD) Keine Beschwerden Keine Knochenbrüche
Osteoporose mit Knochenbrüchen	Wirbelkörper, Unterarm, Schenkelhals Schmerzen, Bewegungseinschränkung, Lebensqualitätsminderung, Mortalität

Indikationen zur quantitativen Osteodensitometrie

Die nachstehende Aufzählung zeigt die Hauptindikationen für die Osteodensitometrie, wie sie vom wissenschaftlichen, fachübergreifenden Beraterkreis der Kasssenärztlichen Bundesvereinigung im Jahre 1995 erarbeitet wurden und von vielen Fachgesellschaften übernommen worden sind [4]:

- Frakturen ohne adäquates Trauma oder Wirbeldeformierungen;

- Östrogenmangel mit folgenden Risikofaktoren:
  - familiäre Belastung,
  - nutritiver Kalziummangel,
  - Rauchen,
  - niedriges Körpergewicht (Broka-Index $< 15\%$),
  - nichtknochenprotektive HRT-Dosis;
- chronische Glukokortikoidtherapie (>7,5 mg Prednisonäquivalent/Tag >6 Monate);
- geriatrische Patienten mit Risikofaktoren für Oberschenkelhalsfraktur;
- asymptomatischer primärer Hyperparathyreoidismus;
- Hypogonadismus;
- Anorexia nervosa.

Messmethoden

Quantitative Computertomographie (QCT)

Die QCT misst selektiv Spongiosa und Kortikalis z.B. an der Wirbelsäule und am Unterarm sowie der Tibia. Eine Strahlenquelle und ein Detektor rotieren um den Patienten, dabei wird die Strahlenschwächung gemessen. Unterhalb eines Wertes von 100 mg/cm^3 steigt das Frakturrisiko exponentiell an [3]. Die Vorteile liegen in der umfangreichen Information vom Knochen (Schichtbild und hohe Auflösung von Spongiosa und Kortikalis) mit hoher Präzision bei gesundem Messort und dem hohen, akzeptierten Standard an der LWS. Die Nachteile sind die höhere Strahlenbelastung, die hohen Anschaffungskosten, die geringe Verfügbarkeit der Geräte.

Zwei-Spektren-Röntgenstrahl-Absorptionsmetrie (DXA)

Die DXA-Methode ist die weltweit am meisten verbreitete Methode zur Osteodensitometrie [2]. Mit ihr können die LWS, der proximale Femur, der gesamte Körper, der Kalkaneus, der distale Radius, aber auch alle anderen Spezialregionen gemessen werden. Am häufigsten kommt die Methode zur Messung der Wirbelsäule und des Schenkelhalses zur Anwendung.

Bei dieser Methode kommen 2 unterschiedliche Energiespektren zur Anwendung, um selektiv die Schwächung durch den Knochen zu berechnen. Das zu untersuchende Objekt wird somit z.B. fächerförmig abgerastert.

Bei DXA der LWS wird der Mittelwert der Dichtebestimmung aus L1–L4 ermittelt. Zu falsch-hohen Werten kommt es hier, wenn degenerative Veränderungen oder eine Aortenverkalkung vorhanden sind. Bei der DXA des proximalen Femurs werden die Messebenen von Hersteller zu Hersteller unterschiedlich festgelegt. Daher sind die Ergebnisse nur sehr eingeschränkt vergleichbar.

Die Vorteile sind die exzellente, v.a. auch internationale Standardisierung, das Vorhandensein von Phantomen zur Kalibrierung von Geräten unterschiedlicher Hersteller, Erfahrung in Therapiestudien, die kurze Messdauer, die geringe Strahlenexposition, und die weite Verbreitung der Geräte.

Die Nachteile sind in den möglichen Messfehlern (s.o.) und den hohen Anschaffungskosten zu sehen.

Quantitativer Ultraschall (QUS)

Das QUS-Verfahren ermöglicht die Messung der Ultraschallgeschwindigkeit und der Schallabschwächung; beides wird von der Knochenarchitektur und Materialeigenschaft beeinflusst.

Gemessen wird üblicherweise am Kalkaneus oder an den Phalangen entweder im Wasserbad, mit direktem Kontakt, oder über Gel zur Sonde.

Die Vorteile sind hier die Strahlenfreiheit, die Tragbarkeit der Geräte, die niedrigen Anschaffungskosten, die Schnelligkeit der Messung, und die einfache Handhabung der Geräte.

Der Nachteil der Methode liegt in der Vielfalt der eingesetzten Geräte, welche Verwirrung stiften kann. Es liegen bisher wenig Erfahrungen vor, v.a. im Vergleich zu den radiologischen Methoden, insbesondere im Therapiemonito-

Tabelle 4. Übersicht der Messmethoden

Methode	DXA	QCT	QUS
Messort	LWS/Femur, Ganzkörper	LWS, Radius, Ganzkörper	Kalkaneus, Phalangen, Tibia
Dichte-Äquivalent/ Dimension	Flächenwert (g/cm^2)	Volumenwert (g/cm^3)	Schallleitungsgeschwindigkeit SOS (m/s), Breitbandschallabschwächung BUA (dB/MHz)
Strahlenexposition (Knochenmark mGy)	<0,05	1–10	0
Reproduzierbarkeit (Variationskoeffizient)	1–2%	1–3%	Je nach Hersteller
Untersuchungsdauer	5–10 min	10–20 min	2–3 min

ring. Die Methode kann mit Messfehlern bei falschem Vorgehen begleitet sein. Ebenso eignen sich die Geräte in der Regel nur in geübten Händen fachkundiger Kollegen zu Verlaufskontrollen.

Wichtig ist, die Grenzen der jeweiligen Methoden zu kennen. So erhält man bei z.B. Aortenverkalkungen falsch-hohe Werte bei der DXA der Wirbelsäule.

Ausschlaggebend ist und bleibt die kritische Wertung der Messergebnisse in der Gesamteinschätzung. So ist immer die Anamnese mit einzubeziehen, da sich nach ihr auch die Therapie richten sollte. Eine Übersicht bietet die Tabelle 4.

Befundinterpretation

Zwei Werte werden bei der Befunderhebung interpretiert:

- Der Z-Wert ist die Abweichung des Messwertes vom Mittelwert des Referenzkollektivs von alters- und gechlechtsangepassten gesunden Personen, angegeben in Standardabweichungen (SD).
- Der T-Wert ist die Abweichung des Messwertes vom Mittelwert des Referenzkollektivs in Standardabweichung (SD) von jungen geschlechtsgleichen gesunden Personen um die 30 Jahre, d.h. z.Z. der „peak bone mass".

Der T-Wert wird zur Diagnosestellung herangezogen. Die Definition über den T-Wert (>–2,5 SD entspricht einer Osteoporose) hat klinische Limitierung, da damit bei den über 70-Jährigen mehr als 50% osteoporotisch wären. Hinzugezogen wird deshalb bei der Therapieentscheidung der altersphysiologische Z-Wert. Als möglicher Grenzwert dafür wird ein Z-Wert von –1 SD angegeben, unter dem eine Prophylaxeempfehlung eher herausgegeben wird, als wenn der Wert darüber liegt. Zusätzlich spielen immer die anamnestisch erhobenen Risikofaktoren bei der Wahl der Prophylaxen- bzw. Therapieeinleitung eine große Rolle.

Prophylaxe und Therapie der Osteoporose

Eine Übersicht, wie sie in der Medizinischen Universitätsklinik in Gießen angewendet wird, zeigt folgende Zusammenfassung.

Allgemeine Maßnahmen und Empfehlungen zur Osteoporoseprophylaxe

Dazu zählen:

- körperliche Aktivität (sportliche Betätigung und Bewegungstherapie),
- ausreichende Kalziumzufuhr durch die Nahrung (Milchprodukte),

- Meiden von knochenschädigenden Einflüssen (Alkohol- und Nikotinabusus, Medikamente wie Kortison und Heparin - entsprechende Indikation),
- Diagnostik und Behandlung von Erkrankungen, welche eine sekundäre Osteoporose bedingen können (z.B. Hyperthyreose, Cushing-Syndrom, Malabsorption, Diabetes mellitus, Ovarialinsuffizienz, multiples Myelom).

Prophylaxe der Osteoporose

Prämenopausal:

- Aktivität,
- ausreichende Kalziumzufuhr (mind. 800-1000 mg/Tag) und Vitamin D3 bis 800 I.E.

Unmittelbar postmenopausal bei osteoporosegefährdeten Frauen:

- zyklische Östrogen-/Gestagengabe (z.B. Estradiol 1-2 mg/Tag bzw. konjugierte Östrogene 0,6-1,25 mg/Tag),
- Kalziumzfuhr 1500 mg/Tag und ggf. Vitamin D3 bis 1000 I.E. /Tag.

Therapie

Immer auf ausreichende Kalzium- und Vitamin-D-Zufuhr im Sinne der Basistherapie achten:

- 15-20 mg Fluoridionen/Tag, 2- bis 3-mal 25 mg Natriumfluorid oder 3-mal 38 mg Monofluorphophat,
- Etidronat und Kalzium im zyklischen Einsatz oder andere verfügbare Bisphosphonate,
- bei schnell progredienter Osteoporose mit Schmerzsymptomatik aktive physikalische Therapie,
- nichtsteroidale Antirheumatika,
- Calcitonin (2 Wochen 100 I.E./Tag, danach 2-4 Wochen 100 I.E./jeden 2. Tag.

Zusammenfassung

Die Knochendichtemessung wird zur Abschätzung der Frakturgefährdung zusammen mit der Anamnese und ggf. weiteren Parametern herangezogen. Wichtig für den Anwender ist eine genaue Kenntnis der Grenzen der Aussagefähigkeit der jeweiligen Methode. Erst eine intensive Auseinandersetzung mit der Thematik und Problematik der Knochendichtemessung erlaubt einen fachgerechten Umgang mit der Messmethode, die Teil eines weiteren großen Präventionsauftrages des Gynäkologen werden kann: Die Prävention der Osteoporose.

Literatur

1. Cummings S, Nevitt MC, Brown WS (1995) Riskfactors for hip fracture in white women. N Engl J Med 332: 767-773
2. Reiners C (1991) Nicht-invasive quantitative Knochendichtebestimmung. In: Ringe JD (Hrsg) Osteoporose - Pathogenese, Diagnostik u. Therapiemöglichkeiten. De Gruyter, Berlin, S 157-216
3. Wüster C et al. (1998) Meßwertinterpretation in der Osteodensitometrie. Sonderdruck Dtsch Ärztebl 41: 2547-2551
4. World Health Organisation (WHO) (1994) Assessment of fracture risk and its application to screening for postmenopausal osteoporosis. Reports of a WHO Studygroup. WHO Tech Rep Ser 843: 1-129

Sachverzeichnis

A
ABBI-System 253, 259, 260
Abdomen, akutes 145
Abdominaldruck 325
Abort
- Rate 200
- Tubarabort 144
Abszess
- Ovar 149, 152
- Tuboovarial 150
Accouchirhaus 79
Acetaldehyd, beim Feten 65
„actuarial analysis" 99
Adenokarzinom 31
Adenom 234
Adenose 229
- sklerosierende 229
Adhäsionsprophylaxe 152
Adipositas und Hormontherapie 167
Adnexitis 150
Agnus castus 232
Akne, Therapie 283-287
Akrosinaktivität 177
akrosomale Reaktion 177
Akupunktur 89, 310
Akzeleration, CTG 93
Alkohol
- fetales Alkoholsyndrom 65
- während der Schwangerschaft 65
Alopezie, Alopezia (A.) 21-24
- A. androgenica 22
- A. climacteria, Therapie 23
Altern, Biologie 3-10
Alternativen 84
Amnionflüssigkeitsindex 105
Amniotomie 101
Anagenphase 22
Analgetika
- Koanalgetika 310
- nichtopioidhaltige 306
- opioidhaltige
- - schwache 307
- - starke 308
Analinkontinenz 26
Anämie, *Fanconi* 10
Anastrozul 158
Androgene, Androgenisierung 186, 232
Androstendion 187
Angulierung, Kernspintomograph 256
„anti-aging"-Therapie 163, 164
Antiandrogen 23
Antibiogramm 153
Antibiotika, Aknetherapie 286, 287
Antidepressiva 310
Antikonvulsiva 310
Antisperm-Antikörpertest 185
Aortenisthmusstenose 301, 302
Aortenklappenstenose 301
Apgar-Score 117
Aromatase 155-157
- Aromatasehemmer 157, 158
- Hemmung der Aktivität 157
Arthritis, Osteoarthritis 17
ASD (Vorhofseptumdefekt) 300
Aszites 193
Ataxia teleangiectatica 8
Aufklärungsproblematik 296
Aufnahmetechnik, stereotaktische 254
Austreibungsperiode, Erreichen 99
AZF (Azoospermiefaktor) 179
Azidose 92
- fetale 116, 314
- Infusionsazidose 120

B
Bakteriämie 143
Beckenendlage 102
Behandlungsfehler, ärztlicher 295
Belastungsstörung, posttraumatische 160
Biopsie, Brust 249
- Stanzzylinder 258
- Techniken 253-264
- - ABBI-System 253, 259, 260
- - kernspintomographische Lokalisation 256
- - Lokalisationsmethode 253
- - Mikrobiopsie 253, 257, 258
- - Nadellage 253
- - offene biopsie 260
- - Vakuumstanzbiopsie 253, 258, 259

BI-RADS 292
Bishop-Score 98, 102–104
Bisphosphonattherapie 16, 169, 310
Blasenhalselevationstest 28
Blasenkapazität 324
Blasensprung 99
Bleomycin 39
Blutflussgeschwindigkeit, enddiastolische 316
Blutstillung, Biopsie 260
„body-mass-index" (BMI), Krebsprävention 48
Boivin-Gillain, Marie Anne Victorine 77
Brachytherapie, Zervixkarzinom 33, 40
Bromocriptin 232
Brust
- Brustkrebs (*s.* Mammakarzinom)
- entzündliche Erkrankungen, Differentialdiagnose 219–227
Brustselbstuntersuchung 54

C
CA 125, „screening" 55
Calcitonin 169
Carboplatin 39
Cetuximab 272
Chemoprävention, Krebsprävention 49, 50
Chemotherapie
- Mammakarzinom, neoadjuvante 224, 251
- Zervixkarzinom 33
- - neoadjuvante 33
- - platinhaltiges Schema 38
Chlamydien
- Abstrich 151
- Chlamydia trachomatis 137, 139, 140
- Infektion 142
Chlorambucil 39
Chromatinkondensation 177
Chromolaparoskopie 187, 188
Chromopertubation 185
Cisplatin 39
Clement, Ulrich 213
Clomifenzitrat 192
Cockayene-Syndrom 8
Computertomographie, quantitative (QCT) 334
Corticosteroide 310
CTG (Kardiotokographie) 92
- Akzeleration 93
- antepartualer Score 96, 312–314
- bei fetaler Gefährdung 108–113
- *Dawes-Redman*-Score 95, 96
- Dezeleration 93, 94, 312, 314, 317, 319
- fetale Bewegung 93
- Herzfrequenz, basale fetale 93
- hohe Episoden 95
- Kontraktionstest 314
- Kurzzeitvariation 95
- niedrige Episoden 95
- Signalverlust 93
- subpartualer Score 317
- Variationen 95
- Wehenspitzen 93
Cyclophosphamid 39, 224

D
Damenbart 21–24
- in Prä- und Postmenopause 23, 24
Dauerspülung 152
Dawes-Redman-Score 95, 96
depressive Verstimmung 166
Detrusordruck 325
Dezeleration, CTG 93, 94, 312, 314, 317, 319
DHEA (Dehydroepiandrosteron) 163
DHEA-S 187
Diathermie 260
Dibrimodulcitol 39
DNA
- Hybridisierung 140
- Reparatur 5
Dopplersonographie 55
- Fehlbildungsdiagnostik des Herzens 298–303
Douglas-Flüssigkeit 139
Down-Syndrom 8
Doxorubicin 39
Drainage 152
Dranginkontinenz 25
DXA (Zwei-Spektren-Röntgenstrahl-Absorptionsmetrie) 334
Dysurie 137, 142

E
Effluvium, telogenes 22
Eingriffsaufklärung 296
Einkanalzystometrie 324
Einleitung, Geburt 98–107
- Indikation 104, 105
- prognostische Faktoren 105
- Versuch 98
Eisen 69
Eizellen 190
Ejakulatdiagnostik 175
- biochemische Untersuchung 176, 177
- Spermiogramm 175, 176, 185, 188
Elektromyographie (EMG) 28, 321, 330
Embryo 206
endokrinologische Diagnostik, Infertilität 178
Endometriose
- Ätiologie/Pathogenese 154–158
- Therapie 158, 159
Endometriumkarzinom, „screening" 55
Entbindung
- Entbindungsformen, komplementäre 88–91
- Entbindungsklinik, Wahl 88
- vaginale 99
Entbindungswissenschaft 74
Enuresis 330
Enzymimmunoassay 140

EPIC-Studie 17
Epirubicin 224
Ergotalkaloide 280
Ernährung, Krebsprävention 44, 45
Estradiol 158, 187
„evidence based-medicine“ 87
Excisionsbiopsie 260
Exemestran 158
Exenteration 40
Extrauteringravidität 132
- Diagnose 145
- Genese 144, 145
- Therapie
- - Erfolgsraten 147
- - medikamentöse 146, 147
- - operative 146, 147
β-hCG 144, 194
Extruteringravidität 132

F
Fallot-Tetralogie 300
Fanconi-Anämie 10
Fehlbildungsrate 207
Fenretinid, Chemoprävention 50
Fertilisationsrate 201
Fertilitätsstörung, Mann 173-182
fetaler Kreislauf, Zentralisation 312, 314
Fibrose 229
FIGO-Klassifikation, Zervixkarzinom 30
Fistel, Milchgang 235
Flowmetrie 321
Fluorid 169
5-Fluoruracil 39, 224
Follikulometrie 193
Folter 124, 125
Foramen ovale, persistierendes 300
Forensik 295-297
Fragebögen, Inkontinenz 28
Fraktur, Osteoporose 12
- Risiko, Abschätzung 14, 15
Fruchtwassermenge 105
Frühgeburt 66, 202
Fruktose 176
FSH 187
Fünfjahresüberlebensrate 40

G
Galaktitol 39
Galaktographie 235
Galaktophoritis 220, 221
Galaktorrhö 233, 234
Geburt
- Einleitung 98-107
- Frühgeburt 66
- Hausgeburt 76
- Mortalitätsrisiko 74
- Spontangeburt, nach Kaiserschnitt 63
- Wassergeburt 90
Geburtsgewicht 202
Geburtshilfe
- kulturhistorische Sicht 73-80
- natürliche 78
Geburtsmedizin 82
Geschlechtskrankheiten 174
Gestagen 232
- Beeinflussung der Psyche 166
- Monopräparat 70
Gestationsalter 202
Gestationsdiabetes 297
Gewalterfahrung 160
Glukokortikosteroide 13
α-Glukosidase 176
GnRH
- Analoga 158, 192
- Antagonisten 193
Gonadotropin 192
- zyklische Sekretion 186
Granulom 251
Granulozytenelastase 177
Gravidin 67
grüner Tee, Krebsprävention 48
Gutachterkommission 295-297

H
Haarfollikel 22
Haarstatus 22
Hämatokrit 193
Hamster-Ovum-Penetrationstest 177, 178, 185
Harndrang, imperativer 26
Harnflussrate, maximale 329, 330
Harnflusszeit 329
Harninkontinenz 25-28
- Dranginkontinenz 25
- Stressharninkontinenz 25, 325
Harnwegsinfektion 137
- Keimspektrum 142
- Nitrit 142
- in der Schwangerschaft 143
Hausgeburt 76
Hayflick-Experient 6
Hebamme 74
- Ausbildungsstätten 76
- berühmte 77, 78
- und Hexenwahn 121-125
Heiland-von Siebold, Charlotte 77
Hemizona Assay 177
Hepatitis 141
HER2/neu 269
Hercep-Test 271
Herceptin 269-272
Herdbefunde, Charakterisierung 292, 293
Herz
- Diagnostik
- - fetales Herz 302, 303
- - Indikation 302

Herz
- Fehlbildung
- - Diagnostik mit Dopplersonographie 298-303
- - Epidemiologie 299, 300
- - Vorgehen bei Feststellung 303
- intrauterine Entwicklung 299
Herzfrequenz, basale fetale, CTG 93
Hexamethyl-melamin 39
Hexenhammer 123, 124
Hexenprozesse 122, 124
Hexenwahn und Hebamme 121-125
Hilfsgemeinschaft, geburtshilfliche 76
Hirsutismus 22
HIV 141
Hoden
- Biopsie 178, 179
- Hochstand 174
- Infektion 181
- Lageanomalie 180, 181
Homöopathie 89, 90
Hormone
- Aknetherapie 286
- Analyse 186
Hormonsubstitution/-Therapie 16
- Adipositas 167
- Krebsprävention 48, 49
- Risikoerhöhung für Krebs 165
HPV (humanes Papillomavirus), Typ 18 31
- assoziierte Onkoproteine 40
- „screening“ 52
humangenetische Untersuchung 179
17βHydroxysteroiddehydrogenase Typ 2 154, 155, 159
Hyperinsulinämie, Krebsprävention 48
Hyperplasie
- atypische duktale 230
- duktale 229
Hyperprolaktinämie 187, 234
Hyperthyreose 23
Hypogonadismus 181
Hypothyreose 23, 231, 234
Hypoxämie 92
Hysterektomie, radikale 32
Hysterosalpingographie (HSG) 187
Hysterosalpingokontrastsonographie 187
Hysteroskopie 188

I
IBUS-Guidelines 291
ICRF-159 39
ICSI (intrazytoplasmatische Spermieninjektion) 191, 192, 197, 207
Ifosphamid 39
Immunfluoreszenztest 140
Immuntherapie, Zervixkarzinom 40
Implantatruptur 247, 248, 251
Incubus 123
Infekt 67
Infertilität
- männliche
- - Diagnostik 174-179
- - - Ejakulatdiagnostik 175-177
- - - endokrinologische Diagnostik 178
- - - Hodenbiopsie 178, 179
- - - humangenetische Untersuchung 179
- - - Spermadiagnostik, funktionelle 177, 178
- - Häufigkeit 174
- - primäre 173
- - sekundäre 173, 174
- - Therapie 181, 182
- - Ursachen 179-181
- weibliche (s. Sterilität)
Inkontinenz
- Analinkontinenz 26
- Beratung 25-28
- Fragebögen 28
Inquisitionsverfahren 124
Insemination, intrauterine 190
Instrumente, geburtshilfliche 76
Interleukin-1 67
Interleukin-6 67
Introitussonographie 321
Irinotekan 39
IVF (in-vitro-Fertilisation) 190, 191, 194
- IVF-Register 196-209
- - Datenerfassungsprogramme 199
- - Ergebnisse 199
- - Richtlinien 198

K
Kaiserschnitt
- sekundärer 102
- Spontangeburt danach 63, 64
- Technik 90, 91
Kalk, Charakterisierung 293
Kalzitonin 19
Kalzium 18
Kardiotokographie (s. CTG)
β-Karotin, Krebsprävention 46
Karzinome, Prävention durch Diagnostik, Ernährung und Hormontherapie 43-56
Kernspintomographie (MRT) 253
- Auflösung 248
- Biopsielokalisation 256
- Indikation 247-251
- quantitatives 248
- semiquantitatives 248
- Sensitivität 248, 249
- Signalintensitätssteigerung 249
- Spezifität 248
Kindbettfieberepidemie 80
Kinderkrankheiten 174
Klimakterium 22
Knoblauchextrakt, Krebsprävention 47
Knochen
- Dichte 14

- - Messung (Osteodensimetrie) 332-336
- Umbaurate 14
Koanalgetika 310
kolorektales Karzinom, „screening“ 55, 56
Kolposkopie 30
Kompressionsplatte 256
Kontraktionstest 314
Kontrazeption, Krebsprävention 49
Krebsprävention
- primäre
- - Chemoprävention 49, 50
- - Ernährung 44, 45
- - Hormontherapie 48, 49
- - Kontrazeption 49
- - Nahrungsergänzung 46-48
- - Phytochemikalien 45, 46
- - Sport 48
- - Übergewicht 48
- sekundäre 51-56

L
Lachapelle 77
Lactat 117
- Anstieg 317
- Messung 115-120
- Normwerte 118
Laktation 70
Laparopskopie, operative 144, 146, 149, 150
Laserkreuz 256
„lead-time-bias“ 52
Lebenserwartung 4
Leber, fetale 65
Leberschädigung, Schmerztherapie 306
„length-bias“ 52
Letrozol 158
LH 187
Lidocain 232
„ligase chain reaction“ 140
Linksherz, hypoplastisches 301
Lokalanästhesie 259
Lokalrezidiv, Zervixkarzinom 31
Lungenkarzinom, „screening“ 56
Lutealinsuffizienz 186
Lutealphasenunterstützung 194
Lymphknoten
- maligne Prozesse 226
- Metastase 250
Lymphknotenstatus, Zervixkarzinom 31

M
Makroverkalkung 293
Makrozysten 229
Malignom 249
Mamillenekzem 226
Mamillensekretion
- pathologische 234, 235
- veränderte 233
Mammabefunde, unklare 249
Mammakarzinom
- Herceptintherapie 269
- inflammatorisches 223-225
- Kernspinntomographie 247
- Multifokalität 250
- Multizentrizität 250
- nichtinvasives 250
- Risiko, Erhöhung durch Hormonsubstitution 165
- „screening“ 53, 54, 244
- „staging“, präoperatives 250
Mammasonographie
- Ersatz für Mammographie 274
- Mammatumoren, Abklärung 291, 292
Mammatumoren
- Abklärung 291-294
- Dignitätseinschätzung 293
- Einschätzung, reproduzierbare 292
- Lokalisation 292
Mammographie 53, 229
- Auflösungsvermögen 239, 240
- Differentialdiagnose 244-246
- digitale 238-243
- Ersatz durch Mammasonographie 274
- Film-Folien 239
- MR-Mammographie, bei neoadjuvanter Chemotherapie 251
- Postprocessing 239
- Routinemäßige 256
- Tumorabklärung 291-294
Mastektomie 251
Mastitis
- nonpuerperale 219, 220, 235
- - bakterielle 220
- - Diagnostik 222
- - granulomatöse 220, 221
- - Symptome 221, 222
- - Therapie 222, 223
- - zirkumduktale 220
- - - abakterielle (Galaktophoritis) 220, 221
- Panniculitis subcutanea mammae 223
Mastodynie 228-236
- zyklusabhängige/zyklusunabhängige 231
Mastopathie 228-236
- Definition 229
- Diagnostik, Therapie 230, 231
- Entartungsrisiko 230
- großzystische 232, 233
- pathomorphologische Formen 229, 230
- symptomatische Formen 231-236
Medikamentierung 82
Medizinerausbildung 75
Mehrlingsrisiko 194
Mehrlingsschwangerschaft 202, 206
Melatonin 163, 164
Melphalan 39
Menstruation, retrograde 154
Metaplasie, apokrine 230

Metastase, Lymphknoten 250
Metothrexat 39, 144, 146, 147
Metronidazol 153
Migräne
- Epidemiologie 278
- Klinik 277, 278
- Pathophysiologie 278, 279
- Therapie 279-281
Mikrobiopsie 253, 257, 258
Mikroblutanalyse 116, 317
Mikronuklei 6
Mikroverkalkung 239, 254, 293
Mikrozysten 232
Miktion
- Anamnese 26
- Volumen 330
Milchgang 228
- Ekstasie 229, 235, 236
- Fistel 235
Mineralstoffe 68
Mirena 70
Misgav-Ladach-Technik 91
Missbrauchserfahrung 160
Mittelstrahlurin 137, 142
Morbidität, Zervixkarzinom 32
Morbus (*s.* Syndrome/Morbus)
Mortalität
- antepartale 110
- Risiko, Geburt 74
Mortalität, antepartuale 313
MR-Mammographie, bei neoadjuvanter Chemotherapie 251
MRT (*s.* Kernsopintomographie)
Multicenterstudien 249
Multifokalität 250
Multizentrizität 250
Muttermilch 70

N
Nahrungsergänzung, Krebsprävention 46-48
Narbe, radiäre 229
Neisseria gonorrhoeae 137, 141
Nervenblockade 309
Neuroleptika 310
„novel food", Krebsprävention 48
Nykturie 26

O
Obstipation 309
Ödem 193
OHSS (ovarielles Überstimulationssyndrom) 193
Onkoproteine, HPV-assoziierte 40
Orchitis 174
Osiander, Friedrich Benjamin 78
Osteoarthritis 17
Osteodensimetrie 332-336
- Befundinterpretation 335
- Indikation 333, 334
- Messmethoden 334, 335
Osteoporose 332
- Definition 332, 333
- Diagnostik 168
- Einteilung 333
- Fraktur 12
- Östrogentherapie 11-19
- Prophylaxe 168, 169, 335, 336
- Risiko 13, 332
- Therapie 335, 336
Östrogen 23, 168
- Photoöstrogene 19
- Substitutionstherapie 24
- Therapie der Osteoporose 11-19
Östrogenisierung 186
Östrogenrezeptormodulatoren, selektive (SERM) 17, 50
Ovar, Abszess 149
- Spaltung 152
Ovarialinsuffizienz, hypogonadotrope/hypergonadotrope/normogonadotrope 187
Ovarialkarzinom, „screening" 54, 55
„overdiagnosis-bias" 52
Ovulation
- Nachweis 185, 188
- Störung 187
Oxygenation, Fetus 312
Oxytocin 98, 101

P
Paclitaxel 39
Paget-Erkrankung 225, 226
Panniculitis subcutanea mammae 223
Papillomavirus, humanes (HPV), Typ 18 31
- assoziierte Onkoproteine 40
- „screening" 52
Parodontose 18
Partnerdiagnostik 140
PCR 140
Pelipathiesyndrom 160
Pelvioperitonitis 149
- Antibiose 149
- Ätiologie und Klassifikation 150
- Diagnostik 150, 151
- Erreger 150
- Therapie 151
- - Antibiotische 152, 153
- - operative 151, 152
Pelvipathie 138
Perfusion, Haarfollikel 23
Periduralanästhesie 310
Perikarderguß 193
PGMI-Kriterien 291
pH-Metrie 115-120, 317
Phosphatase, saure 176
Phospholipase 67
Photoöstrogene 19
Phytochemikalien, Krebsprävention 45, 46

Platin, platinhaltiges Schema 38
Pleuraerguß 193
Pneumozystogrammm 233
Pollakisurie 26
Porfiromycin 39
Portsystem 309
Possinger-Score 271
Postkoitaltest 185
Präparatradiographie 258
Präsenilitätssyndrom 6
Prävention (*s.* Krebsprävention)
Prednisolon 232
Primärtumorsuche 247
Progerie 6
Progesteron 194
Prolaktin 186, 187, 231
- Hemmer 222
- Hyperprolaktinämie 187, 234
- Normoprolaktinämie 234
Pronukleusstadium 201
Prostaglandin 98
- lokal 101
- Synthese 67
Provokationstest 322
pTNM-Klassifikation, Zervixkarzinom 31
Pulmonalklappenstenose 301
Pyosalpingitis 149
- Spaltung 152
Pyurie, sterile 143

Q
QCT (quantitative Computertomographie) 334

R
Radikale, Sauerstoff 10
Radio-Chemo-Therapie 33
Raloxifen, Chemoprävention 50
Replikation 8
Reproduktion, assistierte 199, 202, 206
Retinoide
- Aknetherapie 286
- Chemoprävention 50
Rexinoid, Chemoprävention 50
Rezidiv, Zervixkarzinom 40
Risikoaufklärung 296
Röntgenmammogrammm 247
Rotterdam-Studie 14

S
Saktosalpinx 150
Salpingitis 137
- klassische Symptome 138
- Nachweis 138
- Nativpräparat 139
- unspezifische Entzündungsparameter 138
- Zellkultur 139
Salpingostomie 147
Samendeposition, Störung 180
Samenleiter, Fehlanlage 173
Samenwege, ableitende, Verschlüsse 180
Sauerstoffradikale 10
Sauerstoffspezies, reaktive 177
Schmerzstörung, somatoforme 160
Schmerztherapie 304-311
- Dosisintervall 305
- Grundregeln 305-309
- invasive Verfahren 309
- Ursachenanalyse 305
Schnarch, David 213
Schnittgrenzen, Biopsie 260
Schwangerenvorsorge 92-97
Schwangerschaft
- Alkohol während 65
- Extrauteringravidität 132, 144-148
- Mehrlingsschwangerschaft 202, 206
- Risikofaktoren 98
Score
- antepartualer Score 96, 312-314
- *Apgar*-Score 117
- *Bishop*-Score 98, 102-104
- *Dawes-Redman*-Score 95, 96
- *Possinger*-Score 271
- subpartualer Score 317
- *Westin*, Zervixscore 102-104
„screening“
- Brustkrebs 53, 54
- Endometriumkarzinom 55
- kolorektales Karzinom 55, 56
- Lungenkarzinom 56
- Maßnahmen, kritische Betrachtung 51, 52
- Ovarialkarzinom 54, 55
- Sonographie 54
- Tumormarker CA 125 55
- Zervixkarzinom 52
„second look“ 149, 152, 153
„secretory disease“ 236
Sectio (*s.* Kaiserschnitt)
sekretorische Veränderung, Brust 230
Sekretstau 235
Sekretzytologie 235
Selbstuntersuchung, Brust 54
„selection-bias“ 52
Selen
- essentiell in der Schwangerschaft 68, 69
- Krebsprävention 47
Sentinelkonzept 32
SERM (selektive Östrogenrezeptormodulatoren) 17, 50
Sexualtherapie 213, 214
SHBG-Biosynthese 23
Sicherungsaufklärung 296
Siebold, Regina Josepha von 77
Signalverlust, CTG 93
Silikon 251

Silikonsee 251
Somatisierungsstörung 160
Sonographie 244, 253
- bei fetaler Gefährdung 108-113
- Dopplersonographie 55, 298-303
- Introitussonographie 321
- Malignitätszeichen 244
- Mammasonographie 274, 291, 292
- „screening" 54
Sperma
- Analyse 187
- funktionelle Diagnostik 177, 178
Spermatogenese, Störung 173
Spermatozoenkonzentration 175
Spermieninjektion, intrazytoplasmatische (ICSI) 191, 192, 197, 207
Spermiogramm 175, 176, 185, 188
Sphinkterinsuffizienz, hyporeaktive 324, 325
Spontangeburt, nach Kaiserschnitt 63
Sport 168
- Krebsprävention 48
Spülflüssigkeit 152
Spurenelemente 68
Stanzzylinder 258
Status nach Sectio 63, 98
Stereotaxie, mammographische 253-256
- Anschaffungspreis 254
- Bewegungsunschärfe 254
- untersuchungszeit 254
Stereotaxieröntgentisch 254
Sterilität, weibliche
- Basisdiagnostik 187
- Häufigkeit 184
- primäre 184
- Stufendiagnostik 184-188
- Therapie 189-195
- - Erfolge 194, 195
- - Insemination, intrauterine 190
- - in-vitro-Fertilisation (IVF) 190, 191, 194, 196-209
- - Komplikationen 194
- - Lutealphasenunterstützung 194
- - Spermieninjektion, intrazytoplasmatische (ICSI) 191, 192, 207
- - Stimulation, ovarielle 192-194
Stimulation, ovarielle 192-194
Strahlentherapie, Zervixkarzinom 33
Stressharninkontinenz 25, 325
Studie
- EPIC-Studie 17
- Multicenterstudien 249
- *Rotterdam*-Studie 14
Stuhlanamnese 26
Succubus 123
Summenkurven 99
Suppositorium, Schmerztherapie 307
Syndrome/Morbus
- *Cockayene*-Syndrom 8
- *Down*-Syndrom 8
- *Fanconi*-Anämie 10
- *Paget*-Erkrankung 225, 226
- *Werner*-Syndrom 6
Syphillis 141

T
Tamoxifen, Chemoprävention 50
Taxane 224
T-Draht 260
Teleomere 8
Teleradiographie 242
Testosteronkonzentration 22
- gesamt 187
Teufelsbuhlschaft 122, 123
Thoraxwandinfiltration 250
Thromboembolierisiko 193
Thrombozytopenie 143
TNF-α 67
Transfer 191
Transportstörung, Samen 180
Transposition, große Gefäße 302
Trastuzumab 269
Triptane 280, 281
Trizine 39
TSH 187
Tubarabort 144
Tuboovarialabszess 150
tuboperitoneale Faktoren 187
Tumormarker CA 125, „screening" 55
Tumorzellverschleppung 257
Tyrosinkinase 270

U
Übergewicht, Krebsprävention 48
Übertragung
- Diagnostik 98
Unterbauchschmerz 129
- akuter
- - Diagnose 130, 131
- - Labordiagnostik 137-143
- und Blutung 132, 133
- chronischer 135
- - Diagnose 136
- - Labordiagnostik 137-143
- - Therapie 136
- und Fieber 131, 132
Unzufriedenheit, sexuelle 213, 214
Urethra
- hypokontraktile (hypotone) 324, 325
- Länge 329
- Ruhedruck 329
- Ruheprofil 329
- Stressprofil 329
Urethradruckprofil 321, 325-329
- Definitionen/Normalbefunde 329
Urethralsyndrom 137, 142
- akutes 143

Urethrometrie 324
Urodynamik 28, 321-331
Uroflowmetrie 329, 330
Uterusruptur 317

V
Vakuumstanzbiopsie 253
Vakzinierung 52
„valsalva leak point pressure" (VLPP) 329
Varikozele 181
Vasokonstriktion 316
vasovagale Reaktion 254
Ventrikelseptumdefekt (VSD) 300
Vincristin 39
Vitamine
- C 46
- D 18
Vorhofseptumdefekt (ASD) 300
Vorsorge
- Geburt 313
- Mammakarzinom 249
- Zervixkarzinom 29
VSD (Ventrikelseptumdefekt) 300

W
Wachstumsretardierung 98, 297
Wassergeburt 90
Wehentätigkeit
- Einsetzen 99
- vorzeitige 67
Werner-Syndrom 6
Westin, Zervixscore 102-104

Z
Zervixkarzinom
- Diagnostik 29, 30
- Epidemiologie 29
- Fünfjahresüberlebensrate 40
- Grading 31
- Lokalrezidiv 31
- Lymphknotenstatus 31
- Morbidität 32
- Nachsorge 40
- Prognosefaktoren, patienten-/tumorbezogene, biologische 31
- Rezidiv 40
- Risikofaktoren 31
- „screening" 52
- Stadieneinteilung 30
- - Stadium I 33
- - Stadium II 33, 34
- - Stadium III 37
- - Stadium IV 37, 38
- Therapie 31, 32
- - Brachytherapie 33, 40
- - Chemotherapie 33
- - - neoadjuvante 33
- - Immuntherapie 40
- - Operation 32, 33
- - Radio-Chemo-Therapie 33, 39
- - Strahlentherapie 33
- Tiefeninfiltration 31
- Tumorgröße 31
- Vorsorge 29
- Zervixstumpfkarzinom 39
Zervixlänge 66, 98
Zervix-Mukus-Penetrationstest 185
Zervixscore, *Westin* 102-104
Zervixverkürzung 66
Zervizitis 137
Zink 69, 176
Zitronensäure 176
Zwei-Spektren-Röntgenstrahl-Absorptionsmetrie (DXA) 334
Zyste
- einfache 244
- komplizierte 244
- Makrozyste 229
- Mikrozyste 232
- Punktion 244
Zystometrie 321-325
- Antibiotikaprophylaxe 324
- Definitionen/Normalbefunde 324, 325
- Einkanalzystometrie 324
- Füllgeschwindigkeit 322
- Messablauf 322-324